Verstehen an der Grenze

Erinnerungsverlust und Selbsterhaltung von Menschen mit dementiellen Veränderungen

Elke Wehrs

der Johann Wolfgang Goethe-Universität
Frankfurt am Main 2006

Frankfurter Beiträge zur Erziehungswissenschaft
Reihe Monographien

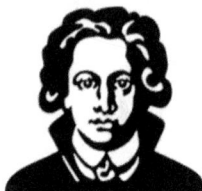

im Auftrag des Dekanats
des Fachbereichs Erziehungswissenschaften
der Johann Wolfgang Goethe-Universität
herausgegeben von
Frank-Olaf Radtke

© Fachbereich Erziehungswissenschaften der
Johann Wolfgang Goethe-Universität
Frankfurt am Main 2006

Hergestellt: Books on Demand GmbH

Bibliografische Information der Deutschen Bibliothek

Die Deutsche Bibliothek verzeichnet diese Publikation in der Deutschen
Nationalbibliografie; detaillierte bibliografische Daten sind im Internet über
http://dnb.ddb.de abrufbar

ISBN 978-3-9809008-8-1

Inhaltsverzeichnis

Geleitwort 7

Danksagung 11

Prolog 13

Einführung 15

I Die Annäherung ans Forschungsfeld 21

    Der Blick von außen 21

    Bildung eines Untersuchungskonzeptes 31

    Untersuchungsziele und methodische Ansätze 60

    Methodisches Vorgehen 78

II Lebenswelt Tagespflegeheim 87

    Die Einrichtungen 87

    Besucherinteraktionen 100

    Besucher-Mitarbeiter-Interaktionen 119

    Interaktionen in den Teams 152 152

    Zirkuläre Interaktionsprozesse in B 178

    Zusammenfassende Ergebnisse Teil II 191

III Ästhetische Erfahrungen 199

    Interaktion über einen Text darstellen 199

    Das Erhalten des Körpergefühls 212

    Gemeinsames Spielen 224

    Gemeinsames Spielen mit Alzheimer-Krankem 227

    Das Gedächtnis trainieren 234

    Musikalische Interaktionen 243

    Kreatives Gestalten 256

    Kunsttherapie und freies Malen 277

    Die Dimension der Vergangenheit 320

    Zusammenfassende Ergebnisse Teil III 368

Anhang...........387
Forschungstableau zu II Lebenswelt Tagespflegeheim...........387
Forschungstableau zu III Ästhetische Erfahrungen...........390
Abkürzungen...........394
Zwei Einrichtungen im Überblick...........395
Besonders vorgestellte Besucher...........397
Beobachtungsprotokolle...........399
Das Herbstfest in A...........399
Das Raucherzimmer als Ort des Rückzugs in A...........400
Die Sprachtherapie...........401
Die Physiotherapeutin...........403
Erläuternder Überblick zu den Begriffen Ästhetik und Bildung.....405
Verhalten der Probanden beim Kritzelexperiment in B...........406
Verzeichnis der Bilder...........413
Literaturverzeichnis...........416

Geleitwort

Die modernen westlichen Gesellschaften sind 'alternde Gesellschaften'. Der medizinische Fortschritt führt nicht nur zu einem ansteigenden Durchschnittsalter der Bevölkerung, sondern lässt auch Krankheiten und Abbauprozesse z. B. des Gehirns in Erscheinung treten, die bei anderen Alterspyramiden keine öffentliche Aufmerksamkeit gefunden hätten. Zudem unterliegen die Geschlechter- und Generationsverhältnisse tiefgreifenden Wandlungsprozessen, sodass es wahrscheinlich ist, dass immer mehr alte Menschen – dementiell verwirrt, vereinsamt und allein – schließlich auf Fremdunterbringung oder diverse Formen von Tagesbetreuung angewiesen sind, wenn sie pflegebedürftig werden. Wenn die pflegerischen, intimitäts- und identitätssichernden Funktionen der familiären Lebenswelt entfallen, stellen sich den im gerontologischen Bereich tätigen Berufsgruppen Aufgaben, auf die sie bisher in keiner Weise vorbereitet sind. Die Autorin der vorliegenden Untersuchung spricht in programmatischer Absicht vom „Verstehen an der Grenze" und rückt eine Thematik in den Vordergrund, die bei der unter organisatorischen und finanziellen Aspekten geführten Diskussion um unsere 'alternde Gesellschaft' völlig unterbelichtet geblieben ist. Mit „Erinnerungsverlust und Selbsterhaltung" ist eine Thematik benannt, die sich im Überschneidungsbereich verschiedener Disziplinen bewegt. Nimmt man die entsprechenden Handlungsfelder (z. B. Pflege, Pädagogik) mit ihren unterschiedlichen Traditionen und spezialisierten Wissensbeständen hinzu, ergibt sich die Notwendigkeit zu einem interdisziplinären Forschungsprogramm. Dieses Programm konnte auf Grund des akademischen Werdegangs von Frau Wehrs (Kulturanthropologie, Europäische Ethnologie, Erziehungswissenschaften) in einem Ein-Frau-Projekt realisiert werden. Frau Wehrs hat mit der Idee einer Ethnographie über dementiell veränderte Menschen in Tagespflegeheimen einen bis dato weitgehend unerschlossenen Forschungsbereich eröffnet. Dabei hat sie verschiedene Blickpunkte eingenommen und Methoden entwickelt. Ihre Forschungserfahrung wurde dabei als Erfahrung an Grenzen beschrieben.

Die vorliegende ethnographische, interdisziplinär angelegte Fallstudie leistet in dreierlei Bezügen Grundlegendes. Sie leistet einen Beitrag zum Verstehen dementiell veränderter Menschen, der dem Pflege- und Betreuungspersonal neue fachliche Perspektiven eröffnen könnte jenseits der medizinischen Terminologie und jenseits des Vokabulars, das die offiziellen Leitbilder und Zielvorstellungen solcher Einrichtungen prägt, und in deren Alltag nicht eingelöst wird. Die Tagesstätte kann mit ihren Ein- und Ausschließungsprozessen, Rollenzuweisungen etc. als Ort von Macht und Rückzug beschrieben werden. Die soziale Wirklichkeit wird so konstruiert, dass die

7

Einschränkungen individueller Entfaltungsmöglichkeiten als sinnvoll und zulässig erscheinen.

Die Anlage der Arbeit offeriert darüber hinaus eine empirische Grundlage, die z. B. auch auf die Erforschung der Arbeit mit Psychisch Kranken in Werkstätten und Heimen übertragen werden kann. In diesen Einrichtungen werden vergleichbare therapeutische Angebote bereitgehalten, aber auch hier werden die Vermittlungsleistungen in Bezug auf Aneignung und Interaktion nirgends hinterfragt. Die Einführung neuer Untersuchungs- und Beobachtungsmethoden erscheint sinnvoll auch in diesen fremden Lebenswelten am Rande unserer eigenen Kultur, in denen vorzugsweise Teilkompetenzen trainiert und evaluiert werden. Von hier aus lassen sich also Bezüge herstellen zu Forschungsdesideraten in sonderpädagogischen Kontexten.

Die Untersuchung leistet zudem einen sehr interessanten Beitrag zum Thema des Wissenstransfers und der Wissensaushandlung in interaktiven Kontexten bei einer speziellen bildungsfern gedachten Klientel, und damit zur Forschung in der Erwachsenenbildung. Die Arbeit zeigt auch, dass und wie Institutionen von der hier praktizierten ethnographischen Wissensproduktion profitieren könnten in dem Sinne, dass ihre Akteure eingebunden sind in die Generierung neuen und praxisrelevanten Wissens. Ein wesentliches Ergebnis der lebensweltlichen Ethnographie ist es, dass hinter den uniformen Sprachregelungen in einer Einrichtung sowohl das Feld zwischen der Leitungsebene und der Mitarbeiterebene, wie auch das Feld zwischen den einzelnen Berufsgruppen auf der Mitarbeiterebene durch große Spannungspotentiale gekennzeichnet ist. Die Mitarbeiter teilen nicht das gleiche Wissen und die gleichen Ziele wie der Leiter der Einrichtungen. Sie beziehen ihr Wissen aus sehr unterschiedlichen Quellen und formulieren ihre Ziele entsprechend ihrem eigenen Berufsverständnis. Man kann daher den Umgang mit Wissen nicht einfach managen und annehmen, dass es in gleicher institutskonformer Weise angewendet wird.

Von großer Bedeutung im Hinblick auf „Erinnerungsverlust und Selbsterhaltung" sind die Ergebnisse aus dem dritten Teil der Untersuchung. Dieser Teil gleicht nach Auffassung von Frau Wehrs einer Collage, bei der literarische Texte, bildliche Darstellungen und Musikwerke zusammengestellt werden. Aus dieser Zusammenstellung resultiert eine Vielfalt von Analysen und Reflexionen, die nach Meinung von Frau Wehrs nicht auf eine Schlussformel gebracht werden können. Dennoch gibt es Ergebnisse der Einzeldeutungen, die sich zusammenfassen lassen.

Menschen bringen vermittelt über diese Medien ihre Gefühle zum Ausdruck, welche beim Beobachter Empfindungen und Resonanzen hervorrufen, die wiederum Wirkungen im Gegenüber und damit dialogische Reziprozität hervorruft. Der Leser der Fallstudie tritt auf Grund dieser wissenstheoretischen Situation in die Rolle eines Co-Autors ein.

Auf ein Ergebnis der Studie soll an dieser Stelle dennoch hingewiesen werden: Während innerhalb von Alltagsgestaltung und Therapien kaum Situationen entstehen, in denen die Menschen aufgrund von Eigeninitiative selbstständig handeln können - und das ist ja das erklärte Ziel der Beschäftigungen - ergeben sich in den Kunst- und Musiktherapien Situationen, in denen ästhetische Erfahrungen als Grenzerfahrungen möglich sind, auch wenn diese Erfahrungsräume dem Personal in gewisser Weise unheimlich sind und noch nicht in produktiver Weise gehandhabt werden können. Hier liegt aber das Potential für Erinnerung und Selbsterhaltung und für die (partielle) Wiedergewinnung der Sprache, sofern die Besucher aus sozialen Gründen verstummt sind. Es handelt sich um Dimensionen, die durch die freigesetzte Emotionalität geöffnet und mit der aktuellen Lebenssituation neu verbunden werden. Die Untersuchung zeigt eindrucksvoll, dass die innere Funktion ästhetischer Bildung darin besteht, dass bei ästhetischen Tätigkeiten der Organismus immer wieder neu aktiviert wird und das Subjekt seine Aufmerksamkeit auf Inneres, d. h. auf sein Selbst lenkt. Innere Empfindungen werden selbstreflexiv.

Prof. Dr. Annegret Overbeck

Danksagung

Vor Beginn meines Forschungsvorhabens erhielt ich entscheidende Hinweise und Ratschläge von Wissenschaftlern, die den Inhalt der vorliegenden Arbeit mitbestimmten. Dafür danke ich besonders meinem Hochschullehrer Prof. Dr. Heinz Schilling, dessen Ideen zum „Verstehen an der Grenze" mir in Seminaren und persönlichen Gesprächen wertvolle kulturanthropologische Orientierungen vermittelten. Mein Dank gilt auch Dr. Ursula Koch-Straube, deren ethnologische Erfahrungen in der fremden Welt des Pflegeheims und ihr individuelles Erfahrungsgespräch mir ebenfalls zu wesentlichen Einsichten verhalfen.

Bei Ministerien, Kuratorien, Stifterverbänden und Pharmafirmen stieß ich auf Interesse, Weiterempfehlungen und Verständnis zum Forschungsvorhaben, aber ich fand keine Bereitschaft zur finanziellen Unterstützung. Im Auswahlverfahren um Fördergelder bedingen die Knappheit der Bildungshaushalte verbunden mit entsprechenden Relevanz-Abwägungen, dass Untersuchungen zu Grenzerfahrungen, wie die der ästhetischen Bildung von dementiell veränderten Menschen, als nicht 'kalkulierbar' gelten.

Das Wagnis, mit mir einen Grenzbereich zu betreten und mich auf meinem Forschungsweg zu begleiten, übernahm meine wissenschaftliche Betreuerin Prof. Dr. Annegret Overbeck. Als Psychoanalytikerin am Fachbereich Erziehungswissenschaften vermittelt sie Kompetenzen, die mir den Mut gaben, mich auch ohne finanzielle Unterstützung fast vier Jahre lang auf ein 'Forschungsabenteuer' einzulassen. In der Praxis verstärkte sich, was ich in der Theorie bei Frau Overbeck erlernte: Ambiguitätstoleranz ist Voraussetzung für den Forschungsprozess, in Unbestimmtheit, Vergeblichkeit und Ratlosigkeit liegt eine produktive und kreative Chance zu etwas Neuem, Unerwarteten. Dem Wissen, der Phantasie und den zahlreichen Anregungen meiner Betreuerin verdanke ich, dass sich mein Ziel einer 'dichten Beschreibung', wie Verstehen verstanden werden kann, erfüllen ließ.

Zu großem Dank bin ich auch Prof. Dr. Dr. Rolf Haubl verpflichtet, der an der Universität Frankfurt am Main Soziologie und psychoanalytische Sozialpsychologie lehrt. Durch sein Interesse, die Arbeit als Zweitgutachter zu betreuen, erfuhr ich Unterstützung und Gefühle der Kompetenz und Zuversicht.

Ein Dankeschön möchte ich dem Leiter und den MitarbeiterInnen[1] der untersuchten Einrichtungen sagen. Sie ließen sich mit viel Bereitschaft auf

---

1   Die Schreibweise 'MitarbeiterInnen' (oder MitarbeiterIn, AltenpflegerInnen, Altenpflegerln, MitbesucherInnen) entspricht nicht der Norm der neuen deutschen Rechtschreibung. Sie erscheint mir dennoch für meine Untersuchung angebracht, weil sie die weibliche und männliche Form berücksichtigt und kompakter ist als die korrekte Schreibweise 'Mitarbeiter und Mitarbeiterinnen'. Therapeutinnen hingegen gibt es nur weibliche.

alle meine Fragen ein und beantworteten sie geduldig. Ein besonderer Dank gilt den MitarbeiterInnen dafür, dass sie ihre anfängliche Skepsis überwanden und sich vom 'Kritzelexperiment' überzeugen ließen. Das Filmen stellte für die Betroffenen eine besondere Herausforderung dar. Den Besuchern der Tagespflegeheime gilt meine Anerkennung, weil sie meine Anwesenheit und meine spätere Abwesenheit nach der Zeit der Gewöhnung hingenommen haben. Gerade für Kranke mit Hirnleistungsstörungen ist es nicht leicht, einem fremden Forscher gegenüber Vertrauen aufzubauen und ihm danach nicht mehr zu begegnen.

Vielen Dank auch an meinen Lebensgefährten, meine Familie und meine Freunde, die mich bei technischen Schwierigkeiten unterstützten, viele Fragen mit mir diskutierten, mich motivierten und so zu Problemlösungen verhalfen. Danke sage ich Heinz-Günter Rau für seine Anregungen als Projektmanager, die mir halfen, mein Ein-Frau-Projekt zu managen; Conny von Velsen, die mir mit ihrer journalistischen Erfahrung zur Seite stand; Anja Walter, die als Coach Rat bei Rollendiffusionen gab und sich eingehend mit den dargestellten Inhalten der Arbeit diskursiv mit mir auseinander setzte. Michaela Wehrs hat als Mutter einen großen Erfahrungsschatz zu 'Kritzelbildern' beigetragen und gab mir viele phantasievolle Anregungen. Kai Wehrs lieferte mir aus seiner Erfahrung als Musiker wertvolle Einsichten zur musikalischen Interaktion und Improvisation. Kim Wehrs und Edwin Mayer berieten mich als EDV-Experten. Frank Penner vertraute ich in Fragen der Rechtschreibung und der Grammatik.

Ein ganz inniger Dank gilt meiner Mutter, die mir als Freundin, Vertraute und Expertin im Umgang mit Alter und Krankheit zur Seite stand. Leider konnte sie die Fertigstellung dieser Arbeit nicht mehr miterleben. Ich möchte ihr meine Arbeit widmen, weil sie mein Vorbild war und mich gelehrt hat, wie man in Krisenzeiten verstehen lernt und seine eigenen Grenzen überschreiten kann.

Prolog

Vorsichtig, schleppend, sich an Gartenzäunen festhaltend, stehen bleibend, schwer atmend, so erlebe ich Herrn K. auf seinem täglichen morgendlichen Gang. Das immer wiederkehrende Ritual führt ihn von Montag bis Samstag von seinem Einfamilienhaus zum ca. 500 m entfernt liegenden Kiosk, um Brötchen und die Bildzeitung zu kaufen. Für den Rest des Tages, so erzählt er mir, läge er auf seinem Bett und sähe fern – seine einzige Ansprache. Herr K. ist 80 Jahre alt, herzkrank, lebt alleine. Täglich bekommt er Essen auf Rädern von der Arbeiterwohlfahrt. Er beklagt, dass er es sich am Wochenende alleine warm machen muss. Manchmal kämen die Kinder zu Besuch um nach ihm zu sehen. Trotzdem ziehe er das Alleinleben einem Heimaufenthalt vor, um seine Selbständigkeit zu behalten. Dann plötzlich taucht Herr K. nicht mehr auf. Ich erfahre, dass er auf seinem täglichen Gang gestürzt ist und ins Krankenhaus eingeliefert wurde – Schlaganfall und Demenz lautet die Diagnose. Herr K. wird nach zwei Wochen Krankenhausaufenthalt ins Pflegeheim eingewiesen. Ich besuche ihn. Er weint und will nach Hause, fühlt sich abgeschoben, isoliert, einsam „unter all den alten Frauen" (Herr K.). Er lebt in einem Doppelzimmer auf 20 Quadratmetern, noch alleine, aber das Schreckgespenst eines Fremden, mit dem er künftig sein Zimmer teilen wird, lässt ihn keine Ruhe finden. Zwei nebeneinander stehende Krankenhausbetten, ein Schrank, ein Sideboard, ein Tisch, zwei Stühle. Für mich eine bedrückende Krankenhausatmosphäre. Herr K. habe sich, medizinisch gesehen, gut erholt, erfahre ich von der Krankenschwester. „Sauber gekleidet, alle drei Stunden ein hübsch garniertes Essen an einem Vierertisch, ihm fehlt nichts", meint sie. Es gibt einen Aufenthaltsraum mit Fernseher, ausgelegte Zeitschriften, Plakate, die zum gemeinschaftlichen Singen, Ausflügen, Gymnastik einladen. Herr K. will nur eines – raus aus dem Heim.

Ich verfolge die öffentliche Diskussion um Menschen in Heimen. Nicht zuletzt, weil ich mich auch mit der persönlichen Frage beschäftige, was wären für mich die entscheidenden Faktoren, wenn ich auf 'Fremdleistungen' angewiesen wäre? Was bedeutet es, wenn die körperlichen und geistigen Fähigkeiten nachlassen, wenn es immer weniger Menschen gibt, die meinen Erinnerungs- und Erfahrungsschatz mit mir noch teilen können und wollen? Formal-rechtlich zwar freiwillig, aber auf Grund der Unkenntnis über vorhandene Alternativen lebt Herr K. faktisch unfreiwillig im Heim. Heime aber gelten als „Auslaufmodell" (Dörner 2001), weil sie die biographische Zukunftsfähigkeit beeinträchtigen (es besteht kaum eine Chance, dass Herr K. das Heim wieder verlassen kann). Sie behindern die anthropologische Weltoffenheit des Menschen, sortieren Menschen nach bestimmten Defizit-Merkmalen, lassen nur Kontakte innerhalb der Institution zu, begünstigen passive Verhaltensweisen oder Aggressivität oder nehmen dem alten Menschen seine Identität.

Zunehmend interessiert mich die Frage nach den Alternativen zum Heimaufenthalt. Bei einer Großveranstaltung bekomme ich die Gelegenheit, ein Tagespflegeheim von innen zu sehen. Heute, beim Tag der Offenen Tür, sind die Räume leer und können besichtigt werden. Im Trubel erscheint es mir wie eine Insel: kaum Besucher. Die Fragen der Veranstaltungsbesucher gelten meistens einer Toilette. Die Menschen und ihr Alltag interessiert nur den, der selbst einen Angehörigen mit Demenz zu versorgen hat.

Meine Idee einer Ethnographie über alte Menschen in Tagespflegeheimen entsteht spontan nach einem Gespräch mit dem Tagespflegeheimleiter. Feldforschung in einem wenig spektakulär scheinenden, mir fremden Terrain zu betreiben, stellt für mich als Kultur- und Erziehungswissenschaftlerin eine gänzlich neue Erfahrung von Fremdheit im eigenen Kulturkreis dar. Es ist ein Eintauchen in eine mir unvertraute Lebenswelt, die, wie eine anschließende Recherche ergibt, in der Literatur wenig Beachtung findet, von der – so meine kleine Umfrage vorab – eigentlich kein Außenstehender so recht weiß, wie sich der Tagespflegeheimalltag gestaltet.

Einführung

Die vorliegende Untersuchung kennzeichnet einen mehr als vier Jahre dauernden Verstehensprozess auf den bereits der Titel der Untersuchung „Verstehen an der Grenze". verweist. Meine Forschungserfahrung als Grenzerfahrung reichte von einem Blick von außen, über einen subjektiven Zugang zu einem Untersuchungsfeld, bis hin zur vergleichenden Deutung von Lebensäußerungen von Menschen in ihrer Kultur.

Gegenstand der Untersuchung

Mit der höheren Lebenserwartung der Menschen steigt der Anteil der HLSA-Kranken (Menschen mit Hirnleistungsstörungen im Alter). Je nach Studie geht man in der Bundesrepublik Deutschland inzwischen von 800.000 bis 1,2 Millionen Menschen aus, die an einer mittelschweren bis schweren Demenz (lat. „Unvernunft") leiden. Seit den 90er Jahren ist ein Netz von Institutionen aufgebaut worden, in denen Menschen mit primären und sekundären Demenzen stationär oder teilstationär betreut werden können. Diese Einrichtungen gehen in der Regel von medizinischen Grundannahmen über dementiell veränderte Menschen aus. Was man über ihr Verhalten und ihr Befinden weiß, wird von Experten definiert und kommt in den Einrichtungen zum Tragen. Hier werden sie unter einer pflegerischen Perspektive oder in einer Betreuungsperspektive wahrgenommen, beschäftigt und behandelt. Das Pflegepersonal vermittelt Kompetenzen der Grundversorgung: sich pflegen können; essen und trinken können; ausscheiden können; sich kleiden können; ruhen und schlafen können; für Sicherheit sorgen können; soziale Bereiche des Lebens sichern können; mit existentiellen Erfahrungen umgehen können. Die Therapeuten kümmern sich um die körperlichen und psychischen Ausdrucksmöglichkeiten und regen bildnerische und musikalische Beschäftigung und damit ästhetische Erfahrungsmöglichkeiten an. In den Einrichtungen entstehen damit vielfältige und sehr spezifische Kommunikations- und Interaktionsformen, die man als Lebensweltcharakteristikum ins Auge fassen kann.
   Die alltagsweltliche Selbstdefinition, durch den krankheitsbedingten Erinnerungsverlust primär beeinträchtigt, wird jedoch nicht nur kompensiert, sondern es ist denkbar, dass sie durch institutionelle Vorgaben und Verzerrungen sekundär weiter irritiert wird. Der Mensch erhält zwar Angebote zur Aufrechterhaltung oder Wiedererlangung seiner Selbstständigkeit und wird angehalten, leibnahe, basale Ichfunktionen anzueignen und zu üben. Es wird jedoch konzeptionell kaum ein Zusammenhang hergestellt zwischen Erinnerungsverlust und Selbsterhaltung im Sinne eines Identitätsbildungs- und Transformationsprozesses. Die Forschungsdesiderata beziehen sich daher

vom Thema her auf Lebenswelt und Identität und werden in einem interdisziplinären Dialog von Kulturanthropologie, Erziehungswissenschaft und Psychoanalyse erschlossen.

Da es sich um eine fremde, auch konkret nach außen abgeschlossene Welt innerhalb unserer eigenen Kultur handelt, wurde ein komplexer ethnographischer Ansatz gewählt, um diese Welt, die Betreuer und Betreute umfasst, in ersten Schritten zu erkunden mit dem Ziel, weitergehende aber auch spezifischere Forschungsfragen zu ermitteln. Die Leitfragen, die für die vorliegende Untersuchung maßgeblich waren, lauteten:

- Wie gestaltet sich der Lebensweltalltag zweier Tagespflegeheime?
- Wie verhalten sich ihre Mitglieder in konkreten Interaktionen?
- Was geschieht, wenn dementiell veränderte Menschen mit andragogisch-therapeutischen Fragen konfrontiert werden?
- Wie sind die ästhetischen Erfahrungen innerhalb der Therapien beschaffen?
- Welche Zusammenhänge zwischen der Lebenssituation der alten Menschen und ihrem Weg in die Verwirrung sind denkbar und nachempfindbar?

Die Literaturrecherche

In der empirischen Forschung wurden Menschen mit dementiellen Veränderungen im Bereich der Arbeit in Tagespflegeheimen bislang nicht berücksichtigt. Folgende empirische Studien wurden zum Vergleich herangezogen: Lebensweltstrukturen von Wohnheim- und Pflegeheimbewohnern (Düx 1997), die ethnologische Studie „Fremde Welt Pflegeheim" (Koch-Straube 1997), „Umgang mit Wissen" (Kade/Seitter 1997), „Interaktion und Wissen" (Nolda 1997). Klaus Mollenhauers „Grundfragen ästhetischer Bildung" (1996) zeigt die ästhetischen Erfahrungen von Kindern im Bereich der Musik und Kunst. Kulturanthropologische Studien beleuchten gesellschaftliche Aspekte des sozialen Wandels (Kleeberg 1995), des Umgangs mit unheilbarer Krankheit (Dornheim 1983), der Problematik professioneller Helfer (Borgwart 1993).

Mit dem Rückgriff auf die Ergebnisse der kulturanthropologischen Forschungen soll ein umfassendes Bild der Situation dementiell veränderter Menschen im Wandel der Zeit aufgezeigt werden. Der vergleichende Rückgriff auf andere Institutionen zeigt die Bedeutung der Tagespflegeheime als mögliche Alternativen zu einem Heim.

Erziehungswissenschaftliches Erkenntnisinteresse

Im Zentrum des erziehungswissenschaftlichen Erkenntnisinteresses stehen zwei Fragenkomplexe:

1. Wie reproduziert sich die Binnenperspektive von Institutionen und Biographien in der konkreten interaktiven Auseinandersetzung?

Bei dieser Frage wird Bezug auf den in der Erwachsenenbildung entwickelten modernen Bildungsbegriff genommen, der nicht mehr nur auf das Fördern des fachlichen und institutionell präformierten Lernens abhebt, sondern den Lernbegriff ausdehnt auf das Finden und Erhalten der eigenen Identität und die Achtung der Integrität anderer, den Erhalt der Eigeninitiative, der Selbstlernfähigkeit und der sozialen Kompetenzen. Der interaktionistische Ansatz von Kade/Seitter (1998/1999), sowie die Interaktionsanalysen Noldas (1996a/1996b) lassen sich auf die Tagespflegeeinrichtungen übertragen: sie werden als ein vieldeutiges Kraftfeld individueller Akteure ins Auge gefasst. Die Untersuchung fokussiert und entfaltet die immanenten Differenzen zwischen institutioneller Vermittlung – subjektiver Aneignung – Interaktion und versucht, sie in Bezug auf Identitätsbildung und -transformation zu reflektieren. Aus institutioneller Perspektive besteht ein Angebot für die Tagespflegeheimbewohner, das sich mit spezifischen inhaltlichen Konzeptionen und Leitbildern profiliert. Die Heime haben sich bestimmte Lernziele zu Eigen gemacht und kommunizieren ein bestimmtes professionelles Selbstbild nach außen. Aus biographischer Perspektive zeigen sich die individuellen Reaktionsweisen im Hinblick auf institutionelle Vermittlungsleistungen, Lernzumutungen und Erziehungsansprüche an den dementiell veränderten Menschen. Aus interaktiver Perspektive zeigt sich die Beziehung zwischen institutionellen und individuellen Deutungen und die Möglichkeit des interaktiven Aushandelns und Kommunizierens.

2. Wie reproduziert sich die Identität des erwachsenen Menschen im Medium ästhetischer Erfahrung?

Die Sinne zu entwickeln, sehen, hören, tasten, riechen, schmecken, das Gleichgewicht fördern kann als zentrale Bildungsaufgabe des Menschen mit dementiellen Veränderungen betrachtet werden. Vordergründig betrachtet müssen dementiell veränderte Menschen lernen, mit dem Nachlassen dieser Sinne zu leben. Ihr Welt- und Selbstbezug ist jedoch als Ganzer betroffen. Musik, Kunst, Bewegung und spielerische Beschäftigungen sind Angebote die auf ästhetische Erfahrung zielen, die in rezeptiver und produktiver Modalität gewonnen werden können. Die ästhetische Erfahrung ist ein Modus, die Welt und sich selbst im Verhältnis zur Welt und zur Weltsicht anderer zu erfahren. Seine Strukturelemente sind Überraschung, Genuss, kulturell geprägt und in soziale Kontakte eingebettete Ausdrucksformen, die Aspekte der Diskontinuität und der Differenz zu bisher Erlebtem in sich bergen, aber auch an bereits Erfahrenes anknüpfen und es neu verbinden. In ästhetischer Produktivität reproduziert und verlängert das Individuum nicht nur Gewohntes, sondern variiert, schafft ontogenetisch Neues und Anderes und hat ein Bewusstsein davon. Es erfährt seine eigene Symbolisierungsfähigkeit und weiß, dass die ästhetische Produktivität die Realität nicht einfach abbildet, sondern Fiktionen konstruiert.

Vorgehen der Feldforschung

Tagespflegeheime werden als eine fremde Welt verstanden, die entgegen anderen vertrauten sozialen Einheiten mit einer eigenen Philosophie, eigenen Normen, Regeln, Werten und Arbeitsweisen ausgestattet sind. Diese Welt soll mit ethnographischen Methoden erschlossen werden. Dabei wird Fremdheit als Erkenntnisinstrument genutzt, um aus „zugewandter Distanz" (Koch-Straube 1997, 27) beobachten, beschreiben und analysieren zu können. Im Rahmen des ethnographischen Forschungsparadigmas gilt die aktive Teilnahme am Alltag dieser Einrichtungen als Voraussetzung dafür, die fremde Lebenswelt aus einer Binnenperspektive heraus zu verstehen. Es werden dabei aber auch weitere Zugangsweisen gewählt, um das Untersuchungsfeld zu erschließen. Der Blick von außen im Sinne eines ersten „nosing around" (Lindner 1990) wie auch die Informationsbeschaffung über die Einrichtungen in ihrer Außendarstellung gehören dazu. Ferner können Lebensäußerungen der Heimbesucher im Sinne kultureller Objektivationen untersucht werden.

Die Untersuchung ist zunächst thematisch in drei große Teile gegliedert:

In **Teil I erfolgt** eine Annäherung an das Forschungsfeld von außen, eingehende Literaturrecherchen, der Entwurf und die theoretische und methodologische Begründung des eigenen Forschungsprojekts.

In **Teil II** wird die **„Lebenswelt Tagespflegeheim"** in sechs Kapiteln untersucht: Untersuchungsgegenstände sind 1. die Einrichtungen selbst; 2. die Besucherinteraktionen; 3. die Besucher-Mitarbeiter-Interaktionen; 4. die Interaktionen in den Teams; 5. die zirkulären Interaktionsprozesse durch die Teilnahme der Forscherin im Feld.

In **Teil III** wird das Thema „Ästhetische Erfahrung" in acht Kapiteln entfaltet. Eröffnet wird dieser Teil mit der Darstellung einer Text-Leser-Interaktion, um das Verstehensproblem in Richtung auf ästhetische Bildungsbewegungen neu zu zentrieren. Anschließend werden die Bewegungstherapie, die Ergotherapie, das Gedächtnistraining, die musikalische Interaktion, das kreative Gestalten, Kunsttherapie und freies Malen und das Kritzelexperiment untersucht.

Das Forschungsdesign im Überblick

Teil I – Kontakt zum Feld, Idee und Ausgangsüberlegungen

- „Nosing around" (der Blick von außen)
- Bildung eines Forschungskonzeptes und dessen theoretische und methodologische Begründung

Teil II – Lebenswelt Tagespflegeheim

Erhebungsmethoden:

- Experteninterview mit dem Leiter
- Teilnehmende Beobachtung (Feldtagebuch, Beobachtungs- und Gesprächsprotokolle),
- „Problemzentrierte Interviews" mit den MitarbeiterInnen.
- Auswertungsschritte:
- Vergleichende Analyse wiederkehrender Ereignisse, Handlungen,
- Interpretationen des fremden und des eigenen Verhaltens,
- Rollenverständnisse der MitarbeiterInnen, welche Interaktionen und subjektive Bedeutung der Arbeit mit den Kranken bedingen,
- Analyse der nonverbalen Lebensäußerungen einzelner Patienten mittels hermeneutischer Deutungen,
- Analyse der verbalen Äußerungen (exemplarisch) mittels psychoanalytischer Textinterpretation.

Teil III – Ästhetische Erfahrungen

Einführung: Erfahrungen durch Text-Leser-Interaktion
Untersuchung zu ästhetischen Tätigkeiten innerhalb der Therapien: Gestaltung und Interaktion

Erhebungsverfahren:

- Teilnehmende Beobachtung
- Zusätzliches experimentelles Verfahren („Kritzelexperiment"). Aufzeichnung durch eine Videokamera.
- Auswertung:
  Interpretation und Analyse von Bedeutungseinheiten im Hinblick auf andragogisch-therapeutische Vermittlungsleistung und deren Aneignung.
- Hermeneutische Werkanalyse der entstandenen 'Kritzeleien'.
- Wirkungsbeschreibungen von Bildern.

Gesamtergebnis

- Dichte Beschreibung (Ethnographie)
- Kulturanalysen,
- Reflexionen der Interaktionen und Lebensäußerungen.

I   Die Annäherung ans Forschungsfeld

Der Blick von außen

Ein Ethnograph will etwas über eine Gesellschaft und ihre Kultur erfahren. Er wählt sich einen gesellschaftlichen Ausschnitt aus dem großen Themenrahmen und untersucht kulturelle Praxis am Beispiel eines signifikanten Bereiches dieses Ausschnittes. Auf meine Untersuchung übertragen bedeutet dies: Um etwas über Bildungschancen und Bildungsprozesse in der deutschen Gesellschaft zu erfahren, wähle ich den gesellschaftlichen Bereich des Umgangs mit Alten und Kranken und untersuche kulturelle Praxis[2] am Beispiel andragogisch-therapeutischer Maßnahmen für Menschen mit Demenzen in Tagespflegeheimen.

„Nosing around"

Meiner Feldforschung ging ein „nosing around" (Lindner 1990, 11) voraus. Der Begriff des nosing around ist eine Wendung aus dem Reporter-Jargon und meint soviel wie 'Herumbummeln' und 'Herumschnüffeln'.[3] Dazu unterhielt ich mich mit Angehörigen über ihre Probleme mit ihren Kranken, las Zeitungen und Aufklärungsbroschüren über die Krankheit Demenz, informierte mich über die historische Entwicklung des Umgangs mit Alten und Kranken in unserer Gesellschaft, erfuhr Näheres über die sozialen Dienstleistungen in Deutschland.

---

2   Die Kulturanthropologin Ina-Maria Greverus definiert: „Der Ansatz der kulturanthropologisch-ethnologischen Arbeit liegt ... bei der Analyse ‚praktizierter Kultur' (oder realer Kultur). Ausgehend von universalen Kulturverhaltensbereichen, kulturellen Einzelphänomenen oder sozialen Gruppen und regionalen Einheiten werden die Zusammenhänge zwischen praktizierter Kultur und dem gesamtkulturellen Niveau und seiner Vermittlung untersucht. Wesentlich ist dabei die Reflexion von Übereinstimmung und Widersprüchen zwischen Normsetzungen und aktuellem Verhalten, kulturellen Angeboten und Bedürfnissen, kulturellen Forderungen und Kompetenzen, um Planungsmodelle ‚kultureller Praxis' auf einer realitätsgerechten Grundlage zu vermitteln Kulturpraxis umfasst in dieser Konzeption sowohl die sogenannte „ideale" als auch die „reale" Kultur und versucht gleichzeitig, die Möglichkeiten fortschreitender kultureller Entfaltung aus der Perspektive der Individuen einzubeziehen" (Greverus, 1987, 78,79).

3   Die journalistische Reportage gilt als 'Pate' der soziologischen Großstadtforschung. Ihr bedeutendster Vertreter war der Journalist und Soziologe Robert Ezra Park (1864-1944) von der Chicagoer Schule.

Ich ging davon aus, dass ich mich der praktizierten Kultur des Umgangs mit Demenzkranken am besten in Form einer Berichterstattung über soziokulturelle Hintergründe nähere. Dabei ging es mir zunächst nicht um eine Berichtigung bzw. Reflexion des von mir Gehörten und Gelesenen, sondern um die Darlegung von Fakten. Meine Haltung glich der des „interesselosen Interesses" (ebd., 13) eines Reporters, die der Vorstellung von moderner wissenschaftlicher Objektivität nahe kommt. Interessenloses Interesse beschreibt den Prozess der Wahrheitsfindung unter Auskoppelung des moralischen Standpunktes. Lindner definiert dies als einen „Übergang von der Prävention zur Verstehensperspektive" (ebd.)

Sich wandelnder Umgang mit 'Irren'

Die Gründung von Tagespflegeheimen[4] ist ein gesellschaftlich neues Phänomen. Es resultiert aus medizinischem Machbarkeitsglauben, demographischem, kulturellem und sozialem Wandel, der Änderung des Versicherungssystems, dem Wunsch nach Alternativen zum Heim, geänderten Zuständigkeiten und Verantwortlichkeiten. Die moderne Gesellschaft hat ein verändertes Bild über die Bedürfnisse eines psychisch Erkrankten gewonnen und geht dementsprechend auch anders mit ihm um. Auffälliges, erregtes, 'sinnloses' Verhalten bedeutet heute nicht mehr automatisch ein völlig undifferenziertes 'Irresein'. Es wird genau unterschieden, nach Krankheitsbild, nach Alter, nach Lebenssituation, nach Veränderung des Gehirns oder der Psyche. Dem wird durch eine gezielte Behandlung und unterschiedliche Maßnahmen in verschiedenen Institutionen Rechnung getragen.

Wandel im Bereich der medizinischen Diagnostik

Die medizinische Diagnostik unterscheidet zwei große Gruppen der Demenzerkrankungen. Der Mediziner Dolf Künzel beschreibt sie: „Zum einen sind es die sogenannten *sekundären Demenzen.* Sie treten als Komplikation bzw. Symptom von anderen schweren Erkrankungen auf und betreffen nicht primär das Gehirn, sondern ziehen die Hirntätigkeit gleichsam in Mitleidenschaft. In den meisten Fällen sind derartige sekundäre Hirnleistungsstörungen die Folge von Stoffwechselstörungen, Herzkrankheiten, Vergiftungen. Sekundäre Demenzen machen etwa 10 % aller Demenzerkrankungen aus. Das Besondere daran ist: Sie können wieder völlig verschwinden, wenn die

---

4   1990 wird die erste Alzheimertagesstätte in Wetzlar eingerichtet. Sie entstand aus einer Angehörigeninitiative und wurde als Modellprojekt mit öffentlichen Geldern gefördert. Inzwischen gibt es Folgeeinrichtungen mit den gleichen Zielen: Entlastung der Angehörigen, Belassung der Kranken in der Familie, Förderung und Erhalt der Identität des Kranken (vgl. Alzheimer Gesellschaft Mittelhessen e. V. 1997, 8).

auslösende Krankheit behandelt und auskuriert wird. Es wird also eine Therapie angesetzt, die nicht in erster Linie die Hirntätigkeit beeinflusst, sondern die ursächliche Krankheit behandelt und damit das Gehirn entlastet. Wichtiger sind allerdings die *primären Demenzen*. Sie werden durch Gefäßveränderungen und Durchblutungsstörungen des Gehirns (ca. 20 Prozent) verursacht oder treten – häufiger vorkommend – als Demenz vom Alzheimer-Typ (50 bis 60 Prozent) bzw. als Mischform (10 bis 15 Prozent) auf. Die *Demenz vom Alzheimer-Typ* bietet wegen der Häufigkeit und des fortschreitenden Verlaufs in der Betreuung die größten Probleme ... Die Krankheit kann nur durch die Beobachtung und Bewertung der Leistungseinschränkungen erfolgen. Die probeweise Entnahme von Hirnsubstanz durch eine Punktion und der Nachweis der Veränderungen im Gehirngewebe verbietet sich selbstverständlich. Aber nur damit könnte man die Gewebeschäden, den Untergang von Hirnzellen und Nervenfasern oder die Ablagerungen eines speziellen faserbildenden Eiweißstoffes (Amyloid) im Gehirn zweifelsfrei beweisen. Die Demenz ist folglich eine klinische Diagnose,[5] die ‚nur‘ Wahrscheinlichkeitscharakter hat und in den Frühstadien durchaus Unsicherheiten bietet“ (Künzel 2000, 10-12).

Der Arzt Konrad Maurer definiert als wichtigste Symptome der Erkrankung Alzheimer:

1. Störungen im kognitiven Bereich (sog. Leitsymptome) mit Beeinträchtigungen des Kurz- und Langzeitgedächtnisses, des abstrakten Denkens, des Urteilsvermögen, der höheren kortikalen Funktionen (Aphasie, Apraxie, Agnosie) und Problemen bei konstruktiven Aufgaben.

2. Störungen im affektiven Bereich und der Vigilanz (sog. Begleitsymptome) mit Veränderung der Persönlichkeit, depressiver Verstimmung, emotionaler Instabilität, gestörtem Sozialverhalten, Schlaf-Wach-Rhythmusstörungen, Ängstlichkeit, Nachlassen von Alltagsaktivitäten (Verlust der sozialen Kompetenz).

3. Zusätzliche Symptome, sogenannte „fakultative Phänomene“ wie feinmotorische Störungen, Kopfschmerzen, Schwindel, Sehstörungen, Ohrgeräusche, vermehrtes Hinstürzen, Nachlassen des Durstreflexes u. a. (Maurer 1997, 122).

---

5 „Demenz ist das nicht nur vorübergehende Resultat von krankhaften Veränderungen des Organs Gehirn, ein chronisches hirnorganisches Psychosyndrom also, ein Zustandsbild, das wir mit Hilfe von international anerkannten Klassifikationssystemen (ICD und DSM) definieren. Dieses Zustandsbild beinhaltet nach übereinstimmender Feststellung Störungen der Gedächtnisleistungen, die sich zum einen als Störungen der Fähigkeit, neue Informationen zu speichern, zum anderen als Beeinträchtigung der Verfügbarkeit über bereits gespeicherte Informationen darstellen lassen“ (Neidhard 1997, 117).

Wandel des Umgangs mit dem Kranken in Institutionen

Kulturanthropologische Studien beleuchten gesellschaftliche Aspekte des sozialen Wandels und Umgangs mit 'Verwirrten' (Kleeberg 1995) und die Problematik des gesellschaftlichen Ausschlusses bei unheilbarer Krankheit (Dornheim 1983).

Das Feststellen der Diagnose 'verwirrt' führt heute nicht mehr zwangsläufig zur Einweisung in die Psychiatrie.[6] Dies führt zum Phänomen des Wandels im Umgang mit dem Kranken in Institutionen.

Neben der Entdeckung der Psychoanalyse setzt ab dem 19. Jahrhundert die Entdeckung des sozialen Aspektes ein, der in England und Deutschland zur Förderung gemeindenaher Einrichtungen führt (Erlangener Modell der 'offenen Irrenfürsorge', Gelsenkirchener Modell der nachsorgenden und psychohygienischen Versorgung durch die Gesundheitsämter). Fester Bestandteil der Psychiatrie wird nun die Tätigkeit der Sozialarbeiter. Indem auch die Soziologie Anteil an der neuen Art des Umgangs mit Psychiatrie gewinnt, spricht man nun von einer Sozialpsychiatrie, die den Fokus auf die soziale Wahrnehmung lenkt. Die 'Wiedereingemeindung' eines Kranken in die Gesellschaft wird dabei als wichtig erachtet. Dieser Gedanke bedingt neue Berufsbilder wie die des Arbeits- und Beschäftigungstherapeuten. Der schöpferisch-produktive Umgang mit sich selbst und die Bewegungstherapie, die Sinn- und Ausdrucksmöglichkeiten des Körpers anregt, gewinnen nach dem zweiten Weltkrieg zunehmend an Bedeutung (vgl. Kleeberg 1995, 41 ff.).

Neue Sichtweisen auf den 'Verrückten'

Ein bedeutender Vertreter einer neuen marxistischen Sichtweise ist der Anti-Psychiater David Cooper. Er beschreibt, dass Verrücktheit im mittelalterlichen Europa als eine andere Form des Daseins und des Wissens respektiert wurde, vielleicht als Privileg oder direkter Zugang zum Himmel. Erst nach der europäischen Renaissance mit dem aufblühenden Merkantilismus und

---

6   Die Bezeichnung Psychiatrie wurde erstmals 1808 von J. C. Reil verwendet. Mit W. Griesinger setzt sich ab 1845 ein somatisch orientiertes Konzept durch (Geisteskrankheiten sind Gehirnkrankheiten), gleichzeitig entsteht die Vorstellung einer sogenannten Einheitspsychose. Die Aufklärung bringt einen Wandel in der Einstellung zum psychisch Kranken. Wurde dieser vormals noch als gefährlicher Irrer 'bewahrt' und die Gesellschaft 'beschützt', so wird er nun als Kranker (Geisteskranker) bezeichnet, der behandelt und u. U. geheilt werden kann. Wegweisend wird Sigmund Freud, der durch die Entwicklung psychischer Therapiemöglichkeiten und Modellen der Persönlichkeitsentwicklung provozierend auf die medizinisch eingeengte Psychiatrie wirkt. Zunächst leugnet die herkömmliche Psychiatrie Freuds Erkenntnisse. Ideologische und politische Positionen gegen die Psychoanalyse verhärten sich bis zum Ende des zweiten Weltkrieges. Eine Ausnahme bildet der Psychiater Eugen Bleuler (1857-1939), der aus Freuds Wahrnehmungen das erste Schizophrenie-Konzept kombiniert (vgl. Kleeberg 1995, 41 ff.).

den Anfängen des Kapitalismus im 17. Und 18. Jahrhundert begann der Ausschluss der Verrückten aus unserer Gesellschaft. Er ging Hand in Hand mit der Einengung der Vernunft im pragmatischen Interesse der entstehenden Bourgeoisie. Cooper definiert Vernunft und Unvernunft als Formen des Wissens. Verrücktheit sei in diesem Sinne eine andere Art der empirischen Erforschung der „inneren" und „äußeren" Welt. Ausschließung und Entmündigung habe keinen rein medizinischen und auch keinen rein gesellschaftlichen, sondern einen politischen Hintergrund. Psychiatrie als ein Zweig der Medizin diene dem Staat als Kontroll- und Machtinstrument (vgl. Cooper 1979, 139 ff.). Coopers Ergebnis ist, dass für als krankhaft definierte Formen des „Verrücktseins" gilt, dass sie für eine bestimmte soziale Rolle bezeichnend sind „eine Krisensituation, in der die Akte und Erfahrungen eines Menschen aus speziellen, intelligiblen, kulturellen und mikro-kulturellen (in der Regel familiären) Gründen von anderen entwertet werden, bis hin zu dem Punkt, wo er herausgestellt und als irgendwie 'geisteskrank' definiert und sodann durch medizinische oder quasi-medizinische Bevollmächtigte als 'psychiatrischer Patient' deklassiert wird (durch einen speziellen, aber höchst willkürlichen Prozess der Etikettierung)" (ebd.). Diese Rollenzuweisung führt zum Ausschluss aus der Gruppe und soll in Wirklichkeit die Spannungen in der Gruppe mildern. In diesem Sinne gehe es nicht um die Störungen *im* 'Verrückten', sondern um eine bereits lebenslange Anfälligkeit und Ausersehung für diese Abwertung. Coopers Theorie ist, dass aus der Lebensgeschichte des Kranken ersichtlich sei, dass es einen Mangel an allgemeiner Anerkennung, des eigenen Selbst und der Wahrnehmungen schon vor der Diagnostizierung der Krankheit gegeben habe. Dies sei wie ein Code zu verstehen, indem sich der 'Verrückte' von 'normalen' Formen von Verhalten und Erfahrung unterscheide.

Psychologen und Ärzte fordern heute für Demenzkranke eine flächendeckende, frühzeitige und gezielte Diagnostik, die durch entsprechende Leistungsanreize sichergestellt werden kann, sowie eine, an die Bedürfnisse der oft noch an anderen körperlichen Erkrankungen leidenden, angepasste, umfassende ganzheitliche Therapie und Betreuung mit sozial integrierenden und psychisch stabilisierenden Maßnahmen. Dazu gehören Medikamente (Antidementiva und nebenwirkungsarme Psychopharmaka wie Antidepressiva, Neuroleptika), individuelle professionelle Koordination (integrative Versorgung nach § 140 SGB V) und Verlaufskontrollen, ein auf die besonderen Bedürfnisse der Demenzkranken abgestuftes Versorgungsangebot mit Tages-, Nacht und Kurzzeitpflege, ambulante Pflege sowie niederschwellige Angebote, angemessene Angebote der stationären Altenhilfe (Heime cantoú etc.) (vgl. gemeinsame Stellungnahme der Deutschen Alzheimer Gesellschaft e. V., Deutschen Gesellschaft für Gerontopsychiatrie und -psychotherapie e. V., Hirnliga e. V., Arbeitskreis Gesundheit und Alter vom 4. April 2001).

Soziokultureller Wandel

Experten definieren zudem, wie entscheidend es für die alten Menschen ist, im Familienverband verbleiben zu können. Die Familie fungiert für den Kranken als eine Art 'Wohngemeinde', als Ort der Erinnerungen und des ihm vertrauten Umfeldes. In der Familie bleiben zu können bedingt für viele alte Menschen das Erhalten der Identität. Das Konzept der Familienhilfe[7] ist nicht neu. Seit der Überfüllung der 'Irrenanstalten' im Industriezeitalter[8] gilt Familienhilfe als natürlichste, freieste, beste und billigste Lösung. Familienhilfe bezieht sich neben der praktischen Hilfe bei Alltagsverrichtungen und -problemen, bei Bedarfs- und Notsituationen auf die Bedürfnisse nach Emotionalität, Zuwendung und Trost (psychosoziale Unterstützung). Sie zeichnet sich durch Dauerhaftigkeit, Verlässlichkeit und hohe Verbindlichkeit aus. Sie beruht auf gefühlsmäßiger Bindung, kulturellen Normen, Moralvorstellungen, früher auch auf religiösen Motiven.[9] Daraus erwächst eine Hilfeverpflichtung, der sich die Familienmitglieder nur schwer entziehen können (vor allem Frauen) und die jenseits gesetzlicher Familiensolidarität wirksam ist. Familienhilfe beruht auf Wechselseitigkeit oder auf darauf gerichtete Erwartungen. Im Prozess von Individualisierung und Emanzipation vermindert sich allerdings der Verpflichtungscharakter familiärer Hilfe. Der demographische Wandel bedingt, dass der zunehmenden Anzahl von HLSA-Erkrankten (HLSA = Hirnleistungsstörungen im Alter) immer weniger jüngere potentielle Helfer[10] in der Familie gegenüberstehen.

Einschränkungen der körperlichen Fähigkeiten, chronische Krankheiten und Pflegebedürftigkeit führen heute dazu, dass der Betroffene soziale Dien-

---

7   Persönliche Hilfe als Subsidiaritätsprinzip bedeutet, dass die Unterstützung von Kindern, Kranken und Pflegebedürftigen von den Beteiligten nicht als angebotene Dienstleistung verstanden wird, sondern als eine selbstverständliche, emotionale Versorgung und Betreuung im täglichen Umgang miteinander.

8   Mit der Industrialisierung entsteht eine Einteilung in ein Wirtschaftssystem und ein Sozialsystem. Daraus bedingt sich ein unterschiedlicher Umgang mit dem 'Irren' in der Stadt und auf dem Lande. Menschen mit auffälligem Verhalten werden in der Stadt in Anstalten eingewiesen, weil die Verwandten in Großbetrieben arbeiten, im Gegensatz zur Landbevölkerung keine Zeit mehr für sie finden, sie nicht zu anderen Verwandten geben können. Die Versorgung der Kranken gewährleisten psychiatrische Anstalten, die bald überfüllt sind. Der Staat besinnt sich wieder auf Familienhilfe und bewirkt damit eine erneute Wendung im Umgang mit dem 'Irren'.

9   Säkularisierte Krankenpflege bedeutete ursprünglich, durch Hilfe am Nächsten den 'Himmelslohn' zu garantieren.

10   Während die Anzahl der potentiellen Helfer abnimmt, steigt der Behandlungs- und Pflegebedarf, weil sich das Krankheitsspektrum der Bevölkerung verändert (unter anderem Zunahme psychischer Krankheitsbilder, Sucht- und Drogenabhängigkeit). Hinzu kommt, dass wirtschaftliche Umbrüche und Strukturveränderungen den allgemeinen sozialen Dienstleistungsbedarf erhöhen: Arbeitslosigkeit und Verarmung von Bevölkerungsgruppen bedingen psychosoziale Notlagen. Die Finanzierung des bisherigen Hilfesystems ist durch eine sinkende Erwerbsquote gefährdet. Immer geringeren Finanzmitteln stehen immer mehr Leistungsberechtigte gegenüber.

ste in Anspruch nehmen muss. Leistungen, die professionell, organisiert und entgeltlich erbracht werden, lassen sich als soziale Dienste bezeichnen (vgl. Bäcker, Bispinck, Hofemann, Naegele 2000, 332 ff). Die Wirkung der Dienstleistung ist keinem Leistungsinput zuzuordnen, sondern ist vom Leistungsprozess und von der Person und dem sozialen Umfeld des Adressaten und dessen Engagement abhängig.

Die öffentliche Diskussion bedingt die Förderung neuer Dienstleistungsangebote.[11] Neue Institutionen in Form von Tagespflegeheimen entstehen. Menschen in Institutionen nutzen professionell erbrachte soziale Dienstleistungen, die auf institutionell hergestellten *Interaktionsbeziehungen* zwischen den beruflichen Experten auf der einen und den Hilfe und Unterstützung Suchenden auf der anderen Seite bestehen. Gekennzeichnet sind sie zumeist durch einen asymmetrischen Informationsfluss, weil Anbieter als Experten im Allgemeinen über bessere Informationen als die Inanspruchnehmer verfügen. Damit haben Menschen, die professionelle Leistungen in Anspruch nehmen nur eine geringe Chance der Leistungs- und Qualitätsüberprüfung.

Die Diskussionen in den Medien

Die Medien berichten darüber, dass die Krankheit Alzheimer inzwischen viele prominente Opfer gefunden hat wie die amerikanische Schauspielerin Rita Hayworth, den ehemaligen US-Präsidenten Ronald Reagan und den SPD-Politiker Herbert Wehner, den Geiger Helmut Zacharias. Die Zeitungen richten sich an interessierte Laien und bieten Information und Aufklärung.

Aufklärungskampagnen starten auch Fachzeitschriften wie die „Ärzte Zeitung", „pro Alter" oder die Deutsche Alzheimer Gesellschaft mit der „Alzheimer Info" (2001). Der Mediziner Dolf Künzel berichtet in einem der zahlreichen Ratgeber für Betreuer und Patienten über das Erkennen und Behandeln von Hirnleistungsstörungen, über das Nachlassen des Neugedächtnisses und der Merkfähigkeit (vgl. Künzel 2000, 7-8). Zu diesen Symptomen kämen auch zeitweilig kaum erkennbare und von den Betroffenen trickreich überspielte Lücken der Merkfähigkeit hinzu. Die Umwelt kommentiere diese Aussetzer scherzhaft oder boshaft mit dem Schlagwort: „Alz-

---

11 Angehörige sind heute gezwungen, professionelle Hilfe in Anspruch zu nehmen. Zunehmende räumliche Trennung von Familienangehörigen, geographische Distanz, die auch soziale Netzwerke wie Freundeskreise oder langjährige Nachbarschaften erschweren, führen zur Schwächung der direkten oder unmittelbaren Unterstützung der HLSA-Erkrankten. Steigende Frauen- und Müttererwerbstätigkeit und der Wandel im Geschlechterrollenverständnis verringern tendenziell das Potential an unentgeltlicher familiärer Frauenarbeit. Hinzu kommt, dass die Netzwerke des sozialen Nahraums dünner werden, weil die Lebens- und Haushaltsformen sich verändern. Es gibt mehr Einpersonenhaushalte und weniger verpflichtende Lebensgemeinschaften (vgl. Bäcker u.a. 2000, 357 ff.).

heimer lässt grüßen!" Es folgt die Versicherung, dass eine normale Altersvergesslichkeit noch lange kein Grund zur Panik sei. Künzel erläutert, dass die vermehrte Aufklärung und Berichterstattung in den Zeitungen dazu führen, dass alte Menschen bei sich Alzheimersymptome entdecken. Unsicherheit und Angst mache sich breit, die durch Witze eine Abfuhr erfahre.

Die Frankfurter Rundschau widmet unter der Rubrik „Extra: Alzheimer in Frankfurt" (Tinnappel 2001, 19) der Krankheit eine ganze Seite, in der der Leser etwas über Auguste D.,[12] die erste Alzheimerpatientin, erfährt. Die Rundschau berichtet, dass der Arzt Konrad Maurer und seine Ehefrau Ulrike die Krankenakte der Auguste D. im Keller der Psychiatrischen Klinik fanden und ihr Bild hundert Jahre später um die ganze Welt schicken. Das Ehepaar Maurer wolle durch Konzerte und Theaterstücke der Krankheit und deren Entdecker Popularität verschaffen. Die Zeitung verweist auf die Wanderausstellung mit Bildern von Carolus Horn: „Wie aus Wolken Spiegeleier werden" (Maurer 2001). Mit ihr wird der bildnerische Krankheitsverlauf eines Malers dokumentiert, der zunächst mit dem Verlust der Dreidimensionalität und der Perspektive beginnt und mit Bleistiftkritzeln endet.

Die Medien vermarkten das Produkt Alzheimer-Kranke als ein Phänomen, das uns alle angeht. Der Tenor der Öffentlichmachung dabei ist, dass die Krankheit selbst, nicht nur der einzelne Kranke, zu einer Gefahr wird. Damit erfolgt eine Entgrenzung des Themas vom individuellen Problem zum allgemeinen. Die Allgemeinheit muss der Krankheit entgegenwirken und dagegen Vorsorge treffen.[13]

Die von den Medien evozierte Furcht korrespondiert mit einem „vagabundierenden Angstpotential" (Dornheim 1983) der Leser. Es knüpft an ein implizites Wissen um die Gefahr unheilbarer Krankheiten und ihrer sozialen Konsequenzen an.

---

12 Die erste Alzheimer-Patientin war Auguste D., die am 26. November 1901 in der „Anstalt für Irre und Epileptische" von dem Arzt Alois Alzheimer untersucht wurde. Auf dem Gelände des ehemaligen IG-Farben-Hauses im Frankfurter Westend stand früher das „Irrenschloss", wie es im Volksmund genannt wurde, in dem die 51jährige Auguste D. wegen Schlaflosigkeit und Verfolgungswahn eingeliefert worden war. Für den damals bekannten „Altersblödsinn" war sie noch zu jung, Alzheimer war auch nicht bereit, sie einfach für verrückt zu erklären. Als sie 1906 starb, forderte er, dass ihr Gehirn nach München geschickt wurde, wohin er inzwischen übergesiedelt war (vgl. Tinnappel 2001, 19).

13 Talcott Parsons (1968) begreift Krankheit als normative Devianz, die die Gesellschaft zu Kontrolle und Organisation zwingt. Standardisierungen nach gesundheitlichen und ästhetischen Gesichtspunkten beinhalten Abwehr gegen alles Abweichende vom Gesunden. Was gesund und was krank ist, bestimmt das System der Normen und Werte einer Gesellschaft.

Gespräche mit Angehörigen von Alzheimer-Kranken

Ich fragte Angehörige nach ihren Gefühlen und ihrem Umgang mit dem Kranken und erfuhr von „Gefühlen der Depression", „der Ablehnung", „der Überforderung", aber auch Aussagen wie „Ich habs akzeptiert", „Ich muss das hinnehmen und das Beste draus machen". Sie beschrieben mir, dass ihre Gefühle nicht statisch zu verstehen seien, sondern vielmehr in verschiedenen Phasen verlaufen. Eine Angehörige berichtet mir:

„Ich hab' das erst verleugnet. Wollt' es nicht wahrhaben, hab' dagegen angekämpft. Mein Mann hat Alzheimer? Wo soll das denn herkommen? Keiner in unserer Familie hat das je gehabt. Ich hab' dann versucht, so weiterzumachen wie bisher. Aber ich bin damit nicht klargekommen. ... Er verhielt sich so verrückt, hat Sachen versteckt und mich beschuldigt, hat alles vergessen und behauptet, ich hätte es ihm nie gesagt. Er wurde so aggressiv. ... Ich hab' den Freunden erst gar nichts sagen wollen. Hab' immer gesagt, dass wir zu keiner Feier mehr gehen, weil sein Herz nicht mehr mitspielt. Die sind dann irgendwann auch nicht mehr zu uns gekommen, haben wohl gemerkt, dass da was nicht stimmt. Er ist dann auch mal auf die Straße gelaufen und gestürzt und irgendwer hat ihn gefunden. Da ist das dann rausgekommen, dass was im Kopf nicht mehr stimmt, und dann kamen die Ratschläge von wegen Arzt und Heim und ich bin verantwortlich. Ich hab' mich überfordert und hilflos gefühlt, hab' Angst gehabt vor ihm und vor mir selbst und sah keinen Weg ... Heut' komm' ich besser damit klar, hab' Hilfe in der Tagespflege bekommen, weiß wie ich mit ihm umgehen muss, wenn er seinen Rappel kriegt ."

Psychisch Kranke überschreiten gesellschaftliche Grenzen, halten sich nicht an vorgegebene Normen. Das führt für sie zu ausgrenzenden Situationen: Ausschluss aus öffentlichen, sozialen Interaktionen, Eingrenzung in der häuslichen Umgebung, 'unter Vormundschaft stellen' oder 'betreuen' (Verlust der Eigenverantwortlichkeit, des Aufenthaltsbestimmungsrechts etc.). Die Ausgrenzungen haben Folgen für die pflegenden Angehörigen, die ihre sozialen Kontakte verlieren. Sie reagieren auf die Krankheit Alzheimer mit Verheimlichung.

Umgang mit Krankheit und Alter in unserer Kultur

Zusammenfassend ergeben meine ersten Recherchen: In der hochentwickelten deutschen Gesellschaft unterscheidet man heute zwischen „nützlichem, normalem, optimalem und krankem Alter" (Baltes/Baltes 1989, zitiert nach Muthesius 1997, 81). Krankes Alter bedeutet, dass Menschen heute zwar sehr alt werden können, aber auch vermehrt unter Krankheiten leiden. Früher verhinderten Epidemien und Hunger ein Altwerden. Heute leiden immer mehr Menschen unter chronischen Krankheiten, die nicht heilbar sind. Eine Krankheit, die nicht heilbar ist, wird heute zu einer behandelbaren Krankheit gemacht. Das bedeutet einen veränderten Versorgungsbedarf: langfristige, begleitende Hilfe. Dieser Hilfe bedürfen nicht nur dementiell veränderte alte

Menschen, sondern chronisch Erkrankte aller Altersklassen. Nicht nur den Alzheimer-Kranken, sondern auch den Krebs- oder Aids-Kranken fühlen sich Mediziner, Pflegekräfte und Therapeuten nach der Ethik des Heilens verpflichtet. Die ethische Verpflichtung beruht auf der gesellschaftlichen Erwartung und dem Auftrag an den professionellen Helfer, die Krankheit zu heilen. Diesem schon in der Ausbildung vermittelten Auftrag kann der Helfer bei chronischen Erkrankungen nicht mehr entsprechen. Er stößt an seine professionellen und persönlichen Grenzen.

Professionelle Hilfe ist nicht als dauerhaft angelegt, sondern soll eine Hilfe zur Selbsthilfe darstellen. Der Helfer soll den Kranken solange begleiten, bis seine Gesundheit oder seine Selbstständigkeit wieder hergestellt ist. Bei chronischen Krankheiten beendet aber nicht der Helfer, sondern der Tod die Begleitung des Kranken. Das widerspricht den Allmachts- und Machbarkeitswünschen, die die Gesellschaft an den Helfer und er an sich selbst stellt. Das bedingt, dass sich viele Helfer 'hilflos' oder überfordert fühlen und in andere Berufe wechseln oder den helfenden Beruf erst gar nicht ergreifen. Dies führt dazu, dass zu wenige dauerhafte Helfer einer wachsenden Zahl Hilfloser gegenüberstehen.

Wie ein psychisch Kranker adäquat zu behandeln ist, vermitteln die Medien. Sie übermitteln Informationen in Form von Nachrichten, Auskünften und Belehrungen. Sie informieren die Öffentlichkeit über die Krankheit und den Umgang mit ihr. Sprachliche und symbolische Mitteilungen üben auf den Leser einen kommunikativen Reiz aus, der Rückwirkungen zeigt: Identifikation oder Distanzierung. Identifikation heißt, sich in die von der Krankheit Betroffenen hineinzufühlen, ihre Gefühle und Handlungen nachvollziehen zu können. Bei eigenem betroffen sein erkennen sich die Angehörigen in den journalistisch aufbereiteten Fallstudien wieder. Je nach dem Tenor der Berichterstattung folgen die Leser gefühlsmäßig den Überlegungen, können sich mit den Beweggründen der Beschriebenen und den nach Verwirklichung strebenden Ideen des Berichtenden anschließen, sie verinnerlichen, mit ihnen verschmelzen. Verschmelzung meint, dass sich Verbindungen zu eigenem Erleben und dem Dargestellten zusammenfügen. Eine Distanzierung vom Gelesenen bedeutet ein innerliches Lossagen, ein 'nichts mit der Problematik zu tun haben wollen'. Der Leser nimmt Abstand, weil er nicht selbst Betroffener ist oder Angst vor der Problematik der Krankheit und ihren Folgen hat, die ihn zum Betroffenen werden lassen.

Menschen mit Demenzen und ihre Angehörigen bilden einen Problemkreis. Sie sind eine Gruppe, die ein Problem miteinander verbindet. Viele von ihnen haben lange Zeit geschwiegen und ihr Problem verheimlicht. Die Öffentlichmachung des Problems bedeutet, dass ein Problem öffentlich diskutiert werden muss. Die öffentliche Diskussion bedeutet, sich mit dem Thema des Umgangs mit Alten und Kranken in unserer Gesellschaft auseinander zu setzen, dabei Meinungen, Argumente und Gegenargumente auszutauschen und zu erörtern. Die öffentlichen Diskussionen führen zu einem vermehrten Angebot professioneller Dienstleistungen. Eine Kritik an der Praxis Professioneller begründet sich durch die Formen bürokratischer Leistungserbringung wie Standardisierung, Typisierung, Formalisierung, mangelnde Flexibilität, statt einer ganzheitlichen Problemsicht.

Der Themenbereich des Umgangs mit Alter und Krankheit führt mich zu den Fragestellungen:

1. Wie wird Wissen zwischen Institutionen und Menschen mit dementiellen Veränderungen in Interaktionen transferiert, ausgetauscht, ausgehandelt?
2. Stellen subjektiv erlebte Identitätskrisen und durch Krankheit bedingte existentielle Verunsicherungen Lernanlässe für eine Erwachsenenbildung dar?
3. Bieten Tagespflegeheime Bildungschancen für Personen mit Hirnleistungsstörungen?

Bildung eines Untersuchungskonzeptes

Konzeptionen für Tagespflegeheime

Meine Exploration der Bildungschancen, die zwei Tagespflegeheime für Personen mit Hirnleistungsstörungen unterschiedlicher Schweregrade bieten, beginnt mit dem Studium der Konzeptionen. Das Lesen unterschiedlicher Konzeptionen für Tagespflegeheime ergab: Aus institutioneller Perspektive gesehen besteht ein Angebot von Einrichtungen für HLSA-Kranke, das sich mit spezifischen inhaltlichen Konzeptionen und Leitbildern profiliert, ein professionelles Selbstverständnis nach außen kommuniziert und sich bestimmte Erziehungs- bzw. Lernziele zu Eigen gemacht hat. 'Wissenstransferprozesse' zeigen sich innerhalb der Einrichtungen der Tagespflege zwischen alten Menschen, die die Einrichtungen besuchen und aufgrund ihrer Biographie auf pädagogisch-therapeutische Maßnahmen individuell reagieren, aber auch untereinander verbal oder nonverbal kommunizieren. Hinzu kommt der Wissens- und Erfahrungsaustausch zwischen den Angehörigen, die den Kranken zu Hause betreuen und MitarbeiterInnen, die die Angehörigen entlasten, beraten und unterstützen wollen.[14]

---

14 Die Interaktionsebene im häuslichen Umfeld zwischen Kranken und Angehörigen wird innerhalb der Untersuchung von mir nicht näher betrachtet.

Wissensvermittlung	Im Bereich
der Institution bei Menschen mit sekundären Demenzen:	• Pflege: Menschen wieder stabilisieren • Bewegungstherapie: die persönliche Identität durch das Fördern der Bewegung zu stabilisieren, metaphorisch gesehen den Rücken und das Gleichgewicht stärken, festen Boden unter den Füßen zu geben • Ergotherapie: die Aktivierung, die Erhaltung bzw. Rückgewinnung der Selbständigkeit, die Stärkung des Selbstvertrauens durch die Erfahrung eigener Leistungsfähigkeit • des Sozialtrainings: die Förderung der sozialen Kompetenzen • Maltherapie: als Krisenbewältigung
der Institution bei Demenzen vom Typ Alzheimer:	• Pflege: Orientierung geben, ein Milieu schaffen, in dem die Kranken sich weitgehend angstfrei bewegen können • Musik: als Weg zur inneren Harmonie und zum gemeinschaftlichen Erleben mit anderen • Maltherapie: das Malen als Prozess des schöpferischen Tuns • Sinn- und Erinnerungsaktivierung: Snouzeln (aus dem holländischen für das Ansprechen der fünf Sinne) um Kontakt zu sich selbst herzustellen • Tagesgestaltung: ritualisierte Handlungen (Lieder singen, begrüßen, verabschieden), um bestimmte andere Handlungen einzuleiten; Stärkung der Persönlichkeit und des Selbstbewusstseins
der Institution an die Angehörigen:	• Aufklärung: über Sozialmaßnahmen, über die Krankheit allgemein, den aktuellen Krankheitsstand, die Krankheitsprognosen, die notwendige Mitarbeit und Verhaltensänderung der Angehörigen, um die Maßnahmen für den Kranken auch zu Hause umsetzen zu können.
von Angehörigen an die Institution:	• Erstellung einer Biographie über den Kranken, Austausch über seine tägliche Befindlichkeit und über ärztliche Maßnahmen.

Die Handlungsschwerpunkte der MitarbeiterInnen in den Tagespflegeheimen im Alltag liegen im Schützen, Pflegen,[15] Beraten. Mollenhauer definiert sie in der „Einführung in die Sozialpädagogik" (Mollenhauer 1993) als Merkmale und Schwerpunkte des Grundstils der gegenwärtigen sozialpädagogischen Praxis. Diese Aspekte lassen sich auf die Einrichtungen der Tagespflegeheime übertragen.

Dissoziales Verhalten bedingt Schutz, Pflege, Beratung

Schutz[16] geht schon immer mit Isolierung einher. Geschützt werden muss ein Mensch, der für 'dissozial' erklärt wird, weil er auf Grund eines bestimmten Fehlverhaltens sich nicht in die Gesellschaft integrieren kann. Dissozial-abweichendes Verhalten bezieht sich – unter dem Aspekt der bürgerlichen Lebenspraxis – auf alles, was als 'fremd' oder 'asozial' erlebt und als „materiell sich darstellende Unvernunft bedrohlich erfahren wird" (Mollenhauer 1993, 136). Nach der bürgerlichen Wertorientierung werden nicht nur der Dissoziale selbst, sondern die Verhaltenseigentümlichkeiten der sozialen Gruppe, der er angehört, stigmatisiert. Mit Hilfe öffentlicher Institutionen[17] (Gerichtsbarkeit) wird die Stigmatisierung für den Betroffenen zu einer Definition des „abweichlerischen Individuums" (ebd.). Diese Definition wird zum Teil seiner öffentlichen Identität, dissoziales Verhalten verdichtet sich zur Rolle des Dissozialen, ist Produkt einer self fulfilling prophecy.

Der Begriff des Dissozialen hat im Kontext von Jugendlichen und alten Menschen unterschiedliche Konnotationen. Bei den jugendlichen Dissozialen gehen Bewertungs- und Behandlungsstrategien in Theorie und Praxis davon aus, dass Dissozialität ein unterschichtspezifisches Verhaltenssyndrom ist.

---

15 Schützen und Pflegen sind Hauptmerkmale für die Arbeiten in der Altenpflege. Diese Begriffe implizieren Hilfe und Fürsorge, die an die Geschichte der Sozialpädagogik anknüpfen. Schon in den Epochen vor der Aufklärung lassen sich sozialpädagogische Tätigkeiten in Formen der persönlichen Hilfeleistung und als Fürsorgemaßnahmen von Orden und Kongregationen, von Einzelnen und Gemeinden nachweisen.

16 Im historischen Kontext galt der Begriff des Schutzes zunächst 'physisch Schwachen', die wieder zu Kräften kommen sollten. Der französische Moralphilosph Jean-Jaques Rousseau (1712-1778) erweiterte ihn um den Begriff des Schutzes der (kindlichen) Existenz. Im heutigen Verständnis beinhaltet der Begriff Schutz einwirkende Faktoren, die einer Auslese von Menschen Bildungsmöglichkeiten bieten (vgl. Mollenhauer 1993, 136).

17 Als Institution fürsorglich zu handeln bedeutet im Kontext dementiell Veränderter, einen Personenkreis als hilfebedürftig zu identifizieren und für ihn pädagogisch-andragogische Maßnahmen einzuleiten. Die soziale Verantwortlichkeit stellt Planungsmöglichkeiten bereit, dass die identifizierten, hilfebedürftigen Gruppe 'angemessen' sind. Dazu gehören die soziale und die psychologische Diagnose, die Kenntnis der Rechtsmöglichkeiten, die Planung (Konzeption), wie eine solche Hilfeleistung aussehen könnte. Für die MitarbeiterInnen in der Tagespflege erfordert dies nicht nur das Wissen über die komplexe Situation des Kranken, sondern darüber hinaus das Wissen über Möglichkeiten der methodischen Mittel, des gemeinsamen Stils und der Atmosphäre, die beim Kranken bestimmte Reaktionen erwarten und erkennen lassen.

Dabei wird Rückgriff auf pathogene und kriminogene Strukturen genommen, die sich durch Familienbedingungen ergeben. Es geht um eine soziale Position von Menschen, die nicht in die Gesellschaft integriert werden können, weil sie an den Lebens- und Bildungschancen noch keinen Teil hatten. Untersuchungen belegen: unterschichtspezifische Verhaltenssyndrome bedingen gravierende Mängel im expressiven Bereich, Inkonsistenz von Normen und tatsächlichem Verhalten, Kommunikations- und Identifikationsdefizite (vgl. ebd., 144). Bei den dementiell Veränderten werden ähnliche 'Mängel' identifiziert. Der Begriff des 'unterschichtspezifischen Verhaltenssyndroms' bedeutet hier aber nicht mehr zwangsläufig, dass der alte Mensch aus einer bildungsfernen sozialen Schicht kommt, sondern dass er keinen Zugang mehr zu Bildungschancen hat und aus diesem Grunde eine soziale Position der 'Unterklasse' einnimmt. Aus der sozialen Position des Betroffenen heraus werden Merkmale definiert, die pädagogisch-therapeutische Maßnahmen bedingen.

Schutz innerhalb einer Tagespflegeeinrichtung bedeutet Vermeidung von Verletzungen, Überforderungen, seelischen Schäden durch unachtsames Handeln, Frustrationen, Lieblosigkeit, Gleichgültigkeit, Fremdheit durch das Nichtverstehen einer anders empfundenen Wirklichkeit, Verwirrungen durch das, was als wahr oder gut, gerecht oder ungerecht empfunden werden darf. Die Einrichtungen müssen eine Balance entwickeln, in der Hilfe angeboten wird aber der Kranke auch selbst Möglichkeiten findet, Widerstände zu überwinden und Konflikte zu meistern.

Schutz korrespondiert mit dem Begriff der Pflege, die metaphorisch dem Sichern und Kultivieren (Verfeinerung, Differenzierung, Verbesserung) eines bestimmten Raums gilt. Pflege umfasst körperliche Behandlung, Ermöglichung und Förderung von Bedürfnissen und die Pflege von Geselligkeit. Die Pflege in Tagespflegeeinrichtungen umfasst auch die Kultivierung der Formen des Umgangs. Dies betrifft nicht nur den pfleglichen Umgang mit dem Mobiliar oder den Umgang mit sinnlichen Gehalten, sondern bedeutet Umgang in einem gepflegten Ton, in einer gepflegten Atmosphäre. Andragogisch-therapeutische Absicht ist es, das Selbstwertgefühl zu steigern, indem es gelingt, Sitten und Bräuche, Höflichkeiten, Regeln und Feste in gesellschaftlich anerkannter Form zu praktizieren, in anderen Worten einen Stil zu kultivieren. Dieser Stil ist in jeder Einrichtung ein ganz spezifischer. Er wird jedem Neueintretenden als Besonderheit der Einrichtung präsentiert.

Pflege geschieht nicht willkürlich, sondern ist an normative Kriterien gebunden, die in den gesellschaftlichen Prozess hineinreichen. Dabei geht es um ein Aushandeln dessen, was als 'Bedürfnislage' des Kranken definiert wird und dem, was das Team als seine gemeinschaftliche Aufgabe betrachtet. Pflegen heißt im idealtypischen Sinne, den Besucher ernst zu nehmen, ihm etwas zuzutrauen, ihm die Möglichkeit für Eigeninitiativen zu bieten, ihn selbständig handeln zu lassen, so dass er in die Lage versetzt wird, produktive Bewältigungsstrategien im Umgang mit seiner Krankheit und im Umgang mit den Mitmenschen zu entwickeln.

Wenn der Kranke seine Bedürfnisse nicht mehr artikulieren kann, wird Beratung notwendig. Angehörige suchen den Rat der MitarbeiterInnen, weil Verhaltensunsicherheiten im Umgang mit dem Kranken bestehen. Die MitarbeiterInnen erteilen Ratschläge, wie der Kranke zu Hause geschützt, gepflegt und verstanden werden kann. Die Erkrankung eines Angehörigen bedeutet eine neue, unvertraute Situation. Die Angehörigen gehen davon aus, dass die MitarbeiterInnen 'Autoritäten' sind, die detailliertes Fachwissen über psychologische und soziale Vorgänge mitbringen und zur Raterteilung fähig sind.

Beratung erfolgt dann, wenn Probleme verdichtet hervortreten und das Gewohnte, Alltägliche unterbrochen wird. Der Angehörige will aus der Aporie (Ratlosigkeit, Schwierigkeit) heraus, weil der gewohnte Umgang mit dem Kranken nicht mehr möglich ist. Zudem werden die sozialen Kontakte erschwert, weil das Verhalten des Kranken auch dem sozialen Umfeld immer 'fremder' wird. Angehörige suchen Rat bei professionellen Helfern. Die MitarbeiterInnen der Tagespflegeheime als ratgebende Experten haben im Umgang mit den persönlichen und gesellschaftlichen Fragestellungen, die sich aus den dementiellen Veränderungen der Kranken ergeben, mehr Erfahrung. Sie sind Ansprechpartner, die zuhören können und aufgrund ihres Wissens und ihrer besseren Übersicht über die Gesamtsituation Antworten geben können. Sie erteilen Ratschläge, keine Weisungen oder Anordnungen.

Beratung ist Auskunft aus einer rationalen Distanz. Der ratsuchende Angehörige ist nicht nur Betroffener, sondern auch Ratloser, der vom Rat abhängig ist, um seine häusliche Situation entspannter zu gestalten. Er möchte die Verantwortung für den Kranken behalten, braucht aber die Beratung, um Selbsttätigkeit, Produktivität und Phantasie in Bezug auf die Interaktionen zwischen dem Erkrankten und sich selbst erhalten zu können. Der Bildungssinn der Ratsuchenden liegt im Aushandeln zwischen annehmbaren Ratschlägen und Ablehnung aufgrund eigener Erfahrung im Umgang mit dem dementiell Veränderten.

Beratung erfolgt im Medium der Sprache. Das Gespräch zwischen Angehörigen bzw. Betreuern und MitarbeiterInnen ist wechselseitige Mitteilung und Information. Gerade Letztere ist nicht alleine systematisch vermittelbar (beispielsweise in Kursen), sondern muss auf die individuelle, konkrete Lebenssituation des Einzelnen ausgerichtet sein. Umfassende Beratung wird durch die verschiedenen Positionen der MitarbeiterInnen möglich. Sie ergibt sich aus ihren Berufsbildern und Reflexionen in Bezug auf ihre persönlichen Grenzen und Möglichkeiten und die des Kranken und seiner Angehörigen. Beratung ist kritische Aufklärung. Gespräche geben die Möglichkeit, Gehörtes aus der Distanz zu reflektieren und zu objektivieren. Daraus resultieren künftige Entscheidungen.

Zusammenfassend zielt Beratung auf Selbsterkenntnis und Veränderung. Sie konstituiert nicht nur ein Vertrauensverhältnis, sondern enthält Chancen für alle beteiligten Gesprächsmitglieder: Die Ratsuchenden begreifen sich als Menschen, die in die Lage versetzt werden, eigene Einstellungen zu finden und Stellung zu beziehen. Die MitarbeiterInnen als Ratgeber sehen sich nicht nur als Arrangeure für Stil und Atmosphäre der Einrichtung, sondern als im gegenseitigen Erfahrungsprozess Beteiligte. Alle Beteiligten brauchen die Anerkennung ihres Gegenübers (vgl. Mollenhauer 1993, 95 ff.).

Aufhebung der gesellschaftlichen Diskriminierung

Die sozialen Leistungen von Einrichtungen der Tagespflege implizieren über den Aspekt der Hilfe- und Unterstützungsleistung hinaus die Aufhebung der gesellschaftlichen Diskriminierung psychisch Kranker. Diesem Zweck dient auch das 1992 in Kraft getretene Betreuungsgesetz, das sich nach dem Grundsatz der Erforderlichkeit anstelle der früheren Entmündigung und Vormundschaft ausrichtet. Eine Betreuung berücksichtigt, inwieweit der Betreute seine Angelegenheiten wie Unterbringung, Vermögen, Hilfsbehandlung nicht mehr selber regeln kann. Bei der Auswahl des Betreuers ist zudem den Wünschen des Betreuten und seinen persönlichen Bindungen Rechnung zu tragen. Diskriminierung zu vermeiden bedeutet also auch, den Kranken nicht aus der ihm vertrauten Umgebung zu isolieren, ihn möglichst eigenbestimmt zu belassen und ihn sozial zu integrieren. Dazu bedarf es bei vielen Kranken zunächst Rehabilitationsmaßnahmen. Rehabilitation ist in der Bundesrepublik immer noch ein Diskussionspunkt. Rehabilitation ist in unserer Gesellschaft Unfallopfern, jungen Behinderten oder berufstätigen Menschen vorbehalten, weil hier die Kosten von der Renten- oder Unfallversicherung getragen werden. Das Prinzip Rehabilitation vor Pflege ist seit 1989 im Krankenversicherungsgesetz (SGB V) verankert. Seit dem 1995 eingeführten Pflegeversicherungsgesetz (SGB XI) ist Vorrang von Prävention und Rehabilitation vor Pflege festgeschrieben. Der Gesetzgeber fordert die Leistungsträger (Krankenkassen) auf, ihre medizinischen und ergänzenden Leistungen zur Rehabilitation einzusetzen, um Pflegebedürftigkeit zu mindern. Trotzdem kommen Menschen in Alten- und Pflegeheime, ohne dass der Versuch einer geriatrischen Rehabilitation unternommen wurde. Dies unterscheidet Deutschland[18]

---

18 Das Bild älterer Menschen in Deutschland ging bislang noch davon aus, dass sich eine Rehabilitation im Alter nicht mehr lohnt, weil der alte Mensch nicht mehr am Arbeitsprozess beteiligt ist. Rehabilitation wird auch heute noch vermehrt unter dem Gesichtspunkt gesehen, dass ein Mensch wieder ins Erwerbsleben zurückkehrt, nicht aber unter dem Gesichtspunkt, dass es durchaus möglich sein kann, die Einbahnstraße Familie-Krankheit-Krankenhaus-Pflegeheim zu verlassen und selbständig zu leben. Verknappte finanzielle Ressourcen des deutschen Gesundheitswesens führen dazu, dass an der Rehabilitation alter Menschen gespart wird. Verhinderung oder Verringerung von Pflegebedürftigkeit oder Vermeidung eines Heimaufenthaltes würden zwar gewichtige Einspareffekte darstellen,

von anderen europäischen Ländern wie Dänemark oder den Niederlanden, wo Verbesserungen durch Reha-Maßnahmen obligatorisch sind.

Der Kranke als Pendler zwischen Öffentlichkeit und Privatheit

Tagespflegeheime haben nicht den Anspruch, die Familie zu ersetzen, erheben keinen Anspruch darauf, eine Gemeinschaft zu sein, die auf Zuneigung, Liebe oder innerer Verbundenheit beruht. Ihr Selbstverständnis liegt in einer zwischen Familie und Gesellschaft vermittelnden Funktion. Im Unterschied zur Familie, die sich durch ihren intimen Charakter bestimmt, sind in den Einrichtungen gesellschaftliche Erfahrungen möglich, denen eine spezifische Bildungschance innewohnt.

Einrichtungen der Tagespflege schaffen eine klare Polarität zwischen Öffentlichkeit und Privatheit, zwei Welten, in denen ein Mensch unterschiedlich handeln und empfinden darf.

Die Begriffe der Öffentlichkeit und der Privatheit bedürfen einer näheren Erläuterung. Öffentlichkeit teilt sich in die Begriffe öffentliche Gewalt des Staates und die öffentliche Sphäre einer Gesellschaft, wo Menschen miteinander 'verhandeln' und öffentliches Ansehen erfahren können. Privatheit unterteilt sich in die Privatbereiche, in denen der Mensch in die Öffentlichkeit herausgeht und die, in denen er innerhalb seines Privatbereiches verbleibt. Diese innere Privatheit einer Person steht für Intimität, für innere Gefühle und Stimmungen. Ein Mensch, der nur in seinem privaten Bereich verweilt, beraubt sich einer Wirklichkeit, die durch Gesehen- und Gehörtwerden entsteht. Umgekehrt führt ein Verlust des privaten Bereichs zu einer Wirklichkeit, in der das eigene Selbst nicht mehr erlebt werden kann (vgl. Schilling 1996, 22-23).

Menschen, die sich nicht alleine zu Hause versorgen können, droht Verwahrlosung. Der Begriff bedingt ein System von Verhaltensnormen und verweist auf bestimmte Ursachenkomplexe, wird darüber hinaus zum Begriff mit Rechtsfolgen für den Betroffenen (vgl. Mollenhauer 1993, 48). Er braucht gewissermaßen eine öffentliche Erziehungshilfe, weil er vom 'Normalen' abweicht und dieses wiederhergestellt werden muss, weil sonst eine 'Gefährdung' droht. Dieser Begriff enthält das Wort 'Gefahr' und ist mit

---

aber die durch eine verhinderte Reha eingesparten Kosten kommen nicht den Kostenträgern der Reha, sprich den Krankenkassen, zugute. Stattdessen entlasten sie die Pflegekassen, weil verhindert wird, dass der Kranke zum Pflegefall wird. Hinzu kommt ein weiterer Aspekt: Während unter den Pflegekassen ein einheitlicher Beitragssatz gilt, gibt es bei den Krankenkassen einen Wettbewerb. Dabei werden die Reha-Ausgaben nicht beim Risikostrukturausgleich, also dem Finanztransfer zwischen den Krankenkassen berücksichtigt. Dies bedeutet letztlich, dass eine Krankenkasse, die ökonomisch denkt, nicht rehabilitieren darf, weil sie sonst auf den Reha-Kosten sitzenbleibt (vgl. Nakielski, Jonas, Raabe 2001).

einer Wertung verbunden, die wiederum an ein Normensystem gebunden ist. Gefährdet bedeutet im Kontext von alten Menschen in einer bürgerlich-tradierten Gesellschaftsordnung die Gefahr physischer und psychischer Mängel wie die Gefahr der Verhaltensmängel, die zur Instabilität der eigenen Sicherheit und der der Mitmenschen beitragen. Wer eine öffentliche Gefahr darstellt, weil er sich selbst 'verwahrlosen lässt', der muss verwahrt werden. Dabei taucht die Frage auf: Wieso stellt die Verwahrlosung eines Individuums eine öffentliche Gefahr dar? Erklärbar wird dies dadurch, dass die westliche Gesellschaft ihrem selbstdefinierten Anspruch nicht nachkommt, für alle Menschen gleichmäßig zu sorgen. Stattdessen werden Menschen, denen der Zustand des 'Herunterkommens' (im Sinne von immer ungepflegter werden) droht, in Heimen oder psychiatrischen Anstalten aufbewahrt. Das Tagespflegeheim will die dementiell veränderten Menschen aber nicht nur verwahren, indem es ihnen eine 'geordnete Existenz' bietet, sondern zeigt sich ihnen darüber hinaus 'erzieherisch' verantwortlich. Diese Verantwortlichkeit bedeutet, dem alten Menschen eine 'Normalität' zu bieten, in der „Autonomie", „Initiative", „Identität" (Erikson 1970) erhalten bzw. gefördert werden.

Schon der soziale Begriff der 'Normalität' trifft angesichts einer pluralistischen Gesellschaft auf keine eindeutig fixierbaren Grenzen, enthält vielmehr ein idealtypisches Verhaltensprofil, bedeutet ein Stereotyp, mit dem Leitbilder und Erziehungsideale repräsentiert werden. Die Einrichtungen der Tagespflege übernehmen faktisch die Rolle, den alten Menschen zu vermitteln, wie sie als Menschen Teilhaber an ihrer Kultur bleiben können. Um zu definieren, wie einem alten Menschen dies gelingen kann, stellt sich zunächst für die Einrichtung die Frage: „Was braucht der Mensch überhaupt?" Dazu definieren Einrichtungen für dementiell veränderte Menschen „Grundbedürfnisse". Ein Bedürfnis, ist dadurch erkennbar, dass es sich kundgibt. Wo diese Kundgebung fehlt, besteht eigentlich kein Grund, ein Bedürfnis anzunehmen. Jedes Bedürfnis entspricht einem wahrnehmbaren Verlangen, in dem es sich darstellt (vgl. Mollenhauer 1993, 59).

Die Konzeptionen gehen zunächst von primären Bedürfnissen aus wie dem Bedürfnis nach Nahrung, nach Zuwendung, nach Abwesenheit der Angst, nach körperlichem Schutz (ein festes Dach über dem Kopf). Die Gesamtheit der Bedürfnisse des kultivierten Menschen leitet sich aus diesen primären Bedürfnissen ab. Wenn Grundbedürfnisse befriedigt worden sind, lassen sich auch die kultivierten sekundären Bedürfnisse befriedigen. Nun zeigt sich aber, dass die Befriedigung der rein physischen Grundbedürfnisse zur Existenzerhaltung eines Menschen nicht ausreichen. Zwischen den primären und den sekundären (Bewegung, Beschäftigung, Geltung, Erlebnis) Bedürfnissen eines Menschen, zwischen den physischen Grundbedingungen und der kulturellen Existenz, lassen sich fundamentale Erfahrungen (beispielsweise Zuwendung, Geborgenheit, Ansprache) und kategoriale Qualitäten (Sitten und Gewohnheiten, die jedem Kulturzusammenhang innewohnen) ausmachen.

Die Tagesstätte als Lernchance

Eine pflegerisch-therapeutisch orientierte Tagespflegeeinrichtung geht davon aus, dass ein bestimmtes räumliches, zwischenmenschliches, pflegerisch-therapeutisches Milieu und dementsprechende Kommunikationsformen den Bedürfnissen der Kranken entsprechen. Darüber hinaus gibt es ein Individua-litätskonzept, das sich bei Menschen mit sekundären Demenzen an der Reso-zialisierungsfähigkeit bzw. Lernfähigkeit (Wiedereingliederung in die Ge-sellschaft, Möglichkeit des selbständigen Versorgens zu Hause), bei Men-schen mit Alzheimer-Krankheit an der Sozialisationsfähigkeit bzw. dem Ressourcenerhalt (Möglichkeit zum Verbleiben im Familienverband) aus-richtet. Auslesemerkmale für die Menschen mit Hirnleistungsstörungen sind emotionale Ansprechbarkeit, innere Verarbeitungsfähigkeit und Bereitschaft zur Integration. Der Begriff des Milieus (frz. mi- 'mitten' und lieu (von lat. locus) 'Ort') bedeutet im Kontext von Tagespflegeeinrichtungen einen sozia-len Ort zu schaffen, der durch ein bestimmtes räumliches Milieu, ein zwi-schenmenschliches Milieu und eine besondere Atmosphäre auf das jeweilige Krankheitsbild abgestimmt ist.

Tagesstätten bieten dem Kranken eine Differenzerfahrung, in der Bil-dungschancen liegen, weil etwas als anders (neu oder fremd) als bekannt erlebt werden kann:

- Der Umgang mit den MitarbeiterInnen ist anders als der mit Familien-mitgliedern.
- Es wird eine soziale Rolle im Verband Gleichbetroffener eingenommen, die anders ist als die Angehörigenrolle.
- Die Gestaltung der Tagesstätte ist anders als die der individuellen Woh-nung.

	bei sekundären Demenzen	bei Demenzen vom Typ Alzheimer
räumliches Milieu (Gestaltung der Räume)	dient der Aktivierung und Rehabilitation, Sicherung von Verhaltensstabilität und Energie	sorgt für Sicherheit, Orientierung, Vermeidung von Überforderung, Wiedererkennung
zwischenmenschliches Milieu (beruht auf Kooperationsbereitschaft und -fähigkeit des Teams)	verhindert Lethargie und Depression	verhindert Unruhe und Spannungen, Angst und Aggressivität
intendierte Atmosphäre	stimulierend, erhaltend, stärkend	gedämpft, angstvermeidend, akzeptierend, wertschätzend (low stimulus units)
gewünschte Vermittlungsleistung	Geselligkeit, Integration, soziale Kompetenz	Ruhe, Gelassenheit, Heiterkeit
gewünschte Vermittlungskompetenz für den Kranken	mit Disziplin seinen Platz in der Gesellschaft neu erobern	sich in der Familie/ Einrichtung geborgen fühlen

Die Erfahrung der Differenz zwischen verschiedenen Lebenswelten (beispielsweise Einrichtung und Familienverband) fördert die Kompetenz, sich unter unterschiedlichen Gegebenheiten zurechtfinden zu können. Voraussetzung ist, dass die MitarbeiterInnen ihre Arbeit nicht als monistisch (griech. allein, Alleinheitslehre) verstehen und die Familie oder der Kranke die Zugehörigkeit zum Familienverband nicht als einzige geglückte Form des Lebens definieren.

Die Tagesstätte bietet die Chance eines 'Umlernens', indem der Kranke seine Persönlichkeit anders erlebt und bei der positives Erleben bestärkt wird. Das Vermitteln von Bildungs- und Lernmöglichkeiten sollte nicht in Leistungsanforderungen liegen, sondern im Anbieten von neuartigen oder erhaltenden Anreizen, aus denen sich „Bildsamkeiten" (Mollenhauer 1993) erschließen und Erfahrungen, Begabungen und Vorlieben konstituieren. Bildungschancen liegen in der Vielfalt und Heterogenität des Angebotes, das sich nicht zuletzt durch den Anschluss an verschiedene Gruppen, wie Musikgruppe, Kunstgruppe, Spielgruppe, Intimgruppe usw., ergibt.

Menschen in Tagespflegeheimen stammen aus größeren Kulturkreisen, treffen auf kleinere Subkulturen, die nebeneinander bestehen. Sie bilden einesteils je eigene Verhaltens- und Wertesysteme aus, grenzen sich andererseits aber nicht so stark voneinander ab, dass ein überschreitender 'Wechsel' nicht möglich wäre. Wechseln bedeutet Umlernen, sich in der neuen sozialen Umgebung zurechtzufinden, bedeutet Verhalten- und Wertdifferenzierungen auszubalancieren.

Lernchancen in besonders initiierten Verfahren

Die in der Untersuchung vorgestellten therapeutischen Verfahren dienen der Bildung von Kompetenzen oder dem Erhalt der Ressourcen. Als Kriterium für ihren bildenden Gehalt gilt, dass sie dem Kranken zu einem Wissens- oder Könnenserwerb verhelfen wollen. Sinn der Therapien ist somit, dass die vermittelten Inhalte das Subjekt erreichen und bei ihm eine Veränderung bewirken. Diese Vermittlung eines „kategorialen Wissens" (Mollenhauer 1996, 29) wird dann zum notwendigen Bestandteil einer Bildungsanalyse, wenn man danach fragt, ob sich bei Demenzkranken letztlich eine Bildungsaneignung nachweisen lässt. Wird durch Spiele, Gespräche, Musikimprovisationen, Mal- und Bastelanregungen ein Zuwachs an Wissen oder dessen Erhalt ermöglicht? Es geht dabei um Wahrnehmungen und Empfindungen, die eine allgemeine Aisthesis betreffen. Malen, Musik Bewegung, Spielen in der Therapie heißt Erfahrungen zu machen, Erlebnisse miteinander zu teilen und aufgestaute Gefühle zu bearbeiten. Die genannten Medien liefern Realität auf einer anderen Ebene, es ist das Sich-Einfühlen in eine andere Welt, die auch häufig Widerstände provoziert. Jede ästhetische Interaktion vollzieht sich in Gleichzeitigkeit und ermöglicht eine sinnliche Erfahrung von Dasein und Teilhaben, die sich auf einer nonverbalen Ebene vollzieht und in der Regel von einer verbalen Ebene seitens der Therapeuten mitgestaltet wird. Das begleitende Gespräch entspricht der vertrauten Alltagsebene und dient dazu Übergänge und Bedeutung zu vermitteln. Es bietet die Möglichkeit auf einer Meta-Ebene Zusammenhänge zur Alltagswirklichkeit herzustellen (vgl. Mönter 2002, 10 ff.).

Entscheidend ist nicht nur das Interesse an der gemeinsamen Interaktion, sondern auch der intensive Kontakt zur Therapeutin. Die ästhetischen Erfahrungen lösen starke Gefühle aus, die angenommen und verstanden werden müssen. Innerhalb der andragogisch-therapeutischen Angebote werden sowohl soziale Kontakte gepflegt, aber auch die individuelle Biographie des Einzelnen mit einbezogen. Das bedeutet, dass jeder Akteur seine Identität lebt, in der Hoffnung Integrität und Autonomie zu wahren. Ziel der Therapie ist es, das Identitätserleben zu stärken und Vergangenheit, Zukunft und Gegenwart zu einem Erlebnis im Hier und Jetzt zu vereinen. Bilder und Musik als nonverbale Medien verbinden den Kranken mit der Umwelt. Die therapeutische Beziehung basiert auf Vertrauen und gibt dem Kranken Sicherheit und Geborgenheit und die Chance als handelndes Individuum im sozialen Prozess mit den anderen verstanden und angenommen zu werden und darüber wieder Zugang zu sich selbst zu finden.

Individuelle Ausdrucksformen zeigen sich in den Interaktionen und in den in den Tagespflegeheimen entstehenden Bildern und Werken der alten Menschen. Für die vorliegende Untersuchung resultieren daraus die Fragestellungen:

- Was passiert, wenn dementiell veränderte Menschen mit ästhetischen Ereignissen konfrontiert werden?
- Wie reagieren die alten Menschen, wenn sie malen, musizieren oder spielen?
- Kommt es zu ästhetisch reflektierten Urteilen?
- Kann eine beobachtbare Wirkung, im Sinne des symbolischen Interaktionismus (Mead 1975), eine Antwort in Form einer sich einstellenden inneren Empfindung, eine beschreibende Äußerung in Worten, Tönen, Bildzeichen erwartet werden?
- Kann ein dementiell veränderter Mensch mitteilen, was er empfindet? Wie zeigt sich Freude, Trauer, Unwohlsein?
- Wie zeigen sich die Lebensäußerungen bzw. Werke der Kranken? Inwiefern lassen sie einen Zusammenhang zu inneren Sinnwelten erkennen?
- Wie reagieren die MitarbeiterInnen darauf?
- Lässt sich beschreiben, was ästhetische Erfahrung bewirkt?

Grundüberlegungen und relevante Theorienansätze

Der Rückgriff auf Theorienansätze klärt die eigene Position. Durch die Vorstellung verwandter Anschauungsweisen wird die eigene Perspektive näher charakterisiert. Wissenschaftstheoretische Argumente sprechen für die Konstrukte objektiver Wirklichkeit und Erkenntnis. Sie liefern Leitideen für geeignete Forschungsverfahren und Interpretationen. Der hermeneutisch eingestellte Ethnograph greift auf Modelle, Vermutungen, Parallelforschungen zurück, um Zusammenhänge herzustellen oder signifikante Merkmale des eigenen Untersuchungsraums herauszufiltern.

Ethnographen interessieren sich für die den Menschen gemeinsamen, intersubjektive Sinnstrukturen. Sie sind unter anderem in Begriffen der 'Alltäglichkeit' oder 'alltäglichen Wirklichkeit' eingelagert. Diese alltägliche Wirklichkeit umfasst eine Vielzahl von Handlungen, die, will man sie kognitiv bewältigen, abstrahiert werden müssen. Abstrahieren lässt sich das häufige, wiederkehrende, typische Handeln. Es führt zu Strukturen, die danach fragen, was sich in ähnlicher Weise immer wiederholt.

Meine Untersuchung sieht die gewonnenen Aussagen als Versuche, intersubjektive Strukturen an einem Ausschnitt der gegenwärtigen Gesellschaft zu rekonstruieren. Dabei bilden Lebensweltanalysen den Ausgangspunkt. Lebensweltlicher Alltag umfasst die Bereiche Wissen, Identität und Bildung.

Zu ihnen gehören die Wertebereiche soziale Beziehungen und subjektive Lebenseinstellungen. Verstehen meint Sinnzusammenhänge zu erfassen. Zu ihnen gehören subjektiv gemeinter Sinn und aktuelles Handeln.

Lebenswelt und gesellschaftliche Praxis

Phänomenologie der Lebenswelt bei Schütz

Die subjektive Sinngebung als grundlegende menschliche Bewusstseinsleistung beschreibt Alfred Schütz („Der sinnhafte Aufbau der sozialen Welt", 1981). Zusammen mit Thomas Luckmann (1979) definiert er in „Strukturen der Lebenswelt"[19] das lebensgeschichtliche Bewusstsein als die zentrale Bestimmtheit des Erwachsenseins des Menschen. Jede aktuelle Situation und Erfahrung wird von der Einzigartigkeit dieser Erfahrungsläufe, der Autobiographie, notwendig mitbestimmt. Persönlichkeitsentwicklung findet im Prozess der Auseinandersetzung einer inneren und äußeren Realität statt. Jedes Individuum hat von Anfang an bestimmte Fähigkeiten der Realitätsverarbeitung, Problembewältigung, Realitätsveränderung, die es im Prozess zwischen Individuum und Gesellschaft einsetzt.

In seinen „Vorlesungen zur Lebensweltanalyse" (Internetrecherche 2003) deutet Legewie die Grundgedanken von Schütz und Luckmann: Im spontanen Hinleben des Bewusstseinsstroms hat mein Erleben noch keinen Sinn. Erst wenn ich mich diesem Erleben in reflexiver Einstellung zuwende, lassen sich daraus vergangene oder künftige Erfahrungen ausgrenzen. Eine neue Erfahrung erhält ihren subjektiven Sinn, indem sie aus gegenwärtiger Sicht in die Schemata der Erfahrung oder anders ausgedrückt in die Deutungsmuster des Subjekts eingeordnet wird. Diese Einordnung kann sich ebenso auf Einzelerfahrungen, auf größere Lebenszusammenhänge wie auf das gesamte Leben beziehen Die Schemata der Erfahrung sind über den Spracherwerb und die Sozialisation des Einzelnen gesellschaftlich und gleichzeitig biographisch bestimmt. Dementsprechend gibt es allen Menschen gemeinsame Deutungsmuster (wie beispielsweise in unserer Kultur die

---

19 Schütz greift auf den Begriff der Lebenswelt zurück, den Husserl in die philosophische Diskussion einführte. Die Lebenswelt umfasst die vorwissenschaftliche Welterfahrung als selbstverständliche, unbefragte Basis unseres alltäglichen Denkens und Handelns. Für Husserl ist die Erkenntnis wichtig, dass auch die abstraktesten wissenschaftlichen Theorien ihr Fundament in den selbstverständlichen Basiserfahrungen der Lebenswelt haben. Das Lebensweltkonzept von Schütz weist Parallelen zu verschiedenen psychologischen Theorien, wie der Gestaltpsychologie (Arnheim 1978) und der Entwicklungspsychologie (Piaget 1974) auf.
Auch bei Habermas nimmt *Lebenswelt* eine zentrale Stellung ein. Sein Lebensweltbegriff bezieht sich auf formale Bedingungen der Intersubjektivität sprachlicher Verständigung (vgl. Habermas 1985, 198-202).

Gliederung der subjektiven Zeit in Vergangenheit, Gegenwart, Zukunft), gruppenspezifische Deutungsmuster (wie die »Spielregeln« einer Familie oder die Normen einer ganzen sozialen Schicht) und individuelle Deutungsmuster, die zur Interpretation der Wirklichkeit und damit zur Sinngebung herangezogen werden können. Anders gesagt bedeutet dies: Die subjektive Sinngebung ist die Grundlage für meine Weltsicht. Auch das Handeln meiner Mitmenschen wird für mich erst sinnvoll und damit verstehbar, indem ich ihre Erscheinung, ihre Bewegungen und ihre sprachlichen Äußerungen in die Schemata meiner Erfahrung einordne. Dabei leitet mich die Annahme, dass ich die Welt im Wesentlichen ebenso sehen würde wie meine Mitmenschen, wenn ich mich an ihrer Stelle befände. Welche Sinnzusammenhänge für mich in einer gegebenen Situation tatsächlich ins Bewusstsein treten, ist von meinen Relevanzsystemen abhängig. Schütz unterscheidet zwischen thematischer Relevanz (Was wird zum Thema?), Interpretationsrelevanz (Welche Aspekte werden thematisiert und welche Deutungsmuster werden herangezogen?) und Motivationsrelevanz (Aus welchem Grunde und zu welchem Zweck wird ein Thema bedeutsam?). In der Motivationsrelevanz drückt sich der Vergangenheits- und Zukunftsbezug meiner Motive aus: Ich tue etwas, weil ich bestimmte Erfahrungen gemacht habe (Weil-Motive), gleichzeitig verbinde ich mit meinem Tun bestimmte Absichten und Pläne (Um-zu-Motive). Für Schütz leiten sich alle Relevanzsysteme letztlich ab aus dem Wissen um die Endlichkeit des eigenen Daseins. Diese „grundlegende Sorge" („Ich weiß, dass ich sterben werde und fürchte mich davor") bestimmt den Menschen letztlich in all seinen Hoffnungen und Befürchtungen und spornt ihn an zur „Meisterung der Welt" in seinem alltäglichen Handeln (vgl. Schütz 1979, zit. nach Legewie 2003).

Meine Untersuchung liefert keine allgemeingültige Analyse der Lebenswelt. Als ethnologische Untersuchung vermittelt sie einen Eindruck von der Vielfalt menschlicher Denkmuster und Lebensformen, so wie sie sich unter anderem auch bei den unterschiedlichen sozialen Schichten, Subkulturen und Minderheiten innerhalb unseres europäischen Kulturkreises finden. Die Binnenstruktur der Lebenswelten wird aus der Teilnehmerperspektive erschlossen. Selbstverständlichkeiten werden in Frage gestellt. Die Deutungsmuster von Menschen lassen sich anhand ihres Handelns und Redens rekonstruieren, wobei die allgemeinen Strukturen der Lebenswelt die Grundlage liefern. Die Lebenswelten der Tagespflegeheime können dabei nicht mit intersubjektiv geteilten Sozialwelten gleichgesetzt werden. Es handelt sich um ganz spezifische (Sonder-)Welten mit Wissens- und Handlungsressourcen, die je eigene intersubjektive Erfahrungsräume markieren, bei denen allerdings die Lebenswelten als alltägliche Wirklichkeiten in denen Menschen handeln und agieren fraglos vorgegeben sind.

Soziale Welt und Habitus bei Bourdieu

Menschen in Tagespflegeheimen zeigen unterschiedliche Mentalitäten bzw. Geisteshaltungen, die ihre Einstellung zur Wirklichkeit bzw. das individuelle oder kollektive Verhalten bestimmen. Pierre Bourdieus Theorien beschäftigen sich damit, wie Akteure die gesellschaftliche Praxis, in die sie involviert sind, wahrnehmen, erfahren, erkennen. Soziale Akteure sind mit sozialen Anlagen ausgestattet, die für ihre Praxis – und ihr Denken über die Praxis – konstitutiv sind. In seiner Studie „Die feinen Unterschiede" (1987) beschreibt Bourdieu den Habitus als gesellschaftlich historisch bedingt. Habitus bedeutet Anlage, Haltung, Erscheinungsbild, Gewohnheit, Lebensweise. Er beruht auf Erfahrungen bzw. gewährleistet die aktive Präsenz früherer Erfahrungen und umfasst: 1. die Wahrnehmungsschemata, die die alltägliche Wahrnehmung der sozialen Welt strukturieren; 2. die Denkschemata, zu denen die Alltags-, Theorien- und Klassifikationsmuster zu rechnen sind, mit deren Hilfe die Akteure die soziale Welt erkennen und kognitiv ordnen – implizierte Normen zur Beurteilung gesellschaftlicher Handlungen im Sinne von 'Ethos' und ihre ästhetischen Maßstäbe zur Bewertung kultureller Objekte und Praktiken, das meint Geschmack. 3. die Beurteilungsschemata, die individuelle und kollektive Praktiken bedingen.

In der Struktur des sozialen Raums ist eine Differenz angelegt. Diese Differenz betrifft den Unterschied zwischen den Geschmäckern der Ober-, Mittel- und Arbeiterklasse. Sie erwerben symbolisches Kapital oder Distinktion, indem sie sich durch bestimmte Verhaltensweisen (beispielsweise maßvolle Bewegungen anstatt Hast) oder Vorlieben (Nahrung, Mobiliar, Musik, Hobbys) von der jeweils anderen Klasse abgrenzen.

Für meine Untersuchung ist bedeutsam, dass soziale Positionen mit korrespondierenden typischen Praktiken und Objekten des kulturellen Konsums und der Lebensführung verbunden sind. Diese Homologie beruht auf dem Habitus, der auf ästhetischen Klassifikations-, Bewertungs- und Handlungsschemata beruht und zu Distinktionsmerkmalen zwischen den Mitgliedern der Einrichtungen der Tagespflege führen kann.

Verhalten im Alltag und Umgang mit Wissen

Verhalten und Kommunikation im Alltag verstehen

Zu den beobachtbaren Distinktionsmerkmalen gehört Sprache. Auch wenn Menschen nicht miteinander sprechen, teilen sie einander etwas mit. „Man kann nicht **nicht** kommunizieren" analysiert Paul Watzlawick (1969, 53).

Seine Analysen[20] über Metakommunikation, symmetrische oder komplementäre Kommunikationsabläufe, digitale und analoge Kommunikation verdeutlichen das zwischenmenschliche Verhalten von Menschen in Tagespflegeheimen.

Sprache ist Kodifizierung von Werten. Miteinander Sprechen ist Mitteilung an andere und eigene Wahrnehmung. In Tagespflegeheimen gibt es eine gemeinsame oder für gemeinsam gehaltene Kommunikation. Zwischenmenschliche Kommunikation, so der Kommunikationspsychologe Friedemann Schulz von Thun (1999), hängt einesteils von institutionell-gesellschaftlichen Bedingungen, andererseits von der spezifischen Art des Miteinanders in einer Institution ab. Schulz von Thun gelingt es, verschiedene Ansätze der Psychologie wie die Beiträge von Carl Rogers (1979), Ruth Cohn (1975), Fritz Perls (1974) und Paul Watzlawick (1969) miteinander zu kombinieren. Dafür erarbeitet er vier Problemgruppen,[21] die den Vorgang zwischenmenschlicher Kommunikation unter kommunikationsfördernden oder kommunikationshemmenden gesellschaftlich-institutionelle Bedingungen beleuchten. Wesentlich für meine Untersuchung ist der von Schulz von Thun herausgearbeitete Aspekt der Empathie,[22] mit dem die spezifische Art des Miteinanders verstanden werden soll.

---

20 Die Axiome nach Watzlawick: Metakommunikatives Axiom:. Jede Kommunikation hat einen Inhalts- und einen Beziehungsaspekt, derart, dass Letzterer den Ersteren bestimmt und daher eine Metakommunikation ist (vgl. ebd., 56). Die Natur einer Beziehung ist durch die Interpunktion der Kommunikationsabläufe seitens der Partner bedingt. Interpunktion organisiert Verhalten. Die Zugehörigkeit zu einer Kultur bringt ihre eigene Interpunktionsweisen mit sich, die zur Regulierung von „richtigem" Verhalten dienen (vgl. ebd., 61). Menschliche Kommunikation bedient sich digitaler und analoger Möglichkeiten. Digitale Kommunikation haben eine komplexe und vielseitige logische Syntax, aber eine auf dem Gebiet der Beziehungen unzulängliche Semantik. Analoge Kommunikation dagegen besitzt dieses semantische Potential, ermangelt aber der für eindeutige Kommunikation erforderlichen logischen Syntax (vgl. ebd., 62 ff.). Zwischenmenschliche Kommunikationsabläufe sind entweder symmetrisch oder komplementär, je nachdem, ob die Beziehung zwischen den Partnern auf Gleichheit oder Unterschiedlichkeit beruht (vgl. ebd., 70 ff.).

21 Die vier Seiten zwischenmenschlicher Kommunikation nach von Thun sind der Sachaspekt, der Beziehungsaspekt, der Selbstoffenbarungsaspekt und der Apellaspekt (vgl. Schulz von Thun 1999, 14).

22 Auch der Kommunikationsforscher Daniel Goleman sieht den Hauptanteil einer emotionalen Mitteilung als nonverbal an. „Emotionale Intelligenz" (Goleman 1997, 127 ff.) erklärt er damit, dass jeder mitmenschlichen Regung ein psychischer Kontakt zugrunde liegt, der auf Empathie beruht, der Fähigkeit, sich emotional auf andere einzustellen. Gefühle des anderen lassen sich nach dieser Theorie durch nonverbale Zeichen deuten wie Gestik, Gesichtsausdruck oder den bereits erwähnten Klang der Stimme. Die rationale Seele drückt sich verbal aus, die Sprache der Emotionen ist nonverbal, indem das *wie* einer Aussage bedeutungsvoller ist als das, *was* gesagt wird.

Umgang mit Wissen in der Erwachsenenbildung

Interaktionen zeigen sich in Tagespflegeheimen beim alltäglichen Umgang miteinander und bei der Vermittlung und Aneignung von Wissen. Watzlawick definiert zwei Arten von Wissen: Wissen von und Wissen über Dinge. Einmal ist damit das ganz unmittelbare, sinnliche Wissen gemeint; ein Wissen, das noch nichts über das Wahrgenommene weiß. Watzlawick definiert es als Wissen erster Ordnung, im Gegensatz zum Wissen zweiter Ordnung, ein Metawissen, bei dem der Mensch verstanden hat, was das Wissen für sein Überleben bedeutet. Das daraus bedingte Verhalten bezeichnet Watzlawick dann als Wissen dritter Ordnung. Wissen beruht auf der Erfahrung und ihrer Bedeutung für die Existenz und der Stellungnahme, die das Verhalten bedingt. Die Gesamtsumme von Bedeutungen, die der Mensch aus den Einzelkontakten mit den Objekten der Umwelt gewinnt, bildet sein Bild der Welt, das für ihn eine sinnvolle Prämisse für seine Existenz bietet. Kommunikation oder Denken über Prämissen dritter Ordnung sind nur in einer vierten Stufe möglich. Für Watzlawick ist dies der Bereich der Intuition und Empathie. Das Gewahrwerden der Strukturen des eigenen Verhaltens und des Verhaltens der Umwelt ist nur auf einer erkennenden vierten Stufe möglich. Darin liegt die Erkenntnis, dass Wirklichkeit nicht ein objektives, unabänderliches Außen ist, sondern gleichbedeutend mit dem subjektiven Erleben der Existenz. Wirklichkeit ist die Struktur, die der Mensch der Welt auferlegt (vgl. Watzlawick 1969, 242).

Um zu erfahren, wie Wissen zwischen den MitarbeiterInnen und den Menschen mit dementiellen Veränderungen vermittelt und angeeignet wird, ist das Beobachten und Analysieren der stattfindenden 'Wissenstransferprozesse'[23] relevant.

Von jeher galt die Bereitstellung und Vermittlung von Wissen in pädagogischen Einrichtungen als ureigenstes Geschäft. Die Erziehungswissenschaften wurden auf diesen Fokus festgelegt. Durch zunehmende Institutionalisierung, Differenzierung und Universalisierung von pädagogisch strukturierten Angeboten der Wissensvermittlung hat sich die enge Fixierung der Erziehungswissenschaften auf ausschließlich pädagogische Einrichtungen gelockert. Es erfolgte, so definieren die Erziehungswissenschaftler Jochen Kade und Wolfgang Seitter, eine Entgrenzung von pädagogisch strukturierten Vermittlungsangeboten, die den dominierenden Institutionen- und Vermittlungsbezug relativiert bzw. in neuer Weise relationiert. In den Erziehungswissenschaften ist 'Wissen' seit den 1990er Jahren zu einem maßgebenden Bezugs- und Referenzpunkt empirischer Forschung und theoretischer Diskurse avanciert (vgl. Kade/Seitter 1998, 1999). Der Gegenstand der er-

---

23 Mit dem Begriff des 'Wissenstransfers' ist in der vorliegenden Untersuchung Überführung bzw. Austausch im Sinne von Vermittlung und Aneignung in konkreten Interaktionen der Beteiligten in Tagespflegeheimen gemeint.

ziehungswissenschaftlichen und erwachsenbildnerischen Wissensthematisierung impliziert für Kade und Seitter die Frage, wie mit Wissen in konkreten Interaktionen umgegangen wird und wie (programmatisch-intentionale) Vermittlungsprozesse und (subjektiv-biographische) Aneignungsprozesse im konkreten Interaktionsgeschehen ausbalanciert werden (vgl. Kade/Seitter 1999). Im Diskurs steht die für die Moderne charakteristische Allgegenwart von Institutionen und Handlungskontexten als Bezugspunkte und Infrastruktur der Lebensführung in modernen Gesellschaften (vgl. Beck/Giddens/Lash 1996).

Meine Untersuchung zielt auf eine systematische Berücksichtigung der Analyseebene 'Interaktion'.[24] Aus interaktiver Perspektive zeigt sich die Beziehung zwischen institutionellen und individuellen Deutungen und deren interaktives Aushandeln und Kommunizieren. Die unterschiedlichen Modi der Interaktion zeigen sich in der praktischen Anwendung oder der Konfrontation von Ansprüchen, in auftretenden Problemen und deren Lösungsstrategien. Ich gehe davon aus, dass jeder Mensch über ein unbewusstes technisches Wissen verfügt, das meint die Struktur von Annahmen darüber, wie man spezifische Zwecke erreicht, und ein ebenfalls unbewusstes „existentielles Wissen" (Schulze 1997, 749) bzw. existentielle Anschauungsweisen aufgrund von Erfahrung und Erziehung. Eine zusätzliche Interaktionsebene entsteht durch die Teilnahme eines Fremden am Alltag im Tagespflegeheim, von dem man das Aufdecken von Wissens- oder Organisationsdefiziten befürchtet (MitarbeiterInnen) oder von dem man sich Zuwendung, Aufmerksamkeit oder ein Öffentlichmachen der Probleme (Kranke und Angehörige) verspricht.

---

24 Interaktion und Kommunikation sind zwei Begriffe, die in der wissenschaftlichen Literatur oft synonym gebraucht werden. Interaktion deutet mehr auf eine soziologische Sicht und hat mit der Rezeption des symbolischen Interaktionismus einen Verbreitungsschub erfahren. Dabei wird bei der Verwendung des Terminus nicht in jedem Fall explizit von den Prämissen dieser Richtung ausgegangen. Kommunikation hingegen zielt eher auf die Verwendung, Wahrnehmung und Interpretation von Symbolen bzw. Zeichen ab. „Abgrenzungsversuche, die etwa auf den sprachlichen Charakter der Kommunikation oder den generellen Handlungscharakter der Interaktion abheben, werden letztlich durch Einschränkungen wieder aufgehoben" (Nolda 1996a, 331). Watzlawick definiert eine einzelne Kommunikation als Mitteilung (message) oder als *eine* Kommunikation. Im Unterschied dazu bezeichnet er den wechselseitigen Ablauf von Mitteilungen zwischen zwei oder mehreren Personen als *Interaktion* (vgl. Watzlawick 1969, 50 ff.).

Interaktion und Wissen

Meine Untersuchung folgt dem Grundgedanken von Strauss, dass eine Beobachterin, die Identität untersucht, sich notwendig für Interaktion interessieren *muss*, denn „die Einschätzung seiner selbst und anderer vollzieht sich weitgehend in und wegen der Interaktion" (Strauss 1968, 45). Die Interaktionsanalysen sollen zeigen, wie sich die Binnenperspektiven von Institutionen und Biographien in der konkreten, interaktiven Auseinandersetzung in der Wissensgesellschaft reproduzieren (vgl. Nolda 1996b).

Sigrid Noldas Studie über „Interaktion und Wissen" (1996a) liefert einen entscheidenden Beitrag zur wissenstheoretischen Fundierung in der Erwachsenenbildung. Wissen stellt in der Interaktion eines Erwachsenenbildungskurses einen Aushandlungs- und Transformationsprozess dar, bei dem die interaktive Wissensprozessierung sowohl Vermittlungs- und (Selbst)-Darstellungsabsichten als auch Verwendungs- und Aneignungszwecken dienen kann. Noldas Verwendung des Begriffs Interaktion impliziert eine Reverenz gegenüber dem symbolischen Interaktionismus, dessen Grundannahmen das qualitative Forschungsparadigma und dementsprechend die qualitativ-hermeneutische Erwachsenenbildungsforschung bestimmen. Für die Erwachsenenbildung ist die im Interaktionsbegriff implizierte prinzipielle Wechselseitigkeit von grundlegender Bedeutung, weil es sowohl in der Beziehung zwischen der subjektiven Wirklichkeit der Teilnehmenden und der objektiven Wirklichkeit des zu Vermittelnden immer um eine Beziehung zwischen gleichberechtigten Instanzen bzw. Gesellschaftsmitgliedern geht (vgl. Nolda 1996, 13).

In Anlehnung an Noldas Studie wird in meiner Untersuchung der symbolische Interaktionismus nicht nur als eine theoretische, sondern als eine methodische Richtung gedacht, in der sich Forschungsmethoden entwickeln können (teilnehmende Beobachtung, Interviews), die das Ziel haben, die betroffenen Menschen selbst zu Wort kommen zu lassen und ihre Situationsdeutungen wissenschaftlich kontrolliert zu erfassen.

Bildung und Erhaltung von Identität

Um die Frage beantworten zu können, ob subjektive Identitätskrisen und durch Krankheit bedingte Verunsicherungen Lernanlässe für die Erwachsenenbildung darstellen, sind Grundüberlegungen zur Bildung und Erhaltung von Identität entscheidend. Die moderne Pädagogik stellt das Subjekt in den Mittelpunkt einer ganzheitlichen Betrachtung. Dabei lässt sich das Thema Erhaltung der Identität bei Demenzen nicht auf den primär biologischen, vorwiegend hirnorganischen Aspekt reduzieren. Der Mensch lebt in einer kulturellen Umwelt, die ihn beeinflusst, auf die er einwirkt, in individueller und in historischer Hinsicht. Identitätsbildung vollzieht sich innerhalb einer bestimmten Welt und meist auch innerhalb einer festgefügten Gruppe. Erik Homburg Erikson (1973) versteht personale Identität als erfolgreiche Variante der Gruppenidentität. Er bezieht sich dabei vorwiegend auf traditionale Kulturen, bei denen die Bindungskraft dieser Identität allumfassend und zwingend ist, die Rechte und Pflichten des einzelnen komplementär auf den Erhalt der Gruppe und ihres Sinnsystems, der Kultur, bezogen sind. Lothar Krappmann (1997) versteht den Identitäts-Lernprozess als stets interaktiv, das bedeutet, dass der einzelne dem Lernen nicht passiv ausgesetzt ist. Dies bedeutet einen Sprung von der vorgegebenen intersubjektiven Sinnwelt zur interaktiven Sinnkonstruktion, mit dem Ziel, sich Identitäts-Optionen zu schaffen, zwischen denen eine balancierende Identität besteht.

Auch der Kulturanthropologe Heinz Schilling (1996) definiert Identität im Kontext des Verstehens der eigenen Welt, die aus dem elementaren Dazugehören zu einer Gruppe und der subjektiven Relevanz eines objektiven, in dieser Gruppe gesellschaftlich geteilten Sinns besteht. Das intersubjektiv Geltende, so definiert er, umfasst Werte und Normen, Wissensvorrat, Verhaltensweisen, materielle und immaterielle Schöpfungen. Verstehen und verstanden werden begründen einen Vertrauenskomplex und damit eine Identitäts-Stabilität, für die gemeinsames Erleben und Erfahren wesentlich sind. Sprache, so definiert Schilling (1996, 80) wäre einmal Kodifizierung von Werten und Wissen, zum anderen – im Sinne von Sprechen – Medium der Mitteilung im Inneren der Gruppe und zur Abgrenzung nach außen. Ein Mensch, der seine Sicht der Welt anderen mitteilt, reflektiert seine eigene Wahrnehmung. Dabei nimmt er Äußeres nach innen, verarbeitet und versteht es und gibt es nach außen wieder. Dieses Nach-innen-Nehmen und verarbeiten ist ein individueller Prozess, der in einer geschützten und intimen Sphäre stattfindet. Nach innen nehmen ist ein individuelles Verstehen, dieses Verstandenhaben wird an die anderen Menschen weitergegeben, in der Hoffnung, dass sich andere finden, die sich diese Weltsicht zu eigen machen. Dieses Angebot trägt zwei Gründe in sich, angenommen zu werden, einmal – und hauptsächlich – die allen gemeinsame Sprache, zum anderen die damit eng verwobenen Wahrnehmungs- und Mitteilungsweisen. Ein Beispiel dafür sind die Metaphern. Der Zuhörer vernimmt bekannte Begriffe, versteht die Metaphern, erkennt die Mitteilungsweise des Sprechers. Seine Welt wird bestätigt. Darüber hinaus ist aber auch eine Ausdehnung des Gesagten über seine persönliche Welt hinaus möglich, eine Ausdehnung in einen fiktiven Raum.

Der Verlust der Sprache, der Verlust der Gruppenzugehörigkeit kann zu einem Identitätsverlust führen, auf den HLSA-Kranke mit Rückzug – in Erinnerungen, in Phantasien, in die Verwirrung als Entfernung von und Desinteresse an der Gegenwart. Ist es möglich auf dem Weg des szenischen und einfühlsamen Verstehens und der Intuition Zugang zur Persönlichkeit zu finden? Sich selbst nicht erkennen, nicht anerkannt werden, keinen Zugang zur eigenen Biographie haben, zeitlos zu sein (Menschen mit Demenzen vom Typ Alzheimer), macht aggressiv und ablehnend den Menschen gegenüber, die als fremd erlebt werden. Dennoch bringen sich die alten Menschen zum Ausdruck, nehmen Stimmungen und Realitäten auf und reagieren darauf, allerdings in unverständlicher und nicht nachzuvollziehender Weise. Scheinbar zusammenhanglos wiederholen sie Worte, singen Lieder, sagen Verse auf. Dass solche Phänomene entschlüsselbar sind, zeigt sich, wenn man sich von den üblichen Maßstäben von Präsenz in der Gegenwart und von realitätsorientierten Reaktionen löst. Über den Symbolgehalt eines Wortes, Textes, Liedes oder eines Bildes lässt sich die Bedeutung erschließen. Mimik, Gestik, Worte und Bilder enthalten Botschaften, die – so wie es Schilling definiert hat – dazu einladen, Symbole produktiv zu deuten.

Kulturanthropologie und Symbolisierung

Die Symbolfähigkeit des Menschen – als Grundlage der Kultur – bedeutet ein durch Sprache und Bilder aus sich Heraustreten und erfolgt dann, wenn man die Aussage des anderen als Aufforderung sieht, einen exterioren Standpunkt einzunehmen. Diese Fähigkeit des Menschen ist in einem heute eng gewordenen Symbolverständnis eingeschränkt, indem die Wahrnehmungsseite erkannt wird, aber nicht die produktive. Eine produktive Symbolfähigkeit bedeutet das Vermögen, aus sich herauszutreten, seine Umwelt transformierend zu deuten und in der Modifikation von Sinn neue Gestaltenergie zu gewinnen (vgl. Schilling 1996, 80).

„Kultur" versteht die Kulturwissenschaftlerin Ina Maria Greverus als Schlüsselwort ethnologisch-anthropologischen Selbstverständnisses. Sie begreift Kultur als Gestaltung und Kulturfähigkeit als Kompetenz zur Gestaltung (vgl. Greverus 1987, 52-69). Kulturelles Handeln ist ein gestaltgebendes, hinter dem das Bedürfnis zur Gestaltung steht, das über reine Existenzsicherung hinausgeht. Zur kulturellen Gestaltungsfähigkeit des Menschen gehört seine Fähigkeit zur Symbolisierung. Symbole im Sinne der Kulturanthropologie sind nicht nur materielle Gegenstände, sondern auch Worte, Gesten oder Wahrnehmungen, denen ein Sinngehalt zugeordnet wird, der nicht in der physischen Natur des Menschen begründet liegt. Der symbolgebende Prozess umfasst die Objektivierungskategorien Ideen, Einstellungen, Handlungen und Objekte. Das entscheidende ist ihre jeweilige Bedeutung in einem bestimmten Kontext. Greverus beschreibt dies am das Beispiel des Wassers einer heiligen Quelle. In einem bestimmten Raum und zu einer bestimmten Zeit ist es für die Gläubigen immer heilig, für Fremde gewöhnliches Wasser, für Bildungsreisende und Wissenschaftler ist es das „heilige Wasser der anderen" (ebd. 64). Durch einen einmaligen Akt wird es wiederum zu einem Symbolkomplex (beim Ritual der Taufe wird Wasser „heilig").

Menschen sind fähig, Dingen Bedeutung zu verleihen, die weder durch die Wirklichkeit und Wirksamkeit der Dinge noch durch das artspezifische Verhalten der Gattung Mensch hervorgerufen werden, sondern durch die spezifische symbolgebende Gestaltung der Dinge. Das kulturelle Phänomen sind dabei die wechselnden Sinngehalte bei einem gleichbleibenden Gegenstand. Selbstgeschaffene Gegenstände (beispielsweise Kleider) sind nicht nur ein Ausgleich für irgendetwas (Wärmehaushalt), sondern immer auch symbolisch zu verstehen: als Differenzierung sozialer Gruppen, um Gruppenidentität darzustellen oder persönliche Wünsche (Ruhm, Anerkennung, Beachtung) in den zwischenmenschlichen Interaktionen zum Ausdruck zu bringen. Dabei ist die Form (der Kleidung) kulturspezifisch, das heißt in und für Raum, Zeit und soziale Gruppen begrenzt. Damit kann auch der Sinngehalt nur innerhalb dieser Gruppen verstanden werden und zur Erfüllung der symbolisch ausgedrückten Bedürfnisse führen. Dies geschieht, weil mit der Deutung des Symbols eine Wertung verbunden ist.

Gleiches gilt auch für immaterielle Werte wie Pflicht, Ehre, Anstand oder Mut. Auch sie haben kulturspezifische Bedeutung und wechseln sowohl in sozialen als auch in räumlichen und zeitlichen Distanzen ihre Bewertung. Aus dem Nichtverstehen (auch dem nonverbalen) erwächst das „kulturelle Missverständnis" (ebd., 68). Dies ist sogar in einer Familie möglich, die an verschiedenen Bezugsgruppen teilhat und somit „unterschiedliche symbolische Bedeutung für den formal gleichen Ausdruck internalisiert haben" (ebd.).

Es gibt Bedürfnisse der Menschen, die biologisch vorprogrammiert sind und denen durch die Symbolisation von Erfahrungen aktueller Bedürfnisbefriedigung kulturell entsprochen wird, wie Beachtung, Achtung, Sicherheit, Zugehörigkeit, Aktivität und Kompetenz. Die kulturellen Werte, die als symbolische Antworten auf die allgemein menschlichen Standards und auf die primatenbedingten Bedürfnisse zu verstehen sind, unterteilt Greverus in: konfigurative Muster (patterns) menschlichen Verhaltens: „das ideationale für die Befassung mit Ideen und Abstraktionen, das soziale für die Interaktion mit anderen Menschen und sozialen Organisationen und das environmentale für die Auseinandersetzung mit der natürlichen und künstlich geschaffenen Umwelt" (ebd., 69).

Das Verstehen kulturspezifischer Interaktionsformen ist für mich eine Möglichkeit, den Sinn der beobachteten Gruppenprozesse in Tagespflegeheimen zu analysieren.

Symbol und Ausdruck im gestaltungstherapeutischen Bereich

Um sinnlich-symbolische Interaktionsformen im gestaltungstherapeutischen Bereich geht es der Maltherapeutin Helen I. Bachmann. Symbole sind danach Ausdruck einer inneren Triebkraft, die sich in einer äußeren Erscheinung manifestiert. Eine Form wird zum Symbol, wenn sie Träger von Bedeutung ist, die weit über den Gegenstand selbst hinausreicht. Der Gegenstand ist nicht mehr alleine er selbst, sondern wird im Sinne einer Analogie mit Bedeutungsgehalt besetzt (Bachmann 1993, 139). Symbole sind sowohl kollektives Erbe des Menschen als auch, entwicklungspsychologisch gesehen, verinnerlichte Erfahrungen, denen im Laufe der Entwicklung Raum gegeben wurde.

Bachmann bezieht sich auf Arno Stern (1998)[25] der beschreibt, dass sich gerade im spontanen Malen ein Code vermittelt, der das Persönlichste beinhaltet und der zugleich kollektiv genutzt wird. Im spontanen Malen entstehen 'echte' Bilder, indem sich die Seele in Symbolen[26] ausdrückt. Urformen repräsentieren Erfahrungen und Befindlichkeiten, die ein Mensch erlebt hat. „Sie sind Ausdruck seiner seelisch-geistigen Teilnahme an diesen Erfahrungen, sie geben Auskunft über ihr Nachwirken in der Erinnerung, über ihr Nachschwingen, ihr Nacherleben" (Bachmann, 1993, 142).[27] Werke, die spontan ohne Einflussnahme von Therapeuten entstehen folgen der Idee Jean Dubuffets und dem Konzept des „Art brut".[28] Der Malende soll dabei seine Formelemente und Schreibarten aus dem eigenen Inneren schöpfen. Zunächst muss Raum geschaffen werden, in dem sich die Teilnehmer auf das Malerlebnis einstimmen können. Maltherapien greifen die Idee des Malateliers auf, so wie es Arno Stern entwickelt hat. Es ist ein Ort, an dem sich die Aktivität

---

25 Arno Stern gründete in den fünfziger Jahren mit dem „Centre d'education créatrice" (Stern 1998) eine Ausbildungsstätte als Ort für freie kreative Ativität. Kreativität sollte in einer freien, die Persönlichkeit bildenden Weise geübt werden. Sterns Interesse galt nicht der Ausdeutbarkeit von Bildern mittels psychodiagnostischer Verfahren, sondern dem Wunsch, die Intimität des kindlichen Erlebens während der schöpferischen Prozesse zu wahren und Kreativität als Weg zur Spontaneität und Eigeninitiative zu verstehen. Nicht Erziehung und Kontrolle, sondern das Zu-sich-selbst-Kommen verstand er als Grundlage für eine seelische (Weiter-)Entwicklung.

26 Bachmann beschreibt: „Wenn das Zusammenballen psychischer Energien zu einem bildhaften Ausdruck führt, dann schafft sich die Psyche für diese Energien ein neues Objekt, das sie besetzt hält und von dem her sie sich in einem weiteren Akt selbst wieder beeindrucken lässt. Dieses Objekt, von dem der Psyche neue Impulse und Bereicherungen erwachsen ist das Symbol" (Bachmann 1993, 40).

27 Eine solche Urform ist beispielsweise der Bogen. Er bringt nach Bachmanns Interpretation das Schutzbedürfnis zum Ausdruck. Er weist auf eine Grundbefindlichkeit des Menschen, variiert aber in der Darstellung nach den Lebensumständen des Malenden.

28 Art brut (franz. = rohe Kunst) ist eine Spielart der Art informel Mitte des 20. Jahrhunderts. Der französische Maler und Plastiker Jean Dubuffet lehnte die Kunst der Berufskünstler und geltende Schönheitsideale ab. In primitiven Werken von Laien, Kindern und Geisteskranken meinte er Vorbilder für die „wahre" Kunst zu entdecken. Art brut beeinflusste im Folgenden auch die Arbeiten vieler namhafter Künstler wie Paul Klee oder Max Ernst (vgl. Eucker 1998, 26). Jean Dubuffet dachte auch an jene Arbeiten, die Hans Prinzhorn 1920 in Heidelberg zusammentrug, in denen es darum ging, dass Menschen in psychiatrischen Anstalten selber Ideen für die Gestaltung ihrer Bilder entwickelten. Der Tradition der Erforschung der Seele und der Ergründung des Kreativen durch bildnerisches Gestalten, führten dazu, dass die Kunst im Bereich der Psychiatrie einen hohen Stellenwert bekam (vgl. Maurer/Maurer 2001, 77).

des freien und spontanen Malens entfalten kann. Voraussetzung dazu ist die Bereitschaft der Kranken zur zweckfreien Initiative, mittels derer Fähigkeiten (wieder) erweckt werden sollen, die in einer mechanisierten und organisierten Umwelt verloren gegangen sind.

Malen, so definiert Bachmann, hinterlässt Spuren, fasziniert durch den Gedanken Bleibendes zu schaffen. Jede Darstellung fordert zur Weiterführung auf, weckt Phantasie, regt zur autonomen Steuerung eines Prozesses an, der weitere Vorstellungen wachruft. Während das Kind vom zweckfreien Spiel fasziniert ist, verliert der Erwachsene die unbewusste Fähigkeit, sich in ein Geschehen wie in einen Traum zu vertiefen. Durch das Malen wird etwas zum Ausdruck gebracht. Ausdruck schöpft aus dem Unbewussten und setzt inneres Erleben in Bilder um, indem Vergangenes und Vergessenes wieder neu belebt wird. Dieser Ausdruck ist nicht wie Gestik oder Sprache als Informationsträger und -übermittler zu verstehen, sondern als Äußerung von innerer Bewegung oder Inhalten. Ausdruck ist immer auch Körperausdruck, das bedeutet, dass der Körper seine Grenzen empfindungsmäßig nach außen verlagert. Die Körpergrenze wird aus der Hand hinaus in die Spitze des Pinsels verlagert, wo an der Peripherie ein Austausch zwischen innen und außen stattfindet.

Den bloßen unmittelbaren Ausdruck, der in einem Malatelier angestrebt wird, versteht Bachmann als Lebensprozess, in dem das Bewusstsein unmittelbar auch eine Rolle spielt, aber in anderer Funktion als beim Künstler. Der Künstler erfasst Erscheinungen, stellt sie realistisch oder abstrakt dar, berücksichtigt die Wirkung von Form und Farbe auf den Betrachter (vgl. Bachmann 1993, 21). Im unmittelbaren Prozess des Malens im Kunstraum stützt das Bewusstsein den Malenden beim Durchhalten des Arbeitsvorganges und kontrolliert die heraufdrängenden Inhalte, indem es eine gewisse Abwehr bildet, so dass die in Gestalt sich umsetzenden psychischen Energien vom Malenden auch verkraftet und akzeptiert werden können. Durch diese Kontrolle wird verhindert, dass der Malende von seinen inneren Inhalten überschwemmt wird. Es geht um eine Stabilisierung der Psyche und die gleichzeitige Bereitung eines Bodens für die Steigerung der Ausdrucksmöglichkeiten. Bachmann spricht von einer „Entwicklung des Ausdrucks"[29] (ebd., 31), bei dem der Ausdruck im Laufe des Malprozesses immer klarer wird und nach dem vierten oder fünften Bild in seiner Aussagekraft zutage tritt. Bachmann definiert die Ausdrucksentwicklung als wesentlich

---

[29] Bachmann vergleicht die gestaltenden Kräfte, die den Ausdruck leiten, mit Traumbildern, die einen Einblick in einen Teil der Persönlichkeit gestatten, der im Unbewussten liegt, aber untrennbar zur Existenz des Menschen gehört. Sie zitiert C. G. Jung, der das Selbst als eine dem bewussten Ich übergeordnete Größe sieht, das nicht nur die bewusste, sondern auch die unbewusste Psyche umfasst und daher sozusagen eine „Persönlichkeit ist, die wir *auch* sind" (Jung 1971, zit. nach Bachmann 1993, 31).

- für innerpsychische Gehalte,
- für den Anteil an Reifeprozessen, ontogenetisch und individuell gesehen,
- für Flexibilität und erweitertes Auffassungsvermögen,
- für die Steigerung des Selbstbewusstseins,
- für das Aufgeschlossensein Neuem gegenüber,
- für den harmonisierenden Kräfteausgleich zwischen innen und außen als lebenswichtige Hygiene,
- für die Fähigkeiten andere Strukturen des Handelns und Verhaltens zu verknüpfen und zu koordinieren.[30]

Das Verstehen von Symbol und Ausdruck als gestalterische Prozesse wird in meiner Untersuchung auf die Gestaltung der Bilder von Demenzkranken übertragen.

Ästhetische Bildung

Ästhetische Tätigkeit, die keiner pragmatischen Bedeutung unterworfen ist, bildet die Sinne in einer eigenen Art und Weise. Gerade weil sie zunächst irrelevant für gesellschaftliches Verhalten und Handeln ist, bilden sich Erfahrung, Kontemplation, Überraschung. Bildungstheoretisch bedeutsam ist gerade diese Lücke zwischen einem zweckfreien, die Sinne anregenden Tun (Erfahrung der Erfahrung) und dessen pragmatischer Bedeutung. Meine Untersuchung zielt auf eine Analyse der ästhetischen Erfahrungen, die sich einstellen, wenn dementiell veränderte Menschen mit ästhetischen Ereignissen konfrontiert werden.

Was verbirgt sich hinter dem Begriff ästhetische Bildung? Bildung ist zunächst einmal Formen und Gestalten an sich selbst, einem künstlerischen Akt gleich bildet sich das Ergebnis. Zwischen den Begriffen Bild und Bildung[31] herrschen Beziehungsaspekte, der Selbstbildungsakt ist nicht beliebig, sondern folgt innerlich Vorgegebenem. Das Fundament von Bildung verweist auf ästhetische Einflüsse. Ästhetik, abgeleitet vom griechischen

---

30   Piaget beschreibt „Homöorhese" als einen Prozess des Bemühens um Anpassung an die Anforderungen der Umwelt, einen Zustand des Suchens, des Sich-Annäherns an eine zu bewältigende Aufgabe. Es geht um ein Streben, das die Motivation beinhaltet, neue Möglichkeiten zur Problemlösung zu finden (vgl. Piaget 1974, 144).

31   Erwachsenenbildung und kulturelle Bildung enthalten den Wortstamm Bild, der sich etymologisch von „bilidi" ableitet (althochdeutsch Wunder-Zeichen, Wesen, Gestalt), etwas gewinnt Gestalt, erhält sein Wesen. Die Wurzel „bil"- recht oder richtig – betont, „was ein ‚Urbild' nachbildet, darstellt, bezeichnet" (Kamper 1997, 589). Die Begriffe weisen auf die Nähe zwischen Pädagogik und kreativer Gestaltung hin. Pädagogik bedient sich sprachlicher Bilder, die in den Worten Reife, Erziehung, Einwirkung, Beeinflussung deutlich werden. Selbstbildung ist an die Gestaltung eines inneren Bildes gebunden, das es herauszuarbeiten gilt und das immer auch an äußere Einflüsse gebunden ist (vgl. Peez 1997, 139 ff.).

aisthesis (sinnliche Wahrnehmung), ist die Lehre von Wahrnehmungen und Sinnlichkeit, meint das, was die Sinne anregt und Empfindungen (Wohl- und Unwohlsein) hervorruft. Ästhetische Bildung ist an Reflexion gebunden: Warum möchte ich dieses Bild malen, welche Assoziationen kommen mir in den Sinn, warum mag ich dies, warum bereitet mir jenes Angst? Diese Reflexionen können auch nonverbal zum Ausdruck gebracht werden und bedeuten ein Auseinandersetzen mit sich selbst und den Mitmenschen. Um selbstbestimmte ästhetische Entscheidungen zu entwickeln sind Impulse wie Gegenerfahrung, Irritationen und Vergleichsmöglichkeiten erforderlich (vgl. Sievert-Staudte 1998, 22 ff.).

Ästhetische Bildung hat die Dimension der Auseinandersetzung des Menschen mit der Welt und der je eigenen Aneignung der Welt. Ästhetische Erfahrungen zeigen sich in den verbalen und nonverbalen Lebensäußerungen dementiell veränderter Menschen.

Besonderheiten ästhetischer Bildung

Es ist ein Unterschied, ob man nach den Gründen des Verstehens von Bildern (als Zugang zur Persönlichkeit) oder nach den Gründen ästhetischer Bildung fragt, definiert der Pädagoge Klaus Mollenhauer. Zu den Gründen ästhetischer Bildung gehören nach Mollenhauer die Aneignung von Welt *und* die Tätigkeiten des Subjekts im verstehenden Nachvollzugs eines anderen und in der Hervorbringung eigener Produkte. Mollenhauer geht es um die Tätigkeitskomponente ästhetischer Ereignisse als Erfahrung mit mir, die von der Zustimmung der anderen nicht abhängig ist (vgl. ebd., 25).

Mollenhauer unterscheidet ästhetische Bildung von anderen Bildungsvorgängen. Bildung hat in verschiedenen institutionalisierten Kontexten andere Konnotationen. Es gibt die Allgemein- und Spezialbildung, die mit Didaktik und Unterricht verbunden ist. Ziel ist das Hervorbringen erwünschter Ergebnisse durch zweckentsprechendes didaktisches Handeln. Es gibt den Begriff der Bildung im Kontext der Entwicklungspsychologie oder der Neurophysiologie, der den Begriff über den didaktischen Sinn hinaus jeweils erweitert und eine allgemeine Option formulieren soll, ohne dass er dabei Vorschläge für pädagogisches Handeln liefert. Psychoanalyse, kunst- und musiktherapeutische Literatur stützen sich auf Therapieerfahrungen und zielen darauf herauszubringen, ob die ästhetische Tätigkeit zum Heilungsprozess des Selbst beitragen kann. Er differenziert zudem im Bereich des Ästhetischen. Die Theorie der Ästhetik unterteilt sich in die Klassifikationen des Erfahrens und Urteilens. Sie unterscheidet in theoretische, praktische und ästhetische Modi. Die Philosophie widmet sich vor allem der ästhetischen Erfahrung im Sinne einer sinnlichen Weltzuwendung, deren beschreibende Sachverhalte auf die Kunst und die Bildungsprozesse des Menschen übertragen werden können. In Hinsicht auf ästhetische Sachverhalte gibt es zwei Arten des „reflektierenden Thematisch-Werdens" (ebd., 28): 1. Das Thema der Wahrnehmung und Erfahrung ästhetischer Tätigkeiten und Objekte innerhalb gegebener kultureller Kontexte. 2. Das Thema des thematischen Reflektierens auf die zwischen Wahrnehmung und Erfahrung eingelagerten Empfindungen.

Mollenhauer geht es um die Besonderheit bei Wahrnehmungen, Aufmerksamkeiten und Erfahrungen, die sich angesichts *kunstförmiger* Ereignisse einstellen: das Thematisch-Werden von Sinnesereignissen mit Bezug auf Ich und Selbst. Kunstförmige Sinnesereignisse ermöglichen ein Wechselspiel von Ich und Selbst, bei dem sich Empfindungen einstellen, die in pragmatischer Hinsicht bedeutungslos sind und Möglichkeitsbedingungen für einen pragmatisch entlasteten Zirkel zwischen Ich und Selbst liefern). Bei jeder ästhetischen Tätigkeit kommt es zu einer ästhetischen Empfindung, bei der ein Ich-Selbst-Bezug in Gang kommt. Der Ich-Selbst-Bezug bzw. die Selbststimulierung und die Wirkung auf den Organismus sind Themen, die auf dem Gebiet der ästhetischen Erfahrung zur Sprache kommen. Sinnesereignisse mit Bezug auf Ich und Selbst führen auf eine innere Bewegung zurück, die bei den den Sinnen dargebotenen äußeren Reizen beginnt, über physiologisch und neurologisch beschreibbare Verarbeitungen läuft, bei den erworbenen Beständen (Selbst[32]) ankommt, dann, weil sie kunstförmig erzeugt wird und ohne pragmatischen Druck zustande kommt, ein Wechselspiel zwischen Ich und Selbst ermöglichen (vgl. ebd., 24). Dies gleicht einem Selbstgespräch und ermöglicht neue Empfindungen, die zunächst in pragmatischer Hinsicht ohne Sinn sind (im Gegensatz zu beispielsweise der Erfahrung des Schmerzes, wenn man an die heiße Herdplatte fasst und künftig bedachter handelt).

Ästhetische Erfahrung heißt, seine eigene Symbolisierungsfähigkeit erfahren, als produktiver Umgang mit den Anteilen des Selbst. Ästhetische Erfahrung ist eine Erfahrung mit den anthropologischen Vorgaben, die das Subjekt in seinem Organismus vorfindet. Insofern ist eine ästhetische Erfahrung nicht nur eine alltägliche Erfahrung mit sich und der Welt, sondern darüber hinaus eine Differenz-Erfahrung zwischen seiner Individualität und der kulturell-gesellschaftlichen Formation (vgl. Mollenhauer 1996, 15). Mollenhauers Frage, ob ästhetische Erfahrung überhaupt im Sinne empirischer Prozesse, entsprechend den Kriterien Erfolg und Misserfolg, evaluiert werden kann, wird durch die von der Philosophie vorgegebene Betrachtung gelöst. Sie geht davon aus, dass eine Theorie ästhetischer Bildung nicht Aus-

---

32 Der Begriff des „Selbst" lässt sich auch entwicklungspsychologisch erklären. Daniel Stern hat bei der Entwicklung des auftauchenden Selbstgefühls des Säuglings vier Bereiche unterschieden: Das Empfinden des auftauchenden Selbst, das Kern-Selbst, das subjektive Selbst und das verbale Selbst. Selbsterleben umfasst die transmodale Wahrnehmung, die physiognomische Wahrnehmung und die Vitalitätsaffekte. Gemeinsamkeiten in den Ereignissen verschiedener Bereiche, das Verknüpfen von Informationen und die Erfahrung von Beziehungen zwischen sensorischen Ereignissen sorgen von Anfang an für eine Einheitlichkeit im Welt- und Selbsterleben (vgl. Stern 1985, zit. nach Rohde-Dachser 1996a, 56-57).

kunft über gesellschaftliche oder politische Nützlichkeit geben muss, weil das ästhetische Urteil reflexiv ist. Solchermaßen entlastet gilt Mollenhauers nächste Frage dem, was passiert, wenn ein Individuum mit ästhetischen Ereignissen konfrontiert wird: der beobachtbaren Wirkung,[33] die nach der Theorie des symbolischen Interaktionismus keiner Zeitdistanz zugeordnet werden muss. Die (beobachtbare) Wirkung eines ästhetischen Zeichens oder Symbols zeigt sich in der Reaktion des Organismus/Individuums durch eine dabei sich einstellende innere Empfindung oder die Verwendung eines die Empfindung beschreibenden Vokabulars in Worten, Tönen oder Bildzeichen (vgl. Mollenhauer 1996, 28).

Zusammenfassend lauten Mollenhauers Ergebnisse in Bezug auf Sozialität:

- ästhetische Erfahrung ist nicht exterritorial,
- sie enthält immer eine soziale Mitteilungsgeste,
- diese soll von anderen verstanden werden,
- individuelle Darstellungsimpulse und Darstellungserfahrungen anderer werden zueinander ins Verhältnis gesetzt.

Seine Ergebnisse bezüglich Ausdruck, der als Entäußerung innerer Wahrnehmung verstanden wird, sind:

- es gibt zwei Ausdrucksqualitäten: Antrieb und Stimmung,
- sie bedürfen metaphorischer Exemplifikationen,
- Ausdruck ist die gestische Darstellung von Empfindungen,
- Metaphern erfinden bedeutet individuellen Empfindungsgehalt und allgemeineren Sinn der Ausdrucksgeste in Bezug zueinander zu setzen.

Mollenhauer behandelt bildnerische und musikalische Erfahrungen im Bereich der Mimesis, der Interaktion, des Stils, der Gestalt und des Ausdrucks. Für den Bereich der musikalischen Erfahrung greift er auf Kommunikationsanalysen von Paul Watzlawick (Menschliche Kommunikation, 1969) und Interaktionsanalysen von George Herbert Mead (Theorie des symbolischen Interaktionismus, 1975) zurück. Mead und Watzlawick definieren, dass die elementare Kommunikation bzw. Interaktion durch Gesten[34] vermittelt wird.

---

33 Mollenhauer erklärt 'Wirkung' im ästhetischen Bereich wie folgt: Der durch das signifikante Symbol erzielte Fortschritt in der Kooperation beruht auf der eintretenden (Selbst-) Bewusstwerdung, die Antizipationen über die nachfolgende Handlung und eine bessere gegenseitige Anpassung ermöglichen. Antizipationen stellen die vom Ich an eine andere Person gerichtete Geste und deren Reaktionen, der reflexive Bezug der Geste auf das Ich, und schließlich der antizipierte Bezug auf die weiterführende Handlung dar. Diese Trias konstituiert die Substanz, aus der sich Sinn entwickelt (vgl. ebd., 116).

34 Mead sieht die vokale Geste als eine besonders wichtige Geste an, weil mit ihr eine Selbststimulierung des reizauslösenden Organismus einhergeht, so dass dieser wie der Empfängerorganismus selbst zum Objekt seiner Geste wird und tendenziell wie jener reagiert (vgl. Mead 1975, 104).

Der äußerlich wahrgenommene, beobachtbare Ausdruck lässt genauere Rückschlüsse auf den inneren Vorgang eines Menschen zu. Mollenhauer begründet dies anthropologisch, indem die Erlebnisform des sich 'Ausdrük-kenden' und die des den Ausdruck 'Wahrnehmenden' dicht aneinander ge-bunden sind (Mollenhauer 1996, 189). Es geht um eine Reflexivität, die in menschlichen Sprachgesten als signifikanten Symbolen gipfelt, die auf der Ebene der mentalen Repräsentation im Sprechenden und verzögert im Ange-sprochenen die gleiche Wirkung auslöst.

Mollenhauers Untersuchungsergebnisse leiten mich bei Fragen nach äs-thetischen Erfahrungen bei dementiell veränderten Menschen. Bei den Werk-analysen werden die von ihm gewählten Kategorien Mimesis, Interaktion, Stil, Gestalt, Ausdruck auf Bilder die in den Einrichtungen der Tagespflege entstehen, angewendet.

Theorien zu Bildungsprozessen des Subjekts

Der Begriff der ästhetischen Bildung knüpft an das Thema der Bildungspro-zesse des Subjekts an, die auch in neueren Identitätskonzepten Relevanz erlangen. Bis in die 70er Jahre wurde Bildung als Maßstab, als Zielrichtung pädagogisch zu optimierender Entwicklung von Individuen zu Subjekten subsumiert (vgl. Neumann 1997). Der Begriff der Ich-Identität bot die Mög-lichkeit, das pädagogische Ideal des mündigen Subjekts als mit sich identi-sches Subjekt zu verstehen. Die sozialwissenschaftliche Wende der 70er Jahre löste eine Kritik am Bildungsbegriff aus, der zur Herausbildung neuer Identitätskonzepte führte. Die Schule des symbolischen Interaktionismus (vgl. Mead 1975), die strukturalistischen wie psychoanalytischen Entwick-lungspragmatiken und Diskurstheorien (vgl. Bohleber 1997, Krappmann 1997, Keupp 1997) liefern Modelle zur Interpretation der Prozesse der Ich-Entwicklung. Diese neueren Perspektiven der Erziehungswissenschaften scheinen das Verhältnis von Ich und gesellschaftlich-kultureller Umwelt erklärbar zu machen. Objektivistische Erklärungsmuster werden überwun-den. Das Subjekt ist nicht nur ein vom kulturellen Ganzen geprägter Teil, sondern konstruktiver Akteur. Dies bedeutet eine Bestätigung der in der Tradition der Bildungstheorie immer schon vorhandenen Grundvorausset-zung produktiver Subjektivität. Die Identität des Subjekts bildet sich durch die Interaktion mit der Umwelt heraus. Identität enthält den ständigen Pro-zess der durch Abgrenzungsleistungen sich vollziehenden Identitätssuche. Das „autonome Subjekt in Teilkompetenzen" (Meyer-Drawe 1996), z. B. Ich-, Sozial- und Sachkompetenz, ist ein verführerisches pädagogisch-bildungstheoretisches Konzept, das formuliert, man könne den Subjektbe-griff deskriptiv erfassen – bleibt aber Illusion.

Für meine Untersuchung ist von entscheidender Bedeutung, dass das Ideal mit sich selbst identischer Subjekte (dies gilt auch für alte Menschen in Tagespflegeheimen), die durch neue Konzepte und Theorien rekonstruierbar gemacht werden sollen, an der Komplexität der Identitätsformen, angesichts der fortschreitenden Individualisierung und Pluralisierung postmoderner Gesellschaften, scheitert. Komplexe Subjektivität steht im Widerspruch zu pädagogischem Handeln, das sich an Prinzipien und operationalisierbaren Lernzielen ausrichtet.

Untersuchungsziele und methodische Ansätze

Ziel meiner Untersuchung ist es ein detailliertes Bild der sozialen Wirklichkeit von Tagespflegeheimen zu erlangen. Dabei fokussiere ich auf die Beschreibung des Alltags in zwei Tagespflegeeinrichtungen sowie besondere Phänomene und Merkmale. Gezeigt werden die spezifischen Lebenswelten unter Berücksichtigung der gesellschaftlichen Funktion, die eine Analyse der Rollen ihrer Mitglieder impliziert. Anhand von Fallstudien werden zudem ästhetische Tätigkeiten untersucht. Fallstudien besitzen zwar eine begrenzte Reichweite, gewinnen aber bei sorgfältiger Darlegung eine besondere Bedeutung, die über einen rein exemplarischen Charakter hinausgeht und einen Beitrag zur Grundlagenforschung im Bereich der Arbeit mit Menschen mit dementiellen Veränderungen liefert.

Das Gesamtergebnis führt zu einer vergleichenden Darstellung der Art und Weise, wie die Mitglieder der sozialen Einheiten, unter Berücksichtigung ihrer sozialen Kontexte und ihrer kulturbiographischen Prägungen, miteinander interagieren. Interaktion ist die Möglichkeit seelische und körperliche Zustände oder Erscheinungen zum Ausdruck zu bringen, verstanden zu werden und zu verstehen. Eine Analyse der Interaktionen berücksichtigt die subjektive Bewertung des „Fremden" im Forschungsfeld. Die Konfrontation mit dem Fremden (in der eigenen Kultur) nutzt die Produktion von Wissen und verzichtet zunächst dezidiert auf eine Hypothesenbildung, um mit einer grundsätzlichen Offenheit das Forschungsfeld zu betreten.

Der ethnologische Weg

Grundlage meiner Untersuchung bildet der ethnologisch orientierte Forschungsansatz. Er nimmt unter den Methoden der qualitativen Sozialforschung eine besondere Position ein. Ihn beschritt die Gerontologin Koch-Straube bei ihren Forschungen in einem Pflegeheim. Sie wählte als weiterführende Ausdifferenzierung des ethnologischen Weges Ethnomethodologie und Ethnopsychoanalyse, die in der Erforschung der eigenen Kultur als „sozialwissenschaftliche Wende" (Garfinkel 1986) bezeichnet werden.

Ethnomethodologie im Sinne von „Studies of work" (Garfinkel) fragt nach Regeln und Verfahren alltäglicher Arbeitsabläufe im beruflichen Kontexten. Studies of work fokussieren auf der Unteilbarkeit und Nicht-Reproduzierbarkeit der lokalen Produktion von sozialer Ordnung in anderen als den verkörperten Praktiken („embodies practicies") der Handelnden" (Koch-Straube 1997, 27).

Entscheidend für meine Untersuchung sind die sich „im Alltag herauskristallisierenden, weitgehend vom Einverständnis des Kollektiv getragenen, sinnstiftenden Deutungsmuster der sozialen Wirklichkeit und die damit verknüpften Praktiken, mit denen die MitarbeiterInnen die Anforderungen im Alltag bewältigen" (ebd.). Wesentlich ist dabei die spezifische Forschungshaltung des Ethnologen, dem es um „den Nachvollzug der internen Methodizität sozialen Handelns geht" (ebd.).

Die Ethnopsychoanalyse geht davon aus, dass „das Unbewusste des Forschenden das Forschungsobjekt versteht und dass in der Begegnung von Beobachterin und fremder Kultur ein Geflecht von Übertragungs- und Gegenübertragungsphänomenen entsteht, das durch Selbstreflexion der bewußten Wahrnehmung zugänglich gemacht wird. Auf diese Weise findet die Forscherin einen Zugang zu den unbewussten Prozessen der Mitglieder des sozialen Feldes" (ebd.).

Für meine Untersuchung ist entscheidend, dass Beobachtungen und Beschreibungen die subjektiven und physischen Reaktionen der Forscherin mit einbeziehen. Durch das „szenische Verstehen" (Lorenzer) der unbewussten Prozesse der Mitglieder des sozialen Feldes erweitert sich gleichzeitig das Verständnis für irrational erscheinende Selbstdefinitionen und Verhaltensmuster, die sich als 'Irritationen' bemerkbar machen und als Gegenübertragungsphänomene verstanden werden können. Im Sinne einer eher ethnopsychoanalytisch orientierten Untersuchung geht es mir weniger darum, so wie in psychoanalytischen Perspektiven, menschliche Entwicklung und ihre Störungen zu beschreiben.. Vielmehr sollen dementiell veränderte Menschen in ihren sozialen Kontexten und kulturbiographischen Prägungen verstanden werden. Es eröffnet sich die Möglichkeit, sich über die eigene kulturelle Geprägtheit wie über diejenige des Mitteilenden bewusst zu werden.

Die lebensweltliche und die literarische Ethnographie

Für meine Untersuchung sind zwei Verfahren der Ethnographie relevant: die lebensweltliche und die literarische.

Anne Honer definiert die lebensweltliche Ethnographie als den Versuch, „durch eine Verbindung ethnographischer und phänomenologischer Methoden, praktisch also insbesondere im Rekurs auf beobachtende Teilnahme und mehrphasige Intensivinterviews, Wirklichkeiten von Menschen (in modernen Gesellschaften) kontrolliert zu rekonstruieren. Theoretisch geht es darum, die Welt, wie sie unter 'typischen' Perspektiven erscheint, zu verstehen. Und als methodologische Konsequenz folgt daraus, dass der Forscher idealerweise praktische Mitgliedschaften an sozialen Veranstaltungen erwirbt und sein Feld methodenplural exploriert, denn es gilt, ‚die Fremde in der Nähe' wiederzuentdecken" (Honer 1989, 297). Honer (1989, 297) versteht die Soziologie als eine empirische Wissenschaft die darauf abzielt, gesellschaftliches Handeln zu verstehen. Dabei tauchen methodologische Probleme auf: gegenüber einem alltäglichen Verständnis vom Sozialen (der Gegenstand muss logisch, konsistent und systematisch erfasst werden), gegenüber einem philosophischen Verständnis vom Sozialen (das Erkenntnisinteresse muss sich auf intersubjektiv überprüf- und prinzipiell widerlegbare Daten beschränken), gegenüber einem szenistischen Verständnis vom Sozialen (Wirklichkeit wird als konstruiert und vorinterpretiert erkannt). Das Soziale ist also seinem typisch erfahrbaren Eigensinn adäquat methodisch kontrolliert zu erschließen. Lebensweltliche Ethnographie bedeutet für Honer programmatisch die Verknüpfung von praktischen Insider-Erfahrungen mit feldrelevanten Daten aller Art. Daran anknüpfend ist für meine Untersuchung der Erwerb einer praktischen Mitgliedschaft am Geschehen Grundvoraussetzung. Eine weitere Voraussetzung ist die methodenplurale Erhebung, weil, wie Honer es definiert, „der Vollzug von Aktivitäten andere Qualitäten aufweisen kann als das Reden über den Vollzug und weil das im Kontext des Vollzugs relevant erscheinende Geschriebene wieder ein anderes Licht auf die infragestehenden Aktivitäten zu werfen vermag" (Honer 1989, 300).

Schilling unterscheidet zwischen anthropologischen, soziologischen, historischen und „literarischen Ethnographien. Gemeint sind hier die Ethnografien, die sich als ‚Texte' verstehen und hypochondrisch um die Frage kreisen, wie man wissen kann, daß irgend etwas von dem, was man über eine andere Lebensform sagt, sich tatsächlich so verhält" (Schilling 1996, 65). Schilling versteht Texte (beispielsweise Romane) als ethnologische Quellen, die sich anthropologisch lesen lassen. Er begründet dies durch die Textualisierungsdebatte. „Textualisierung besagt, daß eine Kultur von den Ethnologen nicht als Kultur, sondern als Text über eine Kultur, als Ethnografie wiedergegeben wird. Das heißt: Kultur existiert als Beschreibung dieser Kultur. Wenn man will, gibt es in der Ethnologie einen Paradigmenwechsel: From tribes to texts. Der Ethnologe schafft aber nicht nur Texte, er stößt auch auf bereits vorhandene. ... „Dichte Beschreibung meint das Herausschälen miteinander verwobener und ineinander verschachtelter Bedeutungsstrukturen einer Kultur durch den Forscher als Voraussetzung für einen Dialog mit den untersuchten Subjekten" (ebd., 92). Schilling nimmt dabei Rückgriff auf Geertz, der Kultur als eine Montage von Texten bestimmt und sein Verfahren als gesellschaftliche Semantik auslegt. Ethnologie wird zum einschlägigen Ansatzpunkt für die Fragen der Kulturanalyse. Kulturanalyse als Textanalyse liest das selbstgesponnene Bedeutungsgewebe des Menschen. Sprache ist ein gesellschaftliches Phänomen. Den kulturinterpretierenden Wissenschaften kommt die Aufgabe des Deutens gesellschaftlicher Ausdrucksformen zu. Der Wissenschaftler äußert sich, indem er zum Autor eines Textes wird. „Im Vermittlungsprozess der textlich verfassten, also textualisierten Kultur nun wird dieser Text – und damit die Kultur – Gegenstand einer Vereinbarung mit dem Leser" (ebd.).

Im Rahmen einer lebensweltlichen Ethnographie entsteht ein Text, der Arbeits- und Handlungsabläufe in Tagespflegeheimen kontrolliert rekonstruiert. Als literarischer Ethnograph teile ich die Emotionalität der von mir vorgestellten 'Protagonisten' und ihrer relevanten Themen. In diesem Sinne entstehen Aussagen, die mit Assoziationen rechnen, weil der Leser der Ethnographie die gegebenen Vorstellungen realisieren muss und dabei auf persönliche Erlebnisse zurückgreift, die er assoziiert. Mein Text gibt in diesem Sinne einen Rahmen ab, innerhalb dessen der Leser auch die Freiheit gewinnt, das Gelesene individuell nachzuschaffen. Soziale Realitäten und menschliche Interaktionen innerhalb meines Forschungsfeldes besitzen eben nicht nur eine kognitiv-rationale Dimension, die sich durch Gespräche erschließen lässt, sondern auch eine unbewusste, gefühlshafte Ebene, die nonverbal vermittelt wird. In einer anthropologisch-pädagogischen Untersuchung, die es darauf anlegt „begriffliche Erstarrung und eine Erstarrung des Begreifens" (ebd.) aufzubrechen, erscheint es mir legal, Grenzüberschreitungen zu unkonventionellen Genres von Beschreibung und deren Interpretation vorzunehmen. Mein Ziel ist, durch einen entstehenden Text den Lesenden sowohl an der kognitiven als auch der sensitiven Lebenswelt der handelnden Protagonisten teilhaben zu lassen. Dabei bleibt die Forscherin nicht neutral, sondern wird zur Repräsentantin ihrer Kultur.

Die Akteure kommen zu Wort

In meiner Untersuchung will ich mich der sozialen Realität von Tagespflegeheimen mit der Methodologie und Methodik einer qualitativen, interpretativen Sozialforschung nähern. Sie zeichnet sich durch unstrukturierte Beobachtungen und offene Befragungen in natürlichen, alltäglichen Situationen aus. Mein Vorgehen basiert dabei auf dem symbolischen Interaktionismus und dem ethnomethodologischen Denkmodell, nach dem Menschen nicht starr nach kulturell etablierten Rollen, Normen, Symbolen handeln (normatives Paradigma), sondern jede soziale Interaktion als interpretativer Prozess aufzufassen ist: Der Mensch muss jede soziale Rolle für sich deuten, muss sich klar werden, welche Rollen von ihm erwartet werden, ihm zugeschrieben werden und welche Handlungsalternativen er selbst hat. Wenn soziales Handeln selbst schon Interpretation ist, dann muss der Wissenschaftler erst recht Interpret sein (vgl. Mayring 1990, 2).

Meine Feldforschung in Altentagespflegeheimen für dementiell veränderte Menschen zeigt die soziale Wirklichkeit der Forschungsobjekte, begreift MitarbeiterInnen und Gäste der Einrichtung als eine von ihrer Interaktion gestaltete soziale Einheit oder, im Terminus der Ethnologie, als eine soziale Ethnie. Die Mitglieder dieser Ethnie sollen selbst zu Wort kommen. Darum muss ich an ihrem Leben beobachtend teilnehmen. Die teilnehmende Beobachtung ist mit dem Feldforschungsparadigma der Gewinnung einer existentiellen Innensicht einer Kultur über die „intensive Vergesellschaftung zwischen Feldforscher und den Menschen, die er untersucht" (Welz 1991, 74) verknüpft. Das Miterleben des fremden Handelns als verstehender Zugang zu anderen Kulturen greift auf den Begriff des 'inneren Erlebens' von Wilhelm Dilthey (1957) zurück, dessen Hermeneutik davon ausging, dass sich ein Mensch über den Prozess des Verstehens in die Innenwelt des anderen versetzen kann, da keine individuelle Innenwelt vollkommen subjektiv, sondern immer sozial und geschichtlich geprägt ist, ebenso wie die Innenwelt desjenigen, der den Versuch des Verstehens macht. Zentral für den hermeneutischen Zugang ist die Tatsache, dass das 'Erlebnis' seinen Ausdruck findet und dass eben dieser Ausdruck Rückschlüsse zulässt auf die Qualität des Erlebten. Eine Verschränkung von Hermeneutik[35] und Phänomenologie ermöglicht das Erfassen einer nur durch Verstehen zugänglichen Wirklichkeit, die Aussagen formuliert, die über diesen einen kulturellen Wirklichkeitsbereich hinaus Gültigkeit haben (vgl. Welz 1991, 74).

Wie kann man kulturelle Systeme deuten?

Der Ethnologe Clifford Geertz versteht den Menschen im Sinne von Max Weber als ein Wesen, das in selbst gesponnene Bedeutungsgewebe verstrickt ist. Diese selbst gesponnenen Gewebe begreift er als Kultur, deren Untersuchung nicht nach Gesetzen sucht, so wie dies in einer experimentellen Wissenschaft der Fall wäre, sondern bei der Bedeutungen interpretiert werden.

---

35 Der hermeneutische Ansatz orientiert sich an der Thematisierung der Verstehensproblematik in Philosophie und Textwissenschaft und versucht latente Sinnstrukturen sozialer Interaktionen zu dechiffrieren. Lorenzer unterscheidet die Verstehenskomponenten in das auf die Konsistenz sprachlicher Äußerungen bezogene „logische Verstehen" und das „psychologische Verstehen" bei dem Befindlichkeit und Erleben noch im alltäglich vertrauten Verstehenszusammenhang bleiben (vgl. Lorenzer 1972, 106 ff., zit. nach Flick u. a. 1991, 38). Die phänomenologische Sozialforschung arbeitet zum Teil mit Empathie-Konzepten und zielt darauf ab, soziale Wirklichkeit aus 'erster Hand' zu erfahren und den subjektiv gemeinten Handlungssinn zu beschreiben (vgl. Flick u. a. 1991, 38).

Geertz fragt nach dem Wesen von Kultur, ihrer Rolle im sozialen Leben von Menschen. Er versteht Kultur als einen geschichtlich übermittelten Komplex von Bedeutungen und Vorstellungen, die in symbolischer Form zutage treten und es den Menschen ermöglichen, ihr Wissen über das Leben und ihre Einstellung zur Welt einander mitzuteilen, zu erhalten und weiterzuentwickeln. Beobachtbare soziale Handlungen artikulieren sich in kulturellen Formen, die nicht nur dem Menschen selbst Aufschluss über sich geben, sondern auch auf grundlegendere kulturelle Bedeutungen hinweisen. Geertz unterscheidet zwischen „dünner Beschreibung", die sich auf das Sammeln von Daten beschränkt und „dichter Beschreibung", die ineinander verwobene Vorstellungsstrukturen herausfiltert und einen Zugang zur Gedankenwelt der untersuchten Subjekte erschließt (vgl. Geertz 1983, 7 ff.).

Der Ethnologe sammelt Daten und nimmt eine elementare Beschreibung dessen vor, was er im Forschungsfeld sieht, erfährt und erlebt. Es ist eine Auslegung dessen, wie andere Menschen ihr eigenes Tun und das ihrer Mitmenschen deuten. Ethnographische Forschung knüpft an persönliche Erfahrung an. Um eine fremde Lebenswelt verstehen zu können, muss der Forscher mit den 'Eingeborenen' ins Gespräch kommen, um sich mit ihnen austauschen zu können und die Erfahrungen mit seinen eigenen in Beziehung setzen. Der Austausch geht aber über ein bloßes miteinander Sprechen hinaus (zumal vieles in der fremden oder unverständlichen Sprache der Kranken unverständlich bleibt), fragt vielmehr auch nach dem Sinn des nicht nur durch Sprache zum Ausdruck gebrachten Verhaltens und der Wirkung, die sich einstellt, wenn ein alter Mensch mit ästhetischen Ereignissen konfrontiert wird.

Geertz definiert: „Ethnographie ist dichte Beschreibung" (ebd.). Im bearbeiteten Text ist nicht nur die Beobachtung und Auslegung der Sicht der Welt der Akteure, sondern auch deren Interpretation entscheidend. Dies geschieht durch die Analyse von Bedeutungsstrukturen. Menschliches Verhalten wird vom Ethnographen als symbolisches Handeln verstanden, ein Handeln, das wie die Lautbildung beim Sprechen, die Farben in der Malerei, der Klang der Musik eine Bedeutung haben. Die Frage des Forschers lautet: Was wird mit ihnen oder durch sie zum Ausdruck gebracht? Die Kultur einer Gesellschaft setzt sich aus psychologischen Strukturen zusammen, mit deren Hilfe die einzelnen Menschen ihr Verhalten lenken. Sie besteht in dem, was man wissen oder glauben muss, um in einer von den Mitgliedern der Gesellschaft akzeptierten Art und Weise zu funktionieren. Dementsprechend bedeutet das Beschreiben einer Kultur auch das Herausarbeiten von Regeln, Normen, Verhalten, die sich in Interaktionen zeigen und – als Erweiterung des Ansatzes von Geertz -, dass der einzelne Mensch und die Mitglieder einer Gesellschaft durch ästhetische Erfahrungen Referenz hinzugewinnen.

Seit den klassischen Studien von Bronislaw Malinowski (1979) hat sich der Gegenstand der Forschung der Ethnologen verändert: Feldforscher brechen nicht mehr zu unverzeichneten Inseln dörflicher Gemeinschaft auf, sondern untersuchen komplexe kulturelle Gebilde fremder Gemeinschaften im eigenen Kulturkreis. Durch den *fremden Blick* des Wissenschaftlers kommt es zu einer Erfahrung der Differenz zwischen eigener und fremder Kultur, zwischen einer idealen und einer realen Kultur. Die 'reflexive Forschung' setzt die kulturellen Werte des Forschers und die der Erforschten in eine wechselseitige Beziehung. Dies geschieht durch Selbstbeobachtung und Dialog mit den zu Erforschenden. Reflexive Forschung ist ein Prozess, in dem man beiderseits alternierend Subjekt und Objekt ist – Forscher und Fremder kommen als Interaktionspartner zusammen. Jeder bringt die eigene Identität als den kreativen Anteil des Subjekts ein und billigt sie auch dem Gegenüber zu.

Meine Untersuchung will durch eine erkundende und nachspürende Forschungshaltung die Sinnhaftigkeit konkreter Phänomene, Prozesse und Ereignisse besser verstehen. Ich will erfahren, was passiert, wenn Menschen mit Hirnleistungsstörungen im Alter Kunst und Musik erleben. Ich will wissen, ob sich institutionelle Verhaltens- und Lernerwartungen und individuelle Anpassungs- und Lernbereitschaft innerhalb der Tagespflegeheime zu einem zirkulären, sich wechselseitig bedingenden Prozess gestalten. Mir geht es um eine Interpretation dessen, was einesteils die Informanten von sich selbst meinen, andererseits aber auch um die Frage, wie ich als Forscherin ihre Auffassung, ihre Werke, ihre Lebensäußerungen zur Sprache bringen kann. Eine dichte Beschreibung bedeutet für mich, einen Text, ein Werk oder soziales Handeln zu deuten. Dabei gilt es zu bedenken, dass dies auch eine Fiktion darstellt, indem meine Auslegungen 'etwas Hergestelltes' sind. Das Sammeln und Darstellen von Fakten sowie das Erhellen dessen, was sich an einem fremden Ort ereignet, die vielleicht befremdlichen Handlungen, die Menschen dort vollführen, können in mir als Forscherin auch unbegreifbare Zusammenhänge hervorrufen. Ich betrachte dichte Beschreibung als die Imagination, die mich als Forscherin mit der Lebenswelt von Fremden (im eigenen Kulturkreis) in Berührung bringt.

Bilder deuten und verstehen

Der 'fremde Blick' (als wesentliches Merkmal ethnologischen Forschens), legt es darauf an, den Betrachter als Sinn gebende Instanz zu aktivieren. Bilder von dementiell veränderten Menschen gleichen „Unbestimmtheitsstellen" (Iser), die im Betrachter das Gefühl des Rätselhaften, Unverständlichen hervorrufen. Dieses Gefühl führt zu einer intensiveren Beschäftigung, zu subjektiver Sinnstiftung und letztlich zu einer Deutung, die die Wirkung von Bildern auf eine objektivere Grundlage stellen soll.

Wahrnehmungspsychologie und Rezeptionsästhetik

Die Wirkung eines gemalten Bildes wird einesteils vom Betrachter spontan erfasst und bewertet, die Ursache für die Bewertung liegt im Betrachter selbst. Andererseits liegt die Wirkung im Werk, das ein Ergebnis einer Reihe von bewussten oder unbewussten Entscheidungen des Künstlers ist. Seit einigen Jahrzehnten widmet sich die Wissenschaft nicht mehr ausschließlich dem Kunstwerk in seiner spezifischen Eigenart und in seinem Verhältnis zur Epoche, sondern zunehmend treten der Betrachter und sein Beitrag als Sinn gebende Instanz ins Zentrum des wissenschaftlichen Interesses. Dabei entwickelten sich zwei Forschungsrichtungen: die wahrnehmungspsychologische, die in erster Linie an den inneren Vorgängen, den psychischen Prozessen des Kunstbetrachters – und im Weiteren des Künstlers – interessiert ist, und die rezeptionsästhetische Forschung, die an interpretationsmethodischen Fragestellungen interessiert ist und in die Untersuchung der Wirkung eines Kunstwerkes den Betrachter (Rezipienten) systematisch mit einbezieht.

Für die wahrnehmungspsychologische Forschungsrichtung stehen Wissenschaftler wie der amerikanische Gestaltpsychologe Rudolf Arnheim (1978), der die für Künstler wie Betrachter gleichermaßen gültigen Gestaltungsgesetze im Bereich der Kunst herausarbeitete, der englische Kunsthistoriker E. H. Gombrich, (1967), der den Anteil des Beschauers bei der Entstehung der Illusion herausstellte, oder Bernd Weidenmann (1988), der die im Gehirn ablaufenden psychischen Prozesse beim Verstehen von Bildern untersuchte.

Die Rezeptionsästhetik stellt als Forschungsansatz den Betrachter als Sinn gebende Instanz in den Mittelpunkt. Entwickelt wurde sie von Literaturwissenschaftlern der „Konstanzer Schule" wie Wolfgang Iser. Das Kunstwerk stellt für sie nicht etwas Unveränderbares dar, das einen zeitlosen Gehalt verkörpert, sondern das Werk wird als Kommunikationsangebot betrachtet, dessen Sinn sich zwischen Werk und Leser (Betrachter) erschließt. Gefragt wird dabei einerseits nach der Wirkungsgeschichte eines Kunstwerks, also danach, wie und warum verschiedene Zeiten ein Kunstwerk je verschieden verstanden haben, und danach, wie Kunstwerke selbst strukturiert sind, um den Betrachter in spezifischer Weise dazu aufzufordern, an der Sinnstiftung mitzuwirken. Der Untersuchungsansatz geht davon aus, dass Kunstwerke (oder Texte) „Unbestimmtheitsstellen" bzw. „Leerstellen" (Iser 1990) aufweisen. Der Sinn des Kunstwerkes (oder Textes) entsteht im Auffüllen dieser Leerstellen durch den Betrachter bzw. bei Texten durch den Leser. Das Werk beteiligt den Leser oder Betrachter aktiv am Deutungsvorgang und erhält dadurch seine Wirksamkeit.

Die Entwicklung des interpretationsmethodischen Ansatzes hängt mit der Struktur der Moderne unmittelbar zusammen. Kennzeichen aller Kunst des 20. Jahrhunderts ist, dass die Einheitlichkeit des wirklichkeitsabbildenden Darstellungsmodus in Frage gestellt wird.

Ästhetische Dimensionen

Die ästhetischen Dimensionen liefern grundlegende Erkenntnisse zur Beschreibung von Bildern, die in den Tagesstätten entstehen.

Bildnerische Mittel der Malerei weisen drei ästhetische Dimensionen auf: Form, Farbe, Komposition. Für eine Beurteilung der Wirkung eines Bildes muss zwischen Form und Farbe analytisch unterschieden werden, da die Wirkung bestimmter Form-Farben in einigen Fällen dominant von der Farbe, in anderen vorrangig von der Form ausgeht (vgl. Kayser/Körner 1997, 52 ff.). Elementare Formkomplexe in der Malerei und Grafik bestehen aus Punkt, Linie oder Fläche. Formen, die als groß, klein, dick, dünn usw. bezeichnet werden, können vom Betrachter nur vergleichend gewertet werden. Größe vermittelt sich in dem Maße, indem dem Dargestellten eine spezifische Bedeutung zukommt.

Für die Interpretation von Bedeutung spielt Erfahrung eine Rolle. Sie ergänzt die optische Wahrnehmung assoziativ. Die positive oder negative Bewertung schließlich hängt von den Erfahrungen des Betrachters und vom Bildzusammenhang ab. Auch die quantitative Relation viel oder wenig erhält ihre besondere Akzentuierung durch den Vergleich. Wahrnehmungsprozesse enthalten stets assoziative Bewertungen. Die Wahrnehmung von Größen- und Mengenrelationen liegt in den Wirkungen, die eine Form oder Größe oder eine Sonderstellung im Menschen hervorruft. Die Sonderstellung von Einzelformen wird als individuell und besonders erlebt.

Grundlegend für die Beschreibung von Formen ist die Einteilung in rund oder eckig. Alle anderen beschreibenden Bestimmungen beruhen auf diesen beiden Merkmalen. Die generelle Kennzeichnung fasst Wirkungszusammenhänge ins Auge. Das Eckige wird in spitzwinklig, rechtwinklig oder stumpfwinklig unterschieden, weil auch die Wirkungen dementsprechend unterschiedlich sind. Jeder Mensch hat die Erfahrung gemacht, dass er sich an spitzen oder scharfen Gegenständen verletzen kann und dass dies Schmerzen hervorruft. Alltägliche Erfahrungen werden auf Formqualitäten des Bildes übertragen. Die Übertragung vom alltäglichen auf das ästhetische Erleben erklärt, welche Wirkungen Formqualitäten haben. Ein Dreieck kann aggressiv wirken, ein Kreis dagegen wirkt generell durch seine runde Form beruhigend und positiv.

Während es bei Strichzeichnungen darum geht, ihre generelle Ausrichtung zu erfassen, was meist intuitiv geschieht und nicht rekonstruiert werden muss, weil jede Form eine Gerichtetheit aufweist, ist beim Kreis und dem runden Punkt als kleinste Kreisfläche eine generelle Ausrichtung nicht nachweisbar. Da sich beim Kreis die internen Richtungsbezüge nicht gegenseitig neutralisieren, sondern stets präsent bleiben, bedeutet dies, dass er als stetiger Spannungszustand erlebt wird und darum von Kreisformen immer eine kraftvolle Wirkung ausgeht.

Die Ausrichtung von Strichen lässt sich in drei Hauptrichtungen benennen: senkrecht, waagerecht und schräg. Der Neigungswinkel wird durch die Abweichung von der Senkrechten oder Waagerechten bestimmt. Alle Linien, die nicht horizontal oder vertikal verlaufen, werden als Schräge bezeichnet. Kayser und Körner verweisen wieder in Bezug auf die Wirkungen, die Formen wegen ihrer Gerichtetheit zugeschrieben werden, auf alltägliche Erfahrungen (vgl. Kayser/Körner 1997, 61 ff.). Die vertikale Haltung erfordert mehr Kraft als die horizontale, gleiches gilt auch für die Fortbewegung, dementsprechend wird die vertikale Linie auch als kraftvoller empfunden. Physikalische Kenntnisse über Stabilität und Labilität von Körpern führen zu Vorstellungsbildern wie das senkrechte Wachstum der Pflanzen als Inbegriff von Lebenskraft.

Um Elementarformen und Formkomplexe auf ihre Wirkung hin untersuchen zu können bedarf es des Kriteriums der Abgrenzung. Deutlich abgegrenzte Formen wirken gestochen scharf, sauber oder präzise. Diffuse Formen wirken rätselhaft, unheimlich, verschwommen, verträumt usw. Wieder gibt es Rückgriffe auf alltägliche Erfahrungen. 'Gestochen scharf' meinte ursprünglich die hohe Präzision, die Stecher- oder Kupferstecher erzielten. 'Scharf' wird mit Schneidewerkzeugen, an denen man sich verletzen kann, in Verbindung gebracht.

Form und Wirkung beinhalten auch die Eigenschaft der Struktur. Struktur bezeichnet ein Gefüge, das nicht im ersten Zugriff auf einen Gegenstand wahrnehmbar ist. Sie muss bewusst konstruiert werden. Sie kennzeichnet den inneren Aufbau eines Programms oder eines Textes, eines Musikstückes oder eines Bildes.

Beim Wahrnehmen von Farbe spielen die Lichtqualität und die emotionale Befindlichkeit und der körperliche Gesundheitszustand des wahrnehmenden Menschen eine Rolle. Unterscheidbare Farbbereiche, deren Übergänge fließend sind, stellen Gelb, Orange, Rot, Violett, Blau, Grün, Schwarz und Weiß dar. Von ihnen gehen spezifische Wirkungen auf Künstler und Betrachter aus (vgl. Heller, 1989, zit. nach Kayser/Körner 1997, 61 ff.). Allgemein lässt sich sagen, dass helle Farbnuancen eine heitere, freundliche, saubere, feine, sachliche oder sterile Wirkung haben (vgl. ebd.).

Zum besonderen Verfahren des „Kritzelns"

Kritzeln gewinnt im Kontext des Malens und Zeichnens von alten Menschen mit Demenzen eine ganz besondere Bedeutung. Einesteils treten im Endstadium der Alzheimer-Krankheit „in der Bildnerei ausschließlich Kritzeleien" (Maurer/Maurer 2001, 10) auf, andererseits liefert das Kritzel eine wichtige Aussage über die Innenwelt eines Menschen. Kritzeln kann unter dem Aspekt der „Dimension der Vergangenheit" (Mollenhauer) betrachtet werden, spielt auch unter entwicklungspsychologischen, physiologischen, anthropologischen Aspekten und als 'Kunstrichtung' eine Rolle. Mit der Einführung des Kritzelexperimentes als einer besonderen, artifiziellen Erhebungsmethode wird ein von Mollenhauer verwendetes Verfahren eingebracht. Früheste zeichnerische Ausdrucksgebärden geben Einblick in die elementaren Formen der Ich-Selbst-Beziehung. Das Forschungsexperiment nimmt also eine zentrale Position ein in einer Arbeit, der es um Erschließung des Themas Erinnerungsverlust und Selbsterhaltung geht.

Kritzeln und Kritzelexperiment bei Mollenhauer

Zu den ästhetischen (beobachtbaren) Bildzeichen zählt das Kritzel. Das Kritzel liefert eine wichtige Aussage über die Innenwelt des Menschen: „die Dimension der Vergangenheit" (Mollenhauer 1996, 207). Mit der Dimension der Vergangenheit meint Mollenhauer, dass jeder Mensch, bildlich gesprochen, einzelne Psychotope hat, die als Archivplätze oder Lagerplätze früherer Erfahrungen angesehen werden. Therapeutische Eingriffe führen zu ihnen zurück, man spricht von Regressionen. Nun gibt es früheste ästhetische Bildungsbewegungen, die sich der therapeutischen Instrumentalisierung entziehen, keine einheitliche Terminologie haben, deren Sinn sich auf Funktionslust und „Freude am Spurenlegen" (ebd., 208). reduziert: Hieb- und Schwungkritzel, Kritzelknäuel und Kritzelfächer, Spitzender und Rundender, Pulspunkte, Urkreuze, Zickzackwellen usw. Sie alle gelten als Dokumente der kindlichen Inkompetenz. Erst wenn das Kind den Zusammenhang zwischen der Spur und seiner Gebärde erkennen kann, ist der Ursprungsmoment der Zeichnung gekommen. Dem Kritzeln wird ein Sinn unterlegt und über die 'Bewegungsimitation' verläuft ein direkter Weg zu den ersten vorsätzlichen Objektdarstellungen.

Mollenhauer analysierte elementare Kritzelformen, um Einblicke in eine biographisch besonders weit zurückliegende Form der ästhetischen Ich-Selbst-Beziehung zu gewinnen. Seine Frage galt dem möglichen Bildungssinn der Kritzelspuren. Dazu legte er zwei parallele Forschungsrichtungen zugrunde, die anthropologisch-zoologischen Experimente von Morris mit malenden Affen und die künstlerischen Erkundungen des abstrakten Expressionismus bei Cy Twombly. In anthropologisch-zoologischen Experimenten mit malenden Affen kommt Morris zu dem Ergebnis, dass es eine vorbegriffliche Ich-Selbst-Beziehung gibt. Affen zeigen sehr wohl 'Wirkung', wenn sie malen dürfen. Affen produzieren nichtdiskursive, leibgebundene Symbole wie Kreuzfiguren, Fächermuster, Spiralknäuel und reagieren mit Unlust, wenn man sie am Malen hindert. Die Vertreter des abstrakten Expressionismus in Amerika interessierte weniger die Wirkung, sondern die Entstehungsgeschichte dieser elementaren frühesten Bildungsformen. Cy Twombly will – unter der Nichtbeachtung von Bildgegenstand oder Komposition – durch eine schöpferische Regression den Empfindungsäquivalenten der frühesten zeichnerischen Ausdrucksgebärden nachspüren. Diese elementaren Formen der Ich-Selbst-Beziehung findet er über seine Bilder, die als Protokolle einer Erinnerungsarbeit bis in die Bereiche des „memoire organique"[36] zurückführen. Dies gelingt nur, wenn sich die Hand von der Rolle eines eingeübten Organs löst, sich vom kontrollierenden Auge trennt und ihre Spur selbständig nach eigenem Recht über das leere Blatt zieht. Dabei wird der Verstand unterlaufen und ein direkter Zugang zu den eigenen körperlichen Ausdruckstendenzen gefunden. Beim nachfolgenden Schritt der Reflexion korrigiert der Verstand die spontanen körperlichen Gebärden, indem leere Flächen ausgefüllt, Linien vollendet oder nachgezogen werden, Striche übermalt etc. Bei dieser Erinnerungsarbeit werden riskante Schritte entlang der Grenze zwischen Spontaneität und Rezeptivität, Aktion und Reaktion, Freiheit und Kontrolle in Gang gesetzt.

Von Morris und Twombly angeregt, führte Mollenhauer „das Kritzelexperiment" (Mollenhauer 1996, 212) mit 10- bis 13-jährigen Kindern aus heilpädagogischen Einrichtungen, mit gleichaltrigen Kindern aus der Orientierungsstufe und mit Menschen aus der Erwachsenenbildung durch.

Das Kritzelexperiment erscheint mir als ein wesentliches Verfahren, um Erfahrungen zu mobilisieren und Kommunikationsanlässe zu schaffen. Erfahrung, Wirkung und Reflexion sind die drei Komponenten, die sich einstellen, wenn ein Mensch ästhetisch tätig wird. In welcher Weise sich die genannten Komponenten beim Malen der alten Menschen äußern, zeigen in meiner Untersuchung die Beschreibungen ihrer Erfahrungen. Ein Mensch, der ästhetisch tätig wird, tritt quasi in einen inneren Dialog. Ziel ist eine Beobachtung, Darstellung und Beschreibung dessen, was während des Malens oder Musizierens passiert, und das Erfassen des inneren Dialogs auf dem Wege des „szenischen Verstehens"[37] (Lorenzer 1995). Meine Arbeitshypothese gründet darauf, dass in der tätigen Auseinandersetzung mit ästhetischen Materialien eine ästhetische Wirkung liegt, in der sich Innen- und Außenwelt

---

36 Der Begriff „memoire organique" (Stern 1998) wurde von Arno Stern gefunden und bedeutet den Bereich, aus dem der Malende seine Bilder schöpft. Bachmann erläutert ihn als vorgeburtliches, organisches Gedächtnis, das sich in den Darstellungen des Malenden spiegelt. Bildlicher Ausdruck steht in unmittelbarem Zusammenhang mit der ontogenetischen Entwicklung, ein Grund, warum alle Kinder kritzeln. Diese Kritzel sind alle gleich, so wie der Bauplan des Organismus nach einer universellen Gesetzmäßigkeit konzipiert ist (vgl. Bachmann 1993, 86).

37 „Szenisches Verstehen" ist ein Begriff aus der Psychoanalyse. Es ist „immer dann notwendig, wenn der Patient Konflikte zur Darstellung bringt, die er nicht auf sprachlichem Weg mitteilen kann. Er inszeniert sie unbewusst statt dessen in der psychoanalytischen Situation und weist dem Analytiker dabei eine der enthaltenenen Rollen zu. Wenn der Analytiker bemerkt, dass er in eine solche Rolle eingestiegen ist, wird er zunächst bei sich selber analysieren, welches die Rolle ist, die er gerade spielt, und welche Affekte damit verbunden sind. Aufgrund der Analyse seiner Gegenübertragung kann er anschließend dem Patienten deuten, welcher Art die Beziehung ist, die dieser gerade inszeniert" (Rohde-Dachser 1996, 70).

vermitteln. Diese Vermittlung hat Erfahrung zur Welt als auch zum Selbst zum Thema.

Über das Beobachten und Beschreiben der ästhetischen Erfahrungen dementiell veränderter Menschen hinaus, leitet mich ein Evaluationsinteresse, das danach fragt, ob sich eine Ich-Selbst-Beziehung empirisch zuverlässig diskutieren lässt. Es geht mir dabei um die Chancen, die andragogisch-therapeutische Angebote im Bereich der ästhetischen Bildung dementiell veränderter Personen bieten könnten.

Kritzeln und Entwicklungspsychologie

Die italienische Psychologin und Erziehungswissenschaftlerin Evi Crotti und der Chirurg Alberto Magni beschreiben in dem 1999 in deutscher Sprache erschienenen Buch „Die geheime Sprache der Kinder" Kritzeln als Mitteilung über sich selbst an andere Menschen. Sie gehen der Geste und Spur[38] von Kinderzeichnungen nach und beschreiben, wie man als Erwachsener Kinderzeichnungen besser verstehen kann. Ihre Ausführungen sehe ich als Möglichkeit, die Bilder dementiell veränderter Menschen besser zu verstehen. Wer den Spuren des Kritzels in ästhetischen Produkten folgt, stellt sich unweigerlich die Frage: Woher kommt das Bild eigentlich?

Diverse Spuren primitiver Menschen finden sich noch heute. Finger wurden in Tonerde gedrückt, die Umrisse der Hand nachgezeichnet und gegen eine Höhlenwand gehalten. Diese Zeichen versetzen uns auch heute noch in Staunen, lassen sie doch das Geheimnis der Fähigkeiten der eigenen Hände deutlich zum Vorschein kommen. Die Kritzeleien verbindet etwas Pures, Magisches, Künstlerisches, eine universelle Geste, die sich in allen Kulturkreisen und Breitengraden ähnelt.

Der Mensch teilt durch Kritzelbilder etwas mit, das zu einem tieferen Verstehen führen kann. Jedes Zeichen, das auf einem Blatt Papier entsteht, ermöglicht eine Kommunikation zwischen dem Maler und dem Betrachter. Die nonverbale Sprache hilft, sich zum Ausdruck zu bringen und die Intensität seiner Gefühle zu vermitteln: den Augenblick der Entscheidung, eine Spur zu hinterlassen, bis hin zu dem Punkt, an dem die Spur eine Form annimmt. Beim Schreiben oder Malen erfolgt nach der Inspiration eine weiterführende Gedankenarbeit, die sich auf das Realisieren eines Vorhabens ausrichtet. In Bezug auf die zeichnerische Aktivität bekommt der sensitive und motorische Moment eine besondere Bedeutung. Die Motorik ist das Werkzeug, mit dem der Mensch auf die Welt selbst einwirken kann. Die Wahrnehmungsorgane bieten ein ausgeklügeltes System, um die vielen Nachrichten zu empfangen,

---

38 *Geste und Spur* sind die typischen Komponenten jeder Kinderzeichnung. Intentionalität, Spontaneität, Zufälligkeit und der Versuch einer Darstellung umfasst die Komponente der Geste. Kontrolle, Flüssigkeit, Mühsehligkeit, Raumvereinnahmung, kurvige Linien, Ecken oder Wellen dagegen sind Komponenten der Spur. Sie umfasst das, was man im Nachhinein feststellen und möglicherweise deuten kann (vgl. Crotti, Magni 1999, 20 ff.).

die sie von der Umwelt gesendet bekommen. Durch das Zeichnen verfeinert der Mensch seine Art und Weise, die Realität nachzuempfinden und wahrzunehmen.

Jedes Kind kritzelt, bevor es zeichnet oder schreibt. Dies hängt damit zusammen, dass das Nervensystem parallel zur darstellerischen Geschicklichkeit heranreift. Jedes Zeichnen ist an Motorik, Wahrnehmung, Ausrichtung, Raum, symbolische Funktionen und Sprache gebunden, die zu einer Herausbildung der darstellerischen Geschicklichkeit beitragen. Ein intaktes Nervensystem ist die Voraussetzung, dass eine angemessene Fähigkeit beim Bewegen der Hand mit dem Stift über das Papier erreicht werden kann. Das Nervensystem reift in klar definierten Stadien, die entsprechenden Altersstufen angehören, heran.

Crotti und Magni beschreiben zunächst die Entwicklung der Motorik bis zu einem Alter von 20 Monaten (vgl. ebd., 23 ff.): Bis zu diesem Alter sind die Zeichen auf dem Papier ebenseitig. Das bedeutet, dass, wenn Zeichnungen mit der rechten Hand ausgeführt werden, sie auch auf der rechten Blattseite platziert werden. Gleiches gilt dementsprechend für die linke Hand, die zum linksseitigen Zeichensetzen führt. Begonnen werden Zeichnungen zentrifugal, das heißt an dem Punkt, der dem zeichnenden Subjekt am nächsten ist. Es folgen dann nach rechts und links gehende Zeichen. Die kurvigen Linien können positiv oder negativ im Sinne des Uhrzeigersinns sein. Die Wahl ist abhängig von der Gehirnstrukturierung und bleibt bis zum Alter von drei Jahren unverändert. Gegen Ende dieser Phase kann das Kind geschlossene Kreise malen (vgl. ebd., 24).

Bei der Wahrnehmung im Alter von 20 bis 30 Monaten unterscheiden Crotti und Magni zwischen einer ersten Phase, in der das Kind seine Handbewegungen zunehmend dem Platz anpasst, der zum Zeichnen zur Verfügung steht. In einer zweiten Phase geht es von der Beherrschung der Geste bzw. der Hand zur Kontrolle des gemalten über: „Zunächst verfolgt das Auge die schreibende Hand, dann steuert es sie und schließlich führt das Auge die Hand dorthin, wo es das Kind möchte ..." (ebd., 24). Kleine Kinder üben sich gerne darin, vorgedruckte Bilder auszumalen und deren Ränder zu beachten. Es dient der Kontrollfunktion, um die Qualität des Gezeichneten und die des ganzen Werkes allmählich zu verbessern.

Im Alter von 30 bis 48 Monaten entwickelt sich das Darstellungsniveau. Das Kind schafft den darstellerischen Ausdruck mit dem mündlichen zusammenzubringen und kommentiert sein Bild mit Worten. Die Phase deckt sich mit der erworbenen Fähigkeit, einzelne, voneinander abgetrennte Linien auszuführen. Dies ermöglicht dem Kind, auf ein und demselben Blatt mehrere unterscheidbare Gegenstände abzubilden. Crotti und Magni weisen auf vier Elemente hin, die für die weitere Entwicklung entscheidend sind:

- Die Form, die dem Kind erlaubt, zwischen einer Geraden und einem Kreis zu unterscheiden und somit beim Malen mehrere Möglichkeiten zu erschließen.
- Die Proportion, die ein Ding größer und ein anderes als kleiner darstellbar macht.
- Die Anzahl, die die Beschreibung einer Reihe von Sachen oder Personen begünstigt.
- Der Platz, im Sinne des Blattumfangs, der Grenzen vorgibt.

Einfache, nebeneinander gesetzte Elemente ergeben komplexere Gebilde: die Grundlage eines Kreises und die einer Geraden führen zur menschlichen Figur des so genannten „Kopffüßlers" (ebd., 25). Das Kind wagt zur gleichen Zeit die ersten Schrift-Graphik-Versuche. Es ahmt die Erwachsenenschrift nach. Im vierten bis fünften Lebensjahr erfolgt die Differenzierung zwischen nicht-figürlichen Formen, die die erste Schrift ersetzen, und figürlichen Gegenständen, die die Basis jeder künftigen Zeichnung bildet. Kindergartenzeit und Vorschulalter sind Zeiten, in denen das Kind erstmals mit pädagogischen Konzepten konfrontiert wird. Die Produkte der Kinder erfahren ein Lob oder eine Degradierung, werden an die Wand gehangen oder in den Mülleimer befördert. Die kleine Persönlichkeit hingegen zeigt bereits Temperament und enthüllt ihren Charakter unter anderem in ihrer Freude oder dem Missvergnügen an der zeichnerischen Tätigkeit. Jedes Bild enthält verborgene Signale der Persönlichkeit seines Gestalters. Wer malt, sendet eine Botschaft, die nur dann auch verstanden werden muss (vgl. ebd., 27 ff.).

Kritzeln versus Erwachsenenzeichnung

Die Kunstpädagogik definiert Kritzeln als „Fachausdruck für die Zeichenaktivität ab der Wende zum zweiten Lebensjahr" (Richter 1987, 25). Auf die Striche des Hiebkritzels (1 Jahr, 4 Monate) folgen die Zacken des Schwingkritzelns (1 Jahr, 10 Monate) und die Spiralen des Kreiskritzelns (2 Jahre, 5 Monate). Im Alter von 2-5 Jahren können diese Kritzelgebilde nebeneinander auftauchen. In diesem Lebensalter bilden sich die ersten bildhaften Organisationen, die von einem Nebeneinander solcher Kritzelereignisse geprägt sind, die in den vorhergehenden Altersphasen nacheinander entwickelt wurden (ebd., 27).

Nach Piaget (1974) befindet sich das Kind entwicklungspsychologisch gesehen in der wichtigen Übergangsphase vom sensomotorischen Stadium zum prä-operationalen Stadium, das sich durch die Entstehung der Fähigkeit zur Symbolbildung, zunächst dem sinnunterlegten Kritzeln, auszeichnet. Diese Phase kann durch ästhetische Differenzen (ein Erwachsener zeigt dem Kind, wie ein schönes Bild zu sein hat) und Dissonanzen (das Kind will dem Erwachsenen gerecht werden, weil es ihm emotional verbunden ist) gekennzeichnet sein. Während das Kind Striche, Zacken und Spiralen zeichnet, liegt Erwachsenen in der Regel daran, Gegenständliches zu zeichnen.

Ästhetische Dissonanz ist ein typisches Differenzierungsmerkmal zwischen Kinder- und Erwachsenenzeichnungen. Erwachsene zeichnen lockerer, mit weniger Druck, mit schnelleren, suchenden, oft parallel geführten Strichen und Strichbündeln, mit denen sie die Figur umfahren. Sie begnügen sich mit Andeutungen und laufen dadurch Gefahr, in der Zeichnung flüchtig und inkonsequent zu sein. In diesem Sinne verlassen sie sich darauf, dass sie eine präzise Begriffsbezeichnung nicht mehr benötigen, um verstanden zu werden (vgl. John-Winde/Roth-Bojadzhiev 1993, 268).

Ein wesentliches Element der Dissonanz zwischen den unterschiedlichen Elementen der Erwachsenenzeichnung und der Kinderzeichnung besteht in der Linien- und Flächenbehandlung, in der Orientierung an der äußeren Wirklichkeit (Erwachsenenzeichnung) und dem Erfinden einer Schemaform (Kinderzeichnung). Sieht das Kind etwas Gezeichnetes und will es erkennen, so sucht es nach der Schemaform, den typisch unterscheidenden Merkmalen. Die Welt der Kinderzeichnung, so definiert Schuster, ist aus einer Reihe von Modulen zusammengesetzt, bei der es nicht gilt, die tatsächliche Form zu finden, sondern das typische unterscheidende Merkmal (Schuster 1994, 24). Während das Kind die klare Linie bevorzugt und eine bestimmte markante Form, ein Symbol für etwas zu zeichnen trachtet (Richter 1987, 333 ff.), richtet sich die Erwachsenenzeichnung in der Regel auf die vage und unsichere Wiedergabe der äußeren Erscheinung (Otto/Otto 1987, 142).

Kritzeln als Ausdruck eines künstlerischen Denkens

Der Begriff des Kritzelns umschließt eine Fülle von Varietäten, die individuell, aber auch konzeptionell bedingt sind. Es lassen sich bestimmte, in strukturaler wie thematischer Hinsicht analoge Positionen und entsprechende Korrespondenzlinien erkennen, ungeachtet des konzeptionellen und kunstgeschichtlichen Abstandes im Einzelnen. Veranschaulichen lässt sich dies durch Namen wie Wassily Kandinsky, Cy Twombly, Paul Klee oder Joseph Beuys. Gemeinsam und doch jedem individuell eigen ist der schwirrende Duktus der Strichführung, mal mit unterschiedlichem Druck, mal durchgehend oder kurzzügig abgesetzt, linear ausgreifend, sich verknäulend, das Blatt willkürlich durchquerend, sich verschlingend, zart auslaufend, ein scheinbar absichtsloses Liniengespinst bildend.

Die Kritzelhaftigkeit bei Beuys, so der Kunstexperte Rolf Wedewer, entrückt das Motiv ins Ungewisse und lässt es dadurch „fraglich", „fragwürdig" werden (vgl. Wedewer 2000, 42 ff.). Beuys gehe es nicht um die Erkundung eines Motivs, sondern um einen erhofften, einen geglaubten Zusammenklang von Ich und Natur und Mythos – im Modus des Zweifels an den Gegebenheiten der Wahrnehmung. Die „absichtslose" Kunstlosigkeit der zeichnerischen Formulierungen intensiviert den Modus des Zweifels. Primär gründend auf dem Sprachmittel „Gekritzel" verstärkt sich der Zweifel durch den Verzicht auf kompositorische Gliederung und Strukturierung des Motivs und suggeriert den Eindruck des Zufälligen und folglich Unfertigen, Unabgeschlossenen, Unabschließbaren. Auch Blattformat oder Trägermaterial der Zeichnung lösen den Zweifel nicht auf. Beuys selbst bringt sein Verständnis von Zeichnung auf die grundlegende Formel, Zeichnen sei für ihn eine spezifische Form des Denkens, das über die Grenzen des Wahrnehmbaren zielt und im „Logischen Jenseits" (Wedewer 2000, 44) das Unabschließbare von Wirklichkeit deute. Die unausweichliche Konsequenz von dieser Unabschließbarkeit ist die Subjektivierung. Im Modus des „Gekritzels", so Wedewer, „zeigt sie sich als Fragmentierung des Wahrnehmbaren und schließlich seiner Auflösung in 'bloße Energie'. Das thematische Verständnis von ‚Gekritzel' gewinnt allmählich an Kontur und damit auch seine erschließende Funktion. Denn wiewohl genuin ausgezeichnet durch Zufallsspuren und mithin (scheinbare) Beliebigkeit, Absichtslosigkeit und also Irregularität ist es dennoch nicht unstrukturiert" (ebd.). Autonomes und motivisches Gekritzel bei Beuys zeigt ein Zugleich von Zufall und Kalkül, von Kunstlosigkeit und Stringenz, von Andeutung und Rätselhaftigkeit, von Vermutung und Zweifel.

Das „Gekritzel" hat in der modernen Kunst seine Funktion und diese Funktion scheint mir übertragbar auf das Kritzelexperiment mit dementiell veränderten Menschen, nämlich den denkenden Blick in das Unabschließbare von Wirklichkeit zu weiten. Im Sinne von Wedewer – und an dieser Stelle zitiert er den Kunstexperten Gerhard Storck – sind Kritzelbilder „Wahrgebungsbilder ... eine Konturierung von Bedeutung und Funktion des Gekritzels insofern auch, als dieser Begriff evident den spekulativen Radius dieses Sprachmittels einschließt und damit auch die Möglichkeit des Scheiterns beim Versuch, das 'Logische Jenseits' zu erkunden" (ebd.).

Kritzelbilder deuten – ein ethnologisches Abenteuer

Wer Kritzelbilder als eine Chance oder Möglichkeit ästhetischer Bildung versteht, der muss sich mit der Bedeutung ästhetischer Strukturen auseinander setzen. Der Psychologe und Kunstwissenschaftler Gerhard Charles Rump (1989, 84) weist nach, dass ästhetische Strukturen nicht bedeutungslos sind auch wenn es keine semantische Dimension für sie zu geben scheint.

- Ästhetische Strukturen haben eine Wirkung, weil sie eine Anmutungsqualität besitzen, die zum Teil mit angeborenen Anteilen in der Wahrnehmung erklärbar wird, die über das Physiologische hinaus in den Bereich der Anthropologie reicht.
- Das feststehende Repertoire verfügbarer Zusammenstellungen zwischen Reiz und Verhalten wird als AAM (angeborener auslösender Mechanis-

mus) bezeichnet. Optische Klischees werden im Sinne des AAM verarbeitet.[39] Diese Reize werden auf Träger übertragen. Automatisch wird eine Bewertung mit übertragen. Dies bedeutet, dass ästhetische Grundsatzurteile eine ästhetische Dimension haben.

• Ästhetische Grundsatzurteile gibt es in Bezug auf die Form eines Gegenstandes, die Größe, die Oberflächenbeschaffenheit. Farben im natürlichen Umfeld bewegen sich parallel zu sinnlichen Erfahrungen. Grundlegende Erfahrungen mit unserer Umwelt nehmen Einfluss auf semantische Assoziationen, die sich bei Farben einstellen. Das Farberleben in der Kunst läuft sowohl stammesgeschichtlich gewachsen wie individuell erlerntem Farberleben parallel.

Ästhetisches Erleben, so Rump, beruht auf dem Zusammenwirken zweier Normgruppen: der biologischen und der kulturellen. Ästhetische Empfindungen haben eine biologische Dimension, die sich im Bereich des menschlichen Verhaltens gegenüber Gegenständen aus der ästhetischen Produktion zeigt. Das ästhetische Erleben als biologisch verankertes menschliches Grundbedürfnis ist auch von der individuellen Lerngeschichte abhängig, die in einem sozialen Zusammenhang steht. Der menschliche Sinn für Ästhetik verabschiedet sich nicht aus seinem Zusammenhang. Damit geht ästhetisches Verhalten mit anderem menschlichen Verhalten konform (vgl. ebd.).

Bildbetrachtung beschränkt sich vorwiegend auf den Teil des Rezeptionsweges, der nach Einlaufen der Reizinformation in das Sinnesorgan zurückgelegt wird. Dies führt auf die Grundannahme zurück, dass innerhalb des menschlichen Gedächtnisse das repräsentiert ist, was man als „Wissen von Welt" (Höge 1987, 114) bezeichnet. In welcher Art und Weise wird nun dieses Wissen bei der Interpretation von Bildern herangezogen und welche Prinzipien liegen zur Interpretation des Steuerungsvorganges vor?

Am Zustandekommen eines ästhetischen Erlebnisses sind sowohl reizabhängige Informationen als auch Wissensbestände aus dem menschlichen Gedächtnis bedeutsam. Höges Theorie geht dahin, dass die Bedeutung eines Werkes nicht durch die reizabhängigen Informationen endgültig festgelegt ist, sondern dass sich diese Bedeutung als Mischung von Informationen, die außerhalb des Subjektes liegen, und Informationen, die innerhalb des Subjek-

---

39 Rump (1989) erläutert dies am Beispiel von Donald-Duck-Figuren, die nach dem ʻKindchenschemaʻ wirken. Das Kindchenschema definiert Dehm im Rahmen der „coenästhetischen Wahrnehmung" (Dehm): „ Die Funktionsregeln der Es-Organisation dienen der Arterhaltung. Sie operieren auf der Basis angeborener Ausdrucksbewegungen und angeborener Auslösemechanismen. Es handelt sich um eine angeborene Fähigkeit zur präverbalen Kommunikation, die bei den frühen Verständigungsformen zwischen Baby und Bezugsperson eine entscheidende Rolle spielt. Sie grenzt sich durch ihre Eigengesetzlichkeit scharf vom rationalen Ich ab, steht in direkter Verbindung mit den vegetativ-nervösen Steuerungssystemen und hat den weitgehend festgelegten Charakter der Instinkte. Der bekannteste Mechanismus ist unsere Reaktion auf das von Lorenz (1940) entdeckte ‚Kindchenschema'" (Dehm 1997, 110).

tes liegen, erst generieren (vgl. Höge 1987, 115). Die Leistung des Rezipienten, die darin liegt beide Informationsarten in eine neue Information zu transformieren, ist in diesem Sinne nicht als eine rückwärtsgerichtete Leistung der Wiederholung von Produktionsprozessen zu verstehen. Das bedeutet, dass das Deuten von Bildern nicht gleichzusetzen ist mit einem Kommunikationsprozess mit geringen Übertragungsverlusten. Im Sinne Höges geht es um die Suche nach einer „Nahtstelle" (ebd.), einer Verbindung zwischen Kognition und Emotion, einer Verbindung zwischen Außen- und Innenwelt, die zu neuem Wissen und zu neuen Erfahrungen führt.

Methodisches Vorgehen

Erheben, deuten, reflektieren

Meine empirische Untersuchung besteht aus zwei Teilen. Den Untersuchungsgegenständen Teil II „Lebenswelt Tagespflegeheim" und Teil III „Ästhetische Erfahrung" sind jeweils spezifische Fragestellungen, Erhebungs- und Auswertungsmethoden zugeordnet.[40]

Erhebungsmethoden

Bei den Erhebungsmethoden handelt es sich um ein tonbandgestütztes Experteninterview, mehrphasige problemzentrierte Interviews mit MitarbeiterInnen, teilnehmende und nichtteilnehmende Beobachtung, Gesprächsprotokolle (Mitschriften), Beobachtungsprotokolle und das Feldtagebuch.

Grundlage der Untersuchung ist die teilnehmende Beobachtung. Als unstrukturierte, rezeptive Methode bietet sie ein unmittelbares Miterleben in einem Untersuchungsfeld.[41] Das Miterlebte, Gehörte und Gesagte wird in Beobachtungsprotokollen erfasst. Sie dienen der Beschreibung der räumlichen und sozialen Milieus, der alltäglich wiederkehrenden beobachtbaren Handlungen, des Verhaltens der Kranken untereinander und in der Interaktion mit den MitarbeiterInnen. Zudem werden Mitschriften geführt, wenn die Kranken untereinander Gespräche führen bzw. sich ein Dialog zwischen

---

40 vgl. Anhang Forschungstableau zu II Lebenswelt Tagespflegeheim und Forschungstableau zu III Ästhetische Erfahrungen

41 Mayring definiert: „Die teilnehmende Beobachtung ist eine Standardmethode der Feldforschung ... Der Beobachter steht nicht passiv-registrierend außerhalb seines Gegenstandsbereiches, sondern nimmt selbst teil an der sozialen Situation, in die der Gegenstand eingebettet ist" (Mayring 1990, 56).

MitarbeiterInnen und Kranken ergibt. Die Gesprächsmitschriften und Beobachtungsprotokolle werden an jedem Abend sorgfältig von der Forscherin in eine Textform übertragen. Darüber hinaus wird ein Feldtagebuch geführt. Das Feldtagebuch enthält persönliche Empfindungen und Eindrücke der Forscherin, freie Assoziationen, assoziative Verknüpfungen mit Theorienkontexten, aber auch auftauchende Schwierigkeiten und Irritationen.

Das Beobachten und Beschreiben beinhaltet auch mehrphasige Interviewverfahren, wobei die aufeinander folgenden Phasen jeweils auf der Auswertung der vorangegangenen beruhen. Dazu werden problemzentrierte Interviews mit den MitarbeiterInnen durchgeführt. Beim problemzentrierten Interview wird der Gesprächspartner durch einen Interviewleitfaden auf bestimmte Themen gelenkt, kann aber ohne Antwortvorgaben darauf reagieren. Er bekommt die Möglichkeit, seine subjektiven Perspektiven und Deutungen offen zu legen und kann, während er spricht, selbst Zusammenhänge und kognitive Strukturen entwickeln (vgl. Mayring 1990, 46). Der Interviewleitfaden beinhaltet Fragen nach dem „wie und wozu"[42] von Handlungen, dem eigenen Rollenverständnis und dem Selbstbild der MitarbeiterInnen. Darüber hinaus erfolgen Mitschriften von Ad-hoc-Gesprächen. Sie dienen dem aktiven Zuhören des Forschers und der Nachfrage des Sinns bestimmter Handlungen.

Analysen

Der **Teil II** der vorliegenden Untersuchung analysiert die Interaktionsverhältnisse der verschiedenen sozialen Gruppen, die im Alltag der Einrichtungen aufeinander treffen. Bei den Auswertungsmethoden handelt es sich um vergleichende Analysen der Heimkonzeptionen, vergleichende Analysen der organisatorischen Aufgabenbereiche der Einrichtungen, von Selbst- und Fremdbildern, Rollenverständnissen: vergleichende Analysen von Pflegemaßnahmen, Gruppenaktivitäten, Teamsitzungen; Analysen der biographischen Anamnese der Besucher und der daraus resultierenden andragogisch-therapeutischen Maßnahmen; Interpretationen von verschriftlichten Aussagen; psychoanalytische Textinterpretationen der verbalen Kommunikation; Auswertungen der nonverbalen Kommunikation.

---

42 Dies ist an der Ethnomethodologie („Studies of Work", Garfinkel 1986) orientiert, deren Ziel es ist, die Strukturen der als selbstverständlich hingenommenen Alltagswelt sichtbar zu machen. Methodisch schließt sie dabei an Schütz an. Der soziologische Untersuchungsansatz der Ethnomethodologie hat sich zum Ziel gesetzt „formale Prinzipien und Mechanismen zu bestimmen, mit Hilfe derer die Handelnden, die sinnhafte Strukturierung und Ordnung dessen, was um sie vorgeht und was sie in der sozialen Interaktion mit anderen äußern und tun, zu erreichen suchen" (Flick u. a. 1991, 18).

Der Analyseprozess

Der Analyseprozess sucht gemeinsame, gruppenbildende Merkmalsausprägungen, anhand derer sich Gemeinsamkeiten oder Unterschiede darstellen lassen. Dazu erfolgt die komplexitätsreduzierende Verdichtung von Einzelbefunden bzw. einzelnen Merkmalsausprägungen zu Typen. Einem Typus zugeordnete Fälle werden als Repräsentanten von Merkmalskombinationen verstanden. Der Typus ist Ausdruck einer spezifischen phänomenbezogenen Gemeinsamkeit der subsumierten Fälle. Die Typisierungsphase verlangt die „geistige Anstrengung" (Reichertz/Schröer 1994, 64-67) herauszuarbeiten, welche Merkmalsausprägungen als charakteristisch für einen bestimmten Phänomenausschnitt angesehen werden. Die Typisierung stellt einen kognitiven Akt dar, der sich auf der Grundlage des dem Forscher zugrunde liegenden Erkenntnisinteresses und den daraus abgeleiteten Fragestellungen geschieht. Das Deuten phänomenbezogener Strukturmuster verlangt eine einfühlende hermeneutische Auslegung durch den Interpreten (vgl. Kemmesis 1995, 119).

Die Auswahl aus dem Protokoll-Corpus erfolgte nicht willkürlich. Aus den insgesamt entstandenen 48 Beobachtungsprotokollen wurden jeweils solche herausgefiltert, die eine Erklärung für bestimmte Phänomene lieferten. Dazu bildete ich Kategorien, die die Tagesstätte unter bestimmten Aspekten beleuchteten, beispielsweise: als sozialer Ort / als Kultur / Strukturen, Hierarchien, Identitäten, Status; Inklusion/Exklusion; Alltagsleben / Rhythmen / Systeme / Ordnungen / Abläufe / Rituale; Der Kranke als Typus / Der Betreuer als Typus.

Psychoanalytische Textinterpretation

Wenn Alzheimer-Kranke miteinander kommunizieren geschieht dies in einer, nach gängigen Vorstellungen, unverständlichen Art und Weise. Meine Untersuchung möchte in einem zusätzlichen Analyseverfahren erschließen, ob sich hinter dem von ihnen verbal zum Ausdruck Gebrachten ein latenter Sinn verbirgt. Dazu nutze ich die psychoanalytische Textinterpretation, die als spezifische Anwendung der psychoanalytischen Methode, einen vorgegebenen, nicht mehr veränderbaren Text in seiner Wirkung auf den Leser untersucht. Es handelt sich dabei um ein streng sequentielles Vorgehen, bei dem Satz für Satz geprüft wird, ob es für den Text auch noch andere Lesarten gibt, die durch den sekundärprozesshaft organisierten Inhalt mitvermittelt werden, sich aber der bewussten Wahrnehmung entziehen. Diese Suche geht einher mit der Distanzierung von der umgangssprachlich vermittelten Bedeutung der Aussage. Die auf diese Weise 'freigestellte' Aufmerksamkeit des Lesers wird bei der Lektüre probehalber immer wieder anders zentriert, bis sich ein neuer, vorher nicht sichtbarer (latenter) Textsinn ergibt. Es handelt sich um kindliche Körperwahrnehmungen, kindliches Erleben, kindliche

Wünsche, die in primärprozesshafter Form entgegentreten. Es entstehen einzelne Wörter oder Wortsequenzen, die mit „freischwebender Aufmerksamkeit" auf mögliche Lesarten hin untersucht werden. Die innere Aufmerksamkeit des Lesenden richtet sich auf die Mehrdeutigkeit der verwendeten Verben und Metaphern. Phonetische Ähnlichkeiten mit anderen Wörtern und Wortsequenzen werden innerlich notiert, nicht vollendete Sätze im Text ergänzt, scheinbare Nebensächlichkeiten auf ihre Bedeutung hin untersucht. Die Herausarbeitung unbewusster Phantasien aus dem Textmaterial erfolgt ähnlich wie in der psychoanalytischen Behandlungssituation. Die Interpretation der Texte auf der Beziehungsebene entspricht dem Umgang mit der Übertragungs-Gegenübertragungs-Situation in der psychoanalytischen Behandlung (vgl. Rohde-Dachser 1996b, 3).

Neben der gesprochenen Sprache werden auch Informationen körperlicher Art an Gesprächspartner oder Beobachter geliefert. Menschliche Ausdruckserscheinungen sind vor allem die Physiognomie, Mimik, Gestik, Stimme und Sprechweise und Motorik. Ich gehe davon aus, dass alles Verhalten (verbales und nonverbales) kommunikativ und informativ ist und Rückschlüsse auf die jeweils agierende Person und „Beziehungsaspekte" (Schulz von Thun) zu ihrem Gegenüber zulässt.

Präsentation

Die Präsentation erfolgt systematisch und regelgeleitet.

- Für jeden Untersuchungsgegenstand erfolgt in einem ersten Schritt die **Materialpräsentation**: Auszüge aus Beobachtungsprotokollen, Gesprächsmitschriften, aus dem Feldtagebuch sowie aus wörtlich transkribierten Interviews und Mitschriften der Ad-hoc-Gespräche der Mitarbeiter vermitteln dem Leser der Untersuchung ein Bild darüber, was die Autorin beobachtet und erfahren hat.
- Im zweiten Schritt erfolgt für jeden Untersuchungsgegenstand die **Analysepräsentation**: Aufgezeigt werden nicht nur die Ergebnisse der Analyse in Form von Typisierungen und Merkmalen, sondern auch die hermeneutischen Auslegungen, die zum vorliegenden Ergebnis führten.
- In einem regelmäßigen dritten Schritt erfolgt die **Reflexion**: In den Reflexionen erfolgt der Rekurs auf Wissensbestände und Theorien, die sich auf die Analysen beziehen lassen. Reflexion bezieht sich darüber hinaus auch auf die Wahrnehmungen und Erfahrungen der Beobachterin und auf die Darstellung dieser Erfahrungen.

Mit diesem letzten Hinweis auf Text-Leser-Beziehungen ergibt sich eine Brücke zu **Teil III** der Untersuchung, der dem Thema „**Ästhetische Erfah-**

rung" gewidmet ist. Das Thema wird mit einem besonderen Erhebungs- und Analyseverfahren eingeleitet.

Strukturale, psychoanalytische Hermeneutik

Ein **geschriebener Text** einer Therapeutin wird mittels strukturaler,[43] psychoanalytischer Hermeneutik analysiert. Die besonderen Kennzeichen dieser Deutung liegen in Negationen (Gesagtem wird Geltung wieder entzogen) und systematischer Verzögerung der Tendenz zur Synthese und Sinnerschließung (vgl. Overbeck 1999, 3 ff.). Die hermeneutische Arbeit an Texten, so erläutert die Erziehungswissenschaftlerin und Psychoanalytikerin Annegret Overbeck, ermöglicht über die Erfahrung des Verstehensproblems hinaus einen Zugang zum Phänomen der ästhetischen Erfahrung. Overbeck begründet dies dadurch, dass ästhetische Erfahrung an die reflexive Rückbindung der sinnerzeugenden und sinndekomponierenden Aktivitäten des Lesers und Interpreten an die Erzähl- und Textstrukturen gebunden ist, um die hermeneutische Spannung aufzubauen und den Text als herausforderndes unverstandenes Gegenüber zu verstehen. Der Text wird nicht durch identitätsstabilisierende Bedürfnisse auf der Subjektseite vorschnell und unerkannt assimiliert (vgl. ebd.).

In der anschließenden **Darstellung der Therapien** werden die bereits vorgestellten Erhebungs- und Auswertungsmethoden wiederum verwendet. Hier geht es neben der Beschreibung der Wirkung ästhetischer Erfahrung der HLSA-Kranken um Gruppenerlebnisse und um die Interaktion zwischen Therapeut und dementiell veränderten Menschen.

Das experimentelle bzw. besonders **initiierte Verfahren 'Kritzelexperiment'** wird mittels Videokamera aufgezeichnet,[44] um eine genauere Analyse zu ermöglichen. Die biographische Einzelfallanalyse ermöglicht eine tiefenhermeneutische Einsicht in Bezug auf Werk und Erleben dementiell veränderter Menschen. Voraussetzung für eine Analyse ist das Wissen, dass sich Realität nicht abbilden lässt. Dies gilt sowohl für Fotographie und Film als auch für die Monographie des Ethnologen. In jedem Fall gibt der entstehende Text nicht einfach Wirklichkeit wieder. Im Rahmen einer literarischen Kate-

---

43 Die strukturale Textanalyse orientiert sich an dem Modell der Germanisten Norbert Berger, Fridolin Haugg und Karl Migner (1987, 54) bei der die Funktion der Interpretation, die Wirkung der Textsorte, die Erzählperspektive und der Tempus, das Thema und die Aussageabsichten, die Semantik und Syntax in Verbindung mit den Aussageabsichten eine wesentliche Rolle spielen.

44 Mimische Verhaltensweisen laufen häufig in weniger als einer Sekunde ab und lassen sich bei wiederholter Betrachtung erkennen. Darüber hinaus können Beziehungsaspekte zwischen Personen aus der Körperhaltung und der räumlichen Orientierung geschlossen werden. Nonverbales Verhalten wird in diesem Sinne als ein wichtiger Indikator interpersoneller Einstellungen verstanden (vgl. Flick u.a. 1991, 235).

gorie (Ethnographie) wird ein Text produziert, in dem Realität gefiltert, strukturiert und selektiert zum Ausdruck gebracht wird.

Auch bei der Präsentation des **Teil III** wird für die Darstellung die Abfolgeregel: Materialpräsentation, Analyse, Reflexion eingehalten. Bei den Reflexionen geht es darum, „das Verhältnis von sozial konstruierter Wirklichkeit und sozialwissenschaftlich rekonstruierter Wirklichkeit zu reflektieren" (Honer 1989, 307). Es sollen nicht nur Sachverhalte erklärt, sondern unter Reflexion des vorgängigen eigenen Verstehens beschrieben werden, dass die „Innensicht" von Teilnehmern im Rahmen eines gesellschaftlich-kulturellen Geschehens verstanden und nachvollzogen werden kann.

Das Kritzelexperiment: Erhebung und Auswertung

Bei der ästhetischen Produktion des Kritzelns vermischen sich zwei ineinander verwobenen Momente von Spontaneität und Kontrolle in zwei deutlich voneinander getrennten Zeitphasen (vgl. Mollenhauer 1996, 213). In der ersten Phase, dem spontanen Ausdruck, werden den Teilnehmern die Augen verbunden. Damit wird der korrigierende Verstand ausgeschaltet, ein Rückgriff auf realistische Darstellungsgewohnheiten wird verhindert. Der Teilnehmer tritt in einen vorbegrifflichen, körperinternen Dialog mit sich selbst, indem er quasi blind auf einem Papier mit einem Zeichenstift 'kritzelt'. Diese Zeichnungen werden in meiner Untersuchung als Kritzel, Gekritzel oder Kritzeleien bezeichnet. In der zweiten Phase sind seine Augen wieder geöffnet, die Kritzeleien werden in Ruhe betrachtet, bis Teile darin wie in einem Vexierbild charakterisiert werden können. Flächenformen und Linienfiguren treten hervor und werden für den Zeichnenden erkennbar. In einer weiteren Malaktion wird das Bild weiterbearbeitet und mit stärkeren Konturen versehen, Flächen werden ausgefüllt und andere durchgestrichen. Der Malende überdenkt dabei seine Darstellung und vergleicht sie mit dem angestrebten Ausdruck. Diese Reflexion gibt dem Akteur die Möglichkeit, über die Bearbeitung der eigenen Kritzelgebärde mit den weniger kontrollierten sensomotorischen Überbleibseln seiner biographischen Vergangenheit in Kontakt zu kommen.

Für die Auswertung des Kritzelexperimentes wird die Wirkung der optischen Darstellung beschrieben. Dabei stellt sich die Frage: Können metaphorische Exemplifikationen für Kritzel gefunden werden?

In den Werken zeigen sich spontane Ausdrucksgesten und die Reaktion darauf:

- 1. Kritzelphase: Welche spontanen Ausdrucksgesten stellen die Akteure dar?

- 2. Kritzelphase: Können die alten Menschen Spontaneität und kindliches Gekritzel als Erwachsener überhaupt zulassen und wie reagieren sie darauf?

Es erfolgen Interpretationen und Analysen, bei denen es einesteils um eine Rückkehr zu den elementaren Empfindungsgehalten des bildnerischen Ausdrucks, andererseits um die Reflexionen durch die Bearbeitung der eigenen Kritzelgebärden geht.[45]

Die hermeneutische Werkanalyse alleine reicht nicht aus, um auf spezifische Komponenten ästhetischer Erfahrungen schließen zu können. Deshalb werden in Anlehnung an Mollenhauer „in heuristischer Absicht, nicht in hypothesenprüfender Absicht Annahmen herangezogen, die sich auf die „objektivierte", von ihnen „gezeigte" Innenwelt beziehen" (Mollenhauer 1996, 268). Darüber hinaus wird der Versuch unternommen, die Gestaltung der Kritzelbilder von Alzheimer-Kranken in einen Zusammenhang mit der Persönlichkeit des Zeichners zu setzen. Dazu werden einerseits die Ergebnisse von Gestaltungen von Kinderzeichnungen (Crotti, Magni 1999) herangezogen, andererseits die Biographien der Kranken (Mitteilungen der Therapeuten) zu Grunde gelegt. Es geht mir nicht darum, bereits 'bekannte' Bedeutungen vorwegzunehmen, sondern eine Möglichkeit zu finden, wie das Verhalten gegenüber dem Zeichenblatt zum Verständnis der Person beitragen kann.

Reflexivität

Wie vergewissert sich ein Forscher der fremden Wirklichkeit? Wie kann ich überhaupt wissen, dass irgend etwas von dem, was ich über eine andere Lebensform sage, sich tatsächlich so verhält, wie ich es erfahren und verstanden habe? Subjektorientierte Forschung beruht auf drei Kriterien: Authentizität des Verhaltens bzw. der Äußerungen der Gesprächspartner, Reflexivität von Forscher und Erforschten in der Interaktionssituation, Selbstreflexion von Forscher und Befragten selber (vgl. Welz 1991, 67-73).

Reflexivität setzt im Normalfall voraus, dass der Fragende und der Befragte bereit und fähig sein müssen, sich dem jeweils anderen verständlich zu machen und ihn zu verstehen. Für meine Untersuchung muss ich auf besondere Erhebungsinstrumente zurückgreifen, weil die Kommunikation mit Alzheimer-Kranken einer „Fremdsprache" gleicht, deren Verstehen mich an Grenzen führt.

In meiner Untersuchung geht es mir nicht um den Nachweis der Wahrheit oder Unwahrheit von Informationen. Vielmehr berücksichtige ich Nega-

---

45 Grundlagen, Versuchsaufbau bzw. Anleitung, die Entstehung der Kritzelwerke und ihre Darstellung werden im Kap. 0 Die Dimension der Vergangenheit beschrieben.

tionen, Widersprüche und Lücken von Informationen als Strategien, um eine kulturelle Konstruktion von Wirklichkeit zu erschließen. Ich will die Intentionen der Menschen verstehen. Wo ein Nachfragen möglich ist, basieren meine Fragen darauf, wie und warum sie mir, der Fremden, gegenüber ein bestimmtes Selbstbild konstruieren. Es resultiert aus ihrer Einschätzung der Werte und Normen, die in der Gesamtgesellschaft gelten. Die Strukturen der Lebenswelt erschöpfen sich nicht in der Psychologie und Lebensgeschichte von Personen, sondern umfassen Stereotypen, kollektive Orientierungen, Regelhaftigkeiten, denen die Individuen folgen. Es geht mir darüber hinaus darum aufzuzeigen, welche Motivation meine Gesprächsteilnehmer bewegt, eine Gesprächssituation mit mir zu suchen. Ob sie dabei wirklich authentische Informationen geben erscheint mir nicht so bedeutsam wie die Möglichkeit, Kontaktsituationen verstehend-reflexiv zu nutzen. Das Verhältnis Forscher und Erforschte konstruiert einen Wirklichkeitsausschnitt, der bewusst transparent gemacht werden kann.

Das Kriterium der Selbstreflexion betrifft das, was der Forscher über sich selbst erfährt, aber auch wie die Gesprächspartner über sich selber reflektieren. Mein Verstehen der fremden Wirklichkeit beruht nicht auf dem Erfahren von intimen Informationen von persönlicher Bedeutung, die in Gespräche eingebracht werden. Vielmehr verstehe ich fremde Wirklichkeit dann, wenn ich die soziale Kompetenz meiner Gesprächsteilnehmer zur Nutzung von Aussagen für ihre eigenen Bedürfnisse berücksichtige. Die Selbstreflexion bedeutete für mich herauszufinden, was das Ziel der entstehenden Kommunikation bzw. Interaktion ist, und ob ich als Forscher nicht zum Erforschten werde bzw. überhaupt das erfahren kann, was ich erfahren will. Selbstreflexion meint zwar, dass ein Vertrauensverhältnis geschaffen werden muss, bedeutet aber gleichzeitig, das Herstellen einer Gesprächsebene, auf der das Forschungsinteresse des Fragenden annähernd kongruent ist mit den Bedürfnissen des Befragten, sich selbst als Mitglied eines spezifischen kulturellen Zusammenhangs zu verstehen und darzustellen. Dazu gehört auch der Dialog über die 'mitgebrachten' gegenseitigen Voraussetzungen und Intentionen.

Die bei interpretatorischen Arbeiten notwendige „Kontrolle, Überprüfung, Infragestellung und Revision" (Nolda 1996a, 27) wurde durch wiederholte Befragungen der MitarbeiterInnen und durch die durch teilnehmende Beobachtung gewonnenen vergleichenden Erkenntnisse sichergestellt. Dabei ging ich von der leitenden Annahme aus, dass menschliches Verhalten bzw. Lebensäußerungen unter den Bedingungen der „Ambiguität" (Overbeck) niemals vollständig und eindeutig erfasst werden können. Ich gehe aber davon aus, dass die Befunde, die auf den verschiedenen Ebenen erhoben worden sind, zu einem konsistenten Ergebnis geführt haben.

Aus der Tatsache heraus, dass es bisher keine Untersuchungen zu dem Thema in diesem Bereich gab und es vielen Menschen in der Öffentlichkeit nicht bekannt ist, wie es in einem Tagespflegeheim zugeht, erfolgte eine Materialpräsentation in einer bei ethnologischen Untersuchungen eher unüblichen Dichte. Ein Vergleich der Ergebnisse der vorliegenden Untersuchung durch Exkurse in andere europäische Länder (empirisch und systemisch) könnte zu weiteren wesentlichen Erkenntnissen über Erinnerungsverlust und Selbsterhaltung bei dementiell veränderten Menschen führen..

II   Lebenswelt Tagespflegeheim

Zum ersten Mal auf zwei unterschiedliche Tagespflegeheime vergleichend zu blicken bedeutet zunächst, das zu erfassen was sinnlich wahrnehmbar ist, ohne an den lebensweltlichen Abläufen teilzunehmen. Meine nicht-teilnehmende Beobachtung gilt den Merkmalen der gebauten Umwelt und den ersten Eindrücken in den fremden Welten. Alleine durch das distanzierte Beobachten lässt sich aber die Entstehungsgeschichte und Bedeutung nicht erschließen. Den Sinn den die Akteure einem bestimmten Feld geben erfährt nur der, der miterlebt und fragt. Der Leiter der beiden Einrichtungen ist der maßgebliche Experte, der für Planung, Durchführung und Umsetzung von Konzeptionen und Zielen verantwortlich ist. Ihm gilt mein Experteninterview.

Die Einrichtungen

Sowohl das Tagespflegeheim A (in A) als auch das Alzheimer Tageszentrum B (in B)[46] sind einem Seniorenzentrum angegliedert, bilden aber selbständige Einrichtungen. In A liegt es in einer ruhigen Nebenstraße am Rande eines Alleenrings, in B in einem Neubaugebiet am Rande des Stadtparks. Die Wahl des Standortes berücksichtigt die Faktoren der Erreichbarkeit für die alten Menschen und deren Angehörige, des Aufbaus von Netzwerken zwischen verschiedenen Institutionen, dies meint Erfahrungsaustausch, aber auch die Möglichkeit Räumlichkeiten gemeinsam zu nutzen.

Vergleichende erste Eindrücke

In A ist das Tagespflegeheim in einem geräumigen, separaten Flachdachgebäude im Baustil der Nachkriegszeit auf dem Gelände eines Seniorenzentrums untergebracht. A hat einen separaten Eingang von der Straße her, der

---

46   Die Einrichtungen besitzen den Namen der Stadt, in der sie sich befinden. Aus Gründen der Wahrung der Anonymität und zur Vermeidung von Assoziationen zu bestehenden Einrichtungen wurden keine Synonyme eingeführt, sondern die Anfangsbuchstaben des Alphabets gewählt.

mit einem eisernen Tor und einer vergitterten Schiebetür verschlossen ist, die sich per Knopfdruck vom Inneren des Gebäudes öffnen lässt. Die große Schiebetür dient der Einfahrt der Rot-Kreuz-Fahrzeuge, die die Besucher morgens bringen und abends wieder abholen. Die Einfahrt und der verlängerte Zuweg bis zum Ende des Gebäudes sind ca. 2 m breit und dienen den Besuchern als Laufweg. Ein kleines, unscheinbares Schild mit einer Klingel und ein Briefkasten weisen von außen auf die Bestimmung des Gebäudes, dessen Innenleben von der Straße her uneinsehbar bleibt und einer Festung gleicht. Ein schmaler Raum, der Platz für eine Bank bietet, trennt die Eingangstür von einer weiteren gläsernen Tür, durch die man in den langgezogenen Flur gelangt.

In B ist das Alzheimer-Tageszentrum in einem modernen Gebäude mit viel Glas und Metall integriert, das eher einem Hotel gleicht. Es hat einen separaten Eingang zu einem halbrunden Platz hin mit Ruhebänken und einem Brunnen. Hier halten auch die Rot-Kreuz-Fahrzeuge, mit denen die Zivildienstleistenden die Besucher morgens bringen und abends abholen.

Gemeinsam sind beiden Einrichtungen große gläserne Schiebetüren im Eingangsbereich, die sich in A eigenständig öffnen, wenn man hindurchgehen will. In B können sie nur die MitarbeiterInnen öffnen. Das ist für Alzheimer-Kranke unverständlich:

Von innen schiebt eine Patientin ihre Fingernägel zwischen die beiden Türen, um sie zu öffnen. Sie scheint den Mechanismus des Türöffnens zu verstehen, weiß aber nicht, dass sie als Patientin mit Weglaufgefahr niemals alleine diese Tür durchschreiten darf (PB1).[47]

Neben der Tür gibt es eine Klingel. Ich beobachte, dass das Klingeln für die MitarbeiterInnen mit einem Problem verbunden ist, weil die Patienten nach dem Klingelzeichen zur Tür stürzen und sie öffnen wollen. Es muss also erst gewährleistet sein, dass niemand davonlaufen kann, bevor die Türen geöffnet werden. Das bedeutet, dass die Patienten erst hinter der sicheren inneren Tür verwahrt sein müssen, bevor die Haupttür geöffnet werden kann, um den Außenstehenden einzulassen. Dies führt zu Unmutsäußerungen der Angehörigen.

Ein Angehöriger klingelt. Er muss im kalten, zugigen Wind stehen und lange auf die Klingel drücken, bis ihm aufgetan wird. Als er endlich mit seiner Frau Einlass gefunden hat, schimpft er: „Entweder ihr müsst die Patienten hier drinnen in Ketten legen, oder ihr lasst die anderen draußen im Regen stehen" (PB8).

---

47   Auszüge aus Beobachtungsprotokollen erscheinen im Text in einer anderen Schriftart. Sie sind durch die Abkürzungen PB = Protokoll der Einrichtung in B bzw. PA = Protokoll der Einrichtung in A gekennzeichnet.

Die Gestaltung im Inneren

Tagespflegeheime sind nicht einheitlich gestaltet, sondern unterscheiden sich in den Räumlichkeiten, der Anordnung und der Wahl der Möbel, je nachdem, für welche Besuchergruppe sie konzipiert wurden.

In B gibt es einen Eingangsbereich, in dem abschließbare Schränke stehen und in dem die Alzheimer-Kranken ihrem Drang nach Bewegung nachkommen können. Bislang fehlt ein Garten.[48] Dieser Bereich mündet in einen Gang mit drei Toilettenräumen bzw. Badezimmern. Es gibt einen abschließbaren „Schwesternstützpunkt" (Leiter) sowie ein ebenfalls abschließbares Büro. Dies sind Räume, die nur den MitarbeiterInnen vorbehalten sind. Im offenen großen Aufenthaltsraum, der in eine geräumige Küche übergeht, sitzen alte Leute verteilt an drei Holztischen auf Stühlen mit blau gemustertem Stoff. Die Küche dient dem Beschäftigungsangebot für Alzheimer-Kranke wie beispielsweise der gemeinsamen Obstsalatzubereitung. Es gibt eine Gruppentischordnung, was man an den Plastiktischdecken mit Namensschildern erkennen kann. Im hinteren Bereich der Einrichtung führen zwei Türen in kleinere Räume, die als Beschäftigungs- und Ruheräume genutzt werden können. Im Beschäftigungsraum steht ein ovaler Tisch mit Stühlen, an der Wand ein rot bezogenes Sofa. Im Ruheraum steht ein großer Ohrensessel, ein Sessel mit Armlehnen und an der gegenüberliegenden Wand ein Krankenbett. Neben dem Bett gibt es ein Regal mit Rollen, auf dem ein Fernseher und ein Videogerät stehen.

Die Atmosphäre im Aufenthaltsraum wirkt wohnlich und gemütlich durch bequeme Sessel an den Wänden, einer Rundcouch im hinteren Bereich, sie dient als Rückzugsort, einem alten Küchenbuffet, das an frühere Zeiten erinnern soll. Der Raum wirkt wie eine Pension, wo die alten Menschen Gäste sind, die die Einrichtung zwar nutzen können, aber auch pfleglich behandeln müssen. Verstärkt wird dieser Eindruck noch durch die hellen Wandflächen und hellen Bodenbeläge aus Kunststoff, Letzteres berücksichtigt den Aspekt der leichten Pflege. Hier gibt es auch große Fensterfronten mit gelben Gardinen, die vor Sonne schützen und einen lichtdurchfluteten Eindruck vermitteln. Der Aufenthaltsraum dient allen gemeinschaftlichen Aktivitäten (Essen, Spielen), aber nicht den Therapien. Wer zur Therapie geht, verlässt den „Stamm- bzw. Stützpunkt" (Bezeichnung durch die Altentherapeutin) und betritt, nachdem die Verbindungstür von den MitarbeiterInnen aufgeschlossen wurde, einen Gang, der ins Foyer des Seniorenzentrums führt.

---

48 Der Garten ist bereits in Planung. Das Tagespflegeheim ist dabei aber auf öffentliche Spenden angewiesen.

Feldtagebuch: Ich bemühe mich, nicht die Nase zu rümpfen. Es ist der Geruch, der mir leichte Übelkeit verursacht; eine Mischung aus Ausdünstungen alter Menschen, Urin und Desinfektionsmitteln.

Das Tagespflegeheim A betont bereits im Eingangsbereich durch die Einrichtung und Anordnung der Möbel den Rehabilitationscharakter. Das Gebäude wurde früher als Pflegestation genutzt und weist lange Gänge auf, die beim ersten Eindruck einer wohnlichen Atmosphäre entgegenstehen. Dass hier Kreativität im Vordergrund steht, wird durch die zahlreichen Bilder der Kranken an den Wänden betont. Die Bildergalerie verleiht dem Tagespflegeheim eine individuelle Note. Es gibt eine offene Nische für die Kleiderablage, in der ein Holzbarren steht. Dies ist ein Hinweis darauf, dass 'Beweglichkeit erhalten' ein wesentliches Merkmal der Einrichtung ist. Die langen Flure führen vom Eingangsbereich in beiden Richtungen zu vielen geschlossenen Türen, von denen nur der Insider weiß, wofür sie bestimmt sind: Küche, Speiseräume, Therapieräume, Behandlungsräume, Teamraum, Büroräume für Leiter und Sekretärin. Erst beim Betreten des jeweiligen Raumes wird durch die jeweilige Wahl der Möbel und der Utensilien, die beispielsweise für die einzelnen Therapien notwendig sind, deutlich, wozu der Raum dient. Die Küche in A ist ausschließlich dem Personal und den MitarbeiterInnen vorbehalten. Toilettenräume für Herren und Damen sind sowohl im linken als auch im rechten Bereich der Einrichtung zu finden, eigentlich nur daran zu erkennen, dass hier die Türen schmaler sind. Im Eingangsbereich stehen jeweils von einem Tischchen voneinander getrennte, abgenützte Ohrensessel.

Der Flur ist zu schmal, um die Sessel sich gegenüber zu gruppieren, und so entsteht eine Atmosphäre des Wartens, etwa so wie im Flur des Arbeitsamtes. Alte Leute haben die Sessel besetzt, blicken schweigend vor sich hin und beachten den eintretenden Fremden anscheinend überhaupt nicht.[49] Es riecht nach Desinfektions- und Putzmitteln (PA1).

Es gibt zahllose Pflanzen. Eine alte Dame im Rollstuhl spricht die Küchenhilfe an:

„Hier riecht es nach Friedhof" (PA1).

Feldtagebuch: Mir fällt sehr unangenehm auf, dass die alte Dame mit dem Geruch der Blumen die Atmosphäre einer Begräbnisstätte assoziiert.

Das Expertengespräch

In A führt mich eine freundliche Pflegerin zum Leiter der Einrichtung. Sie fällt dadurch auf, dass sie jung und mobil wirkt und sehr attraktiv mit einem

---

49   Während des gesamten Beobachtungszeitraum von ca. einem Jahr begegne ich immer wieder diesem Phänomen des 'Nicht-beachtet-werdens'. Erst wenn ich auf die Leute zugehe und sie anspreche, reagieren sie auf mich.

Minirock und einem engen Pullover gekleidet ist. Das Gespräch mit dem Leiter stellt eine erste Annäherung an die Feldforschung dar. Es ist ein Blick von 'außen', der mir erste Informationen darüber liefert, wie dementiell veränderten Menschen aus der Sicht von 'Experten' geholfen werden kann. Ich erfahre:

„1982 beschließt die Stadtverordnetenversammlung in A, eine Tagespflege zu gründen. Es ist politischer Wunsch, die Einrichtung zwischen ambulanter Versorgung und stationärer Unterbringung 'rehabilitativ'[50] auszurichten. Grundgedanke ist, dass behinderten und alten Menschen nur dann geholfen ist, wenn sie nach einem Krankheitsereignis wieder mobilisiert werden. Ziel der Tagespflege ist eine Vermeidung stationärer Unterbringung und stattdessen ein weitgehend selbstbestimmtes Leben im selbst gewählten Kontext der eigenen Wohnung und der Familie zu ermöglichen" (GML1).

Ich frage, was es für die verantwortlichen Träger bedeutet, ein Angebotsnetz zu entwickeln. Der Leiter erläutert mir:

„Geeignete institutionelle Maßnahmen aufzubauen, bedeutet für die verantwortlichen Träger, ein differenziertes Angebotsnetz für Behinderte und alte Menschen zu entwickeln, das unterschiedlichsten Erfordernissen und Bedürfnissen der Hilfesuchenden gerecht wird. Die Angebotspalette erstreckt sich von kleinen Unterstützungen im häuslichen Bereich über ambulante und teilstationäre Hilfen bis zum Wohnen in der Pflege. Zur Vermeidung von Einbahnstraßen gilt, dass, wenn eine stationäre Unterbringung unumgänglich geworden ist, der Weg ins Pflegeheim menschenwürdig, achtsam und unkompliziert geebnet werden soll, aber auch die Möglichkeit eröffnet bleiben soll, dass der Kranke bei Besserung seines Zustandes wieder zurück in seine Wohnung kehren kann" (GML1).

Über das Tagespflegeheim A berichtet er:

„Das Tagespflegeheim A ist Teil des Gesamtkonzeptes des Deutschen Roten Kreuzes,[51] Kreisverband A, in der regionalen Altenhilfe. In A entstand 1986 ein Modell, für das ein multiprofessionelles Team eingestellt wurde. Die Leitung übernahm ich als Sozialarbeiter und Psychotherapeut, ich entwarf auch das Konzept der Einrichtung. Drei AltenpflegerInnen gewährleisten die Pflege, eine Ergotherapeutin, eine Krankengymnastin und eine Kunsttherapeutin vervollständigen das Team" (GML1).

Ich frage nach den Aufgaben des Tagespflegeheims:

---

50 Rehabilitation hat im allgemeinen Sprachgebrauch drei Bedeutungen. Sie meint die Wiedereingliederung von Behinderten in die Gesellschaft oder in das Berufsleben, Rehabilitation wird auch ehemaligen Strafgefangenen bei entsprechender *Bewährung* gewährt, nicht zuletzt meint Rehalbilitation auch die Wiederherstellung eines *guten Rufes*. Damit wird die Überleitung zu drei Phänomenen geschaffen, die auf einen veränderten gesellschaftlichen Umgang mit 'Verwirrten' hinweisen: der Kranke soll nicht mehr aus der sozialen Gemeinschaft ausgegrenzt, sein 'Anderssein' als gegeben toleriert werden, die 'Gemeinschaft' soll sich für ihn verantwortlich fühlen und ihn entsprechend seiner Ressourcen 'fördern'.

51 In Deutschland ist bei der organisierten sozialen Dienstleistungserbringung die freie Wohlfahrt stark beteiligt. Einer der sechs Spitzenverbände der freien Wohlfahrtspflege ist das Deutsche Rote Kreuz (DRK). Das DRK weist eine duale Struktur auf: einerseits als „nationale Hilfsgesellschaft", andererseits als Wohlfahrtsverband mit Schwerpunkt im Bereich der medizinischen Dienstleistungen. Orientiert ist das DRK an den Leitbildern der Menschlichkeit, Unparteilichkeit, Neutralität, Unabhängigkeit, Freiwilligkeit sowie Universalität.

„..., Menschen zu dienen, die Verlustsituationen erlitten haben: der Verlust ihrer Motorik, ihres Gedächtnisses, psychischer Strukturen. Sie bringen die Homöostase zwischen Selbständigkeit und sozialer Verankerung durcheinander. Lebensperspektiven werden verschüttet, Lebensparadigmen verlieren ihre Bedeutung. In dieser Krisensituation brauchen die Menschen eine Begleitung, um Selbständigkeit und Abhängigkeit wieder neu definieren zu können. Aktivierung und das Loslassen müssen in ein neues Verhältnis gesetzt werden, um das Leben wieder befriedigend zu empfinden und weiterleben zu können. Die Selbständigkeit der Menschen in der Krise hat einen Ort, das ist ihre Wohnung,[52] dort wollen sie bleiben. Ziel der Tagespflege in A ist es, die Selbständigkeit zu erhalten, zurückzugewinnen oder zu verbessern" (GML1).

Er begründet dies entwicklungspsychologisch:

„Neugeborene sind auf die Fürsorge und das Wohlwollen von primären Bezugspersonen angewiesen. Zuwendung und Liebe, so die Aussagen meines Konzeptes, entscheiden über die grundlegende Weichenstellung des Lebens. Kennzeichnend für die frühkindliche Entwicklung sind die Verwicklungen mit den Menschen, die für uns Verantwortung tragen und von denen wir abhängig sind. Positive Erziehung bedeutet, sich aus Abhängigkeiten heraus zur wachsenden Selbständigkeit zu entwickeln und eine eigene Persönlichkeit und Identität herauszubilden. Diese Entwicklung ist Basis und Chance für eine Sinnhaftigkeit im Leben und eine Richtungsgebung. Auch als Erwachsene bleiben die Themen Selbständigkeit und Unabhängigkeit grundlegend. Krisen wie Krankheit, Behinderung und Arbeitslosigkeit führen wieder in eine Abhängigkeit, der Kranke ist auf Hilfe angewiesen. Hilfe abzulehnen birgt die Gefahr der sozialen Isolation. Eine erwachsene Persönlichkeit beinhaltet das Bewusstsein ihrer Selbständigkeit und die Notwendigkeit der Verankerung in sozialen Bezügen. Mit dem Verlust von Sprache, des Verstands oder der Beweglichkeit des Körpers geht auch das Gefühl einher, den eigenen Lebensweg verloren zu haben. Es entstehen Angst, Depression und Resignation. Diese psychogenen Reaktionen erweisen sich oft als rehabilitationsresistent" (GML1).

Ich erfahre, wie es zur Einrichtung des Alzheimer-Tageszentrums B kam:

„Die Tagespflege in A nahm zunächst somatisch erkrankte Menschen mit Demenzen als Folgeerscheinung bestimmter Erkrankungen genauso auf wie Menschen mit Demenzen vom Typ Alzheimer. Dies hat sich langfristig als nicht tragfähig erwiesen, weil das häufig als 'verrückt' und 'bizarr' verstandene Verhalten der Alzheimer-Kranken im Zusammenleben mit körperlich schwer beeinträchtigten Menschen zu sozialen Konflikten führte, unter denen alle Beteiligten litten. Die verwirrten Alzheimer-Patienten erwiesen sich als unfähig sich im Rahmen einer Gemeinschaft anzupassen und sich im sozialen Kontext angemessen zu verhalten" (GML1).

Der Leiter erklärt mir, worin der Unterschied der beiden Einrichtungen liegt:[53]

„Im Jahre 2000 wurde das Alzheimer-Tageszentrum in B gegründet. Die Begründung für die Neueinrichtung eines Tagespflegeheims speziell für Alzheimer-Patienten liegt darin,

---

52 Dabei geht der Leiter von der Voraussetzung aus, dass es in unserer Zivilisation zu den höchsten Gütern gehöre, ein „Dach über dem Kopf zu haben" und „in einem sozialen Rahmen zu leben, den man sich selbst gewählt hat und in dem soziale Entfaltung möglich ist". In der Verbindung, „Einfluß auf sein Leben zu haben", würde sich ein weiteres Gut unserer Gesellschaft entfalten, das Gefühl der „Lebensqualität" (GML1).

53 Nähere Angaben finden sich im Anhang unter: Zwei Einrichtungen im Überblick.

dass in getrennten Einrichtungen angemessener auf die spezifischen Eigenarten und spezifischen Probleme der jeweiligen Personenkreise eingegangen werden kann. Der einfühlsame Umgang mit verwirrten Menschen beeinflusst einerseits den Krankheitsverlauf positiv, indem noch vorhandene geistige und psychische Ressourcen angesprochen werden, zum anderen ist ein tieferes Verstehen des äußerlich erst einmal unsinnigen Verhaltens möglich. Dies setzt eine andere Strukturierung des Tagesablaufs voraus als bei geistig klaren Menschen mit körperlichen Behinderungen" (GML1).

Wesentliche Ziele sind:

„Durch die Entlastung der Angehörigen kann der Kranke in dem häuslichen Milieu bleiben, das ihm vertraut und bekannt ist.
Durch die Schaffung eines gesicherten sozialen Rahmens ist es dem Kranken möglich angstfrei und menschenwürdig zu leben" (GML1).

Der Leiter geht davon aus, dass sich Angehörige in der Situation des Pflegenden überfordert fühlen, weil sie selbst oft in einem hohen Alter, oft selber krank sind und nicht verstehen, was mit ihrem Ehepartner passiert. Es fehle einesteils am nötigen Verständnis für den Erkrankten, andererseits würde eine Heimunterbringung verweigert.

„Aus dem Krankheitsbild Alzheimer resultieren Gefühle, die zu einem bestimmten Verhalten führen, das wiederum Reaktionen der Umwelt hervorruft. Die Kranken selber verstehen nicht, was mit ihnen passiert. Ihr Grundgefühl ist Angst. Sie spüren und erleben die dramatische Veränderung mit sich selbst und die Verunsicherung ihres Partners. Sie können die Ereignisse um sich herum nicht entschlüsseln, weil sie die Zusammenhänge der Geschehnisse vergessen. Die Welt versteht sie nicht mehr und sie verstehen die Welt nicht. Ihre Angst äußert sich als Projektion, indem sie ihr Tun anderen 'in die Schuhe schieben'. Die anderen haben ihre Sachen verlegt oder weggenommen, nicht sie selbst. Dies löst wiederum bei den Partnern eine gereizte Stimmung aus – es kommt zum Streit. Oft fühlt sich der Kranke 'mit dem Rücken an der Wand'. Dies löst Aggressionen aus, weil er das Gefühl hat, alles falsch zu machen und durch seine inneren Gedanken bedroht zu sein. Angriff wird zur besten Verteidigung. Damit er nichts mehr falsch machen kann, zieht er sich zurück in die Resignation. Dies wechselt sich ab mit Zeiten der Hypermotorik. Es entwickelt sich ein großer Drang herumzulaufen, um vor den schrecklichen Ereignissen, die den Kranken passieren, zu fliehen. Auch die Suche nach etwas, das unwiederbringlich verloren zu sein scheint, bedingt einen enormen Bewegungsdrang. Der Kranke flieht aus der Gegenwart in eine fremde Realität, die sich in den Augen der anderen als unsinnig oder unverständlich präsentiert. Seine Seele macht einen Selbstheilungsversuch, indem sie ihn aus der Gegenwart in eine vergangene Zeit fliehen lässt, in der er noch etwas zu sagen hatte. Er geht in seine innere Realität" (GML1).

Adäquate Methoden seien „Milieutherapie",[54] „Validation"[55] und „Erinnerungspflege", die dem Kranken helfen sollen, sich in seiner Welt als wertvoll

---

54 Die Milieutherapie geht davon aus, dass nicht nur eine therapeutische Intervention das Selbstwertgefühl stärkt und die Identität erhält, sondern dass das räumliche Milieu, die Tagesstrukturierung und die zwischenmenschliche Interaktion entscheidend sind. Zum räumlichen Milieu gehören die Gestaltung der Innenräume, ein Laufgartens, große Sanitärräume, gesonderte Therapieräume. Eine entscheidende Rolle spielt die durch Farben, Licht und Luft gestaltete Atmosphäre. Zur Gestaltung eines entspannten zwischenmenschlichen Milieus gehören nicht nur Interesse und Sympathie für die Kranken, sondern auch eine hohe

und akzeptabel zu erleben und seine Angst zu mildern. Dies allerdings setze ein geschultes Personal voraus.

„Es gibt drei betreuende Altenpfleger, die von Hilfspersonal unterstützt werden, diese z. B. bei Dienstbesprechungen vertreten, eine Altentherapeutin, die mit den Kranken bastelt oder malt, und – im Gegensatz zu A – eine Musiktherapeutin" (GML1).

Der Leiter bezieht sich, was sein Rollenverständnis im Umgang mit Kranken und Angehörigen angeht, auf die nondirektive Gesprächsführung des Psychologen Carl Rogers und erläutert mir:

„Voraussetzung ist dabei, dass man den Spuren des Gesprächspartners folgt, ihm bei der Ausrichtung seines Kompasses behilflich ist und Lösungen findet, die ihm entsprechen und wesensgemäß sind, ohne ihm Strukturierungshilfen zu geben. Carl Rogers ist einer der bekanntesten Vertreter der nondirektiven Gesprächsführung. Er geht davon aus, dass sich bedeutende Entwicklungsschritte im Menschen von selbst vollziehen und nicht von außen gemacht werden. Dies setzt voraus, dass förderliche zwischenmenschliche Bedingungen bestehen. Ein Mensch verändert sich nicht grundlegend durch die Behandlung eines Profis, sondern durch Anteilnahme, Echtheit, Akzeptanz und Empathie" (GML1).

Ich erfahre, dass dem therapeutischen und pflegerischen Bemühen, das Bestmögliche für den Kranken zu leisten, die steigenden Kosten des Gesundheitswesens entgehen. Bestimmte Leistungen seien nicht zu erbringen weil dafür weder Zeit noch Mittel zur Verfügung stehen.

„Das entscheidende Problem der Einrichtungen ist einesteils der hohe Qualitätsstandard, den der medizinisch-technische Dienst der Krankenkassen fordert, andererseits, dass die Einrichtungen diesen Standard mit den bestehenden Kosten nicht leisten können. Es gibt bestimmte Leistungen, wie zum Beispiel 'ästhetische Erfahrungen', die nach keinen Kriterien messbar sind und deren Erfolg darum auch nur schwer nachweisbar ist" (GML1).

In der Anwesenheit einer teilnehmenden Beobachterin in A sieht er die Chance, dass inzwischen „verkrustete Institutionalisierungen" aufgeweicht werden, und in B, dass es zu „einer besseren Koordination zwischen den MitarbeiterInnen" kommt.[56]

Kooperationsbereitschaft im Team. Dies basiert auf dem Wissen darüber, dass mit dem Nachlassen der geistigen Fähigkeiten, eine hohe Sensibilität für Atmosphäre und Stimmungen einhergeht. Kranke reagieren mit erhöhter Unruhe, Angst und Aggressivitäten auf Spannungen innerhalb des Teams (vgl. Alzheimer Gesellschaft Mittelhessen e. V. 1997, 13 ff.).

55   Die Methode der Validation kann als Rollenspiel verstanden werden, bei dem MitarbeiterInnen in die „andere Wirklichkeit" des Demenzkranken einsteigen, sich zum Beispiel als Tochter oder Enkelin ansprechen lassen, ohne dies richtigzustellen oder Argumente zu nennen, die nach den Kriterien der MitarbeiterInnen eigentlich 'gelogen', für die Kranken jedoch glaubwürdig sind, weil sie die Sicht der Welt des Kranken bestätigen. Validation findet Anwendung, wenn Realitätsverkennungen des Kranken mit starken Gefühlen verbunden sind und der Versuch, ihn in eine andere als seine Realität zurückzuholen, für ihn nur kränkend wäre (vgl. ebd., 132 ff).

56   Damit verweist er bereits im Eingangsgespräch auf Probleme, die im Laufe des Beobachtungsprozesses auch von den MitarbeiterInnen artikuliert wurden, dass die Arbeitsprozesse in A nach 13jährigem Bestehen der Einrichtung teilweise zu routiniert und eingefahren er-

Meine anschließende Vorstellung in den Teams in A und B weist zwei unterschiedliche Schwerpunkte auf. In A zeigt sich das Team einer fremden Beobachterin gegenüber skeptisch und betont, dass erst ein Aufbau von Vertrauen erfolgen müsse.

Ganz anders ist die Reaktion der MitarbeiterInnen, als ich mich einige Tage später in B vorstelle. Man nimmt mich warm und interessiert auf. Die Altentherapeutin drückte mir die Hand und sagte:

„Sie schickt der Himmel" (PB2).

Feldtagebuch: Ich bin einigermaßen erstaunt, denn so sehnsüchtig erwartet wird eigentlich sonst nur ein guter Engel in einer hoffnungslosen Lage. Dementsprechend verstehe ich auch die Erwartungshaltung an mich, die Einrichtung nach außen hin publik zu machen und positiv zu vertreten. Kann ich objektiv bleiben, ohne diese Erwartungshaltungen zu enttäuschen?

Analyse: Fremd in der eigenen Kultur

Wer als Fremder Tagespflegeheime aufsucht, um deren Lebenswelt zu erforschen, der stößt unweigerlich auf das Phänomen der Grenze. Meine ersten Eindrücke der Tagesstätten sind eine Welt hinter Glas, hinter geschlossenen Türen, Zäunen, Barrieren, Grenzen zwischen Innen- und Außenwelt. Die Begriffe Begrenzung und Abgrenzung implizieren für mich gleichzeitig die Begriffe Verstehen, Verstandenwerden, Missverstehen, Nichtverstehen.

Auf der wissenschaftlichen Ebene gehören Menschen mit dementiellen Veränderungen in Tagespflegeheimen zu einem wenig erforschten Bereich. Auf der gesellschaftlichen Ebene werden Menschen mit Demenzen ausgegrenzt. Auf der institutionellen Ebene grenzen Einrichtungen die Menschen nach außen hin ab. Dies dient einesteils zu ihrem Schutz, andererseits wird aber auch die Gesellschaft vor ihnen geschützt. Die Abgrenzung zwischen 'drinnen' und 'draußen' ist eine symbolische Grenze zwischen verschiedenen Welten, die durch Glastüren geregelt wird. Man kann zwar durch sie hindurch blicken. Hat aber dadurch metaphorisch gesehen noch keinen 'Durchblick' gewonnen.

Innerhalb der Einrichtung in B gibt es eine klare Abgrenzung: Wer ist Besucher, wer ist MitarbeiterIn. Die Gruppe der MitarbeiterInnen darf ungehindert nach draußen, die Gäste bzw. Besucher der Einrichtungen müssen die Barriere der Eingangstür akzeptieren. Wer ins Heim will, muss klingeln. Die MitarbeiterInnen kontrollieren, wer das Kriterium der Zugehörigkeit erfüllt und wer als fremd identifiziert wird. In A stellen körperliche Gebrechen eine Grenze der Mobilität dar. Auch wer das System des Türöffnens beherrscht,

scheinen, und dass das seit drei Jahren in B bestehende Team noch mit Problemen im Bereich der Pflege-Therapie-Koordination zu kämpfen hat.

kommt aufgrund seiner begrenzten Möglichkeiten nicht weit. Hinzu kommt die Scheu vor der fremden Außenwelt, die der Sicherheit einer begrenzten 'Schutzwelt' entgegensteht.

Der Begrenzung der Lebenswelt steht in beiden Einrichtungen die Freiheit und Sehnsucht, „abgeholt zu werden", „nach Hause gehen zu können", sich auf eine „Reise zu begeben", alles Äußerungen von Kranken beider Einrichtungen im Beobachtungsverlauf, in verschiedenen Kontexten entgegen. Auch nonverbal kommt sie durch 'Fluchtversuche' zum Ausdruck. Bei Einrichtungen für alte, kranke Menschen geht es stets um den schmalen Wandelgrad zwischen dem Vermitteln eines sicheren und Geborgenheit gebenden Ortes und dem negativ konnotierten Begriff des 'Verwahrens' von Menschen mit deviantem Verhalten.

Dies empfinden auch die Angehörigen, wenn sie 'ihren Kranken' morgens im Tagespflegeheim abgeben. Die Äußerung des Angehörigen: „Entweder ihr müsst die Patienten hier drinnen in Ketten legen, oder ihr lasst die anderen draußen im Regen stehen", bringt seine Verzweiflung, seine Ohnmacht, Wut und Zorn über die Krankheit seiner Frau zum Ausdruck und artikuliert gleichzeitig seine Wünsche und Vorstellungen an die Einrichtung.[57] In Ketten legen deutet auf eine ungewollte Gefangenschaft hin, jemandes Tun, seine Bewegungsfreiheit einzuschränken; im Regen stehen lassen, bedeutet, jemandem in einer schwierigen Situation nicht beizustehen. Dies bedeutet, der Kranke soll sich in der Tagespflege nicht wie in der Gefangenschaft vorkommen und gleichzeitig darf sich der Angehörige in einer schwierigen Situation nicht alleine gelassen fühlen.

Krankheit wird in unserer Gesellschaft als Krise angesehen

Der Leiter der Einrichtungen sieht Krankheit als eine Krise an, zu deren Überwindung die Einrichtungen beitragen können. Dank medizinischem Fortschritt erreichen die Menschen in unserer Gesellschaft ein immer höheres Lebensalter. Mit dem höheren Lebensalter tritt die Gefahr von vermehrten Erkrankungen auf. Krankheiten unterteilen sich in chronische und akute. Chronische Krankheiten entwickeln sich langsam, dauern lange oder sind nach heutigen Erkenntnissen der Medizin unheilbar. Akute Krankheiten verlaufen in der Regel schnell und heftig. Sie gelten als heilbar oder der Zustand des Erkrankten verbessert sich nach einer ärztlichen Behandlung. Sich (ver-)bessern bedeutet umgangssprachlich, dass Leistungen und Fähigkeiten (wieder) gesteigert werden können. In der deutschen Leistungsgesell-

---

57 Die MitarbeiterInnen haben im Laufe meines Beobachtungszeitraums eine Lösung gefunden. Es gibt eine zweite Eingangstür. Sie befindet sich im Inneren des Seniorenzentrums und verbindet die beiden Einrichtungen. Durch einen besonderen Mechanismus lässt sie sich vom Seniorenzentrum aus außen, aber vom Alzheimer-Tageszentrum muss sie von innen aufgeschlossen werden. Damit wird gewährleistet, dass kein Besucher ohne die Begleitung eines Mitarbeiters die Einrichtung verlassen kann.

schaft hängen soziales Ansehen und Erfolg maßgeblich von erbrachten Leistungen und der Leistungsfähigkeit eines Menschen ab. Chronisch Kranke erreichen die Grenzen ihrer Leistungsfähigkeit. Ein Erhalt ihrer Leistungsressourcen oder -reserven bedeutet ein Ausschöpfen bisher zurückbehaltener Restleistungen.

Krankheit wird in unserer Gesellschaft als Krise angesehen. Sie bedeutet sowohl den Höhepunkt einer lebensgefährlichen akuten Erkrankung als auch eine allgemein problematische Lage. Um Krankheiten und die sie bedingenden Krisensituationen zu überwinden werden je nach Krankheitsbild Medikamente gegeben und Therapien eingeleitet. Diese variieren nach dem Verlauf der Krankheit und ihren Erscheinungsformen. Die Krankheit Alzheimer hat einen chronischen Verlauf. Ihre Erscheinungsformen zeigen sich in einem 'nicht normalen' bzw. 'verrückten' Verhalten. Mit der Einteilung in normal oder nicht normal erfolgt eine Typisierung. Der Mensch wird einem bestimmten Typus zugeordnet, nicht mehr als Individuum dargestellt. Dementsprechend erfolgt eine Therapie nicht dem Individuum, sondern dem Krankheitsbild angemessen. Der Ausdruck 'verrückt' bedeutet, dass sich etwas nicht mehr in einer vom Betrachter erwarteten Position befindet. Das 'Geraderücken' eines Menschen stellt an ihn Verhaltensanforderungen.

Mit der zusätzlichen institutionellen Einteilung in primäre und sekundäre Demenzen variieren auch die Verhaltensanforderungen. Bei Menschen mit primären Demenzen zielen sie darauf, dass der Kranke bereit ist, sich in psychiatrische Behandlung zu begeben oder sich von Angehörigen betreuen zu lassen. Bei Menschen mit sekundären Demenzen zielen sie auf Rehabilitation. Rehabilitation bedeutet Wiedereingliederung in die Gesellschaft oder Wiederherstellung des guten Rufs. Mit Letzterem ist verbunden, dass das Verhalten wieder auf Angemessenheit zielt. Als angemessen gilt ein den Begleitumständen entsprechendes Verhalten. Begleitumstände sind die negativen Nebeneffekte, die durch mangelnde Eigenverantwortlichkeit erzielt werden. Eigenverantwortlich zu sein heißt, die Konsequenzen aus den eigenen Handlungen tragen zu können und dafür haftbar zu sein. Haftbarmachung ist eine rechtliche Zuweisung der Verantwortung und beinhaltet eine Schadensersatzpflicht.

Alzheimer-Kranke können in unserer Gesellschaft nicht für sich verantwortlich sein, weil sie für die Folgen ihrer Handlungen nicht selbst einstehen können. Diese rechtlichen Konsequenzen bedingen, dass ein anderer Mensch oder eine Institution für sie die Verantwortung übernehmen muss. Verantwortlich für einen Menschen zu sein heißt für pflegende Angehörige, am Verhalten des Kranken eine Art von 'Mitschuld' zu tragen. Schuld zu haben hat für die Angehörigen die Folgen eines Schuldgefühls. Schuldbewusstsein führt zu einem schlechten Gewissen. Dahinter steht die Angst, dass der Kranke oder der Angehörige gegen ein Gesetz oder Gebot der Gesellschaft verstößt. Es beinhaltet die Angst vor Verpflichtung zur Wiedergutmachung in rechtlicher, moralischer und religiöser Hinsicht. Unrechtes zu tun hat rechtliche Konsequenzen, Unrechtes zu tun knüpft aber auch an Begriffe wie 'eine Sünde begehen oder begangen zu haben' an und kann bedeuten, gegen religiöse Gebote verstoßen zu haben.

Es erfolgt eine wechselseitige Schuldzuweisung zwischen Kranken und Angehörigen. Der Kranke gibt dem Angehörigen die Schuld, wenn er selbst Dinge vergessen oder verlegt hat. Der Angehörige gibt dem Kranken die Schuld, dass dieser ihm die Schuld an seinen Fehlleistungen zuschreibt. Der Angehörige kommt an seine Leistungsgrenze, weil er dem psychischen Leistungsdruck nicht standhalten kann. Hinzu kommt der gesellschaftliche Leistungsdruck: die Gesellschaft (und zu der gehört der Angehörige selbst auch) erwartet eine aufopferungs- und verständnisvolle Pflegeleistung von ihm. Bei dem Versuch, ständig sein 'Bestes' zu geben, sinkt seine Leistungsfähigkeit. Es schließt sich der Teufelskreis, nachdem soziales Ansehen und Erfolg von der Leistungsfähigkeit eines Menschen abhängig gemacht wird.

Reflexion: Verstehen in Grenzbereichen

Die Tagespflegeheime als Orte der Grenzen des Verstehens oder des Verstehens in einem Grenzbereich führt mich zu den allgemeinen Merkmalen einer Grenze. Der Kulturanthropologe Heinz Schilling definiert (vgl. Schilling 1998, 13-15):

Eine Grenze ist zunächst einmal dadurch gegeben, dass Menschen das Nichtfortsetzen von irgendetwas erklären. Grenze ist Konvention, in dem einer sagt, dass etwas sein Bereich sei und der andere dem auch zustimmt. Grenze im territorialen Sinne meint, dass an einer Stelle der Geltungsbereich eines Normen- und/oder eines kulturellen Sinnsystems endet. Dies bedeutet das Ende der Wirksamkeit einer Konvention, die wiederum das Ergebnis von Kommunikation sein kann. Das was an der Grenze grundsätzlich zu trennen scheint, die Entscheidung, was auszugrenzen und was einzuschließen ist, entspringt der jeweiligen Kultur und ihrem Bedeutungssystem. Diese Entscheidungen weisen aber auf beiden Seiten der Grenze Parallelitäten auf. Menschen haben existentielle Bedürfnisse, suchen nach Anerkennung, Bindungen, Identifikationen und zwischenmenschlichen Korrespondenzsystemen.

Grenzen des Verstehens oder Verstehen an der Grenze gehört zur Pragmatik menschlicher Kommunikation. Im Sinne Paul Watzlawicks ist die Grenze des Verstehens eine Erscheinungsform des kommunikativen Spezialfalls der Konfusion, sie wird dann erreicht, wenn die Verständigung misslingt.

Verstehen hängt von Kompatibilität ab. Alfred Schütz geht davon aus, dass Erfahrung immer in einen bereits bestehenden individuellen oder kollektiven Wissensvorrat eingefügt wird. Um etwas Neues in meine kognitive oder emotionale Bedeutungswelt integrieren zu können, muss es für mich sowohl plausibel als auch relevant sein.

Der Ethnologe als Grenzgänger

Der Ethnologe als Grenzgänger überschreitet die Grenze zu einem fremden Terrain. Er wird für einen längeren Zeitraum zu einem Grenzgänger im Grenzbereich zweier Kulturen: der eigenen, ihm vertrauten und der von Tagespflegeheimen, einer fremden Kultur, an der er teilhat, ohne ihr wirklich anzugehören.

Dies erinnert an Simmels Modell des Fremden, dass Dennison Nash auf den Ethnologen übertragen hat. Dem Fremden ist alles, was der Gruppe vertraut ist, unvertraut. Damit wirft er Untersuchungsfragen auf, die von den Insidern keiner mehr stellt (vgl. Lindner 1990, 207). Diese Angst vor unerwünschten Fragen und das Nicht-miteinander-vertraut-sein ruft bereits bei der Vorstellung in A Misstrauen hervor. Vertrauen als zentrales Merkmal der teilnehmenden Beobachtung wird in allen Forschungsarbeiten immer wieder betont. Das Anliegen der Feldforscherin ist es, von den MitarbeiterInnen und Besuchern angenommen zu werden, teilnehmen zu können, nicht als Störenfried empfunden zu werden.

Schon beim ersten Eintreten ins Feld wird seitens der Feldmitglieder dem teilnehmenden Beobachter eine bestimmte Rolle zugeordnet. Der Fremde wird von den 'Einheimischen' in entsprechende Kategorien eingeordnet. Diese sind unter anderem das Alter, das Geschlecht, die Zugehörigkeit zum Feld, die Rolle, die in der 'Außenwelt' eingenommen wird. Auch ich ordne die Menschen die mir in der Tagespflege begegnen spontan nach bestimmten Verhaltensmerkmalen wie die 'Unauffällige' oder der 'Aufdringliche', die meiner eigenen Erfahrungswelt im Umgang mit meinen Mitmenschen entstammen und mein Verhalten ihnen gegenüber beeinflusst.

Erste Irritationen einer Grenzgängerin

Zu einer Ethnographie gehört das Vergleichen der eigenen Erfahrungswelt mit der fremden Welt. Die spezifischen Merkmale der von mir besuchten Einrichtungen rufen bei mir erste Irritationen hervor. Fremd, im Sinne von abweichend und ungewohnt zu meinen lebensweltlichen, alltäglichen Erfahrungen,

- wirkt das unfreiwillige Zusammensein: Menschen vermitteln den Eindruck, hier nicht sein zu wollen, können aber nicht einfach gehen,

- wirkt die Atmosphäre: warten und abwarten in A, suchen und umherirren in B,
- wirkt der Kontrast zwischen MitarbeiterInnen und Besuchern: der Gruppen der hilflosen, geschwächten, inaktiven, suchenden, umherirrenden Alten steht in beiden Einrichtungen eine andere Gruppe gegenüber, die sich durch Jugend, Aktivität, Schwung, schicke Kleidung auszeichnet,
- wirken die Gerüche: in A rufen sie Assoziationen zu Sterilität (Putzmittel) hervor. In B zu Krankheit (Inkontinenz),
- klingen die Geräusche: Klagen und Seufzen in A, Rufen und Schreien in B,
- ist mir die Art der Interaktion bzw. Kommunikation: Schweigendes Nebeneinander sitzen in A sitzen, unverständliches Kommunizieren in B.

Besucherinteraktionen

Das Phänomen des Verstehens in einem Grenzbereich leitet mich auch bei den ersten Kontakten mit den alten Menschen in beiden Einrichtungen. Dieser Grenzbereich betrifft zum einen die sprachliche Verständigung: Ist eine Unterhaltung nach meinen gängigen Vorstellungen mit Menschen mit dementiellen Veränderungen überhaupt möglich? Zum anderen geht es um das Eindringen eines Fremden in einen geregelten Alltag: Wie werden sie auf mich als fremde Beobachterin reagieren? Zum Dritten befinden sich viele dieser alten Menschen nicht freiwillig hier, sondern auf das Betreiben des medizinischen Dienstes oder der Angehörigen. Wie verhalten sie sich auf engstem Raum zueinander?

Abgrenzung und Solidarisierung in A

Eine Fremde, die am Alltagsleben einer Tagesstätte für kranke, alte Menschen teilnimmt, die Menschen und MitarbeiterInnen beobachtet, sich Notizen auf einem mitgebrachten Block macht, muss, so meine Erwartungshaltung, auf Neugier stoßen. Ich erwarte, dass man mich fragt, was ich hier mache, woher ich komme, wie lange ich bleiben werde. Verwundert bin ich darüber, dass dies nur hin und wieder und nur zu Beginn meiner Teilnahme der Fall war. Ein Fremder, so stelle ich im Laufe meiner Untersuchungen fest, wird für die Beteiligten mit der Zeit zur Selbstverständlichkeit, genauso wie die Verhaltensweisen der Besucher ihrerseits für die Forscherin immer selbstverständlicher werden.

Erste Beobachtungseindrücke in A

Die ersten Beobachtungseindrücke spiegeln das Fremdsein zwischen Forscherin und Besuchern und die Interaktionen der Kranken untereinander am eindrücklichsten wider.

Der erste Gast kommt um acht Uhr, bekommt den Blutdruck gemessen, frühstückt im großen Speisesaal, wo Menschen sitzen, die auf Hilfen angewiesen sind, seien es spezielle Brettchen, die helfen, dass sie ihr Brot noch alleine schmieren können, sei es die Hilfe der MitarbeiterInnen. Der zweite Gast legt selbständig seine Garderobe ab und begibt sich ebenfalls schweigend auf seinen Platz. Die beiden wechseln kein Wort miteinander. Die dritte Besucherin ist eine schwerbehinderte Frau, die von den Zivildienstleistenden mit dem Rollstuhl an ihren Platz gefahren wird. Ihre Mimik bleibt beim Ausziehen unverändert, der Mund steht offen, die Augen blicken ins Leere. Die BesucherInnen beachten mich nicht. Nur der ältere Herr, der als Erster am Tisch saß, richtet den Blick auf mich und sagt: „Ich bin ein Eingeplackter. Die", er deutet mit dem Finger auf die alte Dame am Tischende, die noch immer unbeweglich sitzt, „die ist unfreundlich, sagt nichts, tut so, als ob sie taubstumm wäre."

Ich betrete den kleineren Frühstücksraum. Hier können die alten Leute alle noch selbständig und ohne Hilfen essen. Zwei ältere Damen, die einander gegenübersitzen, unterhalten sich über das Herbstfest,[58] das drei Tage vorher hier stattgefunden hat. Die eine äußert ihren Unmut darüber, dass sie die Zivis[59] keinen Kuchen bekommen haben. Sie nehmen mich wahr, ich stelle mich ihnen vor und erkläre, dass ich etwas über Menschen in der Tagespflege erfahren möchte. „Wichtig ist", sagt Frau P., „dass man im Kopf klar ist. Mich ekelt, wenn alles versaut ist, ich könnt' die Arbeit hier nicht." Sie fährt vertraulich zu mir gewandt fort: „Ich hab' mir angewöhnt zu schlucken. Die Toilette ist schmutzig und das für 1000 DM im Monat, was ich mir alles gefallen lassen muss." In einem Hotel müsse für gutes Geld auch ein guter Service geleistet werden, vergleicht sie und betont, dass sie freiwillig hier ist, um den Kindern nicht zur Last zu fallen.[60]

Frau H., die gegenübersitzt, ist fast taub. Sie erzählt mir, dass sie zwar hier wohne, „aber kein billiger Chaot" sei. Ich frage nach, was sie meint und erfahre von ihr „hier gibts Primitive, die haben die höchsten Ansprüche." Sie zieht die Stirn in Falten und blickt zum Nachbartisch.

Ich wechsle den Tisch und setze mich zu den Damen, auf die sie geblickt hat. Frau W. freut sich über mich. „Mir gefällt es hier, ich komme gerne. Ich habe fünf Kinder und acht Enkelkinder." Sie wirkt sehr freundlich und angepasst, lächelt zu allen Tischen herüber, versucht sich hier und da in ein Gespräch einzumischen und wird weitgehend von den anderen Besuchern überhört und übersehen. Frau M. neben ihr sagt im barschen Ton: „Ich kann meine Zähne herausnehmen und mir selbst in den Arsch beißen." Ich lächle freund-

---

58 In den Einrichtungen finden regelmäßig Feste statt: Herbstfest, Weihnachtsfest, Faschingsfest, Osterfest. Einesteils sind sie Gelegenheiten, sich nach außen hin zu präsentieren, andererseits knüpfen sie an traditionelle Feste an, die starke positive Empfindungen und Erinnerungen in sich bergen. Sie alle haben einen religiösen Hintergrund, bieten außergewöhnliche Ereignisse in einem ansonsten routinierten Alltagsleben. Bei Festen schieß sich die Möglichkeit, im Ritual des Feierns Spannungen und Konflikte öffentlich nicht zu thematisieren, sie aber gleichzeitig in der Bestätigung der gesellschaftlichen Einheit zu überwinden (vgl. Schilling 1998, 17).

59 Mit den „Zivis" sind die Zivildienstleistenden gemeint

60 Die Ergotherapeutin erwähnt mir gegenüber, dass sich die Kinder von Frau P. nie um ihre Mutter kümmern.

lich, und so erzählt sie mir, dass der Sohn ihrer Cousine Arzt geworden sei, obwohl er aus einer Metzgerfamilie kommt. Sie betont, dass sie auch vornehme Leute kenne und früher „Portefeuillerin" war.

Am Nebentisch findet ein angeregter Dialog zwischen einer älteren Dame im Rollstuhl und einem Schlaganfall-Patienten statt. Ich bemerke seine gelähmte Hand. Man spricht über Kinder und Enkelkinder. Die beiden älteren Herrschaften flirten miteinander. Sie betonen, wie froh sie sind, nebeneinander zu sitzen, weil man so einen vernünftigen Gesprächspartner habe. Besonders Herr Riem[61] betont, wie froh er darüber ist, dass er hier „etwas zu tun habe", und lobt die Therapieanwendungen, die er alleine nicht wahrnehmen könnte. Er freut sich auf die Besuche auf dem Wochenmarkt, den Hessenpark, vor allem über die Kunsttherapie. „Ich wusste gar nicht, dass ich so gut malen kann."

Herr Heiz schweigt. Er sitzt am gleichen Tisch gegenüber. Wirkt auffällig gepflegt mit Anzug und goldener Uhr und Armband. Er erzählt mir, mit lateinischen Fachbegriffen, seinen Krankheitsverlauf. Offensichtlich meint er, ich sei vom medizinischen Dienst. Er sei froh, hier zu sein, weil er sich alleine nicht versorgen könne, keinen Menschen habe und es ihm unangenehm sei, „wenn junge Leute von der Hauspflege an mir rumfummeln." Dann weint er, entschuldigt sich: „Ich muss jetzt eine Dusche nehmen, danach stehe ich Ihnen wieder zur Verfügung."

Ich wende mich nochmals Herrn Riem zu. Wieder taucht das Argument auf, dass sich nur wenige Menschen eine so teure Einrichtung wie diese hier leisten können. „220 DM täglich, und ich bekomme nichts dazu, weil ich früher so gut verdient habe. Ich war der Boss." Seine Nachbarin erzählt: „Ich bin froh, dass ich ein bisschen Rente kriege, ich war früher bei der Post." Herr Riem betont, was für ein interessanter Mensch Herr Heiz sei. Er kenne seine Geschichte hier als Einziger. „Er hat schlimme Erlebnisse im Krieg gehabt. Der Krieg hat viel kaputt gemacht." Herr Riem weist mich darauf hin, dass er selber drei Instrumente beherrsche und das Bild an der Wand hinter ihm in der Kunsttherapie entstanden sei (PA4).

Alleine am einzigen Einzeltisch

An einem Extratisch sitzt in A ein alter, fast blinder Mann. Er trägt ein weißes 'Lätzchen', das mit Essensresten besprenkelt ist. An vielen Tagen beobachte ich, dass den alten Mann strafende Blicke treffen oder er von den Besuchern einfach übersehen wird. Mit einem Menschen, der ungepflegt wirkt und der nicht 'vernünftig' essen kann, wollen vor allem die alten Damen nichts zu tun haben, die besonders viel Wert auf ihr Äußeres legen.

Heute ist die Friseuse ins Tagespflegeheim gekommen. Ich bewundere die Damen anschließend beim Mittagessen. Sie sind stolz auf ihre neu gelegten Haare, halten den Kopf ganz gerade, bewundern ihr Spiegelbild in der Fensterscheibe. Es gibt Hühnerbeine, und man bemüht sich mit dem Messer und der Gabel den Beinen zuleibe zu rücken. Wenn man so fein hergerichtet ist, scheint es nicht schicklich, sein Hühnerbein mit der Hand zu essen. Nur der einsame Herr im Rollstuhl sitzt ganz alleine am einzigen Einzeltisch. Mühsam tastet er mit den Fingern auf seinem Teller herum, ein Stück Huhn fällt ihm auf seinen

---

61 Für Personen, die im Laufe der Untersuchung immer wieder Relevanz gewinnen, wurde ein Synonym gefunden. Besucher, die nur an einer Stelle beschrieben werden, erscheinen mit erfundenen Anfangsbuchstaben.

umgebundenen Latz. Eine Besucherin rümpft die Nase. Die anderen schauen nicht in seine Richtung (PA23).

„Sie sollen hier doch sprechen lernen"

Der Ablauf des Montags in der Tagesstätte in A ist ritualisiert und immer gleich. Frühstück, Bewegungstherapie, Aufenthaltsraum. Hier stehen Gruppentische mit Handarbeiten, Stiften, Zeitschriften. Heute sitzen alle und warten, dass Tee gereicht wird oder Joghurts ausgeteilt werden. Es erfolgen keine Aktivitäten, weil die Pflegenden heute keine Zeit dafür haben.

Frau M. wird es langweilig. Sie spricht die ihr gegenübersitzende Dame darauf an, dass der Krieg doch ein schreckliches Ereignis sei. Die alte Dame reagiert nicht. Daraufhin meint Frau M. zu ihr: „Antworten Sie mir! Sie sollen hier doch Sprechen lernen!" Die Angesprochene verzieht für einen Moment lang die Mundwinkel nach unten, dann hebt sie die Augenbrauen und sieht Frau M. schweigend an. Frau M. zieht mich ins Gespräch. Sie erzählt mir, sich leicht vorbeugend, im Vertrauen, dass es hier Leute gäbe, die zwar sprechen könnten, aber nicht wollten. Die würden sich für was Besseres halten. Die Mimik der angesprochenen Frau deutet auf äußerste Skepsis hin. Der Ton, indem sie aufgefordert wurde zu reden, erscheint wie ein Befehl, dem sie nicht folgen kann oder nicht folgen will. Sie schweigt (PA8).

Mit- und Gegeneinander in B

In B empfängt mich ein bunter Wirrwarr an Stimmen und Eindrücken. Einige Menschen laufen aufgeregt hin und her, andere sitzen still in sich zusammengesunken im Aufenthaltsraum. Da ich zunächst nicht beachtet werde und meine Begrüßung nur wortloses Erstaunen hervorruft, setze ich mich neben eine Dreiergruppe, beobachte ihre Mimik und Gestik und protokolliere ihr Gespräch.

„Der hat sie nicht, die Dings"

Frau D. – klein, zierlich, lebhaft – wirkt auf mich sehr freudig. Herr U. ist groß und kräftig und agiert sehr bestimmend. Als ich mich ihm nähere, schaut er mich über den Brillenrand hinweg sehr streng an, abwartend, ob ich ihn anspreche. Er wirkt in seinen Bewegungen zielstrebig und energisch. Frau N. fällt mir durch ihr gepflegtes Äußeres auf. Sie ist in einen inneren Dialog verstrickt, in dem sie sich mit einer imaginären Person auseinandersetzt. Herr U. und Frau D. unterhalten sich angeregt. Sie duldet keine Unterbrechung, will nicht auf die Toilette geführt werden, fühlt sich in seiner Gegenwart sichtlich wohl. Ich setze mich neben die beiden und versuche der sehr angeregten Unterhaltung zu lauschen:

Herr U.: „Der hat sie nicht die Dings. Anders mal, schwarz, weiß, können sie alle haben."
Frau D.: „Ich glaube nicht."
Herr U.: „Aber der, der hat uns auch, aber der kann uns nicht."
Frau D.: „Da hinten kannst Du alles machen, da hörst Du die."
Herr U.: „Wenn wir wollen. Der besteht jetzt, die Dinger passen dahin."
Frau D.: „Schööön!" (lacht glücklich)
Herr U.: „Die Dinger passen, sie haben gesagt, wir machen ... (unverständlich)
Frau D.: „Er ist aber lieb!" (strahlendes Lachen, wobei sie ihre unteren drei noch vorhandenen Zähne zeigt)
Sie blickt zum Fenster heraus, er beobachtet sie, sie blicken sich an, verstehen sich, lachen. Daneben sitzt Frau N. wischt mit einer Papierserviette den Tisch. Herr U. nimmt kurz ihre Hand. Sie sagt zu sich selbst: „Doch, gib sie doch und wir brings" (PB14).

Das Bilden einer Gruppe erzeugt für alle drei Besucher ein Gefühl des sich Wohlfühlens. Später beobachte ich, dass Frau N. bei Abwesenheit der beiden anderen am liebsten mit sich selbst oder den MitarbeiterInnen kommuniziert. Herr U. und auch Frau D. hingegen können sich bei Abwesenheit ihres bevorzugten Kommunikationspartners anderen Besuchern anschließen. Sie besitzen ein besonderes Einfühlungsvermögen, das sie bei den MitbesucherInnen beliebt macht.

Die „Sauerei"

Beim Mittagessen in B herrscht eine feste Sitzordnung. Am größten Tisch sitzen die Patienten, die noch alleine Essen können, am mittleren die, die Hilfe brauchen, am Vierertisch die Menschen, bei denen die Demenz am weitesten fortgeschritten ist. Sie sitzen hinter einem großen Regal versteckt, in dem sich Zeitschriften und Bücher befinden.[62]

Frau Ch. ist blind und auf das Ertasten von Gegenständen angewiesen. Sobald der Tisch gedeckt ist, greift sie in alle Teller, befühlt alle Bestecke. Dies ist den anderen Patienten unangenehm. Sie strafen sie durch Blicke. Frau Ried beschwert sich dann über die „Sauerei". Deshalb wird Frau Ch. an den Vierertisch gesetzt. Mich erinnert dies an einen 'Katzentisch', der in früheren Zeiten bei Gesellschaften in gehobenen Kreisen den Kindern vorbehalten blieb, damit das gesittete Essen der übrigen Tischgesellschaft gewährleistet war. Frau Ch. wehrt sich nicht gegen die Umsetzung und greift nun in die Teller der Gäste am Vierertisch, die dies kommentarlos hinnehmen (PB30).

Während den Menschen am Vierertisch die verbalen und kognitiven Möglichkeiten fehlen, selbst zu bestimmen, wo sie sitzen wollen, zeigen sich auch Situationen, bei denen Menschen sich gegenüber den ihnen zugewiesenen Rollen als Schwächerer, Unterlegener oder Hilfebedürftiger verwahren.

---

62 Dass diese Anordnung nicht glücklich ist, fällt den MitarbeiterInnen selbst auf und wird immer wieder thematisiert. Es wurde aber aufgrund der „Raumnot" (Altentherapeutin) keine andere Lösung gefunden.

„Ich soll hier lernen, wie man isst"

Das folgende Beispiel zeigt, wie Frau Vond beim Mittagessen die Führungs-
und Erzieherrolle, übernimmt, vor allem bei ihrem Tischnachbarn Herrn
Babbel, der die Schülerrolle übernehmen soll, aber nicht will.

Frau Vond: „Rücken Sie mit dem Stuhl näher heran, sie kleckern ja dauernd auf ihre Ho-
se."
Herr Babbel: „Ich hab' zu lange Beine."
Frau Vond: „Meine Beine sind doch viel länger. Beachten Sie doch, wo meine Oberschen-
kelknochen beginnen und enden und vergleichen Sie das mit ihren."
Herr Babbel (sucht ein neues Argument, warum er kleckert): „Der Löffel ist nicht tief
genug, da muss man doch kleckern."
Frau Vond: „Sie kleckern, weil sie zuviel auf den Löffel nehmen. Schauen Sie, wie ich das
mache." (zeigt ihm, wie sie einen halbgefüllten Löffel zum Mund führt, ohne zu kleckern)
Herr Babbel (resigniert, sich seiner Unzulänglichkeit bewusst): „Ich brauche ein Lätzchen."
Frau Vond: „Sie sind doch ein erwachsener Mensch. Rücken Sie nah an den Tisch und
füllen den Löffel nicht so, dann klappt das."
Herr Babbel (in Erinnerung an das Lernen in alten Zeiten): „Ich bin hier in der Schule. Ich
lerne, wie man isst" (PB24).

Wie ein immer wiederkehrendes Ritual spielt sich die Unterhaltung zwischen
Frau Vond und Herrn Babbel ab. Die Wortwahl ist fast immer die gleiche,
das Ende der Unterhaltung bedeutet bei Herrn Babbel Resignation, bei Frau
Vond überlegenes Schweigen. Sie will ihm klarmachen, wie man 'richtig'
isst, er widersetzt sich ihren Erziehungsversuchen. Dass dies aber ein Phänomen ist, das nur auf eine bestimmte Zweierkonstellation zurückzuführen
ist, zeigt sich dann, wenn Herr Babbel nicht neben Frau Vond sitzt, weil
diese nicht täglich in die Einrichtung kommt. Herr Babbel ist dann durchaus
in der Lage, so zu essen, wie Frau Vond es sonst immer von ihm fordert. Nun
fühlt er sich den anderen Patienten gegenüber als Vorbild, als jemand der
„richtig im Kopf ist" (Herr Babbel über sich selbst) und weiß, wie man sich
zu verhalten hat. Er zeigt sich den Menschen gegenüber überlegen, die geistig oder körperlich weniger fit sind als er. Wie sich Herr Babbel in der Einrichtung seiner Meinung nach zu verhalten hat, äußert er mir gegenüber in
einem 'vertraulichen Gespräch'.

„Ich muss mich hier anpassen. Das ist so, wenn das Sozialamt bezahlt, da darf man keine
Ansprüche stellen. Es gibt Privatanstalten, da werden die Leute anders behandelt. Aber das
kostet viel Geld" (PB31).

Analyse: Lebensweltcharakteristika – die Gäste

Bei der Analyse der Interaktionen zwischen den Besuchern konnten in beiden Tagespflegeeinrichtungen spezifische Phänomene identifiziert werden:

- gruppenspezifische Isolationsformen,
- Ausgrenzung einzelner Besucher bei inadäquat empfundenem Verhalten,
- inferiore und superiore bzw. symmetrische und komplementäre Beziehungen,
- Kleingruppenverhalten,
- individueller und gemeinsamer Widerstand in Form von versteckten Botschaften.

Kriterien, nach denen in A von den Besuchern beurteilt wird, sind:

- Wer bezahlt den Aufenthalt?
- Hat der Besucher vorwiegend geistige oder eher körperliche Defizite?
- Ist er aus A?
- Verfügt er über besondere Fähigkeiten oder Bildung?

In B sind die Kriterien:

- Wer bezahlt den Aufenthalt?
- Wer verhält sich 'adäquat'?
- Wer verfügt noch über besondere Fähigkeiten?

Die Zugehörigkeit zum Ort spielt keine Rolle.

Gruppenspezifische Isolationsformen

In beiden Einrichtungen wird zwischen Selbstzahlern und Fremdzahlern unterschieden. Selbstzahler, so die Einschätzung der Besucher, ist der, der ein Leben lang einer geregelten Arbeit nachgegangen ist, eine Familie gegründet hat (die ihn heute zu Hause besuchen bzw. versorgen könnte, auch wenn dies in der Realität nicht der Fall ist) und einen 'ordentlichen' Beruf gelernt hat.

Soziale Hierarchien

Die Betonung des Berufes in A – „Ich war Boss!" -, zeigt implizit, dass man sich als Führungskraft einschätzt, für intelligent hält und auch ein gewisses Ansehen genießt. Dieses Ansehen manifestiert sich auch in besonderen Fähigkeiten, z. B. wer malen kann bzw. seine Gefühle im Bild ausdrücken kann und wer nicht. Wem dies gelingt, der ist auch stolz darauf, besonders dann, wenn er die Symbolik des Bildes interpretieren und über seine heutige Le-

benssituation reflektieren kann, also über ein weiteres Differenzierungsmerkmal, *Bildung*, verfügt.

Die Aussage „Ich bekomme nichts dazu" bedeutet, sich ein Stück Autonomie bewahrt zu haben und finanziell abgesichert zu sein, sich etwas *aus
eigener Kraft* leisten zu können. Man hat das Hiersein verdient, wenn man
früher einer regelmäßigen, angesehenen, traditionellen Arbeit nachgegangen
ist: „Ich war bei der Post" bedeutet, einen verantwortungsvollen, sicheren
Posten im öffentlichen Dienst inne gehabt zu haben und heute über eine
gesicherte Rente verfügen zu können. Auch die Aussage „Ich war Portefeuillerin" bedeutet, stolz auf den erlernten Beruf zu sein. Das Anfertigen
von Geldbörsen und Brieftaschen ist ein traditionsreicher Beruf. Wer früher
etwas geleistet hat, hat heute das Recht, sich in dieser Einrichtung aufzuhalten, so die implizite Meinung der Besucher. Man sieht die Einrichtung als
etwas Besonderes oder Außergewöhnliches und wertet sich Menschen gegenüber auf, die keine Möglichkeit zum Besuch einer solchen Einrichtung
haben.

Fremdzahler hingegen sind Menschen, deren Aufenthalt vom Sozialamt
finanziert wird und die eigentlich in der Einrichtung von den anderen Besuchern nur geduldet werden. Die implizite Zuschreibung seitens der Besucher
in A ist: dies ist ein Mensch, der dem Staat auf der Tasche liegt, der im Leben nicht genug geleistet hat. Klischeehaft klingt die Aussage, dass „die mit
dem wenigsten Anspruch hier zu sein, die höchsten Ansprüche haben". Dahinter steht das Weltbild: ein Mensch, der nicht rechtzeitig investiert hat (in
Arbeit, Kinder, Altersvorsorge), kann auch keine Ansprüche geltend machen
und hat eigentlich in der Einrichtung nichts verloren. Oftmals sind aber gerade die Fremdzahler in A Menschen, die über ein hohes Bildungsniveau verfügen (wie beispielsweise Herr Heiz). Für sie führt primitives Verhalten zu
einem Ausschlusskriterium. Widerstände gegen den ihr implizit zugeschriebenen Status des primitiven Chaoten aus A zeigt Frau M. durch nach außen
demonstrierte Zeichen. Sie betont ihre vermeintliche „Primitivität" durch das
Herausnehmen der Zähne und provoziert ihre MitbesucherInnen zusätzlich
dadurch, dass sie eine besondere Fähigkeit besitze, nämlich „sich selbst in
den Arsch beißen zu können." Das Wort „Arsch" scheint bewusst vulgär
eingesetzt. Obwohl sie es dadurch relativiert, indem sie mir gegenüber erklärt, dass in ihrer Verwandtschaft sogar ein Arzt sei. Der Beruf des Arztes
wird von ihr als besonderes Statussymbol eingesetzt. Darüber hinaus meint
sie, dass man trotz einer einfachen Herkunft die Möglichkeit hat, sich hoch-
zuarbeiten: „Obwohl er aus einer Metzgerfamilie kommt". Sie wertet sich in
der sozialen Hierarchie dadurch auf, dass sie jemanden in der Verwandtschaft hat, der gebildet ist.

Auch in B gibt es Fremdzahler, die sehr genau wissen, dass sie dadurch
in der Einrichtung einen anderen Status haben, weil sie vom Sozialamt bezahlt werden. Es zeigt sich eine Sicht der Welt, in der Geld haben zu beson-

deren Privilegien führt. Wer Geld hat, wird weniger reglementiert, dessen persönliche Wünsche werden mehr berücksichtigt. Herr Babbel führt Reglementierungen seitens der MitbesucherInnen und der MitarbeiterInnen auf die Tatsache zurück, dass er kein Geld hat.

Ausgrenzung über physische und psychische Konstitutionsmerkmale

Wer in der sozialen Hierarchie weiter unten steht, weil er über kein eigenes Geld verfügt, der sucht zudem nach einem Kriterium, nachdem er sich gegenüber den Menschen aufwerten kann, die in der Hierarchie noch weiter unten stehen. 'Unterprivilegierte' sind die Menschen, die als 'nicht richtig im Kopf' eingestuft werden. Einerseits weil sie zu keiner verständigungsorientierten Kommunikation in der Lage sind, andererseits sich nicht adäquat verhalten können. Wer kleckert, schmatzt oder unartikulierte Laute von sich gibt, dessen Reaktionen und Verhaltensweisen sind für die MitbesucherInnen nicht vorhersehbar. Als soziokulturelles Distinktionsmerkmal in Tagespflegeheimen gilt: Ein 'normaler' Mensch weiß sich zu artikulieren und zu benehmen, sonst wird er aus der Gemeinschaft ausgeschlossen. Für die Ausgegrenzten bedeutet es einen Verlust ihres Selbstwertgefühls. Sie werden schon von außen her sichtbar stigmatisiert (müssen an Sondertischen sitzen). Auf einer nonverbalen Ebene wird der Kranke von seinen Mitmenschen wie ein Fremder oder Ausgestoßener behandelt, auf der verbalen zudem herabgesetzt, weil sein Verhalten, so wie es Frau Ried in der Einrichtung in B definiert, eine „Sauerei" ist. Hilflosigkeit und Unverständlichkeit sind Merkmale, die dem Verwirrten zugeschrieben werden und die, so die implizite Meinung der Besucher, zu einer zeitraubenden und aufwendigen Sonderbehandlung seitens des Pflegepersonals führen.

Zum entscheidenden Kriterium des Nicht-Verwirrten wird sein selbstbestimmtes, aktives Vorgehen. Handlungsfreiheit bedeutet für sie 'freiwillig' in die Einrichtung zu kommen, weil sie die angebotenen Aktivitäten zum Besuch eines Tagespflegeheims motivieren. Darüber hinaus zeigen jene Menschen eine besondere Form von Toleranz gegenüber Menschen im fortgeschrittenen Stadium der Demenz, die aufgrund ihres Status und Ansehens innerhalb der Einrichtung sich nicht aufwerten müssen. Diese Toleranz erstreckt sich aber nicht auf MitbesucherInnen, die sich adäquat verhalten könnten, wenn sie sich nur mehr Mühe geben würden (Frau Vonds Einschätzung über Herrn Babbel). Sie fühlt sich den Kranken gegenüber körperlich und geistig überlegen und den MitarbeiterInnen zugehörig.

Ausgrenzung über die Nichtzugehörigkeit zum Ort

Ein besonderes Merkmal ist die Zugehörigkeit zu A. Der „Eingeplackte" fühlt sich nicht zugehörig, weil er sich eigentlich zu einer anderen Stadt zugehörig fühlt. Damit vermisst er ein Stück weit die Zugehörigkeit zu einer bestimmten Gruppe. Das scheint sich auch dadurch bemerkbar zu machen, dass er sich von der kranken, stummen Dame am Tisch (sie leidet unter der Krankheit Parkinson, wie ich später erfuhr) nicht beachtet fühlt: „tut so, als ob sie taubstumm wäre."

Dass es eine bestimmte Konnotation gibt, die sich hinter der Zugehörigkeit zu A verbirgt ('A-er' = aus A stammend = Chaot), betont Frau H. Sie stamme zwar aus A sei aber nicht primitiv. Hier geht es um das Fremdbild As, das der alten Dame durchaus bekannt zu sein scheint. Das Selbstbild der alten Dame geht aber nicht mit der Aussage konform, dass ein A-er ein Chaot sein muss. Vielmehr distanziert sie sich vom Fremdbild und steht trotzdem zu A: „Ich bin A-er, aber kein billiger Chaot." In der Einrichtung in A zeigt sich, dass man zwar ein bestimmtes Bild im Kopf hat, wem man sich zugehörig fühlt und mit wem man lieber nichts zu tun haben möchte, letztlich fügen sich aber die Menschen der vorgegebenen Sitzordnung und freuen sich über die Möglichkeit einer kurzfristigen Konversation. Es kommt dauerhaft gesehen zu keinen festen Beziehungen oder Privatkontakten, die über die gemeinsam verbrachte Zeit in der Einrichtung hinausgehen.

Gemeinsame Erlebnisse verbinden, wie Kinder und Enkelkinder oder immer wieder kehrende Erzählungen über Kriegserlebnisse.[63] Wer zu den Gesprächsthemen nichts beitragen kann oder will, der distanziert sich. Ein wirkliches Zugehörigkeitsgefühl, das sich über Emotionen ergeben könnte, wird weitgehend vermieden. Es bleibt bei einem Sich-gegenseitig-akzeptieren-Müssen, ähnlich wie bei Nachbarschaftskontakten in einem Mietshaus.[64] Einsamkeits-, Nutzlosigkeits- und Wertlosigkeitsgefühle empfinden sensible Menschen in der Pflegesituation besonders deutlich. Einesteils sind sie auf fremde Pflegekräfte angewiesen, weil sie keine Angehörigen haben, die diese Aufgabe übernehmen könnten, andererseits wird es als unangenehm empfunden, wenn junge, fremde Menschen an ihnen „herumfummeln", weil dies ihr Schamgefühl verletzt. Dem Kranken bleibt der Rückzug oder die Flucht, wenn Gespräche oder Gefühle zu belastend werden.

Symmetrische und komplementäre Beziehungen

Sowohl in A als auch in B fand sich das Phänomen, dass die vermeintlich superiore Stellung eines Patienten, die aus dessen körperlicher Überlegenheit resultiert, von dem entsprechenden MitbesucherInnen nicht anerkannt wurde.

---

63 „Der Krieg hat viel kaputt gemacht", ist eine ständig wiederkehrende Aussage, die sich wie ein roter Faden durch den gesamten Beobachtungszeitraum zieht. Enttäuschung, Verlust von Chancen, eine verlorene Jugend, Entbehrungen stehen in diesem Kontext.

64 Mein Ergebnis eines kulturanthropologischen Projektes zu „Nachbarn und Nachbarschaften heute" an der Universität Frankfurt war: „Nachbarschaft ist als eine Determinante des Lebens gegeben. Um als befriedigend erlebt zu werden, muss sie Wahlmöglichkeiten lassen, für Bindungen ohne Verpflichtung und Zwang, für Nähe plus Distanz auf freiwilliger Basis" (Elke Wehrs 1997, 79).

Erziehungsversuche scheiterten daran, dass sich keiner unterordnen wollte. Inferiore Stellungen müssen die Menschen annehmen, die sich aus körperlichen oder geistigen Gründen nicht mehr widersetzen können. In A wird auch die Beziehung zwischen MitarbeiterInnen und Gästen von einzelnen Besuchern als eher symmetrisch[65] verstanden. Definiert wird, dass man Geld bezahle und darum auch entsprechende Leistungen erwarten dürfe. Viele sind sich darüber im Klaren, dass die Einrichtung Gäste braucht, um bestehen zu können. Die reziproke Beziehung besteht darin, dass man den MitarbeiterInnen ermöglicht, ihren Beruf auszuüben, indem man in die Einrichtung kommt. Umgekehrt braucht man die MitarbeiterInnen, um die vorhandenen Ressourcen zu fördern und zu erhalten. In B ist dies anders. Die superiore Stellung der MitarbeiterInnen wird durchweg anerkannt, weil man sich ihrem Schutz und ihrer Hilfe anvertrauen möchte, ihre Kompetenz wird akzeptiert und nicht hinterfragt. Es herrscht Angst davor, in ein Heim zu kommen, wenn man sich in irgendeiner Form widersetzt.

Kleingruppenverhalten in B

In beiden Tagespflegeheimen gibt es Menschen, die miteinander kommunizieren. Es entstehen Flirts, es zeigen sich Abneigungen und Sympathien, die sich aber vorwiegend auf Zweierbeziehungen bzw. Kleingruppen beziehen. Ein Beispiel für die Wertschätzung von Gefühlen und einer ganz besonderen Art des Miteinanders wurde in der Konstellation der Dreiergruppe in B deutlich: Frau D., Herr U. und Frau N. Es zeigt sich, dass ein Abstimmen der Affekte[66] auch bei fortgeschrittener Demenz durchaus noch möglich ist. Deutlich wird dies durch die Übereinstimmung in der Körpersprache und Mimik. Kommunikation findet auch da statt, wo Mitteilungen nicht den gän-

---

65 Symmetrische Beziehungen zeichnen sich durch Streben nach Gleichheit und Verminderung von Unterschieden zwischen den Partnern aus, während die komplementären auf sich gegenseitig ergänzenden Unterschiedlichkeiten bassieren (vgl. Watzlawick 1969, 69).

66 Gefühle des anderen lassen sich nach der Theorie der „emotionalen Intelligenz" (Goleman 1997) durch nonverbale Zeichen deuten wie Gestik, Gesichtsausdruck oder den Klang der Stimme. Die Emotion lässt sich aus den nonverbalen Signalen entschlüsseln. Die rationale Seele drückt sich verbal aus, die Sprache der Emotionen ist nonverbal, indem das *wie* einer Aussage bedeutungsvoller ist als das, *was* gesagt wird (vgl. Goleman 1997, 127). Physiologische Gründe können dem Abstimmungsprozess entgegenstehen. Patienten mit Läsionen im rechten temporoparietalen Bereich der Frontlappen sind danach außerstande, die emotionale Botschaft im Tonfall einer Stimme zu verstehen, obwohl sie die Worte verstehen. Sie können im Tonfall nicht zwischen freudig, dankbar oder ärgerlich unterscheiden. Patienten mit Schäden in anderen Teilen der rechten Hemisphäre dagegen sind außerstande, ihre eigenen Emotionen durch Tonfall oder Gesten auszudrücken. Sie sind sich ihrer Empfindungen bewusst, können sie aber nicht vermitteln (vgl. ebd., 1997, 44 ff.).

gigen Regeln folgen und unverständlich sind.[67] Offensichtlich genießt Frau D. die Gegenwart des Mannes, und er ist für sie nicht austauschbar. Herr U. wiederum spürt die Aufmerksamkeit, die seiner Person seitens Frau D. gilt, und reagiert empathisch[68] auf die Unruhe von Frau N. Zwischen Herrn U. und Frau D. entwickelt sich ein Dialog, dessen Worte einem Außenstehenden unverständlich erscheinen. Ich versuche ihren Dialog auf der Basis der psychoanalytischen Textinterpretation zu deuten.

Herr U. spricht von einer Person, die die „Dings nicht mehr hat". Für mich taucht die Assoziation auf, dass irgendjemand 'sie nicht mehr alle hat', was umgangssprachig soviel bedeutet wie 'er ist nicht ganz normal'. Er setzt seinen Satz damit fort, dass er von „andersmal schwarz weiß" spricht, die sie „alle haben können". Schwarz und weiß sind zunächst einmal Gegensätze, die darauf hindeuten könnten, dass es um Polaritäten geht. Man könnte es so interpretieren, als wolle er sagen, dass er sich so anpassen will, wie man es von ihm verlangt, oder sich auch mit aller Macht widersetzen wird. Es könnte auch sein, dass es für ihn in der Einrichtung irgendjemanden gibt, der sich so unklar ausdrückt, dass sein Verhalten für Herrn U. nicht eindeutig ist. Das Wörtchen „sie" kann auch als Ansprache an Frau D. verstanden werden: „Sie können alle haben", was soviel meint wie: 'Sie sind den anderen überlegen' oder 'ich schenke sie Ihnen alle', die Personen, die Dinge, die Möglichkeiten. Frau D. widerspricht: „Ich glaube nicht." Sie drückt aus, dass sie anderer Auffassung ist. Dabei wiederholt sich das Wort „nicht" von Herrn U., „der hat sie nicht ...", mit Frau D.s Aussage: „Ich glaube nicht." In der Entgegnung Herrn U.s taucht das Wörtchen „nicht" wieder auf: „Aber der, der hat uns auch, aber der kann uns nicht." Dahinter kann sich die Aussage verbergen 'der kann uns mal' (am Arsch lecken), was bedeutet, dass die beiden Besucher mit 'dem' nichts zu tun haben wollen. Mit dem Wort „uns" drückt er eine Gemeinsamkeit aus, mit sich und Frau D. oder mit den anderen alten Menschen, zu denen er sich zugehörig fühlt. „Der hat uns auch" scheint so etwas wie Gefangenschaft oder Überlegenheit einer dritten Person zu implizieren, die ihm und seiner Mitstreiterin aber nichts anhaben kann.

Das immer wieder auftauchende Wörtchen „nicht" scheint einesteils festzustellen, dass etwas nicht da ist, wo man es eigentlich bei jemandem erwartet hätte „der hat sie nicht ...". Was „der" – anscheinend ist eine männliche

---

67 Auch Watzlawick betont, dass Kommunikation sich nicht nur durch Worte gestaltet, sondern auch durch paralinguistische Phänomene, zu denen Tonfall, Schnelligkeit oder Langsamkeit der Sprache, Pausen, Lachen und Seufzen sowie Körperhaltung und Körpersprache innerhalb eines bestimmten Kontextes gehören – „kurz, Verhalten jeder Art" (Watzlawick 1969, 51).

68 Der Psychiater und Entwicklungspsychologe Daniel Stern (1985) untersuchte den wiederholten Austausch von Blicken zwischen Mutter und Kind. Indem das Kind erfährt, dass seine Emotionen mit Empathie aufgenommen, akzeptiert und erwidert werden, kommt es zu einer 'Abstimmung', die die emotionalen Erwartungen prägt, mit denen Erwachsene dann später an enge Beziehungen herangehen.

Person gemeint – nicht hat, nämlich die „Dings" bleibt unklar. Das „nicht" in der Erwiderung drückt ein Gefühl des Unglaubens und der Unsicherheit aus „ich glaube nicht", was soviel bedeutet wie ich weiß es nicht genau. Das daraufhin erwiderte „nicht" – „der hat uns auch" scheint einen Zustand zu konstatieren, dem aber ein massiver Widerstand entgegensteht „aber er kann uns nicht". Das weibliche „nicht" unterscheidet sich in auffallender Weise vom männlichen „nicht". Das weibliche „nicht" scheint Unsicherheit und Zaghaftigkeit aufzuweisen, während das „nicht" von Herrn U. offenbar etwas verteidigt. Er erhebt auf etwas Anspruch, das ihm zusteht. Gleichzeitig übernimmt er die Rolle des Beschützers, um das zaghafte, leicht depressive „nicht" von Frau D. zu entkräften (die Beschützerrolle übernimmt er auch gegenüber Frau N.). Das männliche „nicht" scheint noch Zeichen eines Sieges zu sein, während das weibliche „nicht"[69] eher Zeichen von Hilflosigkeit, Deprivation oder Verzweiflung ist.

Wie eine Verschwörung und ein stilles Einverständnis klingen die Worte Frau D.s: „Da hinten kannst Du alles machen, da hörst du die." Es verspricht Freiheit in einem imaginären Raum „da hinten", wo man scheinbar der Beobachtung durch jemanden (evtl. MitarbeiterInnen) entkommen kann, wo alles erlaubt ist, was an dem Ort an dem sie sich befinden, reglementiert ist. Es könnte auch die Freiheit des Himmels sein, wenn der Satz „da hörst du die" zum Beispiel mit 'Englein singen' fortgesetzt würde. Das würde auf ein Versprechen eines glücklichen 'Jenseits' hindeuten, ein 'Heilsversprechen' in einer anderen Welt. Es könnte auch gemeint sein, dass man an diesem Ort das hört, was die MitarbeiterInnen zu reden haben, was vom jetzigen Standort aus unverständlich bleibt. Das würde darauf hindeuten, dass man sich dahin wünscht, an einem Ort zu sein, wo man verstehen kann, was um einen herum passiert. Es scheint eine Überlegenheits- und Unterlegenheitssituation auszudrücken zwischen den Machtansprüchen der Institution, die Kranken an einem Ort festzuhalten, wo sie nicht gehört werden.

Herr U. bestätigt und ermutigt Frau D.: „Wenn wir wollen. Der besteht jetzt, die Dinger passen dahin." Das „Wenn wir wollen", scheint auszudrücken, 'dann ist es uns auch möglich', in dem Sinne, dass 'der Wille Berge versetzen kann'. Es scheint um eine Wunscherfüllung zu gehen, die in den Bereich des Machbaren hineinreicht. „Der besteht jetzt" kann daraufhin gedeutet werden, dass 'der Gedanke besteht', also im Kopf geträumt werden

---

69 Im Sinne von David Cooper sagt der Mensch, der von der Gesellschaft für verrückt erklärt worden ist, „nein" zu jenen mystifizierenden Manövern, die ihn für immer seiner autonomen Existenz berauben. Sein „Nein" ist eine Absageerklärung an die „symbiotischen Obskuritäten der Familie", an das „Netz der psychiatrischen Institutionen und ihrer Ableger, in dem er später gefangen ist." Sein „nein" wird aber von der Gesellschaft weder gehört noch verstanden und so muss er sich ein anderes Mittel suchen, um sich auszudrücken. Er zieht sich in seine Gedankenwelt zurück, die Worte, die zu anderen gesprochen werden, erscheinen zögernd und zusammenhanglos – „die klinische Sprache nennt dies dann Denkhemmung" (Cooper 1978, 148).

kann. Dass jetzt die Möglichkeit und der Wunsch zusammenpassen, könnte zu seiner Satzergänzung führen „ die Dinger passen dahin." Das er wiederum das Wort „Dings" bzw. „Dinger" gebraucht, bedeutet einesteils, dass ihm das passende Wort entfallen sein kann, deutet aber auch darauf hin, dass das, was anfänglich verloren zu sein scheint, („Der hat sie nicht, die Dings"), nun doch seinen Ort gefunden hat („die Dinger passen dahin").

Die gedachte Option und das Wiederfinden des richtigen Ortes lassen Frau U. glücklich werden, was sie in dem Wort „Schööön!", als lang gezogene Silbe äußert und was sich in ihrem strahlenden Lächeln manifestiert. „Du bist schön" oder das glückliche oft wiederholte „schön", wenn Kranke Lieder singen, scheint ein Phänomen, das mir immer wieder dadurch auffiel, das es mit einer verklärten oder verklärenden Atmosphäre verbunden ist. Es scheint an glückliche Zeiten anzuknüpfen oder etwas Glückliches in der Zukunft zu verheißen, das die Aspekte Ästhetik, aber auch Sicherheit und Geborgenheit impliziert. Etwas das „schön" ist bedeutet Wohlempfinden und ruft gute Gefühle hervor.

Herr U. bestätigt und wiederholt nun, dass „Die Dinger passen, sie haben gesagt, wir machen ...". Es scheint sich tiefenhermeneutisch gesehen um die Verdichtung von zwei Sätzen zu handeln: 'etwas passt nun zusammen' und 'sie haben es uns versprochen'. Obgleich das Ende des Satzes unverständlich bleibt, deutet es darauf hin, dass etwas, das bereits erwartet wurde, nun endlich eingetroffen ist, bzw. eine Aktion erfolgen soll, die zu diesem Zeitpunkt 'passend' ist. Auf diese Verheißung oder das Versprechen reagiert Frau D. mit „Er ist aber lieb!" Damit könnte sie Herrn U. gemeint haben. Sie hat ihn bisher aber nicht in der dritten Person angesprochen. Das würde bedeuten, dass sie zu sich selbst oder zu einer imaginären Person spricht, um ihr über Herrn U.s Eigenschaft des Liebseins zu berichten. Lieb-sein bedeutet einesteils, dass man sich angepasst verhält, dass keine Gefahr von diesem Menschen droht, andererseits bedeutet lieb-sein auch, dass man jemanden lieb hat, ihn mag und versteht. „Er ist lieb" scheint auf die Erfüllung eines Wunsches hinzudeuten, den Frau D. schon lange hatte und der mit dem „sie haben aber gesagt" – wenn die MitarbeiterInnen gemeint sind – auf das Einlösen eines Versprechens hindeutet.

Die verbale Kommunikation zwischen den Kranken, das hat meine Deutung belegt, bezieht sich durchaus aufeinander, darüber hinaus fällt die nonverbale Kommunikation in Form der Körpersprache, Mimik, Gestik und des Tonfalls auf. Der Grad an emotionaler Übereinstimmung, den Frau D., Herr U. und Frau N. empfinden, spiegelt sich darin, wie eng ihre körperlichen Bewegungen während des Gesprächs aufeinander abgestimmt sind. Sie zeigen dem außenstehenden Beobachter Kennzeichen der Nähe, die den handelnden Akteuren offensichtlich nicht bewusst sind. Frau D. nickt, während Herr U. ein Argument äußert. Beide rutschen gleichzeitig auf ihren Stühlen hin und her. Sie beugt sich vor, während er sich zurücklehnt. Beide bewegen sich im gleichen Rhythmus, blicken sich an oder in die gleiche Richtung. Sie lacht auf seine Äußerungen, senkt die Stimme vertraulich, so wie er es vorher getan hat, hebt sie, wenn er spontan lauter wird. Die subtilen Zeichen ähneln der von Daniel Stern beobachteten Synchronisation zwischen Müttern und Kindern, die aufeinander abgestimmt sind. Sie besteht in den Bewegungen der beschwichtigenden Hand, wenn Frau N. unruhig erscheint, sowie in dem fast zärtlichen Lächeln mit dem jede Äußerung von Herrn U. seitens Frau D. bedacht wird. Sie empfinden eine emotionale Beziehung zueinander.

Reflexion: Integration und Segregation

In den Tagesstätten entstehen subkulturelle Gruppierungen. Sie bieten den Mitgliedern sowohl integrative als auch segregierende Identitätsangebote. In der alltagsweltlichen Realität wird der Antagonismus zwischen gesamtgesellschaftlichen Zwängen und individuellen Erwartungen nicht durch eine individualistische balancierende Identität zu überwinden versucht, sondern über das Identifikationsangebot einer gemeinsamen Kultur. Greverus definiert, dass dieses Identitätsangebot sowohl die Möglichkeit zu einer neuen Ich-Identität als „erfolgreiche Variante einer Gruppenidentität" als auch Segregationshilfen gegenüber einer erzwungenen Identität bietet (vgl. Greverus 1987, 243). Diese Chance bietet sich für die stigmatisierte Untergruppe der als deviant Empfunden nicht. Sie werden resignativ ertragen und in einer von den Besuchern isolierten Gruppenidentität ('Die nicht Normalen') kompensiert.

Lebensweltstrukturen

Die Lebensweltstrukturen gleichen denen eines Pflegeheims wie sie Düx in seiner Untersuchung identifizierte (vgl. Düx 1997, 43ff). *Gruppenspezifische Isolationsformen* bedingen sich durch Kommunikationsverweigerung und Separationsbewegungen, die teilweise schichtspezifisch begründet sind. Ein Von-oben-herab-Behandeln, ein deutliches Desinteresse am anderen zeigen ein Unter-sich-bleiben-Wollen. Auch die Aus- und Abgrenzung bestimmter Gäste verhindern Kommunikationsprozesse. Fehlende Kommunikation bedingt Rückzug in Schweigen, in Erinnerungen und Phantasien. Eine Flucht aus der Realität in eine Zeit, in der das Selbstwertgefühl noch intakt war, in der die Gäste sich selber als geschützt und geborgen oder als aktiv im Berufs- und Privatleben erleben konnten. Lebensweltlichen Grenz- und Isolationsformen sind *Kommunikationsstörungen*. Wer sich, bedingt durch seine Krankheit nicht artikulieren kann, wird ausgeschlossen. *Konfliktpotentiale* bergen neben den Kommunikationsdefiziten die erzwungene Koexistenz zwischen Menschen, die als minderwertig empfunden werden, und denen, die sich als höherwertig einschätzen. Wer sich selbst als 'Gesunder' empfindet der grenzt sich gegenüber den als 'krank' empfundenen Lebensäußerungen Einzelner ab. Deutlich wird eine *Sozialhierarchie,* in der die als 'geistig Verwirrte' eingestuften kollektiv übersehen oder allenfalls geduldet werden. Dieses Bild verstärkt sich durch eine zusätzliche Ausgrenzung der MitarbeiterInnen, die den Unmut der Besucher bei Integrationsversuchen, aber keine Konsequenzen seitens der Ausgegrenzten befürchten müssen.

Gruppenzugehörigkeit hat eine identitätsstiftende Funktion. Menschen, die sozial integriert sind, erleben Isolation und Entfremdung weniger. Besonders deutlich wird dieses Merkmal in B, wo Menschen durch die Fähigkeit der Empathie sich netzwerkartig strukturierten Kleingruppen zugehörig fühlen. Sie erfahren nicht nur vermehrte Kommunikationsoptionen, sondern erleben es, dass sich auch die anderen Besucher um Anschluss zu ihnen bemühen. Dies führt zur *Lebensweltakzeptanz,* die im Wesentlichen durch die identitätsstiftenden Faktoren der 'Freiwilligkeit' oder 'Unfreiwilligkeit' geprägt ist. Die A-er besuchen das Tagespflegeheim um ihren Gesundheitszustand zu verbessern. Ihr Ziel ist es aber am Wochenende und am Abend möglichst selbstbestimmt und autonom zu leben. Dies ist eine grundlegende Voraussetzung zur Identifikation mit der neuen Lebenswelt, in die sie stundenweise involviert sind. Selbstbild und subjektives Wohlbefinden, Vorstellungen, Einstellungen und Verhalten werden davon beeinflusst. Die Menschen im Alzheimer-Tagespflegezentrum kommen zunächst unfreiwillig, um ihre Angehörigen zu entlasten. Die Lebenswelt wird zumindest anfangs als unvertraut erlebt. Dabei werden die krankheitsbedingten Identitätsverluste verstärkt. Viele sind sich ihrer Pflegebedürftigkeit nicht bewusst. Damit stehen dem Wunsch der Gestaltung eines individuellen Lebensstils die institutionellen Grenzen gegenüber, die sich in dem Gefühl des 'Eingesperrtseins' oder einem Bedürfnis nach 'weglaufen' artikulieren.

Ein besonderes Merkmal der Besucher in A ist der Wunsch, sich zu distanzieren. „Eigendistanzierungen" (Düx) beruhen auf individuellen Antipathien, körperlichen und geistigen Beeinträchtigungen, entstehen durch Verlust der bevorzugten Kommunikationspartner und durch die Heterogenität der Gruppen. Wo ein Aufbau von einer echten Freundschaft nicht möglich ist, Gespräche sich weitgehend um das Fehlverhalten Einzelner drehen, wo durch körperliche Defizite wie erschwertes Hören oder Sprechen eine Kommunikation zur Qual wird, versinken die Menschen in Schweigen – man hält sich abseits und aus allem raus. Darüber hinaus gibt es eine Form der selbstgewählten Abgrenzung, die einem ausgeprägten Bedürfnis nach Ruhe und Schonung entspringt, nicht Unzufriedenheit, sondern körperliche Schwächung durch Krankheit und Alter bedingen die freiwillige Isolation. Selbstgewählte Abgrenzung hat aber auch das Ziel einer Frustrationsprophylaxe.

Dass Menschen sich voneinander distanzieren oder miteinander solidarisieren, geschieht im mehr oder weniger bewussten *Erleben des eigenen Personenwertes*. Sie entwickeln über das Miteinander ein Selbst- oder Minderwertigkeitsgefühl. Selbstbewusstsein entsteht durch die Erfahrung von Erfolg. Dies setzt kognitive Fähigkeiten voraus wie erinnern, verstehen, sich orientieren, urteilen. Bei Menschen mit der Krankheit Alzheimer entwickeln sich die kognitiven Fähigkeiten zurück. Die emotionalen Gefühle bzw. die Bindung an andere Personen können dagegen bis zu einem gewissen Grad unversehrt bleiben. Der innerliche Antrieb zur Interaktion mit den Mitmenschen bleibt unverändert, auch dann wenn die Art der Kommunikation 'sinnentleert' erscheint.

Identitätsbildungsprozesse im Kontext von Abgrenzung oder Zugehörigkeit:

Identitätsbildungs-prozesse sind abhängig von Gruppenzugehörigkeit/-Ausschluss	• erhöht / vermindert Kommunikationsoptionen • führt zu Prestigegewinn/-Verlust • erhöht / vermindert den Status in der Einrichtung • führt zur sozialen Integration/Ausschluss • begünstigt oder verhindert die Teilnahme an Kommunikationsprozessen • bedingt Beachtung, Anerkennung (superiore Stellung) oder Missachtung, Ablehnung (inferiore Stellung); führt zu • Integration (Identitätserhalt) / Isolation und Identitätsverlust
Gruppenzugehörigkeit / Isolation entsteht über	• gleichen Bildungsstand (kongruenter Wissens-, Erfahrungs- und Deutungshorizont) • gleiche Mentalitätsstrukturen[70] • Charaktereigenschaften.[71] Sympathien oder Antipathien bewirken gleiche oder ähnlich gelagerte Interessen und führen zum Gruppenein- oder Ausschluss (Isolation).

---

70 Mentalität meint eine bestimmte Geisteshaltung: Einstellung, die das Verhältnis zur Wirklichkeit bestimmt und damit individuelles und kollektives Verhalten regelt. Mentalitätsstrukturen sind meist Folgen eines ökonomisch begründeten Wertgefüges, Mentalität ist „ein System kognitiver Muster von Selbstverständlichkeiten; wird ohne nachzudenken aktiviert; wirkt gruppenspezifisch und gruppenbindend; hat schwach verbalisierte Inhalte; hat starke affektive Besetzung; steht nicht zur Disposition (vgl. Schilling 1999, 54).

71 Der Charakter eines Menschen umfasst ererbte Anlagen und erworbene Einstellungen, die sich in Verhaltensmustern und individuellen Eigenarten zeigen Er ist abhängig von den Verbindungen zur Welt und den langfristigen emotionalen Erfahrungen. Nach dem handlungstheoretischen Lebenswelt-Konzept von Schütz/Luckmann beruht die Auslegung von Welt „jeweils auf einem Vorrat früherer Erfahrungen: sowohl meiner eigenen unmittelbaren Erfahrung, als auch solcher Erfahrungen, die mir von meinem Mitmenschen, vor allem El-

Isolationskriterien	a) Selbstgewählte Isolation beruht auf
	• dem Bedürfnis nach Ruhe
	• einem negativen zwischenweltlichen Klima
	b) Gruppenspezifische Isolation führt zu
	• Kommunikationsverweigerung
	• Separationsbewegungen
	• Konflikten
Konfliktkriterien beruhen auf	• persönlichen Animositäten, Enttäuschungen durch nicht erfüllte Erwartungshaltungen
	• Unverständnis oder Missverständnis (vor allem gegenüber dem Verhalten des 'Verwirrten').
	Es entsteht eine 'Oberklasse',[72] die Verhaltensnormen erstellt, und eine 'Unterklasse', die diese Normen akzeptieren soll.

Verhaltensmuster durch Theorien erklären

Verhaltensmuster von Menschen in Tagespflegeheimen lassen sich kommunikationstheoretisch oder entwicklungspsychologisch erklären.

Verhaltenspsychologischer Ansatz

Werte wie 'Anstand' und 'Normalität' werden in Tagespflegeheimen von 'Stimmungsmachern' vorgegeben. Menschen werden dementsprechend kategorisiert und eingeordnet. Es zeigt sich, dass es in Tagespflegeheimen keine generellen, von allen geteilten Gruppenwerte gibt, sondern vielmehr situative Dominanzen bestimmter Personen, denen sich 'Mitläufer' anschließen. Die, die damit nicht einverstanden sind, wollen sich nicht den Unmut bestimmter Gruppen zuziehen, machen mit oder schweigen lieber dazu, um nicht zum 'Außenseiter' zu werden. Der Ausschluss des 'Anomalen' führt zur Bildung einer Gruppenidentität der 'Gesunden' und bedingt den Erhalt von Kommunikationsprozessen, die wiederum zur Aufwertung des Einzelnen in seiner

---

tern, Lehrer usw. übermittelt wurde. Alle diese mitgeteilten und unmittelbaren Erfahrungen schließen sich zu einer Einheit in der Form eines Wissensvorrats zusammen, der mir als Bezugsschema für den jeweiligen Schritt meiner Weltauslegung dient" (Schütz/Luckmann 1979, 28).

72 Der Begriff der Ober- oder Unterklasse definiert sich für die Besucher nicht aus dem soziologischen Begriff der Klassen. Den Kranken geht es um superiore oder inferiore Stellungen, die sich aus den Kriterien krank, freiwillig und Selbstzahler ergeben. Der soziologische Begriff der Klasse wird im Kap. 0 Der Kranke als Typus in B unter Verwendung von Bourdieus „Habitusmodell" (Bourdieu 1987) erläutert und auf Einzelfälle in B angewendet.

Gruppe beitragen. Die kommunikativen Pathologien (Mobbingsituationen) erschweren für den als 'krank' oder als ,'inadäquat' Klassifizierten eine Identitätsbildung, weil Identität durch das Verstehen der eigenen Welt und der Zugehörigkeit zu einer Gruppe bedingt wird. Wie sich Menschen zueinander verhalten, welche Rollen sie sich gegenseitig zuschreiben, ob sie zu einer Übernahme der zugewiesenen Rolle bereit sind, zeigt sich durch ihre Kommunikation, die von „Interpunktionen"[73] (Watzlawick) bestimmt ist. Interpunktionen sind kreisförmig – und dies wurde am Beispiel der Tagespflegeheime deutlich – jedes Verhalten ist sowohl Ursache als auch Wirkung.

Kommunikationspsychologische Ansätze

In B zeigten sich Gefühle des Unwohlseins zuweilen 'ungefiltert'. Es wurde sich lautstark über einen anderen Menschen geärgert, mit ihm gestritten oder er wurde beschimpft. Darüber hinaus zeigte sich Verzweiflung in der Suche nach etwas oder in der Anklage, jemand habe sie bestohlen. Dieses Verhalten stieß bei den Menschen, bei denen die Krankheit noch im Anfangsstadium war, auf Unverständnis, weil ein erwachsener Mensch es im Laufe seines Lebens gelernt hat, spontane Gefühle (zumindest in einer öffentlichen Einrichtung) zu unterdrücken. Das Verhalten des Erwachsenen lässt sich durch einen Rückgriff in die Kindheit erklären. Ein Grunderlebnis des Kindes ist die Unvereinbarkeit seiner Wünsche und Eigenarten mit den gesellschaftlichen Normen: „Bravsein, wenig verlangen, sich unterwerfen, nichts kaputtmachen, Wut unterdrücken, keine Sexualität zeigen usw., das sind die unendlich schwer zu verinnerlichenden Verbote, von denen es abhängt, ob ein Kind sich gut fühlen darf" (Richter 1974, 80 zit. nach Schulz von Thun 1999, 102). In A kommen Gefühle 'gefiltert' zum Ausdruck. Auch dieses Verhalten lässt sich entwicklungspsychologisch erklären: Erwachsene reagieren auf Grund der Angstbereitschaft, die sie seit ihrer Kindheit in sich haben, auf jeden Menschen, der ihnen mit strafender oder vorwurfsvoller Gebärde gegenübertritt, mit kurzer spontaner Angst. Um diese loszuwerden, ziehen sie spontan und unbewusst alle Register, mit denen sie Sympathie, Anerkennung und Respekt gewinnen können (vgl. Duhm 1972, 22 zit. nach Schulz von Thun 1999, 104).

---

73 Nach der Theorie Watzlawicks nimmt der Mensch bestimmte Phänomene wahr und geht mit einer Reihe von Prämissen an sie heran. Seine 'Wirklichkeit' wird von diesen Prämissen bestimmt. Der Mensch interpunktiert die Ereignisverläufe in zwischenmenschlichen Beziehungen und unterzieht dieselbe Interpunktion einem ständigen Auswertungs- und Ordnungsprogramm. Wirklichkeit ist dabei das, was der Mensch für seine Wirklichkeit hält. In der Welt sein ist der Sinn, den der Mensch seiner Welt gibt, jenseits des objektiven Verstehens (vgl. Watzlawick 1969, 129 ff.).

Besucher-Mitarbeiter-Interaktionen

Während bisher die Interaktionen auf der Ebene der Besucher betrachtet wurden, geht es im Folgenden um die Interaktionen zwischen MitarbeiterInnen und Besuchern. In beiden Einrichtungen zeigte sich bislang, dass von den Besuchern bestimmte Verhaltensregeln aufgestellt werden, die im Umgang miteinander Gültigkeit haben und deren Nichteinhaltung Konsequenzen nach sich ziehen. Wer gegen diese Regeln verstößt, der wird von den Besuchern ausgegrenzt. Auch die MitarbeiterInnen tragen zur Separierung bei, indem sie Menschen, die Hilfe brauchen, in einem gesonderten Speisesaal oder an separate Tische setzen. Die Differenzierung, die von den MitarbeiterInnen zwischen 'Selbständigen' und 'Unselbständigen' für eine organisatorische Erleichterung sorgt, führt bei den Besuchern zu Überlegenheits- oder Unterlegenheitsgefühlen, die ihr Verhalten zueinander bestimmen. Es zeigen sich wechselseitige soziale Prozesse, die einander bedingen.

Sowohl in der Einrichtung in A als auch der in B gibt es eine Unterteilung in tagesstrukturierende und therapeutische Angebote. Die Vermittlungsleistung der Pflegenden liegt in einer Grundversorgung,[74] die der Therapeuten in der Förderung der körperlichen und psychischen Ausdrucksmöglichkeiten. Dies bedeutet in der Praxis eine Einteilung in Alltagsbeschäftigung und die 'Sondersituation' der pädagogisch-therapeutischen Maßnahmen. In meiner Untersuchung trage ich den daraus resultierenden, unterschiedlichen Interaktionen Rechnung, indem ich sie in zwei getrennten Teilen vorstelle. Nun liegen zudem in den beiden untersuchten Einrichtungen Sonderfälle vor, die die Einrichtungen von anderen Tagespflegeheimen unterscheidet. Der Leiter erläutert:

„Es geht darum, dass sowohl Altenpfleger als auch Therapeuten den ganzen Tag über mit den Gästen zusammen sind. In anderen Einrichtungen betreuen ausschließlich Altenpfleger die Besucher. Es gibt zudem niedergelassene Therapeuten, die zu festgelegten Zeiten in das Tagespflegeheim kommen. Die Erfahrung dieser Einrichtung hat gelehrt, dass die Gäste oft gerade dann einen Arzt aufsuchen müssen, wenn der Therapeut kommt. Hinzu kommt ein spezifisches Problem der Alzheimer-Patienten. Sie brauchen Vorbereitungszeiten, die länger sind als der Zeittakt der niedergelassenen Therapeuten. Ein multiprofessionelles Team hingegen, nach unserer Konzeption, erstellt einen gemeinsamen Therapieplan, in dem die Maßnahmen und Erfordernisse des Patienten aufeinander abgestimmt sind" (GML2).

---

74 Die Grundversorgung bei Alzheimer-Patienten definiert, was ein Mensch grundlegend braucht: Kommunizieren können; sich bewegen können; vitale Funktionen aufrechterhalten können; sich pflegen können; essen und trinken können; ausscheiden können; sich kleiden können; ruhen und schlafen können; sich beschäftigen können; sich als Mann/Frau fühlen können; für Sicherheit sorgen können; soziale Bereiche des Lebens sichern können, mit existentiellen Erfahrungen des Lebens umgehen können; Umgang mit dem Tod (Auszug aus dem Pflegeplan in B 2002)

So kommt es, dass der Alltag in beiden Pflegeeinrichtungen sowohl von AltenpflegerInnen als auch Therapeuten gestaltet wird. Dabei sind hier bestimmte Bereiche den einzelnen Berufsgruppen zugehörig. Die alleinige Aufgabe der AltenpflegerInnen besteht in der Durchführung der Pflegebehandlungen (in diesen Bereich der Pflege gehören auch die Toilettengänge) und der Unterstützung bei Arztvisiten. Die Durchführung der pädagogisch-therapeutischen Maßnahmen (Bewegungstherapie, Ergotherapie, Musik- und Kunsttherapie) obliegt alleine den Therapeuten. Diese Maßnahmen finden in gesonderten Räumen und nur mit einer von den Therapeuten bestimmten Gruppe von alten Menschen statt. Die Therapeuten entscheiden im täglichen Umgang mit den Besuchern, wer am heutigen Tage aus physischen oder psychischen Gründen therapiefähig ist. Ihre Interaktionen bedürfen eines bestimmten Schauplatzes (Setting), der in Teil III meiner Untersuchung beschrieben wird.

Pflegemaßnahmen in B

Im Alzheimer-Tageszentrum B sind die Themen Hygiene, Toilette, Inkontinenz allgegenwärtig, schon alleine dadurch, dass sich der Alltag in einem großen Raum abspielt und nur ein offener Vorraum die drei Toiletten vom Aufenthaltsraum abteilt. Diese Themen werden von den AltenpflegerInnen unter dem Aspekt des Humors oder der Arbeitsbelastung jeweils in einem anderen Licht betrachtet. Der Toilettengang ist einesteils alltägliche Routine, andererseits eine ritualisierte Handlung, die sich zwischen Besuchern und AltenpflegerInnen täglich wiederholt. Ich darf an einem solchen Toilettenritual teilnehmen.

Zunächst wird der Patient gefragt, ob es ihn störe, wenn ich dabei zusehe. Er antwortet lakonisch: „Was sein muss, muss sein!" Der Toilettengang wird immer von zwei Pflegern gestaltet. Sie nehmen den alten Herrn in die Mitte und führen ihn in das gekachelte Bad. Dort stehen eine Wanne und eine Toilette mit einem erhöhten Sitz. Die Altenpflegerin nimmt die Hände des Patienten, der Pfleger zieht ihm die Hose herunter. Ich blicke zunächst auf lange, weiße Unterhosen, dann auf zwei dünne, bleiche Beine und eine Höschenwindel. Leise redet die Altenpflegerin mit dem Besucher, wobei das beruhigende Sprechen wesentlicher zu sein scheint als die Worte, die gesagt werden. Die Höschenwindel wird entfernt, es wird gescherzt darüber, dass er sehr erfolgreich war, und er wird auf die Toilette gesetzt. Die Hände werden zart festgehalten, um zu verhindern, dass sich der Kranke selbst berührt, wo es im Moment nicht erwünscht ist, nämlich seinem Po und Penis. Die Altenpflegerin zieht den Patienten hoch, der Altenpfleger wechselt ihm die Windel, klebt sie mit Klebebändern zu, sagt: „Das war heute so normal, sonst ist das sehr lustig, vielleicht, weil *Sie* dabei waren" (PB37).

Feldtagebuch: Die Gerüche sind unerträglich für mich. Mir wird übel, da hilft auch das Öffnen des Fensters nichts. Ich möchte einen alten Menschen nicht so hilflos wie ein kleines Kind betrachten müssen. Geruch und Ausscheidungen betreffen einen privaten, intimen Bereich, in dem ich nichts verloren habe. Das Fremde dieser Interaktion berührt mich peinlich. Darüber hinaus werde ich an die 'Töpfchenrituale'[75] als Interaktion zwischen Mutter und Kleinkind erinnert. Die beherrschenden Themen von Macht und Stärke, etwas für sich behalten wollen und etwas dem anderen als Geschenk präsentieren sind meine Assoziationen beim Beobachten des beschriebenen Rituals.

Pflegemaßnahmen in A

In A ist es vielen alten Menschen noch möglich, alleine auf die Toilette zu gehen. Es bedarf keiner ritualisierten Handlungen. Wer zur Toilette muss und Hilfe braucht, fragt den Pfleger oder die Pflegerin, ob sie mit ihm zur Toilette gehen. Ritualisierte Handlungen finden sich bei pflegerischen Maßnahmen in A. Sie werden im immer wiederkehrenden Salbenauftragen, Verbände anlegen, Rücken einreiben besonders deutlich. Zu den ritualisierten Handlungen gehört auch das wöchentliche Fußbad.

Frau K. sitzt, während die Altenpflegerin mit mir spricht, auf einem Stuhl, die Füße im warmen Wasser und singt. Sie fühlt sich wohl. Neben ihr sitzt Frau A. Sie zieht die Pflegerin an sich heran und küsst sie auf die Wange. Sie kann wenig sprechen, zeigt aber so ihre Freude und Dankbarkeit. Die Pflegerin scherzt mit Frau K.: „Ihr Freund wartet schon auf sie." Sie spielt darauf an, dass die Patientin öfter mit einem älteren Tagespflegebewohner 'Händchen hält'. Die Patientin fragt: „Wie alt ist der eigentlich?" Die Pflegerin antwortet: „92." Die Patientin: „So einen alten Freund soll ich haben? Wie alt bin ich eigentlich?" Liebevoll trocknet die Pflegerin ihr die Füße und salbt sie ein: „Sie sind 82." Dann bringt sie die beiden Damen zurück in den Aufenthaltsraum (PA20).

Feldtagebuch: Die Fußwaschung bekommt für mich als Beobachterin über den pflegerischen Aspekt hinaus eine symbolische Bedeutung. Es erinnert nicht nur an die christliche Fußwaschung am Vorabend der Kreuzigung Christi, entstanden durch das Knien der Pflegerin vor den Kranken, und das Waschen und Salben der Füße. Es zeigt auch auf welch freundlichem, vertrautem Fuß, im Sinne einer fast liebevollen Beziehung, einige Patienten zu den Pflegenden stehen. Ich erinnere mich daran, dass es das Ziel der Einrichtung ist, den Kranken wieder „auf feste Füße zu stellen" (GML2). Die Voraussetzung dafür ist, dass die Füße nicht wund gelaufen und zu müde sind, um wieder eigenständigen Halt zu finden, und dazu trägt in meinen Augen die Pflegerin liebevoll bei.

---

75 Der Begriff der 'Töpfchenrituale' knüpft an die 1905 von Sigmund Freud entwickelte Lehre von der psychosexuellen Entwicklung des Menschen an. In der analen Phase (2.-4. Lebensjahr) erfolgt in unserer Kultur die Reinlichkeitserziehung des Kindes. Das Kind erlebt das Zurückhalten des Kotes als lustvoll. Darüber hinaus verleiht es ihm, durch das Festhalten der Mutter, auch Macht. Das Kind erlebt sein erstes eigenes Produkt als Geschenk an die Mutter. Gleichzeitig wird die Intimsphäre des Kindes definiert. Es gibt eine zeitliche Parallelität mit dem Moment, wo das Kind lernt, sich von anderen abzugrenzen, indem es 'nein' sagen lernt (Trotzphase) (vgl. Freud 1905, 27-145).

Aktivitäten im Aufenthaltsraum in A

Musik begleitet alle Aktionen in A. Sie läuft vom Tonband, dringt in alle Räume und schwingt, als Hintergrundmusik kaum merklich wahrgenommen, in den Alltag hinein. Es sind sowohl alte Schlagermelodien als auch klassische Musik. Sie erheben den Anspruch, Erinnerungen wachzurufen, eine friedliche Atmosphäre zu schaffen und ein Gemeinschaftsgefühl hervorzurufen. Sie wird als Hintergrundbegleitung passiv rezipiert. Aktives Singen gibt es, bis auf ganz seltene Ausnahmen, nur bei Festen. Es finden auch keine geplanten Gruppenaktivitäten mit den AltenpflegerInnen und keine Musiktherapie statt.

Gespielt wird in A im Gemeinschaftsraum. Hier steht ein großer Tisch, zu ihm werden die Besucher nach dem Frühstück von den MitarbeiterInnen geführt oder dazu aufgefordert hier Platz zu nehmen, wenn sie noch alleine laufen können. Wer nicht mag, kann auch im Flur sitzen bleiben. Wer zur Therapie geht, wird anschließend, wenn er oder sie es wünscht, wieder hierher gebracht. Es ist eine Anlaufstelle, die den Menschen dient, die sich miteinander unterhalten oder gemeinsam spielen wollen. Es liegen Zeitungen aus, aus denen man sich gegenseitig vorlesen kann. Eine Altenpflegerin steht zur Verfügung, die Artikel vorliest, mit den Besuchern über Erlebnisse des Tages spricht, ihnen ihr Horoskop für den nächsten Tag verkündet. Es gibt auch Eigenaktivitäten, bei denen Besucher das zu Ende bringen können, was ihnen in der Ergotherapie beigebracht wurde: kleine Bastelarbeiten, vorgefertigte Aufgaben, die dem Gedächtnistraining dienen (PA3).

Gruppenaktivitäten in B beobachten

Die gemeinsamen Spiele im Aufenthaltsraum laufen nicht immer gleich. Aber es gibt auch hier ritualisierte Handlungen. Der Leiter erläutert:

„Bei Gruppenaktivitäten werden einzelne Besucher vorgestellt und dabei eine Besonderheit hervorgehoben wie ein schönes Kleid, die Frisur oder ein Schmuckstück. Auf diese Weise wird jeder Teilnehmer mit einer besonderen Aufmerksamkeit geehrt" (GML3).

Ich beobachte nicht-teilnehmend, wie sich eine solche Gruppenaktivität gestaltet:

Die junge Altenpflegerin in B macht einen Stuhlkreis. Sie fordert jeden Einzelnen namentlich auf, sich in den Kreis zu setzen. Frau D. will nicht, weil Herr U. sich weigert. „Den überrede ich noch", lacht die junge Altenpflegerin und führt sie bei der Hand in den Kreis. Herr U. sitzt nach vorne übergebeugt und reagiert nicht. Er wird samt Stuhl in den Kreis geschoben. Alle sitzen und warten, dass etwas passiert. Sie blicken dabei aber nicht die junge Altenpflegerin an, sondern blicken einfach geradeaus. Frau Ried weigert sich: „Des is doch bled. Was soll ich dann da?" ruft sie und beugt sich vor, um zu sehen, was da passiert. Sie folgt der Aufforderung zum Kreisspiel erst als sie hört, dass sie unbedingt „als

Unterstützung" gebraucht würde. Dann lässt sie sich willig auf einen Platz führen. Inzwischen sind die Ersten wieder aufgestanden. Herr U. schimpft: „Mit denen habe ich nichts zu tun, das sehe ich nicht ein", setzt sich aber trotzdem dazu. Frau Ried ruft: „Ich geh' nachher mit meinem Mann essen, das machen wir jeden Tag." Irgendwie gelingt es der jungen Altenpflegerin einen Stuhlkreis zu bilden. Im Hintergrund läuft der Schlager „Arivederci Roma". Nur Herr H. läuft ruhelos hin und her und versucht vergeblich einen der Kleiderschränke zu öffnen. Die junge Altenpflegerin erzählt: „Ich habe eine Freundin, die hat gedrehte Zöpfe. Ich gehe mit ihr in ein Café am ...platz." Die Patienten schauen auf sie, aber nur Frau Ried reagiert: „Ich gehe gerne zur Nordsee." „Wir wollen jetzt Ball spielen", sagt die junge Altenpflegerin. „Ich nie im Leben", sagt Frau Ried und fängt den geworfenen Ball auf. Wieder wird Frau Rieds Ablehnung spürbar, gleichzeitig freut sie sich aber darüber, dass sie am Spiel beteiligt wird. Sie lacht laut dröhnend (PB16).

Auch die Musiktherapeutin singt mit den Alzheimer-Kranken im Aufenthaltsraum. Dabei kann jeder auf seinem Platz sitzen bleiben. Sie spielt die Lieder auf der Flöte vor und erstellt eine Verbindung zwischen den Texten der Lieder und der Lebenssituation der Besucher.

„Freut Euch des Lebens", spielt die Therapeutin und kommentiert das Lied mit den Worten: „Es erfordert Mut das neue Jahr aushalten zu können und uns an den kleinen Dingen zu erfreuen. Dazu gehört die Liebe, mit der wir Dinge tun können und durch die alles möglich wird." Einige Besucher singen mit und nicken zum Zeichen, dass sie das Gesagte verstanden haben. „Jetzt mögen wir mal eine Strophe von ‚Hoch auf dem gelben Wagen' singen", schlägt die Musiktherapeutin vor. Wieder zeichnet sie ein Stimmungsbild: „Es ist ein schönes Gefühl, als ob wir alle in einem Wagen sitzen, ich habe Lust einen Ausflug zu machen." Damit die Stimmung nicht zu wehmütig wird, holt die Therapeutin die Gäste wieder in die Gegenwart zurück, indem sie vom geplanten Montagsausflug der Einrichtung spricht (PB26).

Das Verknüpfen von Liedern und Handlungen wird im folgenden Beispiel deutlich. Der Altenpfleger in B erläutert mir:

„Musik gilt als Anregung, dient der Funktionalisierung, dem gemeinsamen Spaß. Das Lied ‚Trink, trink Brüderlein trink' eignet sich zur Anregung, dass viel getrunken wird. Alte Menschen müssen viel Flüssigkeit zu sich nehmen, trinken aber gar nicht gerne, weil sie dann ständig zur Toilette müssen und dafür Hilfe brauchen. In einem spielerischen Saft trinken, miteinander anstoßen, wird trinken nicht zur Pflichtübung. Wir arbeiten mit Symbolen und Klischees, die von den alten Menschen verstanden und geteilt werden" (GMAP3).

Wie verhalten sich die Alzheimer-Kranken, wenn sie miteinander trinken, singen, anstoßen sollen?

Es ist Faschingszeit. Vom Band im Aufenthaltsraum in B tönt Stimmungsmusik. „Einmal am Rhein", „Wir kommen alle in den Himmel, weil wir so brav sind", „Kornblumenblau sind die Augen der Frauen beim Weine". Es sind Stimmungslieder, die in Deutschland zur Faschingszeit im Radio zu hören sind und auf Faschingsbällen gesungen werden. Frau May sitzt mit fest aneinander gepressten Knien in der von den AltenpflegerInnen vorbereiteten Stuhlrunde. Sie hält ihre große schwarze Tasche auf ihren Knien. Vorsichtig öffnet sie den Mund, singt an einigen Stellen zaghaft mit. Blickt zögernd in die Runde.
Herr Bartok hat sich in eine Ecke zurückgezogen und betrachtet Bildbände der 50er Jahre. Hin und wieder blickt er verwundert über den Rand seiner goldenen Brille. Frau Ried ist

gut drauf. Sie singt laut mit, freut sich, dass sie sich an die Texte erinnert: „Trink, trink Brüderlein trink", ruft sie. Der Stimmungsumschwung erfolgt quasi auf Knopfdruck, mit den letzten Tönen der Musik. Sie zeigt mit dem Finger auf Frau N. und sagt zum Altenpfleger: „Die hat sich doch nur so aufgetakelt, weil die sich einen Kerl angeln will." Frau N. strahlt und sieht in eine völlig andere Richtung (PB23).

Feldtagebuch: Seltsam ist für mich, dass keiner die Eigeninitiative zum Tanzen ergreift, was einigen körperlich noch möglich wäre. Frau May möchte sich einesteils nicht ausschließen, andererseits wirkt sie auf mich nicht so, als wäre ihr das Singen ein wirkliches Bedürfnis. Sie will sich einesteils nicht ausgrenzen, wirkt aber verunsichert. Herr Bartok scheint die deutschen Faschingslieder nicht zu kennen oder zu mögen. Er sitzt zwar zwischen den anderen Besuchern, hat sich aber durch das Betrachten des Bildbandes von den anderen distanziert. Frau Ried agiert laut und fröhlich. Sie, die meistens übellaunig und negativ wirkt, hat für einen Moment lang die Rolle der 'Unzufriedenen' abgelegt, ist zur 'Stimmungskanone' geworden. War Frau Ried vor ihrer Krankheit so? Ist es die Erinnerung an eine glückliche, ausgelassene Zeit, die sie im Moment so froh macht? Ihr negatives Denken gewinnt wieder Oberhand, als die Musik endet. Frau N. hat sich, so ihre Unterstellung, für einen „Kerl" schön gemacht. Geht es um ein Konkurrenzdenken, um negative Erfahrungen aus der Vergangenheit, um eine Verurteilung von Eitelkeit bei Frauen?

Individuelles Verhalten in B beobachten

Immer wieder beobachte ich im Alzheimer-Tageszentrum Besucher, die einen sehr verzweifelten Eindruck machen. Dies führt zu spontanen Reaktionen der MitbesucherInnen und der MitarbeiterInnen.

Klagende Laute

Herr F. ist mir durch sein Verhalten in besonderer Erinnerung geblieben. Er ist ein alter, kleiner, sehr schmaler Mann, der ununterbrochen laut jammert. Ob er Schmerzen hat, sich unglücklich fühlt, nicht in der Einrichtung sein möchte, kann von mir als fremde Beobachterin nicht gedeutet werden. Oft setze ich mich neben ihn und mir fällt auf, dass er dann für einen Moment lang ruhiger wird. Er mag einen kleinen Bären, der den Gästen als Schmusebär zur Verfügung steht. Hält er ihn im Arm, dann hören seine klagenden Laute für einen Moment lang auf. In einem Beobachtungsprotokoll in B finde ich den folgenden Eintrag:

Herrn F.s Jammern klingt laut durch den ganzen Aufenthaltsraum. Es ist ihm unmöglich, still zu sitzen. Damit verstößt er gegen die Konvention, dass man sein Essen ruhig, möglichst schweigend und sitzend einzunehmen hat. Alle Versuche der MitarbeiterInnen, Herrn F. während des Essens an seinem Platz zu halten, scheitern. Die MitbesucherInnen kommentieren sein Verhalten: „Warum jammert der dauernd, warum bleibt der nicht sitzen?" Die junge Altenpflegerin erklärt: „Herr F. vermisst seine Frau." „Ich vermiss meinen Mann auch", sagt Frau Ried, „aber ich halte trotzdem die Klappe." Die MitarbeiterInnen lenken sie ab: „Sie haben ja auch einen ganz lieben Mann." Sie schweigt daraufhin und löffelt ihre Suppe. Herrn F.s jammernder Tonfall wird von Herrn Babbel leise nachgeäfft: „Der geht mir auf den Wecker", sagt er. Frau Vond verlangt Akzeptanz von ihm: „Kümmern Sie sich lieber darum, dass sie nicht kleckern." Er schweigt beleidigt, weil er auf sein eigenes Fehlverhalten aufmerksam gemacht wurde (PB7).

„Meine Eltern werden heute entsorgt"

Herr Babbel fällt mir als fröhlicher, sehr gesprächiger Mann auf. Er hat seine kleinen Kontroversen mit Frau Vond, freut sich immer, wenn er mich in der Einrichtung sieht und erzählt von seinem früheren Arbeitsleben. Für mich als fremde Beobachterin sind die Stimmungsbrüche auffällig, die ich dann beobachte, wenn Herr Babbel nicht eigenbestimmt handeln kann. Ein Beispiel liefert der Auszug aus dem Beobachtungsprotokoll.

Eine Gruppe von fünf Leuten wird zur Gymnastik aufgefordert. Herr Babbel hat eine kleine Schwäche für mich entwickelt. Er will nicht mit zur Gymnastikstunde, artikuliert, dass er lieber bei mir sitzen würde. Er wird vom Altenpfleger zurechtgewiesen: „Es ist eine Verpflichtung für Sie, ihre Veranstaltungen einzuhalten." Ich begleite Herrn Babbel zur Tür, sage, dass ich nachher noch da sein werde. „Das ist doch nur Schmus", meint er enttäuscht. Mir fällt später beim Mittagessen auf, dass Herr Babbel verändert ist. Er wirkt traurig, desorientiert. Als ich ihn anspreche, erzählt er mir, dass er traurig ist: „Meine Eltern werden heute entsorgt, die waren noch ganz fit. Das hat man früher anders gelöst" (PB27).

Feldtagebuch: Ich bin über den Begriff „entsorgen" erschrocken. Entsorgt wird Müll, Abfall wird deponiert bzw. beseitigt. In Bezug auf die Eltern, „die doch noch ganz fit waren", bekommt es die erschreckende Konnotation einer Endlösung, die unnötig war. Das frühere „anders lösen" bedeutet, dass man mit alten Menschen früher anders umgegangen ist, dass man sie nicht einfach außerhalb der Gesellschaft irgendwohin 'deponiert' hat.

In B: Verhalten durch Biographien verstehen

Die alten Menschen reagieren individuell, aus ihrer Lebenserfahrung, Erinnerung, aus ihrem Sozialisationsprozess heraus. Der fremden Beobachterin fällt zwar auf, wer sich zurückzieht, zögerlich verhält, distanziert oder begeistert mitmacht, ein Verstehen des Erlebens erleichtert das Wissen über die Biographie des Kranken.

Biographien liefern wichtige Daten des Lebensvollzugs von Besuchern der Tagespflegeeinrichtungen. Diese Daten werden in B von den Angehörigen oder Freunden dem jeweiligen Paten mitgeteilt. Die aus dem Blickwinkel der Angehörigen 'gefilterten' Daten werden von den MitarbeiterInnen aus ihrem individuellen Verständnis und ihrem Berufsbild heraus interpretiert. Manche Alzheimer-Kranke erzählen zwar Begebenheiten aus ihrem Leben, können aber selber nicht mehr darüber reflektieren, welche Konsequenzen sich für sie aus den vergangenen Lebenssituationen und Krisen ergeben haben.

In A findet zwar vor dem Eintritt in die Einrichtung ebenfalls eine Erhebung über wichtige Lebensdaten des Kranken durch zu Hause Pflegende oder Betreuende statt, es gibt aber auch eine Gruppe von Menschen, die die für sie wichtigen Ereignisse und Schlüsselerlebnisse ihres Lebens den MitarbeiterInnen gegenüber selber mitteilt. Gerade während des Malens werden Krisen nochmals erlebt und von den Besuchern auch thematisiert. Dies wird in Teil III meiner Beschreibung deutlich.

Für die Teams der Tagespflegeeinrichtungen ist entscheidend: In welchem Milieu lebt der Kranke? Wer übernimmt die Pflege, hat diese Person wirklich Zeit? Was war der Grund, warum jemand in die Tagespflege gekommen ist? Was sind die Gewohnheiten des Kranken zu Hause? Welches Verhalten legt er bei bestimmten Handlungen an den Tag? Welche (Wissens-) Techniken setzen die Patienten ein, um bestimmte Ziele zu erreichen, im Sinne von Hilferufen, die an die Pflegenden gerichtet sind?

Einmal in der Woche findet in B eine Teamsitzung statt. Sie wird durch Rituale, wie das Anzünden einer Kerze für verstorbene Besucher, eingeleitet.

Auf dem Tisch wird eine dicke rosa Kerze angezündet. Sie ist ein Symbol für eine Patientin, die in der Nacht durch einen Herzinfarkt verstorben ist. An der Wand hängt ein großes Blatt Papier, auf dem die Namen der Verstorbenen eingerahmt eingetragen werden, der Name der Patientin wird hinzugefügt, dann wird zur Tagesordnung übergegangen. Tod und Sterben gehört zum Alltag der Einrichtung. Es ist kein Thema, bei dem man verweilen kann, zuviel gibt es über die Lebenden zu sprechen. Und immer herrscht Zeitdruck. In zweieinhalb Stunden müssen sie alle wieder oben beim Mittagessen bei den Patienten sein. So lange hilft das „Notprogramm".[76] Danach werden gemeinsam Tagesordnungspunkte festgelegt. Über wessen Biographie wird heute gesprochen, wer ist durch sein Verhalten besonders auffällig geworden, wer bedarf besonderer Beobachtung durch das Team? (PB17).

Biographische Anamnese

Im Folgenden wird das beobachtete Verhalten zu den Biographien einzelner Besucher in Bezug gesetzt. Exemplarisch lässt sich einesteils die biographische Anamnese verdeutlichen, es zeigen sich andererseits die Reaktionen und intendierten Maßnahmen, die sich aus dieser Erhebung für die MitarbeiterInnen der Einrichtung ergeben, und es zeigt sich, wie Wissen über den Kranken von den Angehörigen hin zu den MitarbeiterInnen transferiert wird. Darüber hinaus wird deutlich, dass die Besucher der Tagespflegeheime aus verschiedenen Milieus kommen. Diese Milieus weisen verbindende Merkma-

---

76   Das „Notprogramm", wie es von den MitarbeiterInnen bezeichnet wird, besteht aus externen AltenpflegerInnen, die bei personalen Engpässen und während der Teambesprechungen in den Einrichtungen aushelfen.

le von Existenzbedingungen auf und zeigen bestimmte kulturelle Ausdrucksformen, die sich in Haltungen und Verhaltensweisen manifestieren.

„Ein Vogel, der flügge werden will"

Die Altenpflegerin in B hat eine Freundin von Frau May besucht. Nun berichtet sie dem Team, was die Freundin ihr über das Leben von Frau May erzählt hat.

Die Kindheit: Frau May war ein ungeliebtes Kind, unehelich, nicht gewollt. Später bekommt ihr jüngerer Bruder all die Liebe, die sie entbehren muss. Der Bruder nutzt die Strenge der Mutter der Schwester gegenüber und nutzt seine Vorteile aus, indem er sich mit Lügen über die Schwester bei der Mutter profiliert. Sie glaubt ihm immer, bestraft die Tochter hart. Der geliebte Sohn stirbt an Diphtherie. Die Situation zwischen Mutter und Tochter wird daraufhin so unerträglich, dass Frau May das Elternhaus verlässt.

Die Jugend: Frau May findet Arbeit auf einem Bauernhof im Nachbarort, wo sie auch wohnen darf. Die Arbeit ist sehr schwer, sie hat keine Freizeit, keine Freunde. Sie geht zu einer Tante nach M., wird Mitglied in der Hitler Jugend, wechselt zu einer Tante nach W., zieht schließlich mit ihrem Mann, den sie beim Tanzen kennen gelernt hat, nach M.

Beruf: Sie arbeitet als Schuhverkäuferin, im Haushalt, in der Schuhfabrik und in der Russenküche, als ihr Wohnort russische Besatzungszone wird.

Ehemann: Ihr Ehemann ist Bäcker, später Chemiearbeiter bei den IG-Farben, die beiden nehmen an keinerlei Vereinsleben teil.

Wie wurde die Ehe erlebt: Frau May ist unglücklich, fühlt sich unterdrückt und betrogen.

Die Hobbys: Die Patientin putzt leidenschaftlich gerne und liest, wenn sie hin und wieder Zeit findet.

Besondere Situationen im Leben: Frau May ist im Elternhaus nicht willkommen, trotzdem musste sie immer wieder darum bitten, wieder nach Hause zu dürfen, aufgrund der Lebensumstände.

Das Team kommt übereinstimmend zu dem Ergebnis, dass sich Frau Mays Verhalten innerhalb der Tagespflege positiv verändert hat.

Die Musiktherapeutin berichtet: „Zunächst lehnte sie das gemeinsame Trommeln ab. Nach und nach begann sie, Freude daran zu haben, heute ist es ihr möglich, ein Gemeinschaftsgefühl auf einer basalen Ebene zu erleben."

Die Altentherapeutin: „Das Grundgefühl von Frau May war die Angst. Sie hatte kein Selbstvertrauen mehr. Fühlte sich aus der Gemeinschaft ausgeschlossen. Sie malt gerne ‚Mandalas'. Dabei ist sie sehr erfolgreich. Das merkt auch die Gruppe, die mit ihr gemeinsam gestaltet. Sie entwickelt das Gefühl des ‚Angenommenseins', das sich durch nach außen gezeigte Freude vermittelt."

Die Pflegebeobachtung: „Frau May ist in der Lage alleine zu wohnen, sie wird vom ambulanten Dienst versorgt. Hat ein Stück ihrer Selbständigkeit zurück gewonnen, trinkt viel Flüssigkeit, geht alleine auf die Toilette und kann sich selbständig kleiden."

Zum Schluss versucht das ganze Team eine Metapher zu finden, die auf Frau May zutrifft: „Der Panther im Zoo – er sucht die Weite, kann aber nicht ausbrechen. Sie trainiert, damit sie fit ist für den Ausbruch, „wie ein Vogel, der flügge werden will." Im Fall von Frau May hält das Team es für wesentlich, das Selbstbild zu stärken. „Sie ist ein Mensch, der sich in der Gruppe behaupten kann und von der Gruppe anerkannt wird. Der gemeinsam etwas gestalten kann, sich mit den anderen vergleicht und deren Motive und Ideale ins eigene Ich übernimmt", ist das gemeinsame Ergebnis (PB36).

„Er liebt die Ästhetik, die Konvention und die Sauberkeit"

Herr Bartok lebt bei seinem Sohn und seiner Schwiegertochter. Sie haben der Altenpflegerin die Biographie des alten Herrn aus ihrem Blickwinkel erzählt. Die Altenpflegerin schildert die Begegnung „in der sehr gediegenen Atmosphäre, der Dominanz des Klaviers und des Silbers", wie sie betont. Die Angehörigen haben die besonderen Verhaltensauffälligkeiten von Herrn Bartok betont: stundenlanges, sorgfältiges Anziehen, bevor er die Wohnung verlässt, sorgfältiges Staubwischen. Zur Biographie hat sie folgendes erfahren:

„Der alte Herr hat schon sehr früh mit dem Geige- und Klavierspiel begonnen. Sein Vater hatte eine leitende Position. War nicht streng gläubig. Zur Mutter hatte er ein gutes Verhältnis. Die Jugend verbrachte er in Polen. Die Familie war wenig angepasst. Er hatte ein sehr gutes Verhältnis zu seinen Schwestern. Der Schwiegertochter erscheint es so, als sähe er in ihr eine seiner Schwestern. Herr Bartok ist immer gerne gereist, war schon in Polen Vorsitzender des Eishockeyverbandes und in dieser Funktion viel im Ausland. Im Krieg wird er zur Zwangsarbeit verurteilt. Nach dem Krieg zum technischen Direktor ernannt. Die Familie zieht in den 70er Jahren nach Deutschland. Entscheidende Krisen im Leben von Herrn Bartok sind die Zwangsarbeitszeit, der Tod der einjährigen Tochter und der Tod der Ehefrau. Herr Bartok spricht mehrere Sprachen. In der Einrichtung aber ausschließlich polnisch" (PB39).

Feldtagebuch: Während ich das Sprechen in polnischer Sprache spontan als das Abgrenzen von den anderen Menschen im Tagespflegeheim gedeutet hätte, erläutern mir die Mitarbeiter, dass dies ein Hinweis darauf sei, dass er sich hier wie bei seiner Gruppenarbeit in Polen fühle.

Auffallend für die Schwiegertochter, so erfahren wir, ist der Sprung vom kultivierten, gutsituierten Direktor zu einem Menschen, der seine Gefühle nicht mehr unter Kontrolle hat. Mit der Erkrankung an Alzheimer wird er aggressiv, bewirft Kinder mit Steinen, schlägt um sich, wird nach Riedstadt (psychiatrische Klinik) eingewiesen. Dort konnte man ihn entlassen, weil sich die Schwiegertochter und der Sohn zur Pflege bereit erklärten. Während er früher gerne musiziert, gestaltet, Möbel gebaut, gekocht und Sport getrieben habe, sei er nun zum Choleriker und Egozentriker geworden – allerdings mit Humor. Er habe irgendwo in seinem Zimmer Geld versteckt und freue sich darüber, dass die Familie nicht in der Lage sei, das Geld zu finden. Wenn Herr Bartok auch seine Charaktereigenschaften seit dieser Erkrankung verändert hat, nunmehr nach Aussage der Schwiegertochter zum „Choleriker und Egozentriker" geworden ist, blieben doch sein Sinn für Ästhetik, für das Genießen von Neuem und sein distinguierter Humor erhalten. Er liebt eine gepflegte Umgebung und achtet bei sich selbst auf ein elegantes Äußeres, indem er auch heute noch Anzug und Rollkragenpullover in einem dezenten Grau trägt (PB39).

Wiederum gibt jeder der MitarbeiterInnen seine individuelle Einschätzung über den Kranken wieder.

Die Musiktherapeutin: „Er liebt die Musikimprovisation. Dies knüpft an seine Freude an der Musik an. Da er aber seine Fähigkeit verloren hat, Geige und Klavier zu spielen, verspricht das Neue, Improvisatorische einem kreativen Menschen einen neuen Gestaltungsraum. Er liebt den kraftvollen Kontakt und die Herausforderung beim Ballspiel mit anderen

Männern", fährt sie fort. „Er kann sich mit den anderen messen, nimmt die Herausforderung an, er wird unangenehm, wenn er seine Autonomie in Gefahr sieht. Dies zeigt sich, indem er selbst bestimmt, wozu er Lust hat und wozu nicht."

Die Pflege betont seine „visuell ausgeprägte Kommunikationsfähigkeit." Das bedeutet, er beobachtet sehr intensiv, bestimmt durch die Augen, ob er zum Beispiel einen Kaffee will oder nicht. „Er lässt sich durch eine sanfte Berührung besänftigen", wird ergänzt. „Er will die Kontrolle behalten, bestimmen, wann und wie die Dinge um ihn herum sich gestalten", ergänzt der Altenpfleger.

Der Altenpfleger ergänzt: „Problematisch sind die Toilettengänge. Er mag nicht, wenn ein Mann an seinem Genitalbereich rumfummelt."

Die Erklärung liegt in seiner Biographie, entscheiden die Mitarbeiter. „Kräftemessen mit Männern ja, aber Sexualität ist tabu, so wie er es früher als Spieler oder Trainer selber bestimmt hat. Er liebt die Ästhetik, die Konvention und die Sauberkeit", ist ihr abschließendes Urteil (PB39).

„Ein Erdmännchen, das unter der Erde lebt"

Die Altentherapeutin berichtet über Schlüsselerlebnisse, die Frau Ried prägten, die ihr Verhalten bestimmen und zum Verständnis ihres gegenwärtigen Verhaltens beitragen. Sie hat die Informationen von ihrem Ehemann bekommen.

Frau Rieds Schlüsselerlebnisse sind eng mit ihrem Vater verbunden. Sie war alleine mit ihrer Mutter aufgewachsen, der Vater war im Krieg, kam in Kriegsgefangenschaft und floh nach Hause. Plötzlich war das Leben völlig verändert. Heimlich wurde die Uniform des Vaters verbrannt und dieses Geheimnis durfte niemand wissen – nur die Schwester, die Mutter und der Vater. Der Vater konnte Müßiggänger nicht leiden. Seine kleinen Mädchen wurden zum Steineklopfen für den geplanten Hausbau eingespannt. Sie mussten täglich den weiten Schulweg auf sich nehmen, und auch den Traumberuf Krankenschwester tat der Vater als brotlose Kunst ab. Stattdessen wurde Frau Ried Stepperin. „Im Positivbereich steht die Freude des Vaters an der Musik, die die Töchter teilten", so wertet die Altentherapeutin. „Die gute und glückliche Ehe der Patientin, das gute Verhältnis zu den Kindern und Enkelkindern, das 'Getragen-Werden' im Familienverband gestalten sich allerdings immer schwieriger, seitdem die Kranke einen Kontrollverlust im verbalen Bereich aufweist. Sie macht ihre Mitmenschen schlecht und unterstellt ihnen sexuelle Ausschweifungen" (PB40).

Die MitarbeiterInnen der Einrichtung erklären sich das veränderte Verhalten der Kranken einesteils durch den frühkindlichen Vaterkonflikt, der wieder zum Ausbruch kommt, weil er von der Patientin nie bearbeitet wurde, andererseits durch die Krankheit, die sie daran hindert, ihre Äußerungen zu reflektieren und zu filtern, bevor sie zum ständigen Stein des Anstoßes werden.

Um auch den Angehörigen ein Verstehen zu ermöglichen, was der Grund für die Veränderung der Kranken sein könnte, werden Bausteine ihres Lebens analysiert und zu einem Erklärungsmodell zusammengefügt:

„Im Minusbereich der heute 62-jährigen Alzheimer-Patientin steht der Vaterkonflikt. Aus dem kleinen freiheitsliebenden Mädchen, das mit der Mutter zusammen eine Einheit bildete, wurde ein Kind, das hart arbeiten lernte, anerkannt wurde, wenn es dem Willen des

Vaters entsprach: Dies hieß, sich nicht eitel zu benehmen, sondern sportlich, kumpelhaft erfolgreich zu sein. Der Vaterkonflikt hat sie konditioniert. Sie sollte immer stark sein. Heute hat sie keine Ich-Konstanz. Sie kann nicht von sich erzählen, erzählt immer nur von den anderen. Sie befindet sich in einem ständigen Zustand der Irrationalität und Identitätsdiffusion. Ihre innere Not zeigt sich in der Provokation und der Überbetonung der Sexualität. Es gibt keine Kontrolle mehr über die Äußerungen. Es scheint so, als seien Areale des Hirns betroffen, die enthemmend wirken. Entwicklungsgeschichtlich könnte man sagen, dass die Patientin in die Zeit der sexuellen Prägung zurückgekehrt ist" (PB40).

Für Frau Ried wird ein Synonym gefunden:

„Sie ist wie die Wurzel vom Baum, der sich nach unten verbreitet, der aber nicht zum Blühen kommt. Die Kraft ist da, aber der Baum wurde immer wieder beschnitten." Eine andere Metapher ist: „Ein Erdmännchen, das unter der Erde lebt. Sie hat ein großes Spektrum des Wissens, bedingt durch die zahlreichen Reisen, die sie mit ihrer Familie unternommen hat. Sie ist nicht in ihrer integrierten Persönlichkeit, sondern immer wieder wird etwas von ihr besonders begründet. Identifikation besteht nur mit dem eigenen männlichen Anteil", so das Ergebnis der MitarbeiterInnen (PB40).

Der Wissenstransfer zum Ehemann gestaltet sich in Informationen, beginnend bei einer neuen Medikation, bis hin zu Ratschlägen im Umgang mit der Kranken, die alle darauf zielen, ihr Selbstwertgefühl zu stützen:

„Das wichtigste für Frau Ried ist es, dass sie positive Erfolge vermittelt bekommt, die ihr Selbstwertgefühl steigern. Ziel ist nicht ein Realitäts-Orientierungs-Training, bei dem die Kranke auf ihre Defizite hingewiesen wird, sondern es sind die positiven Erfolge, weil da kein Leistungszwang ist. Dies passiert vor allem beim Malen, bei dem sie innerlich zur Ruhe kommt, bei dem sie selber gestalten kann und sich selber empfinden kann. Sobald sie sich mit den anderen vergleicht, wird sie unsicher. Ihre Unsicherheit kaschiert sie, indem sie die anderen abwertet. Gut geht es ihr, wenn sie über ihre Kinder und Enkelkinder erzählen kann" (PB40).

Lebensäußerungen erklären

Bei den Teamsitzungen kommen auch das Verhalten von Herrn F., sein „beständiges Klagen", und Herrn Babbels Problem des „Entsorgens der Eltern" zur Sprache.

Die Fragen des Teams lauten: „Wie kann das Verhalten erklärt werden und welche Maßnahmen müssen für die Kranken eingeleitet werden, damit sie wieder zur Ruhe kommen können?" (PB17).

„Jammern" als Ausdruck von Abschiedsschmerz

Die Musiktherapeutin ist die Patin von Herrn F. Sie hat die Aufgabe der Koordination zwischen dem Angehörigen und der Einrichtung für ihn übernommen. Sie berichtet dem Team über einen Besuch bei der Ehefrau und deutet das Verhalten des Kranken, indem sie es in den Kontext des Abschieds stellt.

„Dabei geht es um das Nicht-loslassen-Können von dieser Welt, nicht in Ruhe sterben zu können, weil entweder eine Phase des Lebens noch nicht ausgelebt worden ist, oder es etwas Unerledigtes im Leben des Kranken gibt, das ihn nicht zu einer innerlichen Ruhe finden lässt." Sie gibt auch eine Empfehlung im Umgang mit dem Kranken: „Der Königsweg zu Herrn F. ist Ruhe. Der Patient wird unruhig, wenn er einer Reizüberflutung ausgesetzt wird" (PB17).

Die Musiktherapeutin erklärt das Verhalten damit, dass der Patient in seine früheste Kindheit zurückgekehrt ist.

„Er sehnt sich nach einer ruhigen, entspannten Atmosphäre, so wie sie zwischen Mutter und Kind in den ersten Monaten nach der Geburt geherrscht hat. Er braucht Nähe, will ab und zu gefüttert werden, braucht mütterliche Zuwendung, so wie er es in der frühkindlichen Interaktion erfahren hat" (PB17).

Die Musiktherapeutin erläutert, dass die Ehefrau des Patienten ihr entsprechende „Codes" zur Verfügung gestellt habe, die einen Zugang zum Patienten erlauben. Diese Codes kannten bislang nur die Ehegatten. Es sind verbale Äußerungen, an denen verstanden werden kann, wie sehr die beiden Eheleute miteinander verbunden sind.

„Er ist wesentlich älter als sie und lebt immer schon in der Angst früher als seine Frau sterben zu müssen und sie alleine zurücklassen zu müssen", weiß die Therapeutin aus dem Gespräch mit der Ehefrau. Dies erkläre auch seine Unruhe. „Wenn ich einmal auf Wolke sieben bin, dann pinkel ich von oben zu dir runter", das ist ein Schlüsselsatz, den Herr F. einmal vor Jahren zu seiner Frau gesagt hat und den sie folgendermaßen deutet: „Er kann mich nicht loslassen. Das ist auch der Grund, warum er nicht sterben kann, obwohl es ihm so schlecht geht. ‚Auf Wolke sieben sein', bedeutet, dass er glaubt, bald in den Himmel oder ins Paradies zu kommen. Herunterpinkeln bedeutet ein Band zwischen ihm und mir herzustellen, das uns auch im Tod untrennbar verbindet" (PB17).

Für die MitarbeiterInnen ist es wichtig zu wissen, dass Herr F. noch nicht bereit ist zu sterben, weil er nicht ohne seine Frau gehen will.

Sein Jammern zeigt, dass er sich klein, schwach und hilflos fühlt, bei seiner „Mama" sein will, in dem Sinne, dass er sich nach einer Mutter sehnt, „die er aber nie wirklich gehabt hat", wie seine Frau der Therapeutin erklärt. Sie beide hätten sich aber nie „Mama" oder „Papa" gerufen. „Papa" dagegen sei das einzige Wort, das der gemeinsame Wellensittich sprechen könne. Jeden Abend habe ihr Mann angerufen und gesagt, dass der „Papa" gleich nach Hause käme, dies sei aber für den Vogel bestimmt gewesen. Würde man ihn heute als „Papa" ansprechen, dann höre sein Jammern für einen Moment lang auf. Der „Papa" sei für ihn jemand, der ein Leben lang stark war, der alles gerichtet habe. Da würde er sich noch mal zusammenreißen (PB17).[77]
Der Altenpfleger ergänzt das Bild über den Kranken durch den Aspekt „sich als Mann oder Frau fühlen können" als einen der Punkte, die durch die Grundversorgung gewährleistet werden sollen: „Vielleicht kann er sich nicht mehr als Mann fühlen" (PB17).

---

77 Herr F. wird wenige Tage später ins Krankenhaus eingeliefert, wo er stirbt.

Das „Entsorgen der Eltern" als Ausdruck der Angst vor Verlust

Die Musiktherapeutin ist auch Patin von Herrn Babbel, dessen Fall heute besprochen wird.

„Er kann innerlich nicht loslassen, vermisst seine Eltern so, weil die letzten Worte der Mutter: ‚Du musst mich jetzt einschlafen lassen' waren. Bei ihm besteht ein wichtiger Teil des Lernprozesses darin, sich davon zu lösen, dass er den Tod der Eltern hätte verhindern können. Er muss akzeptieren, dass sie alt und krank waren, dass er sein Leben nun alleine gestalten muss. Er war nie verheiratet, hat immer bei den Eltern gelebt, muss nun im betreuten Wohnen mehr oder weniger alleine zurechtkommen" (GMBTeam1).

Feldtagebuch: Für mich taucht die Frage auf, ob sich das Verhalten des Patienten tatsächlich nur aus der Biographie erklären lässt. Reagiert ein Mensch, der weiß, dass er sich anpassen muss, dem keine Mittel zur Verfügung stehen, seine Bedürfnisse in die Tat umzusetzen (z. B. neben der Beobachterin sitzen, statt zur Gymnastik zu gehen) mit Regression? Hat seine Verzweiflung über das „Entsorgen der Eltern" etwas mit der gegenwärtigen eigenen Versorgungssituation zu tun? Für mich werden verschiedene Aspekte deutlich. Für den Alzheimer-Kranken gilt: Fremdbestimmung geht vor Eigenbestimmung. Die Führungsposition, im Sinne einer übergeordneten Machtposition, hat der jeweilige Mitarbeiter. Wer in die Einrichtung in B als Besucher kommt, betritt einen öffentlichen Bereich, in dem er sich, im Gegensatz zum privaten Bereich, wie der Altenpfleger betont, einer bestimmten Hierarchie unterordnen muss. Dazu gehört die Verpflichtung, die für ihn intendierten Maßnahmen und Handlungen auch durchzuführen. Der Rückzug von Herrn Babbel in die Vergangenheit, dahin, wo seine Eltern gestorben sind, erscheint mir als eine Reaktion, wenn er sich Situationen gegenüber sieht, die ihm seine Hilflosigkeit und Machtlosigkeit vor Augen führen.

Verhaltenserklärungen und Maßnahmen in A

Auch in A findet regelmäßig einmal in der Woche eine Teamsitzung mit Beteiligung des Leiters statt. Protokolliert wurden von mir eine Sitzung, bei der die MitarbeiterInnen auf eine Besucherin reagieren, deren Verhalten ihnen besonders auffiel. Im Team haben sie die Gelegenheit, dieses Verhalten unter pflegerischen und therapeutischen Gesichtspunkten miteinander zu diskutieren. Die Altenpflegerin trägt vor:

„Es geht es um Frau H., die auf die Angebote von uns Pflegenden mit Aggression oder mit Verweigerung reagierte. Mit Aggression meine ich, dass sie morgens nicht mitgeht, wenn der Fahrdienst kommt, dass sie sich weigert sich selbst zu waschen und ungewaschen in die Einrichtung kommt, dass sie sich auch von den Pflegenden nicht anfassen lässt, wenn diese sie waschen wollen. Darum habe ich auch die für sie zuständige Sozialarbeiterin dazugebeten" (PA15).

Feldtagebuch: Ich mache mir meine eigenen Gedanken. Sie knüpfen an ein Gespräch an, das ich en passant mit der Altenpflegerin führte. Es ging dabei um einen Unfall, den ein Zivildienstleistender beim Transport eines Besuchers verursachte: „Die Zivis sind leichtsinnig. Sie fahren zu schnell. Die Leute haben Angst. Es passieren Unfälle. Ihnen ist schlecht. Die Leute werden wie Gegenstände behandelt. Wir versuchen die Leute hier zu beschäftigen. Das geht nur dann, wenn sie in einem einigermaßen guten Gesundheitszustand sind" (PA6). Kann es sein, dass die alte Frau in der heutigen Fallbesprechung im Team einfach Angst hat, sich den Fahrern anzuvertrauen? Warum wird dies von den TeilnehmerInnen der Teamsitzung nur in einem Gespräch mit mir und nicht innerhalb der Teamsitzung thematisiert?

Das Problem wird mit der betreuenden Sozialarbeiterin diskutiert. Man weiß aus der Biographie der Kranken, dass sie sich mehr Zuwendung durch ihre Tochter erhofft. Diese ist aber nicht bereit, sie ihr zu geben. Die Einrichtung ihrerseits ist nicht bereit, das psychologische Defizit durch ein Mehr an Zuwendung auszugleichen. Der Leiter erläutert:

„Für die Kranken stellt sich das Problem der Nichtplanbarkeit von Zuwendung. Der alte Mensch wünscht sich eine regelmäßige Zuwendung, so wie es ein kleines Kind von der Mutter erwartet. Wenn ein kleines Kind nicht essen will, spricht ihm die Mutter zu. Wenn es alleine essen will, hört die Mutter auf, es zu füttern. Die Kranke erwartet eine besondere Aufmerksamkeit auch von mir. Sie sehnt sich danach, männliche Zuwendung zu erfahren. Dies kann und will ich nicht leisten, um keine private Verantwortlichkeit für sie zu haben und die Rolle des Ersatzehemanns zu übernehmen" (PA15).

Man beschließt, die Patientin in ein Krankenhaus einzuweisen.

Analyse: Gruppen- und Individualverhalten

Wichtige Anhaltspunkte in der Tagesgestaltung in Tagespflegeheimen sind Routinen und Rituale.[78] Sie zeigen sich als immer wiederkehrende Handlungen, die im Laufe der Zeit den Besuchern vertraut werden oder die bestimmte andere Handlungen einleiten. Wozu dienen diese Rituale? Die in den Tagespflegeheimen beteiligten Interaktionspartner – Besucher und MitarbeiterInnen – unterliegen kollektiven Deutungs- und Handlungsmustern. Nach der Theorie des symbolischen Interaktionismus beschreibt der Interaktionsprozess zwischen Subjekten den gesellschaftlichen Prozess, aus dem sich Identität entwickelt (vgl. Mead 1975, 207). Individuelles Bewusstsein und Verhalten wird durch Muster aufeinander bezogenen Handelns strukturiert, die dem Individuum sprachlich oder nonverbal etwas vermitteln und es ihm ermöglichen, in sich selbst Erwiderungen hervorzurufen, die sein Handeln im Partner hervorruft, und diese Erwiderungen zur Kontrolle seines eigenen Verhaltens einzusetzen. Aus diesem Blickwinkel betrachtet sind Routinen und ritualisierte Handlungen einerseits die Folge von Organisationserfordernissen, die

---

78 Dem belgischen Ethnologen Arnold van Gennep gelang es 1908 Rituale in einem Modell zu gliedern (*rites de passage*). Er definierte als *séparation* die Ablösung vom Alltag bzw. das Verlassen eines status quo, als *marge* die zentralen rituellen Handlungen, als *agrégation*, die Phase der Neu- bzw. Wiedereingliederung in das Alltägliche (vgl. van Gennep 1986).

der zeitlichen und örtlichen Orientierung dienen, darüber hinaus aber auch symbolische Demonstration von Abhängigkeit (vgl. Koch-Straube 1997, 296).

Für die Menschen in Tagespflegeheimen bedeutet der Aufenthalt eine *Übergangssituation* im doppelten Sinne. Die Rolle innerhalb der Gesellschaft hat sich durch Krankheit und Alter verändert, die Rollen innerhalb der sozialen Gruppen in der Tagesstätte müssen erst neu definiert werden. Dazu bedarf es Übergangsriten, die in den Phasen Trennungs-, Schwellen- und Angliederungsphase verlaufen. Obgleich sich die Menschen nicht von den vertrauten Menschen ihrer Umgebung lösen müssen, weil sie abends und am Wochenende (bis auf wenige Ausnahmen in A) von ihnen versorgt werden, ist vor allem die erste Zeit in einer fremden Einrichtung von Unsicherheit und Ambiguität geprägt: Der alte Mensch löst sich zu einem großen Teil aus den ihm vertrauten Lebensbezügen (Trennungsphase). Er kommt in das Tagespflegeheim (Schwellenphase), wo er eine neue Lebenswelt erfährt. Er muss hier seine Rolle erst finden, wobei ihm die MitarbeiterInnen durch bestimmte Rituale 'lehren' wollen, wie dies geschehen kann. Die Alltagsrituale vermitteln die Gewissheit einer grundlegenden Orientierung, mit der ein verwirrter oder orientierungslos gewordener Mensch einen Halt in der Interaktion mit anderen findet. Mit der Übergangssituation ist aber auch ein Hinweis auf die letzte Lebensphase eines Menschen gemeint, der sich auf das Sterben vorbereitet.

Rituale und symbolisierte Handlungen

Rituale sind Handlungen, die unhinterfragt im Alltag der Tagespflegeheime wiederkehren. In vielen Beobachtungen wurde deutlich, dass die Teilnahme des Fremden einen Einfluss auf die Menschen im Beobachtungsfeld hat. Die Besucher schweigen oder verweigern sich, die Mitarbeiter inszenieren routinierte Handlungen für die Beobachterin, die gerade am Beobachtungstag sich durch das Außergewöhnliche der Situation nicht als Routine gestalten.

Das Toilettenritual aus dem Blickwinkel der Beobachterin interpretiert

Der alte Mann beim Toilettenritual in B beachtet mich scheinbar nicht und dennoch schweigt er, was er sonst, wie die Pflegenden betonen, nicht tut. Die Teilnahme einer Fremden bedeutet für ihn eine Unterbrechung der gewohnten Ordnung.

Die Pflegenden agieren beim beobachteten Toilettenritual gewohnt und routiniert. Dennoch gerät das Toilettenritual zu einer Inszenierung für die fremde Beobachterin. In Szene gesetzt wird das geschickte und verständnisvolle Umgehen mit einem Menschen, dessen Schamgrenze überschritten werden muss. Gezeigt wird, dass es besonderer Fähigkeiten wie die der Empathie braucht, um den alten Menschen trotz dieser Situation seine Würde zu lassen. Darüber hinaus zeigen sich die besonderen Techniken der Krankenpflege wie Ablenkung, Lob und Anerkennung, die den Besucher dazu bringen, sich der intendierten Handlung nicht zu widersetzen.

Das Toilettenritual gerät zu einem Beweis der Bedeutung der Pflege von Alzheimer-Kranken durch die persönlichen Fähigkeiten der Altenpfleger. Körperbezogene pflegerische Arbeiten haben zudem den Vorteil, im Gegensatz zu geistig ausgerichteten Arbeiten, unmittelbar nachweisbar zu sein. Ein sauber und appetitlich verpackter alter Mensch zeigt auch nach außen hin schon, dass ihm eine gute Behandlung zuteil wurde.

Zu seiner Sicherheit gibt es die ritualisierte Handlung der Dreierkonstellation beim Toilettengang, die für den alten Mann gleichzeitig einen Beweis seiner Abhängigkeit vom Pfleger darstellt. Ein entblößter Alzheimer-Kranker, der sich nicht selbst berühren darf, ist in seiner Individualität gebannt, sieht seine eigene körperliche und geistige Unzulänglichkeit einer fröhlichen Jugendlichkeit und Tatkraft der Pflegenden gegenübergestellt. Das, was dem Besucher einesteils Ordnung und Sicherheit durch die ritualisierte Handlung geben soll, ist andererseits ein demonstrativer Beweis des Verlustes der persönlichen Autonomie.

Was dem Besucher einesteils seiner Autonomie beraubt, verleiht ihm zugleich ein Stück persönliche Macht, die im Regulieren der Aufmerksamkeit der Pflegenden liegt. Das In-die-Hose-Machen zieht ein sorgfältiges Waschen und Neueinkleiden nach sich. Zwei Pfleger für sich alleine zu beanspruchen bedeutet, dass der Besucher besondere Aufmerksamkeit bekommt. Zudem wird sein Bedürfnis nach Nähe oder Hautkontakt befriedigt. Andererseits kann ein Sich-Zurückziehen, Fallenlassen, In-die-Regression-Gehen, In-die-Hose-Machen auch eine Form der Resignation oder des Widerstandes darstellen. Das 'Hergeben' (von Kot oder Urin), dem Pfleger Erfolg bieten, Anlass zur Belustigung geben sind 'Geschenke', die der Kranke dem Pflegenden freiwillig bietet. Sie werden als Zwang empfunden, wenn sie unfreiwillig gegeben werden müssen.

Der Blickwinkel der MitarbeiterInnen

Die MitarbeiterInnen empfinden Gefühle des Kranken nach, indem sie implizit ihre eigenen Wünsche, Bedürfnisse, Ängste und Befürchtungen zugrunde legen. Es zeigt sich, dass sich männliche Pflegende anders in die Bedürfnisse der zu behandelnden Männer versetzen als in die der zu betreuenden Frauen. Dem „Wertgefühl als Mann/Frau" (Altenpfleger in B) wird unterschiedlich Rechnung getragen.

Für den Altenpfleger in B begründet ein Sich-nicht-mehr-als-Mann-fühlen-zu-Können nicht nur die Angst vor dem Verlust der Potenz, sondern ganz allgemein Angst vor dem Verlust der männlichen Attribute Kraft und

Leistung. Sich nicht mehr als 'ganzer Mann' zu fühlen führt zu Scham und Verzweiflung, die sich bei noch erhaltenen kognitiven Fähigkeiten in Rückzug und Resignation zeigt, im fortgeschrittenen Stadium der Alzheimer-Krankheit durch Jammern artikuliert wird. Ritualisierte Handlungen haben die Funktion der Ablenkung.

Frauen hingegen fühlen sich, nach dieser Sichtweise, dann als (ganze) Frau, wenn sie Schönheit, Charme und Würde auf sich vereinen, die ihnen Aufmerksamkeit, Bewunderung und Flirt sichern, die sie zum Erhalt ihres Wertgefühls als Frau brauchen. Ritualisierte Handlungen wie das Betonen einer schönen Frisur und eines ansprechenden Äußeren dienen der Stärkung des Selbstwertgefühls.

Aus dem Blickwinkel der Pflegenden gedeutet, setzt der Umgang mit dem Kranken im Alltag ein besonderes Wissen voraus, das ein Außenstehender nicht hat. Die AltenpflegerInnen wissen, dank ihrer Fähigkeit der Empathie, wie sich der alte Mensch fühlt, sie wissen, wie sie ihn zu bestimmten Handlungen anregen können, wie sie ihn ablenken oder unterhalten können, situative Peinlichkeiten ersparen, Wohl- oder Unwohlfühlen ermöglichen oder vermeiden können. Der Fremde oder Nicht-Pflegende bleibt Outsider, weil ihm das Insiderwissen nicht bekannt ist, dieses Spezialwissen,[79] das der Gruppe der Altenpfleger bekannt, einem Außenstehenden aber fremd ist.

Der Zwang zum Gemeinschaftsritual

Der Sinn des gemeinschaftlichen Singens und Spielens liegt darin, dass sie als ritualisierte Handlungen einen entscheidenden Beitrag zur Aufrechterhaltung von Kommunikationsstrukturen leisten sollen. Verhalten ist Kommunikation, die andere beeinflusst und wieder rückbeeinflusst wird. Je homogener das Verhalten innerhalb der Gemeinschaft ist, desto größer ist das psychische, soziale oder physische Wohlbefinden (vgl. Watzlawick 1969, 129). Wünschenswert ist es für die Einrichtungen länger dauernde Beziehungen zwischen den Besuchern herzustellen. Dazu bedarf es einer möglichst dauerhaften Stabilisierung, die durch Gemeinschaftsaktivitäten bewirkt werden soll. Sowohl in der Einrichtung in B als auch in der in A gibt es alltägliche Angebote an die Besucher, bei denen gemeinschaftliches Erleben im Vordergrund steht.

Bei den Gemeinschaftsaktivitäten im A-er Aufenthaltsraum zeigt sich ein Angebot des geselligen Beisammenseins, das auf Freiwilligkeit beruht. Von den MitarbeiterInnen wird berücksichtigt, dass die alten Menschen, bis auf wenige Ausnahmen, durchaus in der Lage sind, ihre Wünsche zu artikulieren. Der Grundgedanke dazu ist, dass die Selbständigkeit eines Menschen

---

79 Der Wissende verfügt über einen sprachlichen Code, bei dem der Outsider nicht mitreden kann. Wörter sind Ausdruck von Sinngehalt oder Erkennungszeichen der Zugehörigkeit zu einer Gruppe, ihnen kommt Symbol- bzw. Signalfunktion zu (vgl. Hall 1976, 15).

nur dann erhalten und gefördert werden kann, wenn er selber bestimmen darf, welche Freizeitaktivität ihm Spaß macht.

Bei der von der jungen Altenpflegerin inszenierten Kleingruppenveranstaltung in B laufen die intendierten Maßnahmen den Eigenbedürfnissen der Kranken teilweise zuwider, sie fügen sich dennoch. Die Altenpflegerin bereitet einen Stuhlkreis vor, teilt aber nichts über Motto, Inhalt, Ziel und Ablauf mit. Die alten Menschen können nicht erkennen, welchen Nutzen sie von der Aktion haben sollen, um welches Thema es dabei geht, was von ihnen erwartet wird. Es kommt zu einem Problem, weil das Gruppenspiel von jedem der Teilnehmer anders interpretiert und gewertet wird. Herr U. und Frau D. sind sich eigentlich selbst genug. Wie bereits bei den Ausführungen über das empathische Einfühlen der Alzheimer-Kranken in B deutlich wurde, teilen sie gemeinsam eine Sinnwelt, die ihnen Freude und Wohlbefinden gibt. Diese wollen sie nicht zugunsten einer Unternehmung mit allen Besuchern 'opfern'.

Die junge Altenpflegerin ihrerseits hat sich einen Handlungsrahmen ausgedacht, in dem nicht viel Spielraum für persönliche Aktivitäten der Besucher ist. Sie „überredet" und lacht dabei, weil sie sich sicher ist, dass sie die Menschen motivieren kann, auch wenn sie dies – zumindest im Moment – gar nicht wollen. Auch Herr Sch. wird mit sanfter Gewalt zu der intendierten Handlung – dem gemeinsamen Erzählen und Spielen im Stuhlkreis – geschoben. Obwohl er aufgrund des fortgeschrittenen Stadiums der Krankheit an der Unternehmung nicht mehr teilnehmen kann, was durch seine nach vorne übergebeugte Körperhaltung und seinen teilnahmslosen nach unten gerichteten Blick zum Ausdruck kommt, soll durch die Handlung des 'Einschiebens des Kranken in einen Gemeinschaftskreis' der Eindruck erweckt werden, dass keiner ausgeschlossen wird. Frau Ried reagiert mit massiver Abwehr, weil ihr der Sinn der intendierten Handlung nicht klar ist: „Was soll ich denn da?" Erst als ihr die Rolle der „Unterstützerin" oder auch „Co-Akteurin" durch die Altenpflegerin zugewiesen wird, lässt sie sich auf das Spiel ein. Sie ist die Einzige, die die Spielarena für ihre Stärken nutzen kann. Einen Partner für gemeinsame Unternehmungen hat in dieser Runde fast keiner mehr. Durch Äußerungen wie „Ich habe einen guten Mann" zeigt sich, dass die Kranken die Leistungen und die Anerkennung, die sie im Leben gefunden haben, nutzen, um den eigenen Wert vor anderen zu präsentieren und damit dem drohenden Identitätsverlust entgegenzuwirken. Das gleiche Medium nutzten auch die A-er Besucher durch den Hinweis auf Beruf, Kinder, Lebenserfahrungen. Es ist ein Schutz gegenüber der drohenden Selbstentwertung, als Folge von Leistungseinbußen durch Krankheit und zunehmendem Autonomieverlust.

Verbundensein durch gemeinsame Symbole

Beim gemeinsamen, ritualisierten Singen mit der Musiktherapeutin geht es um das „Verbundensein durch gemeinsame Symbole" (Douglas 1986, 11). Ein besonderes Merkmal alter, kranker Menschen ist es, dass sie „auf die von Symbolen getragenen Erfahrungen des Eingebundenseins in das vorangegangene Leben" (Koch-Straube 1997, 354) angewiesen sind. Gemeinsames Singen bewirkt Solidarität und Einbindung in ein Lebenskontinuum. Durch kollektive Symbole und Rituale werden den inneren Gefühlen und Gedanken der alten Menschen Bilder und Stimmungen zur Verfügung gestellt, die sie beruhigen und aus denen sie Kraft schöpfen sollen (vgl. ebd.). Über die Liedtexte und das Gespräch über die Liebe wird im Alzheimer-Tageszentrum ein verbindendes Gefühl der Gemeinschaft vermittelt. Die von der Musiktherapeutin verwendete Metapher „Wir sitzen alle in einem Wagen" (beim Singen des Liedes „Hoch auf dem gelben Wagen") verknüpft sich mit der Idee 'Wir sitzen alle in einem Boot', im Sinne von einer großen Gemeinschaft, die das gleiche Schicksal miteinander verbindet oder ein bestimmtes Ziel verfolgt bzw. eine schwierige Situation erreichen will oder bewältigen muss. Die Fahrt führt zu einem weiter entfernt liegenden Ort. Bei den alten Menschen führt sie hin zur 'letzten Reise', im Sinne von sich auf den Tod vorzubereiten. Durch das Singen der Lieder werden Vergangenheit, Gegenwart und Zukunft miteinander verknüpft. Die Besucher verbinden mit den Liedern Erinnerungen, erleben in der Gegenwart das Gefühl, etwas mit anderen gemeinsam zu tun, freuen sich auf die Zukunft, in der ein Ausflug Abwechslung in den Alltag bringt.

Besondere Merkmale bei den Gemeinschaftsaktivitäten sind die Offenheit und Möglichkeit, Gefühle der Freude und der Trauer zu zeigen. Offensichtliche Freude zeigt sich durch rege Beteiligung, im Sich-mitreißen-Lassen, im Mitsingen oder Mitspielen. Trauer zeigt sich durch Verweigerung oder Überwindung. Letztere teilt sich durch Unlustäußerungen mit oder wird durch Zurschaustellung vermeintlich übermäßiger körperlicher Anstrengung zum Ausdruck gebracht. Verweigerung äußert sich in Aufbegehren, dann, wenn die MitarbeiterInnen eine von den Besuchern selbst begonnene Handlung, Unterhaltung oder ein Bedürfnis nach Ruhe stören. Selbst wenn sie sich zum Mitmachen überreden lassen, geschieht dies nicht aus Freude am Tun, sondern aus der Angst heraus, sich zu verweigern und damit den Unmut der MitarbeiterInnen zu provozieren.

Der Kranke als Typus in B

In Tagesstätten treffen alte Menschen aus verschiedenen Völkern aufeinander. Auch Menschen, die aus einem gemeinsamen Volk stammen, kommen aus unterschiedlichen Regionen, aus verschiedenen Schichten, Klassen oder Milieus. Sie haben neben den unterschiedlichen Mentalitäten auch verschiedene Charaktere.

Der französische Soziologe und Ethnologe Pierre Bourdieu deutet gesellschaftliche Klassen aus der Lebensgeschichte von einzelnen Menschen exemplarisch. Er kommt zu dem Ergebnis, dass es ein System von Dispositionen gibt, die fortleben, auch wenn ein Mensch in einer „veränderten Welt" lebt. Dazu gehören Geschmackspräferenzen, ästhetische Einstellungen, Eigenschaften, die ein Mensch an anderen Menschen schätzt. „Habitus" bedeutet bei Bourdieu (1987), dass das Geschmacksurteil eines Menschen mit einer dazu passenden kulturellen Praxis einhergeht und eine symbolische Botschaft sozialer Positionsbestimmung enthält, was soviel wie soziale Zuordnung oder Abgrenzung bedeutet. Habitus, das bedeutet eine bestimmte Seinsweise, einen (besonders den Körper betreffenden) habituellen Zustand und vor allem eine Prädisposition, eine Tendenz, einen Hang oder eine Neigung. Der Habitus geht dem Menschen auch nicht durch eine physische oder psychische Beeinträchtigung verloren. In seiner verinnerlichten und objektivierten Form zwar dem Bewusstsein entrückt, strukturiert er den sozialen Raum und das Verhältnis des einzelnen zu seiner Umwelt und sich selbst. Habituelle Prägung, so legt Schilling Bourdieu aus, geschieht im Alltag und ist an keine besondere pädagogische Intention gebunden, ist dem Menschen quasi durch Lern- und Konditionierungsprozesse auf den Leib geschrieben (vgl. Schilling 1999, 126). Sie zeigt sich einesteils im Verhalten, darüber hinaus in der Präferenz zu bestimmten Kleidern, Möbeln und Essen.

Eine Unterscheidung in Mentalität, Charakter und Habitus ergibt im Überblick:

	Mentalität	*Charakter*	*Habitus*
betrifft	Geisteshaltung, Einstellung zur Wirklichkeit	Persönlichkeit	Geschmackspräferenzen, ästhetische Einstellungen
wird erzeugt durch	Volk, Religion, Schicht, Klasse, Gruppe	Erbanlage, Prägung in den ersten Lebensjahren, Wissensrelevanz, Handlungsprozesse, Erziehung durch Eltern und Lehrer	Lern- und Konditionierungsprozesse durch Gesellschaft, Schicht, Klasse
Bedeutung	Strukturen, die aus ökonomisch begründeten Wertgefüge entstehen, System von kognitiven Mustern, steht nicht zur Disposition, ist affektiv besetzt	Einheit der mitgeteilten, unmittelbaren emotionalen Erfahrungen, Zusammenschluss eines Wissensvorrats, dient als Bezugsschema und zur Weltauslegung	strukturiert den sozialen Raum, das Verhältnis des Einzelnen zu seiner Umwelt und sich selbst
bedingt	kollektives Verhalten	individuelles Verhalten	Dispositionen, Geschmack, ästhetische Erfahrungen, Werte, Hang, Neigung, Tendenz

Lassen sich unter Berücksichtigung von Habitus, Mentalitätsmustern oder charakteristischen Zügen der Besucher 'Typisierungen' finden?

Die Arbeiterin

Frau May kommt aus dem Arbeitermilieu. Über dieses Milieu hat Bourdieu in Frankreich herausgefunden (vgl. Bourdieu 1987, 585 ff.): Die Entscheidung für das Notwendige ist ein wesentliches Charakteristikum des Arbeitermilieus, daraus entsteht ein Notgeschmack, der Anpassung an den Mangel einschließt und sich in das Notwendige fügt, ein Resignieren vor dem Unausweichlichen, „Arbeit erledigt sich nicht von alleine", „Müßiggang ist Zeitverschwendung". Ästhetik wird als sinnlos und läppisch zurückgewiesen, die Dinge des Lebens müssen praktisch und haltbar sein. Entscheidung für das Einfache und Bescheidene manifestiert sich in den Begriffen nett, sauber, stabil. Es gibt feste Richtlinien für das, was sich gehört, das was man tut, eine Entscheidung für das, womit man bei geringstem Einsatz die größte Wirkung erzielen (Eindruck machen) kann. Im Sinne Bourdieus handelt es sich um den maximalen Inbegriff des Trivialen. Der Geschmack am Notwendigen ist auf Resignation zurückzuführen. Es gelten Leitsätze wie „Alles zu seiner Zeit", oder in Bezug auf die Gesundheit und Schönheit „keine Wehwehchen pflegen" oder „keine Zeit sich herauszuputzen". Menschen aus dem Arbeitermilieu, so Bourdieus Untersuchung, schätzen sich selber nicht hoch ein, gönnen sich wenig Selbstachtung und Aufmerksamkeit, umsorgen den Körper nur soviel, wie unbedingt notwendig. Die einzige explizite Geschmacksnorm der unteren Klassen ist das „Konformitätsprinzip: Nicht aus der Reihe tanzen". Ästhetische Erfahrungen zu machen ist in der Regel kaum möglich. Dies liegt einesteils am Mangel an Kompetenz und Vertrautheit mit Werken der Kultur (Filme, Theateraufführungen, Konzerte, Bilderausstellungen) und daran, dass Kultur aus den Gesprächen ausgeschlossen wird, weil sie als anmaßender Distinktionsversuch fungiert. Stattdessen dominieren Realismus und begrenzter Möglichkeitsraum – man will nicht durch Sprache, Kleidung oder Bildung „aus dem Rahmen fallen". Es gibt eine klare Vorstellung von der Arbeitsteilung der Geschlechter und der Sexualmoral anderer Klassen. Ästhetisches Experimentieren (Kosmetik, Kleidung) ist „Firlefanz" oder „Imponiergehabe".

Wie passt nun das Bild, das die junge Altenpflegerin von Frau May entworfen hat, zu den charakteristischen Zügen der Arbeitermentalität von Bourdieu? Die Altenpflegerin beschreibt Frau May als ungeliebte, vom Leben wenig verwöhnte, hart arbeitende Frau aus einfachen Verhältnissen. Sie hat es nie gelernt, müßig zu sein, hatte wenig Möglichkeiten der sinnlichen Erfahrung, hat im Sinne Bourdieus einen „Notwendigkeitsgeschmack" entwickelt, der alles negiert, was Staub macht, überflüssig ist, nur der Lebensfreude dient. Dies zeigt sich heute noch in ihrer Kleidung: Graue Strickhose, brauner Rollkragenpullover, Schuhe mit kräftigen Kreppsohlen, glattes, graues, nach hinten gekämmtes Haar, keinerlei Schminke. Eine große schwarze Tasche, die sie immer bei sich trägt, ist wichtiger Teil ihres persönlichen Outfits. Frau May war es gewöhnt, ein Leben lang hart zu arbeiten. Da ihr dies körperlich nicht mehr möglich ist, hat ihr Leben ein Stück weit für sie seinen Sinn verloren. Sie reagiert mit Unsicherheit, Verlust der Selbstkontrolle (indem sie in die Hose macht), mit Angst. In der Einrichtung gelingt es ihr, neue Erfahrungen im Bereich des Malens und des Musizierens zu gewinnen. Dies sind Tätigkeiten, die in ihrem bisherigen Leben keinen Stellenwert hatten. Sie macht in der Gruppe die Erfahrung, dass es Menschen gibt, die sich nach ihr richten, die ihre Bilder schön finden und Freude daran haben, mit ihr zusammen zu musizieren. Im Laufe der Zeit traut sie sich immer mehr zu, wird selbstbewusster, kann auch die Arbeiten der anderen anerkennen. Damit gewinnt sie ein Stück Lebensfreude, die ihrem Leben neue Aspekte gibt. Mit der gewonnenen Selbstsicherheit kommt auch wieder der Wunsch nach Selbständigkeit, der wiederum durch Toilettentraining und durch Training ihrer körperlichen Ressourcen gefördert wird. Das Ziel, noch eine Zeit lang alleine leben zu können und nicht ins Heim zu müssen, ist vorübergehend erreicht.

Der Bourgeois

Ein Beispiel für die Mentalität der Oberklasse liefert Herr Bartok. Welche charakteristischen Züge lassen sich bei ihm herausfinden? Die Haltung der Bourgeoisie, so Bourdieu, ist durch Gewandtheit, innere und äußere Sicherheit gekennzeichnet (vgl. ebd., 531 ff.). Notwendig ist das, was verwirklichte Übereinstimmung ist, zwischen dem, was man ist, und dem was man zu sein hat. Natürlichkeit bedeutet für sie Lässigkeit, Charme, Umgänglichkeit, Eleganz, Freiheit. Die Lebensphilosophie ist der Perfektionismus, bevorzugt wird diskreter Luxus, abgelehnt werden „grelle" oder „vulgäre" Kühnheiten, kurzum alle besonderen Auffälligkeiten. Dem Menschen aus der Oberklasse geht es um ein maßvolles, zurückhaltendes, sicheres Tempo, er nimmt sich das Recht, die Zeit des anderen in Anspruch nehmen zu dürfen, und zeigt schon in der Körperhaltung und -bewegung, dass er davon überzeugt ist, eine eingenommene Stelle im sozialen Raum auch behaupten zu können. Dies macht er durch weiträumige Gesten deutlich.

Für Bourdieu sind dies Menschen mit einem sehr hohen Niveau. Besonderes Kennzeichen ist unter anderem die Zeit, die sie sich für den Genuss oder den Erwerb von bildender Kunst oder Musik nehmen. Die Qualität der Aneignung lässt auf die Qualität des Besitzers schließen. Vertrautheit mit Kunst und Musik setzt persönliche Fähigkeiten voraus. Nur durch anhaltende Investition von Zeit für Genuss und Zeit zum Erwerb von Kultur kann adäquater Genuss erreicht werden (vgl. ebd., 440).

Wie lässt sich dies nun auf Herrn Bartok anwenden? Herr Bartok zeigt schon äußerlich, dass er sehr viel Wert auf eine sorgfältige Kleidung legt. Ein gepflegtes Äußeres und eine gediegene Atmosphäre sind Bedingungen, in denen er sich wohlfühlen kann. Die junge Altenpflegerin erzählt von der gediegenen Atmosphäre und der Dominanz von Klavier und Silber, die sie bei dem Kranken zu Hause vorfindet. Klavier und Silber sind nicht nur in den Augen der Altenpflegerin ein Distinktionsmittel. Distinktion weist in kognitiver Hinsicht auf Differenz des Geschmacks, die nicht einfach einer individuellen Willkür entspringt. Wieder zeigt sich Distinktion, die auf Heterogenität oder Höherwertigkeit zielt. Herr Bartok pflegt einen Lebensstil der Oberschicht, der ein 'Mehr Sein als Schein' impliziert. Klavier und Silber sind in diesem Sinne distinktive Zeichen des Sich-Abgrenzens gegenüber kleinbürgerlichen Schichten und ihren spezifischen Verhaltensweisen.

Herr Bartok hat nicht den Wunsch, sich in die Tagespflege zu integrieren, in dem Sinne, dass er wie Frau May sein Selbstbewusstsein durch andere stabilisieren möchte. Vielmehr grenzt er sich da ab, wo ihm das Verhalten als zu gewöhnlich, kleinlich oder vulgär erscheint.[80] Er zeigt Distinktion und seine Zugehörigkeit zur Oberklasse durch elegante Kleidung und eine fremde Sprache. Gerade die reduzierte Sprache von Herrn Bartok deutet nach Bourdieu auf einen höheren Stand hin, zu dem auch das Wissen gehört, was ihm zusteht, ihm schmeckt oder zu ihm passt. Das mittägliche Anzünden einer Kerze beim Essen und das Auffüllen des Essens aus Porzellanschüsseln sind äußere Kennzeichen der Einrichtung, die den Anspruch der 'gediegenen Atmosphäre' für sich geltend macht, und die bei Herrn Bartok zu einem Gefühl des Wohlbefindens führen. Herr Bartok hat Klavier und Geige erlernt. Musik gehörte zu seinem selbstverständlichen Alltag. Nachdem er die Fähigkeiten zur aktiven Teilnahme an der Musikkultur verloren hat, gewinnt er zunehmend Freude an den musikalischen Improvisationen, die ihm die Interaktionen in der Musiktherapie ermöglichen. Es ist für ihn eine neue Art des Ausdrucks, nachdem er das Sprechen immer weniger einsetzt, um gehört zu werden. Malen war nie sein Metier und wird auch heute von ihm abgelehnt.

Die Kleinbürgerliche

Als exemplarisches Beispiel für Menschen mit kleinbürgerlicher Mentalität dient Frau Ried. Nach der Klassifizierung Bourdieus gehört Frau Ried in die Kategorie des 'absteigenden Kleinbürgertums', der vornehmlich ältere Menschen angehören, die in allen Präferenzen regressive Einstellungen und Neigungen an den Tag legen. Sie zeigen im Verhalten sehr viel Nähe zum Arbeitermilieu, aber es geht hier weniger um den Mangel an Möglichkeiten, als um das regressive Einhalten der Werte Ordnung, Strenge, Sorgfalt, Arbeitsamkeit. Kennzeichnend für ein Kleinbürgertum ist der hilflose Bildungseifer und das Prinzip 'die Hoffnung auf die Kinder setzen'. Ehrgeiz, Enge und Beschränktheit gipfeln in einem rigiden Voluntarismus, das meint, dem Prinzip des Handelns aus Pflicht zu folgen. Dabei zeichnet sich der Kleinbürger durch extreme Geschäftigkeit und Geschwätzigkeit aus.

Frau Ried weist alle charakteristischen Züge einer kleinbürgerlichen Mentalität auf. Um jeden Preis auffallen, andere zur Ordnung rufen, das sind die Eigenschaften, die bei Frau Ried besonders markant sind. Den Mittelpunkt ihres Lebens bilden ihre Kinder, der Ehemann. Sie vermitteln 'das Prinzip der Hoffnung', sich durch deren Bildung oder Status selber aufzuwerten. Das wichtige Charakteristikum der Bildung[81] wird auch durch das

---

80 Deutlich wurde dies beim Singen der Faschingslieder, wo er die anderen Gäste über den Rand seiner Goldrandbrille hinweg missbilligend beobachtete und sich selbst in die Lektüre eines Bildbandes vertiefte.

81 Dies knüpft wieder an Distinktionsmerkmale der Menschen in A an, die sich durch ihre 'Bildung', ihre Fähigkeit, sich die 'Einrichtung leisten zu können' und das Wissen, 'wie man sich in der Öffentlichkeit benehmen muss', gegenüber der 'Unterklasse' – Menschen,

ständige Betonen ihrer gemeinsamen Reisen mit dem Ehemann deutlich. Sie strebt danach, sich wie die Menschen der 'Oberklasse' vieles finanziell leisten zu können, sich bei Tisch benehmen zu können und grenzt sich gleichzeitig gegen die Menschen ab, die ihrer Meinung nach der 'Unterklasse' angehören, weil sie eben genau diese, von ihr geschätzten Eigenschaften, nicht besitzen. Frau Ried fühlt sich im Alzheimer-Tageszentrum wohl. Die schon seit ihrer Kindheit eingeübten Werte der Ordnung, Strenge und Sorgfalt knüpfen an die dominanten Werte in der Einrichtung an. Das Handeln aus Pflicht ist für sie ebenso bedeutsam, wie es in der Tagesstätte von allen Beteiligten verlangt wird. Ihrem Bildungseifer kann das therapeutische Angebot Rechnung tragen. Dem Prinzip 'Mehr Scheinen als Sein' kann sie dadurch gerecht werden, indem sie den Schwächeren gegenüber ihre Überlegenheit und ihre besonderen Vorzüge betont und sich gleichzeitig den MitarbeiterInnen gegenüber als „Co-Trainerin" gleichwertig fühlt.

Autonomie und Anpassung in A

In A taucht das Problem der Autonomiebestrebungen und des Sich-anpassen-Müssens auf. Die Bemühungen der MitarbeiterInnen und die Gesprächstherapie mit dem Leiter haben nicht dazu geführt, dass Frau H. sich in der Einrichtung wohlfühlen kann. Mit der Einweisung in ein Krankenhaus wird die Verantwortlichkeit zunächst in einen anderen Zuständigkeitsbereich abgegeben. Eine Rückkehr in die Einrichtung ist nur möglich, wenn sich die Kranke in den normalen Tagesrhythmus der Einrichtung einreihen lässt. Ist dies nicht möglich, wird sie in ein Pflegeheim eingewiesen.

Territoriale Übergriffe

Während die Besucher in A anfangs mir gegenüber betonten, wie wichtig es für sie sei, „freiwillig" zu kommen und dadurch ein Stück weit Autonomie und Handlungsfreiheit für sich selber definieren, zeigt sich, dass es auch alte Menschen gibt, deren Autonomiebestrebungen gerade dahin gehen, nicht in die Einrichtungen zu kommen. Diesem Wunsch kann aber nicht entsprochen werden, wenn ihre Angehörigen oder ihre amtlichen Betreuer der Ansicht sind, dass sich der alte Mensch nicht mehr alleine versorgen kann.

Freiwilligkeit hat für die Besucher der Einrichtungen die Bedeutung, ein Stück Verantwortung für sich selbst zu tragen. Diese Einschätzung wird von den MitarbeiterInnen geteilt. Darüber hinaus bedeutet Mitverantwortung in ihren Augen aber auch, sauber und gewaschen in der Öffentlichkeit zu erscheinen. Die Besucherin in A muss es zulassen, dass sie zu Hause gewa-

---

die sich nicht zu benehmen wissen und sich den Aufenthalt in der Tagespflege nicht aus eigener Kraft leisten können – abgrenzen.

schen wird oder dass eine Person vom ambulanten Dienst in die Einrichtung kommt, um sie zu waschen. Für die Besucherin bedeutet das Waschen durch eine fremde Person vom ambulanten Dienst, dass sie es zulassen muss, dass ein ihr fremder Mensch sie berührt. Verweigert sie sich, darf sie nicht mehr in die Einrichtung kommen. Die Lösung, dass sie von den ihr vertrauten MitarbeiterInnen gewaschen wird, ist aus Zeitgründen Letzterer nicht möglich. Damit gerät das Baden oder Gewaschenwerden zu einer Zwangsveranstaltung, die nicht einem freiwilligen Bedürfnis entspringt. Ein Gewaschenwerden wird dann als Grenzüberschreitung eingeordnet, wenn es geschieht, weil es unumgänglich ist, weil man alleine nicht mehr in der Lage ist, bei Unterlassung aber Hautausschläge bekäme und der Geruch für sich und andere zur Zumutung würde. Beim Gewaschenwerden entsteht immer Köperkontakt, der aber nur dann als wohltuend erlebt wird, wenn er nicht aufgezwungen wird. Sich als alter Mensch nackt zeigen zu müssen, verstärkt das Gefühl der Unzulänglichkeit, Hilflosigkeit und kann eine Verletzung des Schamgefühls bedeuten. Sich hingegen ausziehen zu dürfen, weil man sich angenommen, anerkannt und geborgen in einem Bad fühlt, das Gefühl zu haben, dass jemand nur für den alten Menschen da ist und ihm zuhört, ist eine Therapie für Körper und Seele, die zum Wohlfühlen beitragen würde.

Feldtagebuch: Ein 'Bad nehmen' hat eine ganz andere Bedeutung als 'gebadet werden'. Baden ist für die alten Menschen mehr als nur sauber sein. Es bedeutet ein Stück Geborgenheit im warmen Wasser, den Duft eines Badeschaums und die behutsamen Hände eines ihnen vertrauten Pflegers zu genießen; den alten Körper als schwerelos im Wasser empfinden. Es ist eine der wenigen Stunden, in denen manche der Besucher Körperkontakte bekommen. Dass für das Baden keine Zeit ist, erscheint mit als Indiz, dass Pflegebehandlung nicht vordringlich dem sinnlichen Erleben, sondern der Behandlung von Krankheiten oder Schmerzen gilt.

Berührt werden möchten die alten Leute nur von Mitmenschen, denen sie besonders zugetan sind und zu denen sie ein Vertrauensverhältnis aufgebaut haben. Das Thema des 'grenzüberschreitenden Verhaltens', wie es beim Beispiel des Zwangs zum Waschen deutlich wurde, führt hin zum Anspruch eines Territoriums seines Selbst, auf das jeder Mensch ein Recht hat. Es geht um das Wahren eines persönlichen Raumes, dessen Übertretung zu Missfallskundgebungen führt.

In den Einrichtungen der Tagespflege werden darüber hinaus auch bei pflegerischen Maßnahmen territoriale Übergriffe notwendig. Das Berühren des Körpers löst bei den alten Menschen Gefühle wie Sehnsüchte, Ängste, Scham und Verletzung aus. Dies knüpft wieder an die Aussage von Herrn Heiz in A an, wie peinlich und unangenehm es ihm sei, von jungen Pflegerinnen gewaschen zu werden.

Grenzen der Individualität in Tagespflegeheimen

Für die Einrichtung ist ein Sich-Verweigern eines Besuchers ein Zeichen von Aggression oder Regression. Aggression zeigen kann auf der psychologischen Ebene bedeuten, dass der Kranke sich in einer 'Abschiedsphase' befindet, sich entweder von der Einrichtung oder vom Leben verabschieden will. Auf der physischen Ebene kann es bedeuten, dass er Schmerzen hat und deswegen jede Berührung mit sich selbst oder durch andere meidet. Das Gleiche gilt für das Phänomen der Essensverweigerung. Auf der physischen Ebene kann eine Erkrankung des Mundes oder des Verdauungsapparates Grund der Verweigerung sein, auf der psychischen Ebene kann es das Verlangen nach einem mehr an Zuwendung bedeuten. Dies hieße, man müsste den Kranken füttern.

Dies führt zum Phänomen des Widerspruchs zwischen dem Anspruch der Einrichtung, die Selbständigkeit des Kranken zu erhalten und dem individuellen Bedürfnis der Patientin nach Zuwendung. Einzelbetreuung ist aber für die Einrichtung nicht leistbar. Die MitarbeiterInnen sind zwar bemüht, die physischen Grundbedürfnisse von Frau H. zu befriedigen, dieses alleine reicht aber nicht zur Befriedigung ihrer humanen Bedürfnisse aus. Sie zeigt als Reaktion ein Verhalten, das vom Leiter als „pathologisch" identifiziert wird: Verweigerung und Aggression. Es sind Symptome des Entbehrens, die nicht zum normalen und gesunden Wechsel von Bedürfnis und Befriedigung gehören, sondern auf ein entscheidendes Versäumnis hinweisen. Die alte Dame bekommt Nahrung, wenn sie Hunger zeigt, Liebe bekäme sie selbst dann nicht, wenn sie danach verlangen würde. Dies widerspricht „fundamentalen Erfahrungen" (Mollenhauer 1993) der Kindheit, nachdem das Bedürfnis nach Liebe nicht erst den Eltern gegenüber artikuliert werden muss. Darüber hinaus bedeutet die Nahrungsaufnahme auch einen Akt des sinnlichen Austausches.

Der Leiter benutzt in seiner Konzeption Leitbilder unserer Kultur, die in der alltäglichen Praxis zu Rollenkonflikten führen. Der 'erzieherische' Akt der Einrichtung widerspricht dem 'Hunger' nach Zuwendung und Intimität der alten Dame. Sie wird weder 'gefüttert', noch werden ihr humanitäre Erfahrungen ermöglicht, die sie zur Erhaltung ihres Selbst braucht. Sie werden ihr verweigert, gerade um ihre Autonomie und Initiative zu erhalten. Für sie bedeutet dieser 'Liebesentzug' eine fundamentale negative Erfahrung: den Verlust von Einbezogenheit, Anerkennung, Kontakt, Zuwendung, Sicherheit. Der Leiter hat durch Kenntnisse ihrer Biographie, durch Gespräche mit ihr und ihren Angehörigen Privates und Intimes über sie erfahren. Privates und Intimes erzählt man einem Vertrauten. Die alte Dame sieht ihn in der Rolle als Partner („Ersatzehemann"), er sieht sie in der Rolle als Klientin und Tagespflegegast. Sie definiert ihn als zugehörig zu ihrem privaten Intimbereich, er sieht sie als Besucherin der von ihm geleiteten öffentlichen Einrichtung. Sie handelt aus ihrem Rollenverständnis als enttäuschte Freundin, Partnerin,

Geliebte, er aus seinem Rollenverständnis als Therapeut. Die ihr durch den andragogisch-therapeutischen Akt erst deutlich gewordenen Bedürfnisse (nach einem Freund oder Partner) bleiben unerfüllt. Der Leiter kategorisiert sie unter 'Tagespflegeheim untauglich', 'pathologischer Fall', ist nicht mehr zuständig.

Eigenbedürfnis versus institutionelle Anforderung

Es gibt eine Grenze zwischen dem Eigenbedürfnis des Besuchers und der institutionellen Anforderung. Sie manifestiert sich auch in dem, wie sich der alte Mensch zu Hause verhalten darf, und der Verhaltensanforderung der Einrichtung. Im Tagespflegeheim wird der alte Mensch zu einer öffentlichen Person, so wie er es früher im Arbeitsleben war. Es werden andere Bereiche angesprochen, weil die persönliche, private Beziehung fehlt. Es kommt zu einer Polarität zwischen privater Person und öffentlicher Person.

Das Thema Privatheit und Öffentlichkeit weist auf die verschiedenen Rollenverständnisse hin, denen der alte Mensch ausgesetzt ist. Die MitarbeiterInnen der Einrichtungen sind der Meinung, dass sich ein Mensch privat so geben kann, wie er ist, er kann sich zu Hause verweigern, kann sich gehen lassen. Er hat seine Bezugspersonen, die individuell auf ihn reagieren, ihm Zuwendung geben, ihn so akzeptieren wie er ist. In der Öffentlichkeit der Einrichtung wird eine andere Rolle von ihm verlangt: sich anzupassen, sich in die Umgebung einzupassen, keine Sonderzuwendungen für sich in Anspruch zu nehmen. Alte Menschen, die auch privat niemanden haben, der sie umsorgt und ihnen individuelle Zuwendung gibt, haben nirgendwo einen Platz, wo sie sich als private Person so geben dürfen wie es ihnen am angenehmsten erscheint und wo sie dennoch angenommen werden.

Individualität bedeutet die Freiheit des Individuums, seine Identität zu wählen und zu behaupten. Wenn die MitarbeiterInnen der Tagespflegeheime immer wieder betonen, dass hier kein Ort für Individualisten ist, welche Chancen zur Entwicklung derartiger Kompetenzen haben dann die Menschen, die „unfreiwillig-zwanghaft" (Düx) zu einem Aufenthalt in einem Tagespflegeheim gebracht werden?

Der Rückzug in 'innere Welten'

Während Frau H. sich verweigert und durch ihre Haltung demonstriert, dass sie mit einer Lebenssituation nicht einverstanden ist, gibt es viele Menschen in Tagespflegeheimen, die ihre negativen Gefühle nur durch Krankheiten (z. B. Bauchweh) ausdrücken können.

Ein Phänomen von Alzheimer-Kranken ist es, dass sie sich unverhofft in 'innere Welten' zurückziehen. Die Realitätsverkennungen sind mit starken Gefühlen verbunden, auf die die MitarbeiterInnen spontan reagieren müssen, indem sie ihre Gefühle und Empfindungen bestätigen, und zwar nicht nur auf der verbalen, sondern auch auf der nonverbalen Ebene, um die Kranken aus ihrem Erregungszustand herausführen zu können. Deutlich wird, dass ritualisierte Handlungen und eine Floskelsprache die Rückführung aus der vom Kranken als schwierig und dramatisch empfundenen unbewältigten Lebenssituation erleichtern.

Reflexion: *Abhängigkeit und Selbstbestimmung*

Tagesstätten sind kulturelle Orte, in denen Begriffe wie Rituale und ritualisierte Handlungen, Sozialität und Individualität, Identität und Identitätsverlust entscheidende Faktoren sind. Trotz unterschiedlicher Definitionen im wissenschaftlichen Kontext ist ihnen eines gemeinsam: sie zielen alle auf die Frage nach der Struktur der Individuen in ihrer Um- und Mitweltabhängigkeit (vgl. Greverus 1987, 239).

Verhaltensanforderungen

Rituale bedeuten ein Vorgehen nach festgelegter Ordnung. Sie dienen in Krisen- und Entscheidungssituationen der Verhaltensstabilisierung. Die beobachtbaren Ritualisierten Handlungen in Tagespflegeheimen

- dienen pragmatischen, organisatorischen Zwecken. Sie helfen den MitarbeiterInnen den Alltag der alten Menschen besser zu strukturieren und
- folgen Spielregeln die das wechselseitige Verhalten regeln. Sie definieren das Verhältnis von Abhängigkeit der Besucher und der Macht der MitarbeiterInnen.

Alltägliche Riten – und dies scheint ein allgemeines Merkmal, das auch in Pflegeheimen zu beobachten ist – dienen dazu „der potentiellen Widerständigkeit, die Ausbrüche individueller Besonderheiten" (Koch-Straube 1997, 297) in Zaum zu halten. Ritualisierte Handlungen liefern darüber hinaus einen Beweis der Abhängigkeit von den Aktivitäten einer Gruppe von Menschen, die im Gegensatz zu den alten 'Verwirrten' Jugendlichkeit, Gesundheit und Macht demonstrieren.

Der 'fürsorgliche Zwang' beginnt bereits mit dem sozialen Druck, der den alten Menschen zwingt, den Aufenthalt im Tagespflegeheim zu akzeptieren, und setzt sich fort, indem er zu seinem Schutz und zur Erhaltung seiner Gesundheit, zum regelmäßigen Essen, Trinken, Toilettengängen animiert wird, auch wenn dies seinem Eigenbedürfnis widerspricht. Ein alter Mensch, der gezwungen ist, sich an die Erwartungen der MitarbeiterInnen anzupassen, seine individuellen Bedürfnisse zurückzustellen, seinen Habitus, seinen Charakter und seine Mentalität verleugnen muss, verliert seine Identität oder entwickelt ein *'falsches Selbst'*. Die Selbsterfahrung der Hilflosigkeit aufgrund der Krankheit, die zunehmende Erfahrung des Verlustes von Eigenständigkeit, führt zu einem Selbstbild, das sich als abhängig, schwach und schutzbedürftig erlebt. Äußere Kennzeichen sind Müdigkeit und Rückzug, weil der Kranke sich selbst immer fremder wird.[82]

Menschen mit vorwiegend körperlichen Einschränkungen sind sich zum Teil ihrer Belange und Bedürfnisse bewusst. Ihrem Bedürfnis nach Individualität stehen die wiederkehrenden Handlungen, die zeitlich und örtlich festgeschrieben sind, oft im Wege. Dies weckt ihre Widerstände, sie widersetzen und verweigern sich dort, wo ihnen der Sinn der Handlungen nicht verständlich ist oder sie ihn nicht teilen. Menschen mit geistigen Einschränkungen empfinden die routinierten Handlungserfordernisse einesteils als orientierungs- und sicherheitsgebend, aber auch sie artikulieren Widerstände da, wo ihre subjektiven Empfindungen nicht mit den von ihnen verlangten Handlungen kongruent sind. Letztlich fügen sie sich aber fast immer.

Abschiedsrituale

Eine besondere Form der ritualisierten Handlungen sind die Abschiedsrituale, wenn ein Besucher stirbt. Sie spielen im Alltag von Tagespflegeheimen eine eher untergeordnete Rolle. Sie zeigten sich im Ritual des Anzündens einer Kerze zu Beginn einer Teamsitzung als 'Gedenkminute' für einen verstorbenen Besucher. Dies wirkt verwunderlich, weil die ständige Präsenz von Themen wie Erinnerung, Rückzug, Abschiednehmen ein auffallendes Phänomen der Einrichtungen ist. Dennoch wird das Thema Tod nur von den MitarbeiterInnen in den Teamsitzungen direkt angesprochen. Zwischen den alten Menschen scheint es eher ein Tabuthema.[83]

Auch wenn die Angst vorm Sterben nicht direkt artikuliert wird, ist das Thema Tod doch allgegenwärtig. Die alten Menschen setzen sich täglich mit ihm auseinander, fühlen selbst, dass sie dem Tod nahe sind. Sie vermitteln symbolische Botschaften oder *Codes* an die Angehörigen, die diese wiederum den MitarbeiterInnen übermitteln. Den MitarbeiterInnen fallen veränderte Verhaltensweisen auf, sie deuten sie als nicht bewältigte Lebenskrisen und

---

82 Bei der Entfremdung geht es um die Aufspaltung einer ursprünglichen Einheit. Cooper erklärt Entfremdung folgendermaßen: Aktion und Bewusstsein eines Menschen schaffen ein reflexives Bewusstsein, das meint ein Bewusstsein dessen, was dem Menschen hauptsächlich bewusst ist. Der Versuch ursprüngliches, prä-reflexives Bewusstsein auf Begriffe zu reduzieren, die durch die Reflexion des Wissens gesetzt sind, schafft Irrtum. Die durch Reflexion eingeführte Spaltung im Bewusstsein ist ein entfremdetes Wissen, das zu einem Pendeln zwischen Innen und Außen führt, bei dem die äußere Realität als Wirklichkeit geglaubt wird, weil sie zu realen Effekten und Resultaten führt (vgl. Cooper 1978, 143).

83 Philippe Ariès definiert in der „Geschichte des Todes", dass der Tod fast zwei Jahrtausende lang der vertraute Begleiter des Lebens war, während er heute nur noch innerhalb der Institutionen alltäglich und ansonsten aus dem Leben der westlichen Industrienationen verbannt zu sein scheint (vgl. Ariès 1982).

Nichtakzeptanz von Situationen, auf die der einzelne Mensch keinen Einfluss hat. Es geht um ein Nicht-loslassen-Können, ein Nicht-Bereitsein, etwas Unausweichliches hinnehmen zu können. Die Angst vorm Sterben verknüpft sich mit erlebten und erinnerten Krisensituationen. Ein Alzheimer-Kranker hat das Wort „entsorgen" gebraucht, um die Verzweiflung über den Tod seiner Eltern zum Ausdruck zu bringen. Seine persönliche Trauerbewältigung steht im Widerspruch zum Tod als hygienisches Problem, dessen sich öffentliche Institutionen annehmen. Sterben als Problem der „Entsorgung", definiert auch der Psychoanalytiker Horst-Eberhard Richter (1984). Sterben beginnt mit der Einweisung ins Krankenhaus, als 'Zwischenlager'. Angeblich soll der Kranke Ruhe haben, Ruhe haben wollen aber in Wirklichkeit die, die den Kranken dort hinschaffen. Hygiene ist garantiert, von Emotionen wird sich befreit, es kommt zu einem Umgang mit neuer Sachlichkeit und nüchterner Vernünftigkeit, bei dem der Kranke mit Chemie und Technik versorgt und sein Tod wissenschaftlich exakt von Apparaten abgelesen wird. Tod wird als Zufall deklariert und nicht mehr als zum Leben gehörig, gilt nicht mehr als etwas Normales.

Das Fehlen von Trauer- und Abschiedsritualen knüpft an eine Kultur an, bei der Werte wie 'für uns behalten', 'stillhalten', 'schönfärben' zu den Tugenden gehören. Tapferkeit wird zur Ideologie der Stärke. Jammern bedeutet in diesem Kontext schwach zu sein, anhaltende Verzweiflung gilt als Unfähigkeit der Krisenbewältigung.

Wohlsein und Identitätsgefühl

Erikson definiert, dass ein optimales Identitätsgefühl als psychologisches Wohlsein erlebt wird. „Seine deutlichsten Bestandteile sind ein Gefühl, im eigenen Körper zu Hause zu sein, ein Gefühl ‚zu wissen, wohin man geht' und eine innere Überzeugtheit von der antizipierten Bestätigung durch die, auf die es ankommt" (Erikson 1973, 170).

Über ein optimales Identitätsgefühl verfügt der Alzheimer-Kranke nicht. Seine Erkrankung bedingt neurologische, physische und psychische Beeinträchtigungen, seine Persönlichkeit verändert sich; er hat nur eingeschränkten Zugang zur eigenen Biographie. Das hat Auswirkungen auf die sozialpsychologische Umgebung des Kranken wie Muster der Beziehung, Wahlentscheidung, Interaktion, Beschäftigung usw. Es kommt zu einer Identitätskrise, die ein Unwohlfühlen im Sinne eines Identitätsverlustes nach sich zieht. Sie bedeutet eine „relative Deprivation" (Düx 1997, 22). Dies meint eine vom Individuum subjektiv als Versagung, Benachteiligung, Verlust, empfundene Diskrepanz zwischen seinen Erwartungen und den realen Verhältnissen, in denen es existiert.

Zum Wohlfühlen braucht es Akzeptanz, Bewältigungsstrategien, die Möglichkeit zu Selbstbestimmung und Interaktion.

- 1. Akzeptanz. Mangelnde Akzeptanz erschwert das Sich-Einfügen in die geänderten Lebensbedingungen. Das Lernen von Akzeptanz resultiert daraus, wie ein Mensch die Störungen in seinem Lebenslauf gewichtet und ist abhängig von der Persönlichkeitsstruktur, dem Charakter, der Mentalität.
- 2. Bewältigungsstrategien. Ausgeglichene und erfahrene Persönlichkeiten in einem intakten Familienumfeld verfügen über ein 'Reservoir' an Bewältigungsstrategien. Menschen, die eine lange Geschichte der Verletzungen, Kränkungen und Depressionen erfahren haben, sind auf das Gefühl der Hilflosigkeit konditioniert.
- 3. Selbstbestimmung und Interaktionen. Ein Mangel an Interaktionen führt zum Gefühl der Vernachlässigung (Neglect),[84] ein Mangel an Selbstbestimmung zum Gefühl der Unterdrückung.

Auch aus kulturspezifischen Geschmacksvorlieben und -abneigungen resultieren Übereinstimmungen und Missverständnisse, die Auswirkungen auf das Selbsterleben von Besuchern haben. Die drei in meiner Untersuchung aufgezeigten Fallbeispiele belegen, dass Besucher sich dann in Tagesstätten wohlfühlen,

- wenn es eine positive Differenzerfahrung zwischen bisher Erlebtem und Erleben in der Tagesstätte gibt,
- wenn die Differenzerfahrung zwischen der Familienlebenswelt und Lebenswelt im Tagespflegeheim als Bereicherung erfahren wird,
- wenn Geschmacksvorlieben geteilt werden,
- wenn die habituelle Prägung (Normen und Werte) in der Einrichtung ihre Fortsetzung findet.

Wohlfühlen in einer Einrichtung der Pflege ist somit von der Persönlichkeitsstruktur, dem Charakter, der Mentalität und dem Habitus eines alten Menschen abhängig.

---

84 Zum Verstehen der Kranken: aggressives Verhalten weist auf das Vermissen einer Person oder der Selbstbestimmung hin, Perseverationen (rasch wiederholendes Reden) können die Art und Weise sein kann, wie Menschen an etwas festhalten wollen, das sie nicht klar sagen können, Unfälle oder Inkontinenz weisen auf fehlende und zeitgenaue Hilfestellungen der Mitarbeiter hin, sich wiederholende Geräusche oder Bewegungen ergeben sich durch mangelnde Stimulation in der Umgebung (vgl. Bradford Dementia-Gruppe 1997, 11).

Beobachtbare Indikatoren (vgl. Bradford Dementia-Gruppe (1997, 58):

Die Indikatoren des Wohlergehens zeigen sich:	*Indikatoren für Unwohlsein (Ärger, Angst, Langeweile, Apathie und Rückzug, Verzweiflung, Psychisches Unbehagen Schmerz) zeigen sich*
• im Ausdrücken von Wünschen und deren Geltendmachung in akzeptabler Art und Weise, • in körperlicher Entspannung und Erholung, • im Empfänglichsein für die emotionalen Bedürfnisse anderer, • im Humor, • durch kreativen Selbstausdruck in Form von Malen, Tanzen und Singen, • im Vergnügen an einigen Aspekten des täglichen Lebens, • in der Hilfsbereitschaft, • im Aufnehmen von Sozialkontakten, • in der Zuneigung, • dem Selbstrespekt, der sich durch Hygiene und Sauberkeit und Gedanken machen über die eigene Erscheinung ausdrückt, • im Ausdrücken von negativen und positiven Gefühlen, • im Annehmen anderer, die auch krank sind.	• in „repetitiver Selbst-Stimulation", • im Hin-und-Herschaukeln, • im wiederholten Laufen in einem Quadrat, • im Reiben der Knie, • im Zupfen des Gesichts mit den Händen und gleichzeitigem Wimmern, • im Zerknittern der eigenen Kleidung oder deren Herumdrehen zwischen den Händen, • im Stöhnen, • im Beißen oder Schlagen des eigenen Körpers, • in Angst- und Wutschreien, • in der Suche nach etwas, • in den Anklagen, jemand habe sie bestohlen, • im Rückzug in eine 'innere Welt'.[85]

---

85 Bei den Menschen in A dominiert bei Gefühlen des Unwohlseins das Verhalten des 'Verharrens', das impliziert, dass Emotionen unter der Oberfläche bleiben. Der Körper- und Gesichtsausdruck wirken dabei starr und leblos. Ein leises Weinen, so wie ich es bei Herrn H. erlebt habe oder ein mutloser, verzweifelter Gesichtsausdruck sind häufig anzufinden, Wut oder Verzweiflung, die lautstark geäußert werden, dagegen fast nie.

Interaktionen in den Teams

Immer wieder beobachte ich bei Teamsitzungen und im alltäglichen Handeln, dass AltenpflegerInnen und Therapeuten mit dem Handeln der jeweiligen Berufsgruppe nicht einverstanden sind. Dies wird weniger durch offen ausgesprochene Kritik, als durch ein sich abgrenzendes Verhalten sichtbar, wie das folgende Beispiel aus der Teamsitzung in B zeigt.

Der Altenpfleger berichtet darüber, dass Frau D. einen Platz in einem Altenheim gefunden habe. Die Therapeuten in B wirken sehr verhalten, werfen sich Blicke zu. Jeder malt auf seinem Notizblatt. Ein unbewusstes Kritzeln, das sie miteinander verbindet? Die Altentherapeutin malt Striche, die sie miteinander verbindet, die Musiktherapeutin malt Kreise, Spiralen, Kreuze, an deren Enden Sterne stehen. Es ist wie ein Kommunizieren auf zwei getrennten Blättern, beide beachten das Zeichnen des anderen scheinbar nicht. Sie grenzen sich gegenüber Äußerungen ab, die nicht ihren Beifall finden (PB17).

Die verschiedenen Fachkräfte in den Einrichtungen in A und B bilden Teams, die zur Erfüllung bestimmter Aufgaben vom Leiter der Einrichtungen zusammengestellt wurden. Der Leiter erläutert mir:

„Die Teams in A und B sollen im Gegensatz zu einer hierarchisch und autoritär strukturierten Arbeitsorganisation gleichberechtigt zusammenwirken. Merkmale für ein gutes Team sind partnerschaftliches Verhalten, gegenseitige Anerkennung, Achtung der fachlichen Qualifikation und persönliche Integrität. Ich wünsche mir, dass alle Mitglieder gleichberechtigt mitbestimmen bei Diskussionen von Methoden, Inhalten und Zielen der Arbeit und ihrer Durchführung" (GML4).

Wie definieren die MitarbeiterInnen ihren Aufgabenbereich, ihr Berufsverständnis, ihre Rollenverständnisse? Was bedeutet es für sie, in einem multiprofessionellen Team zu arbeiten? Dies war meine Fragestellung in den problemzentrierten Interviews.

Die Sicht der AltenpflegerInnen

Es gibt in A und in B jeweils drei Altenpfleger. Ohne 'Uniform' (Berufskleidung), flott und modisch gekleidet, die Frauen mit dezentem Schmuck und stets sorgfältig frisiert, die Männer in Jeans und farbigen Oberhemden, demonstrieren, dass auch ein Sich-selbst-Pflegen bei ihnen einen hohen Stellenwert besitzt. Die folgenden Aussagen des Altenpflegers in B und die der Pflegerin in A stehen exemplarisch für die ihrer Berufskollegen.

Interview mit dem Altenpfleger in B

Der Altenpfleger wirkt schlank, attraktiv und durchtrainiert. Er lächelt häufig, wirkt darum sehr charmant, was ihn vor allem bei den Alzheimer-

Patientinnen sehr beliebt macht. Oft beobachte ich, dass die alten Herren ihn als 'Konkurrenten' ansehen. Dies macht sich dadurch bemerkbar, dass sie nicht von ihm auf die Toilette gebracht werden wollen und aggressiv darauf reagieren, wenn er eine Unterhaltung mit einer weiblichen Mitbesucherin stört.

Das Interview mit dem Altenpfleger führe ich im Dienstzimmer. Das Dienstzimmer ist Arbeitsraum, kenntlich an den zwei großen, sich gegenüberstehenden Schreibtischen. An den Wänden hängen Arbeitspläne und Notizen. In mehreren abschließbaren Schränken werden Informationen wie Biographien, Pflege- und Therapiepläne verwahrt. Er eröffnet mir, dass Gespräche zwischen den MitarbeiterInnen und fremden Personen niemals in Anwesenheit der Alzheimer-Patienten geführt werden sollen. Danach erläutert er mir die Aufgaben der Pflegenden.

„Gespräche in Gegenwart eines Kranken führen zu Irritationen. ... Wir Pflegemitarbeiter stehen an vorderster Front in der Bewältigung des Alltags. Wir sind die ersten Ansprechpartner. Wir empfangen am Morgen, erfahren, wie die Kranken die Nacht verbracht haben, in welcher Verfassung sich der Einzelne am Morgen befindet. Hier müssen erste Interventionen geleistet werden. ... Unsere eigenen Angebote für die Kranken liegen neben der körperlichen Pflege darin, mit ihnen zu spielen und zu singen. Unsere Besucher benötigen ständige körperliche oder seelische Berührung, weil sich sonst Zeit, Ort und Geschehen im Nebel des Vergessens auflöst. Das macht Angst und verzweifelt, aber auch aggressiv. Wir wollen ihnen Orientierung geben, ein Milieu schaffen, in dem sie weitgehend angstfrei sich bewegen können. Wir heilen im körperlichen Sinne, indem wir zur Linderung der Beschwerden beitragen. Das bedeutet, darauf zu achten, dass ärztliche Verordnungen eingehalten, Vitalwerte kontrolliert, Veränderungen an Körper und Seele beobachtet und dokumentiert und Termine mit Angehörigen und Ärzten organisiert werden" (GMBA4).

Der Altenpfleger erläutert mir sein Rollenverständnis.

„Hinter meinem Rollenverständnis als Jäger des verborgenen Schatzes oder als Versorger verbirgt sich mein Wunsch, verborgene Ressourcen bei den Kranken zu finden und zu aktivieren" (GMBA4).

Er betont die Liebe zu seinem Beruf und das schlechte Ansehen in der Öffentlichkeit:

„Ich hatte da mal ein Schlüsselerlebnis im Urlaub. Ich habe mich mit jemandem sehr angeregt unterhalten. Dann hat er mich gefragt, was ich beruflich mache. Ich sage, ich bin Altenpfleger, und er dreht sich um, sagt, ich dachte, Sie sind Lehrer, und geht. Ich bin zwar stolz, aber der Altenpflegeberuf hat ein schlechtes Image. Die Krankenpflege ist besser. Altenpfleger sind die Leute höchstens zwei bis drei Jahre, dann werden sie entweder Leiter oder machen eine Fachausbildung oder lassen sich um- oder weiterschulen" (GMBA4).

Sein Verständnis von Teamarbeit definiert der Altenpfleger im Folgenden:

„Ziel eines multiprofessionellen Teams muss es sein, vor allem den Alltag des Kranken erträglich zu gestalten. Dies gelingt mit meiner Kollegin aus der Altenpflege gut. Wir verständigen uns durch Blickkontakte, sehen, wo man eingreifen muss, was getan werden muss. Dagegen kommt es zu Schwierigkeiten mit den Therapeuten. Die Therapeuten haben einen bestimmten Auftrag zu erfüllen, dazu gehört es, den Kranken aus der großen Gruppe zu holen und ihm etwas Außergewöhnliches anzubieten. Wenn dabei klare Absprachen gebrochen werden, zum Beispiel, dass die Therapie länger hinausgeschoben wird, so dass das gemeinsame Kaffeetrinken nicht mehr stattfinden kann, wenn der Pfleger nicht mehr in der Lage ist, seine Zeitdokumentation innerhalb seiner Dienstzeit zu erledigen, weil er den Arbeitsaufwand wie Tisch decken und abräumen nicht alleine bewältigen kann, dann läuft grundsätzlich etwas schief" (GMBA4).

Der Altenpfleger verweist auf die Vorrangregel „Grundversorgung vor Therapie":

„Ein Nichteinhalt der Grundversorgung bedeutet für mich als stellvertretenden Leiter negativen Stress, der sich gesundheitlich bemerkbar macht. Jeder Verstoß gegen diese grundsätzliche Priorität bedeutet Ignoranz und Arroganz, keine Wertschätzung der Arbeit der Pflege" (GMBA4).

Er betont die Vorrangstellung der Therapeuten:

„Die Therapeuten können planen, mit wem sie arbeiten wollen und wann. Ich muss darauf reagieren, indem ich sehe, wer bleibt übrig? Das sind in der Regel die Menschen, die nicht therapiefähig sind. Ich muss mir situativ etwas einfallen lassen, wie ich den dreizehn zurückgebliebenen Patienten gerecht werden kann. Einzeltherapie ist dabei schon gar nicht möglich, weil sie bedeutet, dass ich zweiundzwanzig Patienten beschäftige, während einer eine Sonderbehandlung bekommt" (GMBA4).

Die Altenpflegerin in A

Die Altenpflegerin in A fällt auf. Sie ist mit einer eng anliegenden, schwarzen Hose, schwarzen Pumps und einer tief ausgeschnittenen, taillierten Weste gekleidet, die so kurz ist, dass sie hin und wieder einen Blick auf den Bauchnabel gestattet.

Ich treffe sie in A bei der Behandlungspflege an: Verbandwechseln, Blutdruck messen, medizinische Fußbäder, Zucker kontrollieren etc. Sie behandelt gerade einen Besucher, der innerhalb der Einrichtung wieder gelernt hat, alleine mit dem Rollstuhl zu fahren, und erklärt mir:

„Er hat ein Stück weit seine Selbständigkeit wiedererlangt. Dies ist ein Erfolgserlebnis für mich" (GMAA1).

Die Altenpflegerin stört die Anwesenheit der Besucher während unseres Interviews nicht. Vielmehr betont sie, dass sie sonst keine Zeit für ein Gespräch finden würde:

„Meine Arbeit ist so zeitaufwendig, da bleibt wenig Zeit für Privatgespräche" (GMAA1).

Schwester Maria, wie sie von den Besuchern angesprochen werden möchte, definiert in unserem Gespräch die folgenden Schwerpunkte:

1. Konflikte zwischen Patienten und ihr selbst

„Es gibt Patienten, die mich nicht als ,Schwester' akzeptieren" (GMAA1).

2. Koordinationsprobleme zwischen den MitarbeiterInnen

„Die Therapeuten haben feste Pläne und die Pfleger müssen sich danach richten. Man muss flexibel sein, um den Therapeuten gerecht zu werden" (GMAA1).

3. Ihre besondere Fähigkeit, Vertrauen gewinnen zu können

„Ich bin stolz darauf, dass die Patienten mir Vertrauen entgegenbringen. Man muss auch etwas von sich selbst verraten oder geben, wenn man von anderen etwas erfahren will. Die Patienten erzählen von früher, von der Schulzeit, von der ersten Liebe. Besonders angerührt hat mich, als eine Patientin, die mich immer duzt, sagte: ‚Ich erzähle Dir, wie ich meine Unschuld verloren habe'. Die Leute genieren sich nicht, sie verraten Geheimnisse. Es ist wichtig, dass wir miteinander lachen können" (GMAA1).

4. Ihre Einstellung zu Medikation und Betreuung im Tagespflegeheim

„Die Ärzte sparen. Medikamente gehören zu den Betäubungsmitteln. Es gibt zwar alternative Methoden wie Atemtherapie oder Fußreflexmassage, aber die helfen bei wirklichen Schmerzen nur dann, wenn man sie auch konsequent anwenden kann. Und dazu sind Demente nicht in der Lage. ... Wir haben hier eine Bedarfsmedikation und arbeiten auch mit Placebos, die auch etwas bewirken. Aber ich kann es nicht einsehen, warum Menschen leiden müssen, wenn sie sowieso schon 90 Jahre alt sind und es keine Heilung mehr gibt. Die Tagesstätte bietet eine Alternativtherapie, auf die aber nicht jeder anspricht, und es gibt auch Leute, die im Heim besser aufgehoben wären. Frau K. die ist gerne unter Leuten, aber manchmal schlägt und kratzt und beißt sie, dann bekomme ich keinen Zugang zu ihr. Sie kommt unregelmäßig hierher und ich weiß nicht, ob sie zu Hause etwas isst und wie es ihr geht. Für sie wäre eine Rund-um-die-Uhr-Betreuung im Heim besser. Es gibt in A wirklich gute Heime." Sie zählt mehrere Heime auf und lobt sie. Sie verabschiedet sich, weil sie das Mittagessen austeilen muss (GMAA1).

Die Sicht der Therapeuten

In beiden Einrichtungen fallen die Therapeuten nicht durch ein besonderes 'Outfit' auf, sondern sind eher leger und sportlich gekleidet. In vielen Gesprächen wird deutlich, dass sie sich als anthroposophisch, christlich, den Nächsten liebend, natürlich und engagiert sehen.

Die Bewegungstherapeutin in A

Die Bewegungstherapeutin in A sitzt auf einem Gymnastikbett und ruht sich für einen Moment lang aus. Die große, schlanke Frau mit dem Pferdeschwanz trägt eine Jeans, eine weite, gestreifte Bluse und Turnschuhe. Sie ist mit 32 Jahren die jüngste im Team. Zunächst erläutert sie mir ihren Arbeitsbereich:

„Meine Arbeit gliedert sich in zwei Großbereiche. Das ist einmal die Prävention. Sie ist abgestimmt auf Alter und Altersmotorik, dient der Koordinationserhaltung und der sozialen Integration. Darüber hinaus geht es darum, die Reaktion zu erhalten und die Freude an der Bewegung wieder zu erwecken, mit und ohne Musik. Dies geschieht über Atemgymnastik, Gefäßtraining und Körperwahrnehmungsübungen. Der zweite Bereich dient der Rehabilitation. Durch Bewegung und Aktivität kommt es zum Wiedererlernen von Funktionen. Beim Selbsthilfetraining, das meint Umsetzung des Erlernten, Wiedererlangung der Selbständigkeit, geht es darum, das Selbstwertgefühl zu stärken. Der Patient soll in die Lage versetzt werden, den Tagesablauf innerhalb der Einrichtungen und Aktivitäten außerhalb der Einrichtung mit Angehörigen zu bewältigen" (GMABT1).

Auf meine Nachfrage erklärt sie, dass sie sich in der Öffentlichkeit anerkannt fühlt. Konflikte resultieren für sie aus der Teamarbeit und der Erwartungshaltung der alten Menschen an die Therapeuten:

„Wir fühlen uns in der Öffentlichkeit anerkannt, haben aber alle Probleme in der Teamarbeit. Das führt zu einem zunehmenden Gefühl der Erschöpfung, das auch in der Konsumentenhaltung der Kranken begründet liegt" (GMABT1).

Ich erfahre, dass sie aus der anthroposophischen Richtung kommt und früher mit körperlich behinderten Kindern gearbeitet hat. Sie definiert in unserem Gespräch, dass sie Krankheit als Metapher einer Lebenssituation sieht.

„Ziel einer anthroposophischen Therapie ist es, seelische Kräfte zu aktivieren, die positiv zur Heilung beitragen sollen. Pädagogisch gesehen wird der Mensch über die Bewegung wahrgenommen. Für mich bedeutet ein Schlaganfall: Aus dem Gleichgewicht gekommen, und das betrifft nicht nur die Krankheit. Krankheit wird zur Metapher einer Lebenssituation. Für den Kranken und unsere Arbeit bedeutet dies: Wieder auf die Beine kommen! Während der achtwöchigen Probezeit des Kranken erarbeiten wir eine gemeinsame Therapie. Es geht um den Umgang mit gestalterischen, kreativen Mitteln. Kunsttherapie und Bewegungstherapie haben berührende Gebiete, sobald die Wahrnehmung von Bewegung ins Spiel kommt. ... Eine gemeinsame Gruppe hat viele Vorteile für uns Therapeuten: Sie wirkt entlastend, wer erzählt mir schon, was ich richtig mache, gegenseitig helfend, mehr Feedback. Heute ist das nicht mehr möglich, zu wenig Zeit, zu wenig Personal. Miteinander ging es besser. Auch die Zusammenarbeit mit den Angehörigen leidet. Früher sind wir zu ihnen nach Hause gegangen. Da geht ein ganzer Vormittag drauf. Das ist nicht mehr machbar. Heute ist es auch nicht mehr möglich, dass die Pfleger dabei sind. Die Altenpfleger haben früher die Patienten in die Bewegungstherapie gebracht und sind dabeigeblieben. Das ist heute nur noch in Projekten möglich. Damit ist das Konzept nicht mehr erfüllt: Umgang mit Therapeuten soll auf die Pflege übergehen und im Einklang mit der Pflege stehen. Das bedeutet zum Beispiel, dass jemand, der laufen kann, auch laufen soll und nicht aus Zeitgründen im Rollstuhl gefahren werden soll" (GMABT1).

Die Ergotherapeutin in A

Die Ergotherapeutin hat langes, welliges, blondes Haar. Sie ist schlank und hat ein nur angedeutetes Lächeln. Ihre blauen Augen wirken müde. Wir sitzen im Spiele-Raum und sie gönnt sich eine kleine Pause. Sie streicht eine widerspenstige Locke aus dem Gesicht, fährt mit der Hand über ihre Jeans und erklärt mir:

„Ziele der Ergotherapie in A sind Aktivierung, Erhaltung bzw. Rückgewinnung der Selbständigkeit und Stärkung des Selbstvertrauens durch die Erfahrung eigener Leistungsfähigkeit. Ergotherapie unterteilt sich in Selbsthilfetraining, das meint eine Grundselbsthilfe, die die Körperpflege, das An- und Auskleiden, das Esstraining und Schreibtraining betrifft. Das Haushalts- und Citytraining beinhaltet kontrollierte Selbsthilfe bei Halbseitenlähmung, die Hilfsmittelversorgung hilft bei der Beschaffung und dem Umgang mit Rollstühlen oder Ess- und Schreibhilfen. Die funktionelle Therapie dient dem Training der Grob- und Feinmotorik, der Koordination, des Gleichgewichts. Das Sprachtraining erfolgt in Zusammenarbeit mit der Logopädin[86] und dient der Verbesserung der verbalen Fähigkeiten. Das geistig-intellektuelle Training fördert Konzentration, Gedächtnis, Orientierung und Wahrnehmung. Das Sozialtraining fördert die sozialen Kompetenzen. Es geht insgesamt um das Erhalten der Fähigkeiten und des Interesses. Voraussetzung ist, dass die Patienten noch etwas erleben wollen, sei es handwerklich, musisch, kreativ" (GMAET2).

Sie erzählt mir, dass sie sich oft überfordert und frustriert fühle, dass sie keinen sozialen Beruf mehr wählen würde, dass ihr Selbstbefinden dadurch negativ beeinflusst sei, weil sie selbst nichts Neues mehr erleben könne. Alles sei für sie zur Routine geworden.

„Ausgleich zur frustrierenden Situation, Tag für Tag mit alten Menschen, Leiden und Krankheit konfrontiert zu werden, ist für mich die Dankbarkeit einzelner Besucher. Diese Dankbarkeit erfordert aber von mir immer mehr Einsatz, der mich in zunehmendem Maße überfordert, weil ich mich einesteils mit den Menschen zu sehr identifiziere, andererseits mit meinen eigenen Lebensentwürfen konfrontiert werde" (GMAET1).

Es geht ihr dabei, wie sie mir erläutert, um ihre eigenen biographischen Erfahrungen und ihre Gedanken zu ihrer Zukunft im Alter. Sie entdeckt in den alten Menschen Anteile ihrer eigenen Persönlichkeit und Handlungsweisen, lässt sie mich wissen. Lebenshaltung und Krankheit bedingen sich für sie gegenseitig:

„Lebenshaltung schlägt sich in Krankheiten nieder. Ich gebe mal ein Beispiel, ich meine, und das kann ich nicht belegen, das ist nur meine Erfahrung, Frauen mit Multipler Sklerose wurden in ihrer Kindheit missbraucht. Corea Huntington ist ein Ausdruck frühkindlicher Störung. Unbewältigte Konflikte führen zur Krankheit. In dieser Tagespflegeeinrichtung ist fast nur die untere Schicht, die über Konflikte nicht reflektieren kann und deshalb der Krankheit ausgeliefert ist" (GMAET1).

Die Kunsttherapeutin in A

Die Kunsttherapeutin in A treffe ich im Aufenthaltsraum, wo sie gerade für die Kollegen und für sich Kaffee kocht. Sie trägt eine schwarze Hose und eine weite blaue Bluse, die lose über die Hose fällt. Ihre kurzen dunkelblonden Haare hat sie nach hinten gebürstet und ihre Lippen mit einem dezenten Rot nachgefahren. Sie berichtet mir im Schnellverfahren über ihre Arbeit:

„Ich erteile 10 Stunden in der Tagespflege. 20 weitere Arbeitsstunden arbeite ich am Computer bei einem anderen Arbeitgeber, denn die Arbeit mit den Kranken ist so anstrengend, dass ich sie nicht acht Stunden am Tag machen möchte. Andererseits ist der Verdienst so gering, dass ich heute einen anderen Beruf wählen würde. Ich wollte in meinem

---

86   Beobachtungsprotokoll zur Arbeit der Logopädin in A siehe Anhang: Die Sprachtherapie.

Leben immer etwas anderes ausprobieren. Ich bin von der 68er Bewegung inspiriert. Dies bedeutete zunächst wieder auf dem Land zu Leben, eine Umbruchstimmung, die alles ändern wollte. Auch heute mag ich nichts Statisches" (GMAKT1).

Über ihren Aufgabenbereich erzählt die Kunsttherapeutin:

Kunsttherapie ist vorwiegend Therapie mit gemalten Bildern und deren Seelengehalt. Bilder sind spontaner Ausdruck, wir können sie als symbolisierende Sprache unserer Psyche verstehen. Jeder Mensch hat seine eigene Bildersprache entwickelt: Formen, Symbole, Strukturen, Lieblingsfarben, die es beim Malen zu entdecken gilt. Meine Aufgabe ist es, eine Möglichkeit der emotionalen Krankheitsverarbeitung zu bieten. Ich gestalte mit den Klienten einen Raum, in dem emotional beladene Inhalte mitgeteilt werden können. Emotionaler Stress kann durch schöpferisches Tun abgebaut werden" (GMAKT2).

Die Musiktherapeutin in B

Die Musiktherapeutin ist groß und kräftig. Sie trägt einen dunkelbraunen Strickanzug und feste Schuhe mit Kreppsohlen. Ihr Gesicht ist ungeschminkt und sie lacht aus vollem Halse, wobei die vielen kleinen Löckchen, die ihr Gesicht umspielen, fröhlich mitwippen. Ich treffe sie im Musikraum an, indem sie gerade die Instrumente wieder auf ihren Platz stellt.

„Ich liebe Musik, gerne klassische, aber auch Volkslieder und alte Gitarrenweisen. Wenn ich mit meinem Mann einmal im Jahr verreise, dann nehmen wir unsere Instrumente mit und spielen Hofmusikanten. Es ist lustig, wenn die Leute vor uns stehen bleiben und zuhören" (GMBMT1).

Ich erfahre, dass sie nach ihrem Studium Musiklehrerin an einer Schule war, dass sie aber die Arbeit mit den alten Menschen heute vorzieht, weil sie dafür viel Feingefühl braucht und sehr viel Anerkennung bekommt. Musiktherapie in B, erzählt sie,

„vermittelt Gemeinschaftserfahrungen, stärkt das Vertrauen in die Beziehungsfähigkeit, fördert Auflockerung und Entspannung, übt Grob- und Feinmotorik, festigt Atmung und Stimme, unterstützt die räumliche Wahrnehmung durch rhythmische Übungen, hilft Ausdrucksmöglichkeiten für Gefühle zu finden" (GMBMT1).

Ihre Arbeit versteht sie als Nächstenliebe, sowohl im christlichen als auch im sozialen Sinne.

„Für mich als Christin ist es wichtig, sich für die alten Menschen stark zu machen und ihnen Lebensfreude zu vermitteln. ... Sie brauchen persönliche und gesellschaftliche Anerkennung, nicht nur Pflege und Betreuung, sondern den Zugang zu Erfahrungen, Gefühlen, sozialen Interaktionen, Objektgestaltung. ... Den Nächsten lieben heißt für mich nicht nur zu helfen, sondern ihm Anerkennung und Chancen zu bieten" (GMBMT2).

Für eine gute Teamarbeit ist für sie entscheidend, dass Erwartungen und Ansprüche an die Interaktionspartner klar artikuliert werden.

„Ich artikuliere meine Wünsche klar darüber, wann ich mit den Klienten arbeiten möchte, wie viel Zeit ich für die Vorbereitung brauche, dass Einzeltherapien notwendig wären.

Personal- und Zeitmangel sind für mich Fakten, die zu Lasten der Klienten gehen"
(GMBMT2).

Die Altentherapeutin in B

Die Altentherapeutin ist mittelgroß und sportlich. Dezent geschminkt, ohne Schmuck, der sie bei der Arbeit behindern könnte, mit streng zurückgekämmten, dunklen Haaren, wirkt sie auf mich dynamisch, aber eher introvertiert und weniger an äußerer Wirkung interessiert. Ich treffe sie im Kunstraum im Keller an, wo sie gerade dabei ist, die Gruppen für den heutigen Tag zusammenzustellen. Sie erzählt:

„Ich bin sehr auf persönliche Entfaltung bedacht und nehme auch für mich selbst jede Gelegenheit wahr, kreativ zu sein. In meiner Wohnung habe ich viele Möbel selber geschreinert, alle Bilder sind von mir selbst gestaltet. Ich komme aus einer sehr kreativen Familie, in der alle immer gerne gestalterisch tätig waren. ... Für mich ist es wichtig, dass man im Leben nur weiterkommt, wenn man für sich selbst etwas Positives entdecken kann. Das fällt einem aber nicht so einfach in den Schoß. Es geht um mehr als nur um Äußerlichkeiten und Materielles. Man muss frei und offen bleiben und die Lust am Gestalten und an der Bewegung für sich bewahren" (GMBAT1).

Im Gespräch mit der Altentherapeutin in B erfahre ich, dass sich ihr Aufgabenbereich in konzentrationsorientierte Bewegungstherapie, worunter man im weitesten Sinne Ballspielen und Gymnastik verstehen kann, kompetenzzentriertes Arbeiten, das sind Sägearbeiten und Streicharbeiten, und die Kunsttherapie, die mit Farben arbeitet, unterscheidet. Für ihre Arbeit mit den Alzheimer-Patienten definiert sie als grundlegende Voraussetzung:

„Gruppen müssen sorgfältig zusammengestellt werden. Leitgedanken sind dabei: Wer kann mit wem, wer kann bestimmte Aufforderungen verstehen, wo wird es für die anderen Patienten zur Zumutung und für den Patienten selbst zur unerträglichen Belastung? Am Anfang steht die Befunderhebung durch den Arzt. Dann sehe ich mir an, in welcher Verfassung die Kranke ist. Ich lese seine Biographie und seine Krankheitsgeschichte. Danach erfolgen erste Kontakte in der Tagespflege. Aus meiner Beobachtung und dem Wissen über die Krankheit entsteht eine Therapieplanung mit dem Ablauf: Aufbau, Durchführung, Dokumentation. Mein Grundgedanke ist: Was braucht ein Mensch? Erhaltung und Begleitung im positiven Sinne! Als Altentherapeutin habe ich eine Ausbildung in Gerontopsychiatrie, geriatrischer Reha und in psychosozialer Betreuung. Aufgrund meiner Erfahrung im Beruf und aufgrund eines Vertrauens, das es gilt zum Patienten aufzubauen, spüre ich, was dem Patienten gut tut und was er lieber lassen sollte. Ganz selten passiert es mir mal, dass ich zu einem Patienten kein Vertrauensverhältnis aufbauen kann. Das macht mich dann ganz unglücklich. ... Meine Arbeit wird von der Musiktherapeutin aufgegriffen und in Klangbilder umgesetzt. Dadurch wird das Selbstbewusstsein in einem ganzheitlichen Ansatz gestärkt. Unsere Arbeit wird immer wichtiger, weil durch den medizinischen Fortschritt im Bereich der Alzheimerforschung es bald möglich sein wird, die Plaques, die ja die Ursache der Erkrankung sind, aufzulösen. Damit können die gesunden Hirnzellen die Arbeit der kranken Zellen übernehmen. Es wird für die Patienten möglich sein vieles Neue aufzunehmen und auch zu behalten" (GMBAT2).

Die Altentherapeutin sieht sich selbst als „Trainerin", die nicht spielerisch, sondern ernsthaft mit den Kranken arbeitet. Sie beschreibt ihre Arbeit als einen immer währenden Kampf gegen die Einwände der Altenpfleger.

„Ich habe für den Therapieraum gekämpft. Ich kämpfe dafür, dass ich Gesprächs- und Vorbereitungszeiten zusammen mit der Musiktherapeutin brauche. In diesem Team gibt es keinen Organisationsplan, der eingehalten wird. Wir wurschteln uns durch den Tag hindurch, weil es keine Koordination zwischen den Pflegenden und uns Therapeuten gibt. Das geht zu Lasten der Klienten" (GMBAT3).

Analyse: Selbstbild und Fremdbild

Die MitarbeiterInnen haben durch die Konzeptionen der Einrichtungen bestimmte Aufgaben zugewiesen bekommen. Sie entwickeln innerhalb ihres Aufgabenfeldes Kompetenzen, die ihre soziale Position in der Einrichtung begründen. Soziale Positionen erfahren Auf- oder Abwertungen durch bestimmte Verhaltensweisen ihrer Inhaber. Diese Verhaltensweisen begründen sich aus den Selbstbildern und den gesellschaftlichen Fremdbildern und implizieren Rollenverständnisse. Sie führen dazu, welche Schwerpunkte bestimmten Aufgabenstellungen zugemessen werden und welchen Wert eine Aufgabe im gesellschaftlichen Kontext einnimmt. Mit der gesellschaftlichen Position sind Macht und Ansehen oder deren Gegenteile verbunden. Die Untersuchung belegt, dass die Mitarbeiterinnen danach streben, ihre sozialen Positionen durch besondere Aufgaben und Leistungen aufzuwerten.

Aufgaben und Selbstbilder der MitarbeiterInnen

„Jäger des verborgenen Schatzes" oder „Versorger"

Die Aufgabe des Altenpflegers in B liegt in der Sicherung der Grundbedürfnisse (Essen, Toilettengänge, Beaufsichtigen der Kranken), seine Kompetenz liegt in der Sicherung des geregelten Ablaufs, seine Position als stellvertretender Leiter erlaubt ihm Machtworte zu sprechen, Macht auszuüben, im Sinne von Einfluss zu nehmen und zu wahren. Macht beruht für den Altenpfleger auf der physischen und psychischen Überlegenheit gegenüber den Kranken, dem Wissensvorsprung gegenüber den Therapeuten aufgrund seiner langjährigen beruflichen pflegerischen Erfahrung. Er wertet seine soziale Position auf, indem er auf hohe Informiertheit und die Fähigkeit zum spontanen nonverbalen Austausch mit der pflegenden Kollegin verweist.

Der Altenpfleger bezeichnet sich als „Jäger des verborgenen Schatzes" und als „Versorger". Der Jäger als Berufsbild ist eine Person, die in der Zusammenarbeit mit anderen die Tier- und Pflanzenwelt reguliert und sie in einem ausgewogenen, natürlichem Verhältnis zu bewahren sucht. Verborgene Schätze aufzudecken, heißt in Bezug auf die Kranken, für sie präsent zu sein und ihnen ihre Angst, Unruhe und Furcht zu nehmen. Das Versorgen impliziert die Versorgerrolle, in der ein Verantwortlicher (Vater oder Mutter) dafür sorgt, dass Kinder satt zu essen haben oder betreut werden, damit ihnen kein Leid geschehen kann. Versorgen, beschützen und pflegen sind für den Altenpfleger die entscheidenden Merkmale seines Berufsverständnisses. Analog zu seiner eigenen Rolle des Versorgers sieht der Altenpfleger die Rolle der Altenpflegerin in B gleichwertig der einer Versorgerin. Nach seiner Ansicht besteht ihre gemeinsame Aufgabe darin, die Ruhe und Ordnung in der Einrichtung aufrechtzuerhalten. Dazu gehört es, nötigenfalls auch ein 'Machtwort' zu sprechen. Macht bedeutet, dass die Pflegenden alles in ihrer Macht stehende tun wollen, um einen reibungslosen Ablauf in der Einrichtung zu gewährleisten. Macht wird mit Kraft, Stärke und Einfluss gleichgesetzt, die für die Pflege der Alzheimer-Patienten besonders wichtig sind: Stärke zeigen, wenn ein Patient die Vormachtstellung in der Einrichtung erlangen will, seinen Einfluss in Extremsituationen geltend machen, Einfluss auf Menschen gewinnen, deren Grundgefühl die Angst ist.

„Schwester Maria"

Die Altenpflegerin in A sieht ihre Aufgabe in der Versorgung der Grundbedürfnisse, der Behandlungspflege und der psychosozialen Betreuung. Für sie liegt ihre Kompetenz darin, den Kranken zur Selbständigkeit zu verhelfen. Die wiedergewonnene Eigenständigkeit des Besuchers wertet sie für sich als Erfolgserlebnis. Sie ist versiert in der Krankenpflege, kennt sich in der Medikation aus, ist in der Lage vertrauensbildende Maßnahmen durch beratende Gespräche aufzubauen. Im Gegensatz zum Altenpfleger in A geht sie nicht davon aus, dass Kranke sich durch Gespräche zwischen ihr und der fremden Beobachterin irritiert fühlen. Damit setzt sie voraus, dass die Kranken verstehen, was gesprochen wird und auch das Recht haben zu erfahren, was über sie gesprochen wird. Sie wertet das Interview als „Privatgespräch", für das sie wegen ihrer „Arbeitsüberlastung" sonst keine Zeit finden würde. Die Tätigkeit der teilnehmenden Beobachterin wertet sie als nicht zu ihren Aufgaben gehörig (Privatsache), für die sie keine Freizeit opfern will.

Für die Altenpflegerin ist die Anrede „Schwester Maria" sehr wesentlich. Damit knüpft sie wiederum an die Aussage des Altenpflegers an, der den geringen sozialen Status des Berufsbilds des Altenpflegers beklagt („Ich sage, ich bin Altenpfleger, und er dreht sich um, ich dachte, Sie sind Lehrer, und geht."). Der soziale Status des Pflegenden beruht auf dem Gesellschaftsbild, dass AltenpflegerInnen schlecht bezahlt werden, ein geringes Ausbildungsniveau und schlechte Aufstiegschancen haben. Dies rührt aus den 80er Jahren, als der noch 'neue Beruf' in den westlichen Industrieländern vielen unausgebildeten Kräften die Chance gab, alte Menschen in Privatwohnungen unkontrolliert mehr schlecht als recht zu 'betreuen'. Dies hat sich inzwischen in Deutschland zwar grundlegend geändert, weil die Bezeichnung 'Altenpfleger' nur examinierte Kräfte tragen dürfen, die Qualitätsanforderungen sehr hoch und die Kontrollen des medizinischen Dienstes regelmäßig sind, dennoch hält sich das negative Bild vom Altenpfleger, der sich vorwiegend auf die Ausscheidungen der alten Menschen konzentriert, in der öffentlichen Meinung hartnäckig. Dagegen hat der traditionsreiche Beruf der Krankenschwester, zumindest in den Augen der Pflegerin, ein wesentlich höheres Ansehen. Der Titel 'Schwester' wird mit karitativem Handeln verbunden. Mit ihrem äußeren Erscheinungsbild widerspricht die Altenpflegerin dem Vorstellungsbild einer Krankenschwester. Sie trägt körperbetonte Kleidung statt eines weißen Kittels. Dies führt zu einem Rollenkonflikt. Die alten Menschen verbinden mit dem Beruf der Krankenschwester das äußere Erscheinungsbild: den weißen Kittel, der für Sterilität bürgt, dessen hochgeschlossene Weite, die das Weibliche nicht betont und keine sexuellen Komponenten aufweist. Schwesternhaube und Tracht wurden in Kriegszeiten, die zur Lebens- und Erfahrungswelt der Besucher zählt, zum Synonym für den 'rettenden Engel' (Florence Nightingale). Der Titel 'Altenpfleger' hingegen hat sich nicht insoweit durchgesetzt, dass die Kranken 'Altenpflegerin Maria' rufen würden, wenn sie ihre Hilfe bräuchten. In beiden Einrichtungen der Tagespflege ist es üblich, die Pflegenden mit dem Nachnamen anzusprechen, was Distanz impliziert.

Schwester Maria nimmt eine Sonderposition ein. Sie verweist durch den Titel 'Schwester' auf ihre karitative Aufgabe, sie wird gleichzeitig zu einer helfenden Vertrauten mit äußeren Attributen. Durch ihre 'auffällige' Kleidung wird sie darüber hinaus zur Repräsentantin von Jugend, Schönheit und Vitalität. Sie schafft eine Polarität zwischen dem neutralen 'Engel', der sich aufopfernd für die Kranken einsetzt und der jungen begehrenswerten Frau, die sich zu kleiden versteht. Für viele alte Frauen wird sie zur 'Konkurrentin', die genau die Attribute aufweist, die sie bei sich selber vermissen. Dies korrespondiert mit der Rolle des Altenpflegers in B, der durch seine ausgestrahlte, attraktive Männlichkeit zum 'Konkurrenten' für die alten Männer wird.

Sowohl für die Altenpflegerin in A als auch für den Altenpfleger in B erwachsen dann negative Konsequenzen im Umgang mit den alten Menschen, wenn sich traditionell bürgerliche Normvorstellungen (man zeigt sich nicht schamlos vor dem eigenen/anderen Geschlecht) mit modernen, enttabuisierten Normen (man braucht seinen Körper nicht zu verstecken) nicht vereinbaren lassen. Die alten Damen in A verweigern der Altenpflegerin den Titel Schwester und erkennen damit implizit deren Kompetenz nicht an. Die alten Männer in B verweigern sich dem Toilettengang und erschweren damit den Arbeitsablauf.

Das Prinzip, 'Farbe in den grauen Alltag' der Besucher zu bringen, bedeutet für die Altenpflegerin auch das Thema der Sexualität zu enttabuisieren. Den alten Männern bietet sie einen 'Blickfang', mit den alten Frauen spricht sie während der körperlichen Behandlungen über „Liebe" und „Unschuld verlieren". Es ist ein Angebot, die Scham vor Körperlichkeit zu überwinden und Vertrauen zu fassen, im Austausch von Geheimnissen und miteinander geteilter Fröhlichkeit. In der Rolle der vertrauten „Schwester" bekommt der Begriff die Bedeutung: Alte und junge Menschen kommen einander näher, können Erfahrungen austauschen, voneinander lernen. Gerade durch ihre Kleidung liefern die AltenpflegerInnen nicht nur 'Gesprächsstoff', sondern entkleiden das Symbol der Uniform seiner Macht. Das uniformierte Vereinheitlichende, weicht dem persönlichen Stil des Pflegenden, Autorität soll nicht durch die Uniform (wie bei der Polizei oder der Armee), sondern durch die Individualität des Pflegenden und seine besondere Fähigkeiten im Umgang mit dem Kranken vermittelt werden.

Die „Anthroposophin"

Die Aufgabe der Beschäftigungstherapeutin ist es, Präventions- und Rehabilitationsmaßnahmen im Bereich der Bewegung einzuleiten. Ihre Kompetenz liegt darin, zur Wiedererlangung der Selbständigkeit beizutragen und damit das Selbstwertgefühl des Kranken zu stärken, damit er sein Leben wieder bewältigen kann. Damit verfolgt sie das gleiche Ziel wie die Altenpflegerin in A. Während die Altenpflegerin die Kranken schon durch ihr Äußeres anregen und motivieren will, ist die Position der Beschäftigungstherapeutin eher einer Krisenmanagerin vergleichbar. Sie versteht ihre Aufgabe als vorübergehende Hilfe zur Selbsthilfe in Krisenzeiten, wie dies bei einer plötzlichen Erkrankung der Fall ist. In Krisensituationen (griech. krisis 'Entscheidung') braucht der Mensch, metaphorisch gesehen, festen Boden unter den Füßen und ein (seelisches) Gleichgewicht, um für sich selbst Lebenschancen zu sehen. Die Beschäftigungstherapeutin will ihm die Fähigkeiten vermitteln, sich selbst wieder spüren und annehmen zu können. Als Anthroposophin begreift sie die Lebenswelt als eine stufenweise Entwicklung, die der Mensch einfühlend und erkennend nachvollziehen muss, um 'höhere' seelische Fähigkeiten zu entwickeln (vgl. Meyers großes Taschenlexikon 1992, 27). Zum Problem für die Therapeutin wird, dass Menschen sich nach einem Schlaganfall 'verweigern', die Welt nicht über die Bewegung neu wahrnehmen wollen, keinen Sinn in ihrer Erkrankung sehen. Damit ist die Arbeit der Therapeutin nicht von Erfolg gekrönt und dies führt dazu, dass sie sich oft machtlos fühlt.

Teamarbeit hat für sie den Sinn, gemeinsam den Kranken wieder in ein körperliches und seelisches Gleichgewicht zu bringen. Sie handelt nach der Konzeption der Einrichtung, deren Ziel darin liegt, dem Kranken zur Selbständigkeit zu verhelfen. Ihre Kritikpunkte liegen darin, dass das Team nicht gleichberechtigt dieses Ziel verfolgt (Die Pflegenden schieben den Rollstuhl, anstatt den Kranken selber fahren zu lassen), und dass der Wissenstransfer zu den pflegenden Angehörigen und zwischen den Teammitgliedern aus Personal- und Zeitgründen nicht mehr möglich ist. Damit sind die Ziele der Konzeption für sie nicht mehr erfüllt und gleichzeitig ihr Rollenverständnis in Frage gestellt. Sie übt dabei gerade an dem Punkt des Selbständig-Werdens des Besuchers Kritik (der Rollstuhlfahrer soll alleine fahren), den die Altenpflegerin als besonderes Erfolgserlebnis für sich verbucht (sie verweist auf die wiedergewonnene Eigenständigkeit des Rollstuhlfahrers).

Die „Frustrierte"

Die Aufgabe der Ergotherapeutin in A liegt darin, den Kranken Techniken zu vermitteln, die es ihnen ermöglichen, wieder alleine zu essen, sich anzukleiden, zu laufen, um ihren Haushalt noch führen und alleine einkaufen zu können. Sie trainiert ihre Sprachfähigkeiten, damit sie sich besser verbalisieren können, sie bietet ihnen über das gemeinsame Malen die Möglichkeit, sich kreativ auszudrücken und in sozialen Kontakt mit den MitbesucherInnen zu treten. Ihre Kompetenz liegt im Aktivieren, im Stärken des Selbstvertrauens und der Leistungsfähigkeit. Sie sieht ihre Rolle darin begründet, den alten Menschen Angebote zu unterbreiten, wie sie ihre Selbständigkeit erhalten oder zurückgewinnen können. Dabei beklagt sie genau wie die Bewegungstherapeutin die „Konsumentenhaltung" der Besucher, die keine Eigeninitiativen entwickeln, nicht auf eigenen Füßen stehen wollen, sondern sich auf die Therapeutinnen stützen. Beide beklagen die mangelnde Bereitschaft der Angebotsnehmer, sich mit der Krankheit auseinander zu setzen und damit zu einer erfolgreichen Therapie beizutragen.

Die Ergotherapeutin ist frustriert. Nicht konform geht sie mit ihrer Kollegin, wenn es um Fragen der mangelnden Kooperation im Team geht. Sie macht nicht die Teamarbeit für das wenig erfolgreiche Arbeiten mit den alten Menschen verantwortlich. Vielmehr begründet sie das 'Fehlverhalten' der Besucher entwicklungspsychologisch. Sie sieht in frühkindlichen Konflikten eines Menschen eine Disposition für bestimmte Verhaltensweisen und daraus resultierende Krankheiten angelegt. Damit entlastet sie sich und das Team von der Verantwortung, die Menschen nach bestimmten pädagogisch-therapeutischen Zielen behandeln zu können. Sie sieht kranke Persönlichkeiten vor sich, die für ihre Erkrankung ein Stück Eigenverantwortlichkeit tragen, weil sie über Konflikte weder reflektieren noch sie in irgendeiner Form bearbeiten wollen.

Die „Inspirierte"

Die Kunsttherapeutin hat die Aufgabe, Malen als Lebensäußerung zu vermitteln. Ihre Kompetenz liegt nicht nur in der Fähigkeit alten Menschen den

Umgang mit Farben und Formen wieder zu eröffnen, sondern darüber hinaus ihnen die Möglichkeit zu geben, Krisensituationen beim Malen in symbolisierter Form zum Ausdruck zu bringen und sie im anschließenden Gespräch zu verbalisieren. Dazu bedarf es der besonderen Fähigkeit, Menschen zum Gestalten zu motivieren und zum 'darüber Reden' zu ermutigen.

Auch die Kunsttherapeutin hat ihren Enthusiasmus in den langen Berufsjahren verloren. Sie sieht in der Arbeit im Team in A keine Aufstiegs- und Erfolgschancen. Die Arbeit mit den alten Menschen erlebt sie als aufreibend. Ihr Interesse gilt inzwischen mehr den neuen Technologien. Information, Austausch, Erneuerungen empfindet sie als inspirierend. Gleichmaß und Einerlei im Tagesauflauf sind Gegebenheiten, die sich mit ihrer privaten und beruflichen Einstellung nicht vereinbaren lassen. Sie wollte schon immer etwas Neues machen, erklärt sie, und versteht sich als Kind der 68er Jahre: Studentenbewegung, feministische Frauenbewegung, sexuelle Revolution durch die Anti-Baby-Pille. Das gesamte Werte- und Normsystem, die tradierten Geschlechts- und Rollenstereotype schwanden. Kunsttherapie ist für sie heute nur noch ein 'Zubrot' zu ihrem neuen Aktionsradius in der IT-Branche. Einfluss zu nehmen, neue Ideen zu entwickeln sind für sie in der Einrichtung in A kaum noch zu verwirklichen.

Die „Christin"

Die Aufgabe der Musiktherapeutin liegt in der Vermittlung von Gemeinschaftserfahrungen, Übung von Grob-/Feinmotorik, Wahrnehmungs- und Stimmübungen. Ihre Kompetenz liegt darin, den Kranken musikalische Ausdruckmöglichkeiten für Körper und Gefühle anzubieten. Wenn die Sprache versiegt und ihre Funktion als Träger der Kommunikation nicht mehr gegeben ist, wird Musik zum Träger von Kontakt- und Interaktionsmöglichkeiten. Als Initiatorin von Aktion und Kontemplation trägt die Therapeutin nicht nur dazu bei, dass die Kranken sich über das Medium Musik ausdrücken können, sondern dass sie ihren Körper selber erfahren und sich mit den Mitgästen austauschen können. Ihre Rolle liegt darin, den alten Menschen in seinem 'So-Sein' zu akzeptieren, seine Wesensveränderung anzunehmen und seine individuelle Erlebenswelt als eigene Daseins-Form zu achten und zu respektieren. Dies ist für sie eine Form christlicher Nächstenliebe, die sie in einem allgemeinen gesellschaftlichen Kontext als den adäquaten Umgang mit schwerer Krankheit verstanden wissen möchte.

Die Musiktherapeutin ist eine imposante Erscheinung, die schon nach außen hin klar und bestimmt auftritt. Ihre Fröhlichkeit wirkt ansteckend, ihre Formulierungen zeigen, dass sie genau weiß, was sie will und dies sowohl den Kranken als auch den Kollegen unmissverständlich herüberbringt. Ihre ästhetischen Einstellungen und die Präsentierung ihres selbst sind entscheidende Voraussetzungen für ihren Erfolg. Dabei liegen ihre Prioritäten in einem freien, unkonventionellen, schlichten Umgang mit sich selbst und den anderen. Ihre Freizeit nutzt sie für sich selbst gewinnbringend um zu reisen und zu musizieren; ihr Beruf wird zur 'Berufung' im karitativen Einsatz für Menschen, die ihren inneren Einklang verloren haben.

Die „Kämpferin"

Die Altentherapeutin wirkt introvertiert, weniger auf ein auffälliges Äußeres als auf die inneren kreativen Entfaltungsmöglichkeiten bedacht. Sie sieht ihre Aufgabe darin, für jeden Besucher individuelle Behandlungsziele zu erarbeiten. Dabei vertraut sie nicht nur auf die durch die Konzeption der Einrichtung definierten Ziele wie die der entspannten und wohnlichen Atmosphäre, sondern traut den Alzheimer-Kranken auch Herausforderungen zu. Dabei greift sie auf ihren persönlichen Wissens- und Erfahrungsschatz zurück. Sie sieht jeden Besucher als einen Individualisten an, der einer besonderen Zuwendung ihrerseits bedarf. Für den einen ist es wesentlich, aus seiner starren Haltung herausgeholt zu werden, beim anderen ist es notwendig ihn von der Ruhelosigkeit zur kurzen Entspannung zu bringen. Sie wendet sich ihnen gezielt zu, um ihnen ihre Unsicherheit für den Moment zu nehmen. Dies geschieht, indem sie Gruppen zusammenstellt, in denen der Besucher sich auf sie einstellen kann und von den MitbesucherInnen akzeptiert wird. Die Kompetenz der Altentherapeutin liegt darin, aus der Biographie, der Krankengeschichte, der Beobachtung und dem Wissen über die Krankheit den Menschen individuell zu begleiten und ihm die Möglichkeit zu bieten, seine Fähigkeiten zu erhalten und neue, eigene Erfahrungen im Bereich der Bewegung, der handwerklichen Beschäftigungen und im Malen zu erlangen. Dabei versteht sie sich als eine Trainerin (lat. trahere 'ziehen'), die durch ein 'Mitziehen' den Kranken zu individuellen Bestleistungen führt. Dies geschieht sowohl im physischen als auch im sinnlichen Bereich durch Anleitung, Anregung und Entspannung. Für sie ist Vertrauen die wesentlichste Komponente, um mit einem Demenzkranken arbeiten zu können.

Sich selbst versteht sie als einen Menschen, der kämpft, um bestimmte Ziele zu erreichen und der auch bei Schwierigkeiten und Rückschlägen nicht aufgibt. Diese Kraft und Motivation will sie auch auf die alten Menschen übertragen. Sie ist von ihrer Arbeit und ihren Fähigkeiten überzeugt, fühlt sich von den Kranken und den Berufskollegen anerkannt. Dennoch ist für sie die Teamarbeit in der Einrichtung in B kein Ziehen an einem Strang, sondern ein Kampf gegen unterschiedliche Prioritäten, wie organisatorische Aufgabe versus individuelle Betreuung, der zulasten des Besuchers geht.

Rollenkomponenten der MitarbeiterInnen

Die MitarbeiterInnen folgen bestimmten sozialen Rollen. Der Begriff der sozialen Rolle bezeichnet die Summe der gesellschaftlichen Erwartungen an das Verhalten eines Inhabers einer sozialen Position. Die soziale Position ist die Stellung des Menschen im Gesellschaftsgefüge, woraus sich für ihn als Rollenträger ein Bündel von Verhaltensnormen ergibt, die für ihn mehr oder weniger verbindlich sind. Die den einzelnen Rollen zugrunde liegenden Verhaltensnormen werden während der Sozialisation gelernt. Dies gilt besonders für die während der primären Sozialisation gelernten Rollen (zugeschriebene oder Primärrollen), in denen Menschen auf Grund bestimmter Merkmale bestimmte Rollen zugeteilt werden (Alters-, Familien-, Geschlechts-, Schichtzugehörigkeitsrollen). Davon sind Sekundärrollen wie die Berufsrolle zu unterscheiden, die leichter austauschbar sind. Die Unterscheidung zwischen Primär- und Sekundärrolle ist jedoch insofern problematisch, als ein Teil der Sekundärrollen nicht beliebig erworben werden kann, sondern eine entsprechende soziale Herkunft bedingt (vgl. Meyers großes Taschenlexikon 1992, 282). Wie der einzelne Mitarbeiter seine Rolle wahrnimmt, zeigt sich in semantischen Merkmalen und in Bedeutungsstrukturen, die sich aus der Kombination dieser Merkmale (Komponenten) ergeben.

Titel	Aufgabe	Ziele / Kompetenz	Position	Selbstbild
Alten-pfleger (in B)	Versorgen, Pflegen, psycho-soziale Betreu-ung, Organisati-on	Ablauf sichern, Entscheidungen tragen	Machthaber (Vormacht ausüben, Ein-fluss wahren)	der Jäger des verlorenen Schatzes, Versorger
Alten-pflegerin (in A)	med. Behand-lung, psychoso-ziale Betreuung	vitalisieren, Vertrauen schaf-fen, Selbstän-digkeit	Motivatorin (Farbe in den grauen Alltag bringen, zum Blickfang wer-den)	die Schwester Maria
Bewe-gungsthe-rapeutin (in A)	Koordination, Gefäßtraining, Körperwahr-nehmungs- und Funktionsübun-gen	mobilisieren, Hilfe zur Selbst-hilfe	Krisenmanagerin (Haltung und Fähigkeit ver-mitteln, Krisen zu managen)	die Anthropo-sophin

Ergo- therapeu- tin (in A)	funktionelle Therapie, Sprachtraining, geistig, intellek- tuelles, soziales Training	Beschäftigungs- angebote für Konsumenten	Anbieterin (Techniken die der Beschäfti- gung dienen)	die Frustrierte
Kunst- therapeu- tin (in A)	Gruppenmalen, Gespräche über Lebenskrisen	gestalterisch zum Ausdruck bringen	Kriseninnovato- rin (vergangene und gegenwärti- ge Situationen bearbeiten)	die Inspirierte
Musik- therapeu- tin (in B)	Übung von Grob-/ Feinmo- torik, Wahrneh- mungs- und Stimmübungen	Ausdrucksmög- lichkeiten für Körper und Gefühle finden	Initiatorin (durch Hören, Fühlen, Erfahren Zugang zum Selbst/Gemein- schaft initiieren)	die Christin
Alten- therapeu- tin (in B)	konzentrations- orientierte Be- wegungsthera- pie, kompetenz- zentrierte Arbei- ten, Übungen mit Farben, Formen, Mate- rialien	Erhaltung und Begleitung im positiven Sinne	Trainerin (durch Sport, Spiel, Malen sinnliche Fähigkeiten fördern)	die Kämpfe- rin

Themenschwerpunkte der MitarbeiterInnen

Die Interviewanalyse der Interviews führt zu vier Themenschwerpunkten:

- Status und Anerkennung
- Pflege- und Therapieleistungen
- Vertrauen und Misstrauen
- Krankheit und Persönlichkeit

Status und Anerkennung

Die AltenpflegerInnen beider Einrichtungen betonen immer wieder, wie wesentlich es für sie sei, Erfolgserlebnisse in ihrem Beruf zu erzielen. Das Thema Anerkennung taucht im Kontext der Pflege der Kranken, der Beziehung zu den Therapeuten, des Berufsbildes in der Öffentlichkeit immer wieder auf.

Für die Befragten erlangt der berufliche Status eine entscheidende Bedeutung. Er hängt unmittelbar mit dem Ansehen des Berufes des Altenpflegers in der Öffentlichkeit zusammen. Das schlechte Image des Pflegeberufs in der Öffentlichkeit beruht zum Teil auf den negativen Schlagzeilen über Gewalt und Missstände in Pflegeeinrichtungen. Diese wiederum beruhen auf der körperlichen und psychischen Überlastung der Pflegenden, die zu 'unadäquaten' Reaktionen führt. Durch das schlechte Image der Altenpflege wollen potentielle Berufsinteressenten diesen Beruf nicht mehr ergreifen. Folge ist der Pflegenotstand, der zu einer weiteren Überlastung führt. Hinzu kommt der Mangel einer zukunftsweisenden Altenpflege-Ausbildung mit pflegerisch-sozialen statt ausschließlich pflegerisch-medizinischen Schwerpunkten (vgl. Kuratorium Deutsche Altershilfe 2001, 28 ff.).

Die mangelnde Anerkennung im öffentlichen Ansehen ist für die Therapeuten kein Thema, hingegen wird das Betonen der Anerkennung durch die Patienten zu einem ganz entscheidenden Merkmal der Tagespflegeheime für Menschen mit sekundären Demenzen. Die Titel Bewegungs-, Ergo-, Kunst-, MusiktherapeutIn gehören zu den neuen Berufsbildern, die sich nach dem Zweiten Weltkrieg entwickelten. Sie entstanden aufgrund eines Wandels im Hinblick auf das geänderte Gesellschaftsbild des 'Irren' und dem daraus folgenden Umgang mit psychisch Kranken in unserer Gesellschaft. Erst Ende der 80er Jahre kam das jüngste Berufsbild der Altentherapeutin hinzu. Diese Berufe genießen in der Öffentlichkeit ein hohes Ansehen, weil sie dem Status eines Arztes oder einer Ärztin entsprechen. Sie setzen ein Studium voraus, erheben den wissenschaftlichen Anspruch der Therapeutik als Lehre von der Krankheitsbehandlung, sind höher vergütet als die pflegerischen Tätigkeiten.

Das Fremdbild der Therapeutinnen, die als Expertinnen für einen bestimmten Krankheits- bzw. Personenbereich gezielte Behandlungsmaßnahmen durchführen, wirkt auf das Selbstbild der Therapeuten zurück.

Vorrangstellung der Therapeuten vor den Pflegenden

Auf die Frage, was es bedeutet, in einem multiprofessionellen Team zu arbeiten, sprechen die AltenpflegerInnen die für sie wesentlichen Punkte an:

- Die Therapeuten erkennen nicht an, dass die Grundversorgung wesentlicher ist als die Therapie.
- Das bedeutet, dass sie die Arbeit der Altenpflege zu wenig anerkennen.
- Die AltenpflegerInnen dürfen nicht selbst agieren und planen, sondern müssen reagieren.
- Therapeuten schließen durch die Feststellung der geeigneten Therapiemaßnahmen und der Zusammenstellung der Gruppen Menschen als nicht mehr therapiefähig aus. Während dies für die Teilnehmer in A noch er-

klärbar ist, können die Nichtteilnehmer in B nicht verstehen, warum sie den Raum nicht verlassen dürfen, wenn die anderen gehen. Sie werden unruhig. Dies wiederum wirkt sich auf die Stimmung innerhalb der Gruppe aus und bedeutet eine extreme Belastung und Mehrarbeit für die AltenpflegerInnen, weil sie die nicht therapiefähige Gruppe beschäftigen und die Therapieteilnehmer später wieder in die Gruppe integrieren müssen.

Eine bessere Gestaltung der Zusammenarbeit, so konstatiert der Altenpfleger in B, ließe sich durch eine Kommunikation im Team zu lösen: klare Absprachen am Morgen, wer heute zur Therapie geht, kein Überziehen der Therapiezeiten, stattdessen ein gemeinsames Angebot für alle im Aufenthaltsraum.[87] Bei Ad-hoc-Entscheidungen wünscht sich der Altenpfleger eine bessere Kommunikation auf der nonverbalen Ebene, so wie er sie bereits mit der Kollegin aus der gleichen Berufsgruppe hat. Dem steht seitens der Therapeuten der Wunsch nach strukturierterer Organisation, Anerkennung von Vorbereitungszeiten, gleichberechtigtem Zeitaufwand für Grundversorgung und Therapie, keinem Ausfall der Kleingruppentherapie bei Personalengpässen im Pflegebereich, Zeit für Einzeltherapien entgegen.

In A geht es den MitarbeiterInnen um einen ganzheitlichen Ansatz, bei dem Körper, Seele und Geist versorgt werden sollen. Aber auch die Altenpflegerin beklagt, dass es zu einer Aufspaltung in scheinbar anspruchslosere grundpflegerische Tätigkeiten und anspruchsvollere therapeutische Maßnahmen kommt. Für die Pflegenden beider Einrichtungen gehört dies zu den eigentlichen Stressoren innerhalb ihres Arbeitsfeldes. Die Folgen sind für sie, dass es immer weniger Handlungsfreiheiten oder Handlungsalternativen gibt und somit im Endresultat auch immer weniger Erfolgserlebnisse. Den Therapeuten geht es darum, dass die Kranken zu wenig 'Eigenleistungen' bringen, was von den Pflegenden in Form von Hilfeleistungen (Schieben, Füttern etc.) teilweise noch unterstützt wird. Dies bedingt, dass Therapeuten immer höhere Einsätze bringen müssen, um das Ziel der Konzeption, „auf eigene Füße zu stellen", annähernd zu erreichen.

Während in B die Therapeuten in der Konfrontation zwischen Pflege und Therapie das Nachsehen haben (Therapiestunden fallen aus, es gibt kaum Einzeltherapien), steht in A das Einhalten der Therapie an erster Stelle. Viele Patienten kommen gerade wegen der Therapien in die Einrichtung und bestehen auf deren Einhaltung. Dies führt wiederum dazu, dass sich die Pflegenden als 'Unterklasse' verstehen, weil Pflege nicht den gleichen Stellenwert besitzt. Die Therapeuten hingegen fühlen sich in zunehmendem Maße

---

87 Dies widerspricht dem Grundgedanken der Therapie. Die Therapeuten müssen den Kranken jeden Tag erst genau beobachten, seine Stimmungen einfangen, um entscheiden zu können, ob eine Therapie heute überhaupt Sinn macht oder ob sich der Kranke überfordert fühlen könnte.

'ausgebrannt', weil sie die Erwartungen der Besucher auf 'Heilung' nicht erfüllen können.

Vertrauen und Misstrauen

Wie ein roter Faden zieht sich das Thema des besonderen Vertrauensverhältnisses durch alle Interviews, die ich mit MitarbeiterInnen in Tagespflegeheimen führte. Schwester Maria spricht dabei auf etwas an, das ihr eine Sonderposition in der Einrichtung zu versprechen scheint, ihr wird Vertrauen entgegengebracht. Vertrauen ist eine der am häufigsten gebrauchten Vokabeln in beiden Einrichtungen für dementiell veränderte Menschen. Selbstvertrauen zu erlangen ist ein Ziel der Einrichtungen. Sich selbst zu vertrauen scheint auch die Voraussetzung zu sein, um anderen vertrauen zu können. Vertrauen braucht es, wenn ein alter Mensch zur Toilette geführt, gewaschen, gefüttert wird. Vertrauen von Patienten in die MitarbeiterInnen bedeutet den Glauben an die Zuverlässigkeit und die Korrektheit der betreuenden Personen. Vertrauen erweckt Vertrauen. Indem die MitarbeiterInnen den kranken Menschen spüren lassen, dass sie ihm vertrauen, wird ihnen Vertrauen entgegengebracht.

Durch das besondere Betonen des Vertrauens zeigt sich, dass Vertrauen im Pflege-Patienten-Verhältnis keine Selbstverständlichkeit ist. Das Vertrauensverhältnis offenbart sich unterschiedlich: Im Verraten von „kleinen Geheimnissen" (Beispiel: Schwester Maria), im Vertrauen der körperlichen Berührungen (Toilettengänge, Salbenverbände), im Vertrauen, sich zu einer ungewohnten Tätigkeit (Malen, Musizieren) überreden zu lassen. Es führt über das Mitteilen von Informationen und Kenntnissen zum Überwinden des Schamgefühls, zum Anvertrauen bei körperlichen Schmerzen, zum Gefühl des Angeregtwerdens und Neuerlebens. Die MitarbeiterInnen werden dabei zu Geheimnisträgern, zu Helfern in der Not, zu Inspiratoren und Krisenmanagern. Misstrauen offenbart sich dann wenn es um das Sparen von Kosten für alte Menschen geht; vor allem gegenüber Ärzten, die Placebos statt wirksamer Medikamente verschreiben (Schwester Maria). Dahinter steht die unausgesprochene Frage, die auch in der Öffentlichkeit immer wieder zum Thema wird: Warum sind die Kosten für die Pflegeeinrichtungen so hoch, wenn an Personal und an Medikamenten gespart wird?

Krankheit und Persönlichkeit

Schwester Maria macht in ihren Erklärungen deutlich, dass sie mit der Alternativtherapie der Tagespflegeheime und Placebos in bestimmten Fällen nicht einverstanden ist. Sie übt damit Kritik am Umgang mit alten Menschen in unserer Gesellschaft. Alternative Medizin setzt ihrer Meinung nach die Fähigkeit zur geistigen Reflexion voraus, genau wie ein Verantwortungsbewusstsein für sich selbst. Dies kann ein dementiell Veränderter nicht leisten.

Tagespflegeheime leisten darüber hinaus keine Rund-um-die-Uhr-Betreuung. Damit bleibt der Kranke abends und am Wochenende ohne Betreuung und ist, so Schwester Maria, in einem Heim besser aufgehoben. Sie macht deutlich, dass auch Heime ihre Berechtigung haben und es nicht darum geht, den Kranken um jeden Preis in der Tagesstätte zu behalten, um das Platzangebot auch auszufüllen. Tagespflegeheime für Menschen mit sekundären Demenzen machen dann Sinn, wenn eine Rehabilitation (im Sinne einer Aussicht auf Besserung oder Heilung) möglich ist. Das Thema Umgang mit unheilbaren Krankheiten ist auch für die Bewegungstherapeutin von Bedeutung. Es zeigt sich das Phänomen, dass beim Prozess der Verstehenssuche im Umgang mit dem Kranken auf gesellschaftliche Zuschreibungen Rückgriff genommen wird. Westliche Industrienationen verbinden Krankheit mit moralischen Bildern und Inhalten. Zuerst werden moralische Werte und Vergehen (Sünde) mit Krankheit in Verbindung gebracht. Dann werden den Krankheiten Namen zugeordnet. Den Namen werden in Form von Adjektiven bestimmte Eigenschaften zugeordnet. Indem diese Übertragung stattfindet, vollzieht sich die Bewertung der Krankheit. „Sie ist hässlich, wohlverdient, ein Abbild des inneren Zustandes eines Menschen (vgl. Sontag 1981, 74).

Mit der Aussage „Krankheit wird zur Metapher einer Lebenssituation" (Bewegungstherapeutin) wird ein Bild über den unheilbar Kranken entworfen: hier ist ein Mensch, der seine Gefühle unterdrückt, dem es an Anpassungsfähigkeit mangelt, der ein Verlierer im Leben ist. Es geht dabei um eine metaphorische Aufladung und Verwendung von Krankheit, der eine moralische Bedeutung verliehen wird. Die Krankheit wird adjektivistisch. Man sagt von etwas, es sei krankhaft und meint damit, dass es abstoßend oder hässlich ist" (ebd., 69). In diesem Licht erscheint jede Form von Therapie wenig Erfolg versprechend, weil sie der Metapher den Boden entziehen würde. Die Ergotherapeutin definiert, dass Krankheit vor allem eine Sprache der Seele ist. Dies führt hin zu weitergehenden Überlegungen, wie Krankheit in unterschiedlichen kulturellen Gesellschaften gesehen wird. Krankheit, so definiert der Mediziner Rüdiger Dahlke (1992), wird in unserer Gesellschaft weder als Sprache noch als Weg noch überhaupt als etwas Sinnvolles betrachtet. Krankheit gilt nicht als etwas Grundsätzliches, sondern als mehr oder weniger zufälliger Einbruch in einen Lebensplan. Krankheiten werden in ihrer Fülle als lästig, unangenehm erlebt, wobei schon der Begriff Krankheiten nicht sinnvoller ist, als würde man von Gesundheiten sprechen. In anderen Gesellschaften (Religionen) und in der esoterischen Tradition gilt Krankheit als etwas Grundsätzliches. Dadurch bedingt sich auch die unterschiedliche Haltung zur Krankheit und zum Umgang damit.

Für die Ergotherapeutin ist alles körperliche Geschehen Ausdruck eines verborgenen seelischen Inhalts. Was sie ärgert und ihr die Freude an ihrem Beruf in zunehmendem Maße verdirbt, ist die Weigerung der alten Menschen, sich die Inhalte bewusst zu machen, die hinter der Symptomatik von

Krankheitsbildern stehen und nicht aktiv dabei mitzuhelfen, wieder auf die Füße zu kommen. Sie versteht Krankheit als einen Weg, um zu lernen und Vorbeugung als eine besondere Leistung, über das Bewusstsein zu lernen. Bewusstseinsarbeit würde in diesem Sinne viele Krankheitsbilder überflüssig machen. Dass Menschen mit Demenzen Krankheit nicht als Chance zu Wachstum begreifen, wird von der Ergotherapeutin als Leistungsverweigerung gewertet. In einer Leistungsgesellschaft gilt: wer gesund ist, der kann etwas leisten, wer etwas leistet ist 'wertvoll' – ohne Leistung keine Gegenleistung.

Krankheit und deren Ursachen werden nicht als etwas 'Normales' gewertet, sondern führen zu Stereotypen, für die die westlichen Industrienationen bestimmte Erklärungsmuster bieten, die sich auch in den Äußerungen der MitarbeiterInnen von Tagespflegeheimen widerspiegeln. Sie gehen von der Annahme aus, dass sich hinter einem bestimmten Krankheitsbild auch eine entsprechende Persönlichkeit verbirgt. Danach scheinen Menschen eine bestimmte Disposition für ein bestimmtes Krankheitsbild zu haben. Krankheit hat immer eine stigmatisierende Wirkung, die traditionelle, rationale Vorstellungen verstärkt. Bestimmte Persönlichkeitsmerkmale werden, wie Sontag oder Dahlke es definieren, in einen unmittelbaren Zusammenhang zur Person des Erkrankten gesetzt. Ein bestimmtes Persönlichkeitsmerkmal des dementiell veränderten Menschen wäre dann zum Beispiel das Vergessen der Verantwortung, ein Verschulden, im Sinne von sich nicht dafür verantwortlich gefühlt zu haben, dass man der Allgemeinheit zur Last fällt, wenn man nicht rechtzeitig für sich vorsorgt – ein Verantwortungsbewusster vergisst nicht, rechtzeitig einen Arzt zu konsultieren, ernährt sich richtig etc. Wer zu spät zum Arzt gegangen ist, hat letztlich eine rechtzeitige Diagnosestellung und die Heilungschancen verwirkt.

Der Typus des Pflegenden

In den von mir beobachteten Tagespflegeheimen herrscht eine 'bürgerliche Kultur'.[88] Geprägt wird sie durch den Typus der Pflegenden. Ihr Mentalitätsmuster ist das Mittlere und Gemäßigte. Neben dem Mentalitätsmuster trägt auch der Habitus der MitarbeiterInnen entscheidend zur „Geschmackskultur" (Bourdieu) bei.

---

[88] Seit dem 18. Jahrhundert ist das Bürgertum die neue Leitklasse der Gesellschaft in Europa. Die 'Idee vom Menschen' ist zentral für bürgerlichen Idealismus. Bildung und Kultur werden zum Aufstiegsparadigma für das Kleinbürgertum und die Arbeiterbewegung (vgl. Schilling 1999, 1-2).

Der Mitarbeiter nach Bourdieu

Den Typus des Mitarbeiters in Tagespflegeheimen gibt es nicht. Trotzdem lassen sich unter Zugrundelegung der Typisierungen Bourdieus charakteristische Merkmale finden, die auf die MitarbeiterInnen zutreffen. Angehörige der medizinisch-sozialen Dienstleistungsberufe ordnet Bourdieu den „neuen Berufen" (Bourdieu 1987, 561 ff.) zu und verortet sie unter dem Begriff der „Kleinbourgeoisie". Die von den Mitarbeitern geschaffene räumliche Umgebung, meine Beobachtungen und die eigene Darstellung der MitarbeiterInnen korrespondieren mit Bourdieus Aussagen.

Die Ambitionen der „Kleinbourgeoisie" liegen für Bourdieu darin, Bedürfnisse nach ihren Leistungen durch Unternehmungen hervorzurufen, die darauf abzielen, als „öffentliche Dienstleistung" (ebd.) offiziell anerkannt zu werden. Es geht dabei um die Schaffung eines bestimmtes Berufsethos oder einer entsprechenden Ideologie. Dies korrespondiert mit dem Bild, das der Altenpfleger von sich selbst als „Jäger der verlorenen Ressourcen" oder als „Versorger", im Sinne des Sorgens für schwache, kranke Menschen entwirft und dem Bild der „Schwester", das für karitatives Handeln steht. Als besonderes Merkmal dieser Gruppe sieht Bourdieu die „Beziehung zur Kultur" (ebd.) und zu einem gesellschaftlichen Gesamtbereich, dessen Grundlagen in einer „unterbrochenen Laufbahn" und im Streben danach liegt, eine Laufbahn zu verlängern bzw. wieder aufzunehmen. Obwohl Bourdieus in Frankreich gefundenen Kategorisierungen sich nicht nahtlos auf deutsche Verhältnisse übertragen lassen, finden sich gerade bei Pflege- und therapeutischen Berufsbildern viele Quer-, Seiten- bzw. Wiedereinsteiger (Hausfrauen, umgeschulte Arbeitslose, Mütter nach Erziehungszeiten), ein Grund auch dafür, dass sich vor allem Frauen für diesen Beruf interessieren. Fast alle MitarbeiterInnen beider Einrichtungen haben früher in einem anderen Beruf gearbeitet.

Die „Kleinbourgeoisie" deklariert ihren Berufswunsch als „Berufung", der zwar nicht unbedingt eine sichere Zukunft gewährleistet, aber auch keine ambitionierte Hoffnung auf eine berufliche Zukunft ausschließt. „Engagement", „Vertrauen", der „besondere Einsatz" sind denn auch die speziellen Fähigkeiten, die alle MitarbeiterInnen betonen, auch dann, wenn sie den Beruf nicht noch einmal wählen würden. Die „Kleinbourgeoisie" verfügt zudem über hohes soziales Kapital. Dies korrespondiert mit den Eigenschaften, die die MitarbeiterInnen für sich in Anspruch nehmen: sich einfühlen können, kontaktfreudig sein, sich auf andere Menschen einlassen können, kooperationsbereit und sensibel sein. Alle deklarieren ein ‘soziales Gespür’, sich in schwierigen Situationen zurechtzufinden, in denen die ‘normalen’ Orientierungsmittel fehlen.

Die Angehörigen der „Kleinbourgeoisie" sind Menschen, die ihre eigene Person nach außen hin durch geschmackvolle, moderne Kleidung präsentieren. Vor allem für die AltenpflegerInnen in den Einrichtungen ist es bedeutsam, dass sie durch ihr äußeres Erscheinungsbild 'ins Auge fallen'. Die Therapeutinnen hingegen kleiden sich eher sportlich dezent. Dass die „Kleinbourgeoisie" von „aristokratischen Qualitäten" fasziniert ist, ließ sich allerdings nur in der Einrichtung in B identifizieren, wo durch Wandmalereien und das Servieren aus Schüsseln aus Porzellan „eine gediegene Atmosphäre" (GMBA3) geschaffen werden soll. Der Umgang mit aristokratischen Qualitäten zeigt für Bourdieu die Fasziniertheit dessen, was mit „vornehm und kultiviert, auserlesen, geistvoll und exquisit" assoziiert wird.

Reflexion: Erkennen, erkannt und anerkannt werden

Die Aussagen der MitarbeiterInnen sind durch selbstdefinitorische Komponenten wie Anerkennung oder Missachtung geprägt. Dies knüpft unmittelbar an die von Mead, Berger/Luckmann, Greverus und anderen Sozial- und Kulturwissenschaftlern erstellte Kurzformel von Identität an. Diese besagt, dass Identität das Sich-Erkennen, Erkanntwerden und Anerkanntwerden beinhaltet. Vertrauen in die eigene Identität bzw. Selbstvertrauen kann ohne den Vertrauenszuspruch (geistes-)verwandter Anderer nicht erlangt bzw. erhalten werden.

Eine Anerkennung der Pflegearbeit[89] bedeutet eine Honorierung besonderer Fähigkeiten und Kenntnisse im Umgang mit Menschen mit Demenzen, bedeutet das Feststellen einer Leistung, bedeutet Erfolg für die Pflegenden. Das Problem der mangelnden Anerkennung in der Öffentlichkeit knüpft an die Situation der Verdichtung der Altenpflege an. Sie hat die Konsequenz, dass rehabilitative, aktivierende, soziale, biographische, ergo- und soziotherapeutische Anteile der Pflege immer weiter ausdifferenziert werden. Es entstehen immer neue Spezialfunktionen, mit denen entsprechende neue Berufsbilder kreiert werden, in deren Zuständigkeitsbereich fortan das berufsständig diagnostizierte und monopolisierte Einzelproblem fällt. Übrig bleibt ein Restberuf Altenpflege, der in die Nähe von Hausarbeit geraten kann und somit jede Attraktivität verliert (vgl. Koch-Straube, 151).

---

89 Aus dem religiös begründeten ist heute ein personaler Helfer geworden. Damit verbunden ist die Problematik der Entlohnung und der Dankbarkeitsverpflichtung. Der religiös motivierte Helfer erwartete den Himmelslohn als Dank, der säkularisierte Helfer muss an die Leerstelle Himmelslohn die hohe Arbeitslast bei geringer Vergütung und geringer gesellschaftlicher Anerkennung setzen. In sein Bewusstsein tritt das Gefühl einer Sonderleistung, die er heroisch erfüllt, für die er besondere Fähigkeiten entwickeln muss. Es entsteht das für helfende Berufe symptomatische strukturelle Dilemma: eine wegsäkularisierte überweltliche Ausrichtung wird im Sinne eines Payoffs für geleistete, strukturell auf das Gemeinwohl ausgerichtete Arbeit ausbalanciert. Immer weniger greifbar werden dabei allgemein gültige, verbindliche und praktizierbare Allgemeinwohlhorizonte (vgl. Borgwart 1993, 283).

Eine Missachtung der eigenen Bemühungen, Misserfolge und Missverständnisse führen bei den MitarbeiterInnen zum Gefühl des 'burn out'.[90] Es beschreibt einen körperlichen und emotionalen Erschöpfungszustand, der die Betroffenen erlebnismäßig abstumpfen lässt. Dieser Zustand hängt unmittelbar mit der psychischen Disposition des 'Helfersyndroms' zusammen und bedingt die Notwendigkeit, das eigene Selbst zu schützen.[91] Wer ständig mit alten, kranken Menschen umgeht, wird mit den eigenen Ängsten und Gefühlen konfrontiert. Es geht dabei um Gefühle der Erfolglosigkeit, um Begegnungen mit eigenen verdrängten und verletzten Gefühlen, Schuldgefühlen, Enttäuschungen, nicht artikulierter Wut. Sie führen zur Versachlichung von Gefühlen, um sich selbst vor überflutenden Emotionen zu schützen, abzugrenzen und seine Vitalität nicht zu verlieren.

Die Aussagen der MitarbeiterInnen belegen, dass Koordinationsmängel, Zeit- und Personalmangel und unterschiedliche Berufsauffassungen die Arbeit im Team erschweren. Durch die ständige Konfrontation zwischen verschiedenen Berufsgruppen (Therapeut / Altenpfleger) wird die Teamarbeit erschwert und das Gefühl des burn out verstärkt. Teamarbeit hat sowohl mit Arbeit, die gemeinsam bewältigt werden muss, als auch damit zu tun, wie man miteinander fühlt und umgeht. Team bedeutet im Sport eine Mannschaft, im Altenglischen (vor dem 20. Jahrhundert) hatte es die Bedeutung des Gespanns. Symbolhaft übersetzt bedeutet dies eine gemeinsame Übereinstimmung in Bezug auf Richtung, Geschwindigkeit, Rhythmus, Führung (dem Gespann die gleiche Richtung, der Mannschaft die gleiche Idee geben). In Tagespflegeheimen hat die Teamarbeit den Sinn, in einem ganzheitlichen Ansatz den Körper und die Seele eines Kranken als Einheit zu betrachten. Pflegende und Therapeuten sollen den organisatorischen Arbeitsablauf gemeinsam bestreiten. Pflege und Therapien sind aber nach ihrer inhaltlichen Aufgabenstellung voneinander getrennt. Es kommt zu Missverständnissen, die aus den unterschiedlichen Ausprägungen resultieren, wie Individuen ihre Rollen zugeschrieben bekommen bzw. selbst wahrnehmen. Dies führt hin zum Merkmal des 'Sich-nicht-zu-Hause-Fühlens', im Sinne einer festen Zugehörigkeit zu einer Gruppe, weil das Alltagsleben nicht von allen Beteiligten mit den gleichen Augen gesehen wird. Die alltäglich gelebte Ordnung

---

90 Gerade in den helfenden Berufen verschafft sich eine krisenhafte Entwicklung immer mehr Raum, der Begriff des "burn-out", der seit den 70er Jahren in Amerika diskutiert wurde und heute auch in Deutschland angewandt wird. Besondere Arbeitsbedingungen, Aufgaben- und Personenmerkmale bedingen ein erklärbares Reaktionssyndrom, eine spezifische Form der Konfliktbewältigung, mit der eine besondere Form der Problemlösung oder Aufgabenbewältigung verknüpft ist (vgl. ebd.).

91 Nach Schmidbauer liegt eine narzisstische Störung zugrunde, die sich in einer asymetischen Interaktion zwischen Helfer und Hilfsbefohlenen reproduzieren kann. „Der Helfer glaubt, seine Fähigkeit, andere zu unterstützen und zu verstehen, würde durch echte Intimität zu einem Menschen gefährdet. Auf diese Weise stellt er seine Hilfeleistungen in den Dienst der Abwehr von Intimität und Gegenseitigkeit" (Schmidbauer 1977, 65).

und der Lebensentwurf der Einzelnen erfordert gleiche Haltungen und Praktiken, um als 'selbstverständlich' empfunden zu werden. In der Praxis der Tagespflegeheime wird dies aber ständig hinterfragt, weil jeder im Team das vom Leiter durch die Konzeption erstellte Ziel auf seine Weltsicht und seine Aufgaben herunterbricht. Eine von allen Mitgliedern erfahrene kollektive ethnische Identität würde auch die personale Identität stabilisieren. In der Praxis zeigt sich aber, dass spontane und kreative Chancen zur Interaktion und zum Dialog vertan werden, weil sie mit organisatorischen Anforderungen konkurrieren.

Die MitarbeiterInnen sehen die Tagespflegeheime nicht als ihre identitätssichernde Lebenswelt, sondern thematisieren ihr Erleben und Handeln im Kontext von Selbstbeschreibungen und Selbstdarstellungen. Durch den ständigen Druck der Selbstvergewisserung und Selbstdarstellung müssen sie, über ihr eigentliches Arbeitspensum hinaus, beständig hohe Ansprüche an sich selbst leisten. Dies erfordert einesteils ein hohes Autonomiepotential für den Einzelnen, der sich immer neu orientieren muss, andererseits birgt es auch die Gefahr einer ständigen Überlastung durch eigene Reflexionsansprüche, die zu einer psychischen Belastung werden.

Dieses Phänomen wird auch im Rahmen der Individualisierungsdebatte von den Soziologen Brose und Hildenbrand definiert (vgl. Brose/ Hildenbrand 1988, 23). Die selbstverständliche Verhaltenssicherung als Orientierungsleistung einer Institution setzt die MitarbeiterInnen einesteils zu einem fokussierten Handeln imstande, schränkt aber gleichzeitig ihren möglichen Handlungsspielraum ein. Sie müssen den ständigen Balanceakt zwischen Standardisierung und Offenheit, Verhaltenseinschränkung und Expansion leisten. Diese Leistung wird von Kohli im Rahmen der Biographisierung des Lebenslaufs thematisiert, indem er betont, dass die in der Institution des Lebenslaufs verankerten Ansprüche auf individuelle Entfaltung gleichzeitig dessen „Normalprogramm" (Kohli 1988, 37) erodieren.

Zirkuläre Interaktionsprozesse in B

Die Feldteilnehmer weisen mir Rollen zu und knüpfen dabei spezifische Erwartungen an meine Person. Dies führt zu einem schwierigen Balanceakt meinerseits zwischen Engagement, Solidarität, Empathie und kritischer, reflektierender Distanz. Diese 'Mobilitätsleistung' ist gerade im direkten Kontakt mit den Alzheimer-Patienten nur schwer einhaltbar. Dies belegen meine Beispiele aus den Beobachtungsprotokollen in B. Ich beschreibe Interaktionsprozesse, bei denen ich selbst zum Akteur wurde und meine Gegenwart auf unterschiedliche Weisen von den Mitgliedern des Feldes sich ineinander verschränkend 'genutzt' wurde.

Gespräche, Trostversuche, Hilfesuche

Zu Beginn meines Aufenthaltes in B nahm ich die Rolle der passiven Beobachterin ein. Ich setzte mich in eine Ecke und protokollierte verschiedene Szenen. Im Laufe der Zeit wurde ich zur gleichberechtigten Gesprächspartnerin, stieg in eine 'andere Wirklichkeit' ein, erfuhr im Umgang mit dem Fremden Irritationen, lernte, dass der Umgang mit Alzheimer-Kranken besondere Kenntnisse verlangt, war froh, wenn ich von der aktiven (unvertrauten) zur passiven (vertrauten) Rolle zurückkehren konnte.

Ein Gespräch mit einem Besucher

Herr Albatros kommt von der Musikeinzeltherapie. Die Musiktherapeutin nimmt mich zur Seite und sagt zu mir: „Er empfand es erst als kindisch, wollte nicht so recht. Mich interessiert, was er Ihnen, als Außenstehende, über die Einzelstunde erzählt" (PB19). Herr Albatros ist ca. 60 Jahre alt, schlank, weißhaarig, sportlich mit Jeans gekleidet, wirkt immer noch sehr attraktiv. Er redet sehr wenig, ist aber schlagfertig und witzig, wenn er Lust dazu hat. Im Moment wirkt er sehr freudig, und ich setze mich mit ihm in die hintere Couchecke im Aufenthaltsraum. Er streicht mit dem Finger über den braungrün gemusterten Samtbezug.

Ich: „Sie kommen gerade aus der Musikstunde, ich wäre gerne dabei gewesen, was haben Sie denn gemacht?"
Er: „Ich habe getrommelt."
Ich: „Erzählen Sie mir davon."
Er: „Das hat Spaß gemacht. War mal was Neues."
Ich: „Spielen Sie ein Instrument?"
Er: „Mundharmonika. Ich spiele Mundharmonika mit den Kindern."
Ich: „Heute auch noch?"
Er: „Früher mit meinen Kindern."
Ich: „Musik macht Ihnen Freude?"
Er: „Woher wissen Sie das?"
Ich: „Wir haben doch schon zusammen gesungen. Sie haben eine schöne Stimme."
Er: (summt leise die Melodie von „Time to say goodbye"): „Woher wissen Sie das?"
(Dabei lächelt er schalkhaft, so als wolle er mich zu einem kleinen Flirt einladen.)
Ich: „Gefällt es Ihnen hier?"
Er: „Es ist nett?"
Ich: „Es gibt viel Neues hier."
Er: „Eigentlich nicht."
Ich: „Was machen Sie zu Hause gerne?"
Er: „Das weiß ich nicht."
Ich: „Ich lese sehr gerne."

Er: „Ich mach mal dies mal das. Lesen? Ja lesen."
Ich: „Was lesen Sie denn?"
Er: „Ich bin oft müde."
Ich: „Die Zeitung?"
Er: „Ja immer."
Ich: „Was gibts denn heute Neues?"
Er: „Hab' nichts gesehen." (Er lauscht in Richtung Memoryspiel. Die Altenpflegerin fragt drei Besucher, was sie tun würden, wenn sie Haustiere hätten. Eine alte Dame antwortet: „Ich will es mit ins Bett nehmen.").
Ich: Hätten Sie auch gerne ein Haustier?"
Er: „Das ist zu spät." (Er wendet sich mir zu und stellt zum ersten Mal eine Frage an mich.) „Sie haben keine Tiere?"
Ich: „Doch, einen Setter." (Das Gespräch ist durch lange Pausen gekennzeichnet.)
Ich: „Ist es schön im Ruhestand zu sein?"
Er: „Nein!"
Ich: „Da können Sie doch Reisen ..."
Er: (unterbricht mich) „... ja, aber auch das ..."
Ich: „... wird langweilig?"
Er. „Ja. Was machen die denn da eigentlich?" (Herr H. läuft mit einem schwarzen Hut auf dem Kopf durch den Raum.)
Ich: „Sie spielen."
Er: „Was passiert da?" (Er deutet mit dem Finger Richtung Kochecke.)
Ich: „Es wird Essen vorbereitet. Haben Sie Hunger?"
Er: „Ich muss jetzt dahin." (Er steht auf, lächelt mich an, streicht mir übers Haar, läuft zum Esstisch.) (PB19).

„Du bist lieb"

Einige Tage später erlebe ich die Verzweiflung einer Patientin. Beim Essen wird es Frau D. in der Einrichtung in B übel. Sie fasst an ihren Bauch. Gemeinsam mit der Musiktherapeutin bringe ich sie in den Ruheraum. Sie friert, wird mit einer großen Decke eingepackt. Sie, die sonst immer fröhlich wirkt, sich angeregt mit Herrn U. unterhält, sondert sich heute ab, wirkt besorgt, unruhig.

Frau D. streicht mir übers Haar, hält die Hand der Therapeutin und sagt zu mir: „Du bist lieb, ihr seid beide lieb. Ich liebe euch. Ich wollte dir doch nichts tun. Das wollt ich nie. Der Doktor hat gesagt ...", unterbricht den Satz und streckt die Arme vor, rollt die Ärmel hoch und deutet auf kleine rote Stellen: „Der Lehrer, er hat mich geschubst, ich wollte nicht, ich könnte doch nie ... Bleib bei mir ... Ich kann doch nicht ... Du bist doch meine Beste." Ich antworte ihr: „Ich verstehe das, ich weiß das, alles wird gut."
Die Musiktherapeutin eilt in die Küche, um die Geschirrspülmaschine einzuräumen. Eine andere Patientin kommt, beugt sich zu Frau D. und sagt zu ihr: „Ein bisschen schlafen." Frau D. streicht ihr übers Gesicht und sagt: „Ihr seid beide lieb." Die Patientin geht, Frau D. und ich sind alleine. Ihre Unruhe und ihr Frieren steigern sich.
Der Altenpfleger kommt, sagt, dass Frau D. bestimmt auf die Toilette müsse. Sie lässt sich willig von ihm führen, wendet sich zu mir um und sagt: „Vielen Dank, Fräulein" (PB22).

Feldtagebuch: Ich bin froh, dass ich gehen kann, denn ich fühle mich in dieser Situation überfordert und von meinen Emotionen überwältigt. Obwohl ich in mehreren Gesprächen über Validation aufgeklärt worden bin, gestaltet es sich in der Realität sehr schwierig, ausgerechnet in die Mutter-Tochter-Rolle zu schlüpfen. Ich denke an die Schwierigkeiten des Berufes, eigene Konflikte von berufsbedingten Konflikten zu trennen. Gleichzeitig entwickele ich Wut auf die Musiktherapeutin, die mich in dieser Situation meiner eigenen Hilflosigkeit überlässt.

Die Musiktherapeutin winkt mich in die Küche und liefert mir unaufgefordert einen Erklärungsansatz für das Verhalten der alten Frau: „Die Tochter von Frau D. hat uns mitgeteilt, dass sie die Mutter nicht länger betreuen kann. Sie ist mit den Nerven fertig, selbst in Therapie. Es gibt zwei Töchter, keine traut sich die Pflege zu. Haben Sie bemerkt, dass wir für einen Moment lang die Rolle der beiden Töchter übernommen haben? Die Mutter hat alles für die Töchter getan, nun haben sie ein schlechtes Gewissen, weil sie die Mutter in ein Heim abschieben wollen" (PB22).

„Könne Sie mir net emal e bissche helfe"

Ich sitze auf der Stuhllehne des Stuhles einer Besucherin, die meine Hand nicht loslassen will. Den ganzen Vormittag beobachte ich schon, dass ihr Verhalten von besonderer Unruhe geprägt ist.

Frau Ch. richtet sich an jeden der MitarbeiterInnen und fragt: „Könne Sie mir net emal e bissche helfe." Sie wird umarmt, quasi von Hand zu Hand gereicht. Sie darf mit in die Küche gehen, wird auf einem Stuhl platziert, wieder zum Büchereinbinden mitgenommen. Ihre Ruhelosigkeit wirkt ansteckend.
Frau Ch. nimmt meine Hand und fragt mich: „Könne Sie mir net emal e bissche helfe?" Die Altentherapeutin setzt sich auf den Stuhlrand von Frau Ch. und fragt: „Wobei soll ich Ihnen helfen?" Frau Ch. streckt zwei Finger vor und sagt: „Ich hab hier so zwa Stöck un en Knopp, was soll ich mache?" Spontan deutet die sehr erschrocken wirkende Altenpflegerin die Aussagen der Patientin für mich: „Wissen Sie, was das bedeutet? Die Patientin hat kein Gefühl mehr für sich selbst. Sie kann nicht mehr zuordnen, dass die Finger zu ihrer Person gehören. Die Gefahr, sich zu verletzten, wenn man anstatt seine Finger zu spüren, denkt, man hätte zwei Stöcke vor sich. Das ist gar nicht auszudenken. Für mich bedeutet dies, die Patientin noch intensiver zu beobachten, den anderen meine Entdeckung mitzuteilen. Oft vermittele ich den Eindruck, als ob ich nur rumsitze und mit den Patienten schwätze. Aber ich stelle dabei genau solche Dinge fest, wie sie es eben mitbekommen haben".
Der Altenpfleger unterbricht unsere Runde mit dem Hinweis, er habe gerade einen „freien Moment", um sich mit mir im Dienstzimmer unterhalten zu können. Dort erklärt er mir das Verhalten der alten Dame aus seiner Sicht. „Mitteilungen der Kranken enthalten Botschaften an die Pflegenden. Das 'Könne Sie mir net emal e bissche helfe?', ist zunächst einmal ein Hilferuf. Dann ist sie aber auch darauf konditioniert, sich helfen zu lassen. Sie ist unter vielen Geschwister aufgewachsen und hat gelernt, dass man um Hilfe bitten muss, um sie zu bekommen" (PB24).

Er stellt das Beispiel in den Kontext Hilfe erwarten und eigenbestimmt handeln:

„Die Dame hat Mechanismen entwickelt, wie sie bestimmte Ziele erreichen kann. Ihr Ziel liegt im Erreichen von Aufmerksamkeit. Der Pflegende kann aber nicht zu jeder Zeit dem Wunsch nach Hilfe und Aufmerksamkeit entsprechen. Er muss nun seinerseits Techniken entwickeln, sich abzugrenzen, um sich nicht selbst zu überfordern. Dazu gehört das Verschieben auf einen späteren Zeitpunkt wie 'Ich komme gleich zu Ihnen', das Hinweisen auf die eigenen Fähigkeiten des Kranken wie 'Wollen Sie es nicht erst einmal alleine versuchen?', der Hinweis, dass es noch andere Patienten gibt, die ihn brauchen, beispielsweise 'Im Moment muss ich erst mit Herrn Müller auf die Toilette gehen' "(GMBA4).

Analyse: Rollenzuweisung und Übernahme

Wiederum zeigt sich, dass die Anwesenheit der fremden Beobachterin einen Einfluss auf das Forschungsfeld hat. Die alten Menschen in B nutzen die Anwesenheit der Fremden um Anerkennung, Anteilnahme und Zuwendung zu erfahren. Die MitarbeiterInnen erwarten eine 'objektive' Einschätzung ihrer Arbeitsweisen und eine Vermittlung im Umgang mit den Teamkollegen.

Wie lassen sich die Äußerungen von Herrn Albatros deuten?

Der Begriff „kindisch", mit dem Herr Albatros zunächst das therapeutische Angebot des Trommelns ablehnt, taucht im frühen Stadium der Krankheit Alzheimer immer wieder dann auf, wenn Handlungen erfolgen sollen, die eigentlich der Kinderwelt vorbehalten sind. Es geht dabei um das Spielen mit Plüschtieren oder auch das Schlagen der Trommel. Für Herrn Albatros zählt nicht der therapeutische Aspekt, das meint den Erhalt oder das Neuhinzulernen von Fähigkeiten (so wie es der Intention der Musiktherapeutin entspricht), sondern die kindliche Handlungsweise, mit der er das Trommeln verbindet. Kinder handeln nach dem Lustprinzip und das bedeutet, dass sie sich spielerisch mit der Welt auseinander setzen. Herr Albatros, als Erwachsener, hat gelernt nach dem Realitätsprinzip zu handeln. Dazu gehört für ihn, die Dinge 'richtig zu machen'. Früher hat er ein Instrument spielen können „die Mundharmonika". Er musizierte mit seinen Kindern, verbindet das gemeinsame Musizieren mit einem positiven Erlebnis in der Vergangenheit. Heute wäre es ihm wichtig, den Tag 'sinnvoll' zu gestalten, z. B. indem er eine Arbeit verrichtet, für die er bezahlt würde und die einen Nutzen für die Allgemeinheit darstellen würde. Dies ist ihm aus gesundheitlichen Gründen nicht mehr möglich. Genauso wenig wie die Möglichkeiten einer für ihn sinnvollen Freizeitbeschäftigung wie Reisen oder Zeitungslesen. Herr Albatros wundert sich über die Gruppenaktivität des Memoryspiels. Er zeigt sich daran interessiert, würde vielleicht sogar gerne mitspielen, ist letztlich aber im Zwiespalt zwischen dem neuen Erlebnis des Spielens, was sich in den Worten ausdrückt: „war mal was Neues", und dem Gedanken, dass es eigentlich für alles schon zu spät ist.
    Die alte Dame, die ganz ungeniert beim Memory spielen äußert, dass sie ein Tier gerne zum Kuscheln mit ins Bett nehmen würde, befindet sich in

einem fortgeschrittenen Stadium der Demenz. Ein Tier ist einesteils ein Ersatz für Nähe und Wärme. Ein Tier „mit ins Bett nehmen", trägt aber auch eine sexuelle Komponente in sich. So äußert sich Herr Albatros, der sich im ersten Stadium der Krankheit befindet, nicht, vielleicht, weil ihm die Zweideutigkeit dieser Bemerkung teilweise noch bewusst ist, oder weil er nicht zugeben will, dass ihm Nähe und Wärme fehlen.

Herr Albatros hätte zwar auch gerne ein Tier, was sich in der an mich gerichteten Frage vermittelt: „Sie haben keine Tiere?", er konstatiert aber auch hier wieder, dass es dafür zu spät ist. Damit trifft er eine Feststellung, die immer wieder offen oder versteckt bei den alten Menschen in A und in B zum Ausdruck kommt. Dennoch wirkt Herr Albatros freudig und gefällig und nicht resigniert. Er erzählt, dass es etwas gegeben habe, was „Spaß gemacht hat". Er summt sogar ein Lied vor sich hin, „Time to say goodbye". Ist es eine kleine Demonstration, die sich an mich richtet, weil ich seine „schöne Stimme" gelobt habe? Oder nimmt Herr Albatros Abschied von all den Dingen, die ihm in Zukunft nicht mehr möglich sein werden?

Ich werde wohlwollend und höflich behandelt, trotzdem schwingt ein Unterton mit, der mir sagt: 'Ich gehe hier in diese Einrichtung, man möchte mich ein wenig aufmuntern, also tue ich ihnen den Gefallen.' Es ist so, als wundere er sich selber darüber, was er in der Einrichtung eigentlich zu suchen habe. Mit schwingt die Verwunderung über sein „Trommeln" und über die Kinderspiele wie „Memory" oder das unsinnige Verhalten eines Gastes der Einrichtung, der, ohne einen Grund zu haben, einen Hut in einem geschlossenen Raum trägt, was man eigentlich nur bei Feiern oder zu Fasching tut. Mit der Frage: „Was machen die da eigentlich?" vermittelt sich ein Zwiespalt zwischen Neugier und Resignation. Trotzdem lächelt Herr Albatros, schenkt mir eine kleine Zärtlichkeit, indem er mir über das Haar streicht und will nun wieder an den Aktivitäten seiner Gruppe teilnehmen. „Ich muss dorthin", klingt für mich so, als würde er einer Verpflichtung, so wie in früheren Zeiten seiner Berufstätigkeit, nachgehen.

Für Herrn Albatros habe ich die Rolle der 'Gesprächspartnerin' und gleichzeitig die Rolle der 'Flirtpartnerin' übernommen. Wir sind auf einer symmetrischen Ebene, bei der wir als gleichberechtigte Partner eine Unterhaltung führen bzw. sich die Mann-Frau Konstellation einstellt, bei der es zum gegenseitigen Anerkennen von äußeren Attributen kommt, die in einer 'Streichelgeste', als liebevolle Zuwendung von seiner Seite her, mündet.

Rollenspiele zwischen der Fremden und den Besuchern

Ganz anders entwickelt sich das Rollenspiel zwischen Frau D. und mir. Ich begegne ihr in einer 'anderen Wirklichkeit', steige in die Welt der Kranken ein, fühle, dass sie in mir nicht die fremde Beobachterin, sondern eine Tochter sieht. Ich habe nicht versucht klarzustellen, dass ich nur eine Außenstehende bin, sondern ihre Sicht der Welt dadurch bestätigt, indem ich ihr einfach zugehört und ihre Hand gehalten habe. Es ist für mich eine Geste des Trostes. Ein Hineingehen in eine andere Wirklichkeit erscheint mir viel leichter für die Kranke erträglich, als ihr zu Verstehen zu geben, dass sie nicht die Person vor sich hat, für die sie mich im Moment hält. Meine Antworten wirken auf mich selbst floskelhaft. Sie haben das Ziel, die Kranke zu beruhigen.

Feldtagebuch: Mir wird klar, dass ich als Fremde, die nur begrenzt Einblick in die Biographie der Kranken hat, nur Erklärungsansätze definieren kann, die sich im Bereich meiner pädagogischen Erfahrung und meiner privaten Erfahrungen als Mutter ansiedeln lassen. Über Bauchweh klagen kleine Kinder dann, wenn sie einen Schmerz nicht genau orten können. Obwohl immer wieder darauf hingewiesen wird, den Kranken nicht mit einem Kind zu vergleichen, treten schon dadurch, dass er seine Bedürfnisse nicht artikulieren kann, verbal unverständlich ist, Assoziationen mit kleinen Kindern auf. Hinzu kommt der Aspekt der Hilflosigkeit und des Hilfesuchens, das mich an ein Kleinkind erinnert. Der Bauch ist ein Teil des Körpers, in dem sich die Organe für die Ausscheidung (Darm) befinden. Umgangssprachlich mit dem „weh" verbunden, drückt er Kummer oder Schmerz aus, wenn wir uns durch eine Situation überfordert fühlen, wenn wir keine Lösung parat haben, wenn uns etwas „im Magen liegt, das auf die Seele drückt". Bauchweh als Metapher für noch nicht Bearbeitetes, im körperlichen wie im seelischen Bereich, kann erst dann zur Befreiung führen, wenn es sich aus uns heraus löst.

Die Musiktherapeutin wird zum Bindeglied zwischen Besuchern und Fremder

In beiden Fällen wurde der Kontakt zum Kranken durch die Intervention der Musiktherapeutin hergestellt. Im ersteren Falle erwartet sie, durch mich etwas über die Reaktion des Kranken auf ihre Musikstunde zu erfahren. Dahinter steht nach meiner Interpretation der Wunsch der Anerkennung durch den Patienten und durch die fremde Beobachterin. Im zweiten Falle nutzt die Musiktherapeutin die spontan entstandene Dreierkonstellation zwischen der verzweifelten alten Dame, ihr selbst und der fremden Beobachterin, um einen demonstrativen Hinweis auf den Vorrang von organisatorischen Arbeiten vor der therapeutischen Intervention zu geben. Sie verlässt die alte Dame und mich, obwohl sie unser beider Unsicherheit spürt. Es geht ihr um ein 'learning by doing', indem sie mir die Möglichkeit gibt, Erfahrungen im Umgang mit den Kranken, am eigenen Leibe zu spüren.

Bei der kurzfristig entstandenen Interaktion zwischen Besucherin und fremder Beobachterin wird mein Empfinden eines Outsiders noch verstärkt, durch die Tatsache, dass mir die Methode der Validation nicht vertraut ist. Somit wird eine Rückführung auf eigene Erfahrungs- und Erkenntnisansätze verlangt, die aber aus einem anderen Lebensweltkontext stammen und dadurch tiefe Irritationen bei mir hervorrufen. Im anschließenden Gespräch mit der Musiktherapeutin beruft diese sich auf eine emotionale Situation, die der Kranken Bauchschmerzen bereitet. Damit verweist sie auf ihr therapeutisches Verständnis, nachdem sich hinter einem Bauchschmerz ein seelischer Konflikt verbirgt. Ihr Aufklären der Reaktion der Kranken mir gegenüber aus dem Verständnis der Biographie ist ein Nachweis eines pädagogisch-therapeutischen Insiderwissens, darüber hinaus auch ein Hinweis darauf, dass sie in der Einrichtung nicht so handeln darf, wie sie selbst ihren therapeutischen Auftrag empfindet.

Durch die Erklärung der Therapeutin wird für mich verständlich, dass sich hinter dem Bauchschmerz der alten Dame die massive Angst vor der Einweisung in ein Pflegeheim verbirgt. Gleichzeitig wird für mich deutlich, dass die Musiktherapeutin das Verhalten der Töchter missbilligt, indem sie ihnen ein schlechtes Gewissen unterstellt, wenn sie die Mutter in ein Pflegeheim abgeben. Für mich ergibt sich daraus, dass die Angehörigen sich in einer Notsituation befinden, in der die stundenweise Entlastung durch das Tagespflegeheim nicht mehr ausreichend ist. Die Angehörigen müssen am Wochenende und am Abend das Problem der Betreuung alleine lösen. Pflegeheime haben aber eine so negative Konnotation, dass die Unterbringung der Mutter von allen Beteiligten als Negativlösung erlebt wird. Dies scheint bei einer stundenweisen Unterbringung im Tagespflegeheim nicht der Fall zu sein. Der Aufenthalt im Tagespflegeheim hat eine positive Konnotation.

Der Altenpfleger als Bindeglied zwischen Fremder und Besucherin

Frau D. erkennt mich so lange als Partnerin ihres Vertrauens an, bis der Altenpfleger sich ihrer annimmt. Sie wechselt die Beziehungsebene zu mir, erkennt in mir plötzlich wieder das „fremde Fräulein", bei der sie sich ihrer liebevollen und einfühlsamen Art gemäß bedankt. Zwischen uns ist wieder Distanz hergestellt.

Der Altenpfleger reagiert auf der somatischen Ebene: Klärung der Symptome durch einen Arzt bzw. als Sofortmaßnahme der Gang zur Toilette. Der Toilettengang leitet eine routinierte und ritualisierte Handlung ein, die der alten Frau Sicherheit bietet und sie aus der Regression führt. Gleichzeitig befreit er mich dadurch aus der Rolle der teilnehmenden Akteurin. Ich werde wieder passive Beobachterin.

Die Altentherapeutin als Bindeglied zwischen Fremder und Besucherin

Die Altentherapeutin nutzt die Situation, um mich zu ihrer 'Vertrauten' werden zu lassen. Wir sitzen gemeinsam mit der Patientin abseits am Mittagstisch und werden von den MitarbeiterInnen und den Alzheimer-Patienten beobachtet. Wir bilden eine Dreiergruppe, die den anderen in diesem Moment wie eine geschlossene Einheit erscheinen mag. Das „Könne Sie mir net emal e bissche helfe" der Patientin erfolgt zwar in meine Richtung. Sie hat es aber an diesem Morgen so oft geäußert, dass ich es als einen allgemeinen Hilferuf, der nicht speziell an mich gerichtet ist, werte. In diesem Sinne versteht es auch die Altentherapeutin, die eingreift, obwohl sich die alte Dame an mich gewendet hat. Die Altentherapeutin in B zeigt ihr Selbstverständnis der Arbeit, das im genauen Beobachten des Patienten und im Aufbau eines besonderen Vertrauensverhältnisses zu ihnen besteht. Ihr wird, so betont sie, durch die Art ihres Umgangs mit den Kranken ein besonderer Einblick in die Situation des Kranken gewährt, der über das Maß der normalen Arbeit mit alten Menschen hinausgeht. Damit wertet sie sich in ihrem Selbstbild gegenüber den 'normalen' Pflegenden durch besondere Fähigkeiten auf. Gleichzeitig reflektiert sie über das Fremdbild, das die Pflegenden von ihr haben. Es geht um den anscheinend gegen sie erhobenen Vorwurf, zuviel mit den Patienten „zu schwätzen". Schwätzen bedeutet miteinander plaudern, sich unterhalten. Es hat die negative Konnotation, dass über unwichtige Dinge geredet wird, somit trägt es den Beigeschmack des 'Zeitverplemperns' in sich.

Die fremde Beobachterin, der die Altentherapeutin ihre besondere Arbeitsweise erläutert, wird zum 'Sprachrohr nach außen'. Sie soll über die besondere Fähigkeit der Therapeutin im Umgang mit der Kranken in ihrer Untersuchung 'objektiv' berichten und gleichzeitig den Vorwurf des 'Schwätzers' entkräften.

Erneutes Eingreifen des Altenpflegers

Der Altenpfleger greift wiederum ein, als ich mit Frau Ch. und der Altentherapeutin eine Gruppeneinheit bilde. Er ruft mich aus der Gruppe, um mir Erläuterungen für den Umgang mit Alzheimer-Kranken zu geben. Seine Erklärungen über das Verhalten der Kranken erfolgen im Gegensatz zur Altentherapeutin nicht spontan im öffentlichen Aufenthaltsraum, vielmehr zieht er sich mit mir in den 'Privatraum' des Dienstzimmers zurück. Der Raum darf nur von den MitarbeiterInnen betreten werden, wird zum 'verbotenen' Raum für Menschen, über die und für die im Rahmen konzeptioneller Vorstellungen gesprochen wird. Das Eingreifen des Altenpflegers zeigt Sein Nicht-Einverstandensein mit der Handlungsweise der Altentherapeutin und sein individuelles Rollenverständnis im Umgang mit den Kranken, das auf allgemeinen institutionellen Vorgaben des Verhaltens innerhalb der Pflege basiert.

Es geht ihm darum, Techniken im Umgang mit Alzheimer-Patienten zu entwickeln, ohne zu personalen Detraktionen[92] zu greifen. Hinter personalen Detraktionen verbergen sich Machtansprüche, Unsicherheiten, der Wunsch, die Stellung innerhalb der Hierarchien nicht zu verlieren, oder die Angst vor einer 'Überflutung' durch das Arbeitspensum. Kompetenz im Umgang mit

---

92 Personale Detraktionen sind Maßnahmen in der Interaktion mit dem Kranken, die erniedrigende oder depersonalisierende Botschaften enthalten. Beispiele dafür sind *Betrügen* als Versuch abzulenken oder zu manipulieren oder den Kranken zur Willfährigkeit zu zwingen. Ihn zu *entmächtigen* bedeutet, ihm die Hilfe für angefangene Handlungsversuche zu untersagen. Ihn zu *infantilisieren* bedeutet, ihn gönnerhaft wie ein kleines Kind zu behandeln (vgl. Bradford Dementia Group 1997, 17 ff.).

dem Kranken bedingt sich nicht nur durch 'Können', sondern auch durch Erhalten der sozialen Position des Mitarbeiters. Regeln gelten universell, individuelle Ausnahmen können selten zugelassen werden, weil die Sicherheit für die Gruppe höher als das persönliche, spontane Bedürfnis des Einzelnen bewertet wird. Dahinter steht die Angst vor dem Entgleiten der Kontrolle und die Konsequenz, dass sich im täglichen Umgang personale Detraktionen nicht immer vermeiden lassen.

Reflexion: Subjektive und objektive Bedeutungen

Das Alltagsleben einer Tagesstätte für dementiell veränderte Menschen zeigt, dass die beteiligten Mitglieder ihrer Umwelt subjektive Bedeutungen oder Relevanz zuordnen und ihre Rationalitäten nur beschränkt auf Commonsense basieren. Das bedeutet für den Forschenden, sich zunächst einmal auf das Prinzip der subjektiven Interpretationen einzulassen. Mead begründet ein qualitatives Subjekt- und Realitätsmodell, bei dem soziale Wirklichkeiten nicht auf eine naturhaft-objektive, sondern eine gesellschaftlich-intersubjektive Welt verweisen, die symbolisch vermittelt wird und kommunikativ bedingt ist. Sie wird von den Handelnden unter kognitiven, expressiven und normativen Gesichtspunkten aktiv hergestellt. Ihr Realitätsgehalt ist nicht subjektunabhängig, sondern die symbolisch vermittelte Empirie basiert auf einem subjektbezogenen Modus der Erfahrungsverarbeitung, der in Abgrenzung von szientistischen Strategien zu begreifen ist (vgl. Lamnek 1989, 239). Individuelles wie kollektives Handeln und Verhalten tritt im Kontext gesellschaftlich definierter Situationen auf, dessen Ablauf sowohl durch die Situation als auch deren subjektive Deutung und die Intentionen der Handelnden bestimmt wird (vgl. ebd., 241).

Für den teilnehmenden Beobachter bedeutet dies, das Verhalten der Akteure zu beobachten und den subjektiven Sinn und die objektive soziale Bedeutung zu erschließen. In diesem Kontext tritt neben einer Beschreibung einer Beobachtung und deren Deutung noch ein weiterer Faktor zutage: Die Erfahrung der Realität unterteilt sich in eine kognitiv-beschreibende und eine emotional teilnehmende. Menschen in Tagesstätten stellen zwar eine soziale Gruppe des eigenen gesellschaftlichen Gesamtsystems dar, gleichzeitig gehören sie aber einer anderen sozialen 'Ethnie' an als der Beobachter. Für den Beobachtenden taucht das Problem auf, eigene und der beobachteten Gruppe spezifische Sinnverständnisse zu definieren. In diesem Verstehensakt liegt für den Forschenden eine besondere Produktivität, die sich durch die Vielfalt von Zugangs-, Modifizierungs- und Vertiefungsmöglichkeiten ergibt. Es birgt aber auch die Gefahr einer Irritation. Gerade bei einer Untersuchung im Bereich der Tagesstätten für Alzheimer-Kranke zeigen sich zahlreiche Momente diffuser Situationsabläufe und eine anhaltende Reizüberflutung, der nicht nur der Beobachter, sondern alle beteiligten Akteure ausgesetzt sind. Sie rufen Verunsicherung und Ratlosigkeit hervor. Während die Besucher und die MitarbeiterInnen Praktiken der 'Abgrenzung' entwickelt haben, stößt der Beobachter häufig an seine Grenzen, weil seine Wahrnehmungsfähigkeit erschöpft und sein Beobachtungsinstrumentarium zu wenig elaboriert ist. Probleme entstehen dadurch, dass er glaubt ohne Vorannahmen ins Beobachtungsfeld eingetreten zu sein, sich aber im Beobachtungszeitraum herausstellt, dass er nicht objektiv bleiben kann. Gerade in diesen Situationen ist es wesentlich, dem interpretativen Paradigma der (deutschen) Soziologie und den konstitutiven Prinzipien der interpretativen Sozialforschung zu folgen, nämlich Offenheit zu wahren und die Kommunikation mit den Beteiligten im Feld zu suchen.

Als spezifisches Merkmal einer teilnehmenden Beobachtung wird die Nähe zur Realität der beobachtenden Menschen gefordert. Es zeigt sich aber, dass das Nähe-Distanz-Problem gerade in Einrichtungen der Betreuung für alte Menschen eine extreme Bedeutung erlangt. Vom Forscher wird verlangt, sich aus seiner Alltagswirklichkeit zu lösen und sich in den Beobachtungsgegenstand zu versetzen (vgl. Lamnek 1989, 306). Dies erfordert den Spagat, Distanz zu sich selbst und eine verstehende Identifikation mit dem Forschungsobjekt zu entwickeln. Der Forschende muss sich mit den unterschiedlichen Rollenanforderungen auseinandersetzen: Die Elemente der Teilnahme sind die Identifikation oder Nähe – dazu gehören Verstehen und Empathie. Das Element der Beobachtung ist die Distanz – dazu gehört Strukturierung und Überprüfbarkeit. Sie führt von der Kontextualisierung zur geforderten 'Wissenschaftlichkeit'.

Zu einem weiteren Merkmal führt die explizite Forderung, den sozialen Kontakt nicht zu manipulieren. Sie erzeugt ein permanentes Spannungsfeld zwischen Authentizität des Gegenstandes und der Wahrnehmungsbegrenzung der Forscherin. Die erlebte Perspektivenvielfalt und die aufkommenden Selbstzweifel deuten auf die Projektions- und Übertragungsmechanismen, die nach einer 'Bewusstmachung des Unbewussten' verlangen, welche ohne psychoanalytische Unterstützung in Form einer Supervision kaum leistbar sind.[93] Es zeigte sich, dass 'Interaktionsforschung' zu einer Erforschung der eigenen Interaktionen führte. Psychoanalytische Konzepte besagen, dass jede Änderung eines psychischen Gleichgewichts eine beträchtliche Energieleistung bedeutet. Es geht dabei um den Verzicht von Wünschen, gegen den sich der aus dem psychischen Gleichgewicht Gebrachte unbewusst sträubt (vgl. Sandler 1976, 297-305). Auf die Situation eines Fremden in einer Einrichtung für dementiell veränderte Menschen übertragen, bedeutet dies, einen entstehenden innerlichen Widerstand in seinen verschiedenen, wechselseitigen Formen zu erkennen und zu deuten. Dieses Phänomen der 'Übertragung'

---

93 Eine Supervision konnte nicht in Anspruch genommen werden, weil sie mit finanziellen Kosten verbunden ist. Mein Ein-Frau-Projekt fand keinerlei finanzielle Unterstützung.

weist auf verdrängte frühere Beziehungserfahrungen und die damit verbundenen Wünsche hin, die auf andere Personen übertragen werden. Die Übertragung entspricht einer Gegenübertragung auf die Besucher und MitarbeiterInnen in den Tagespflegeeinrichtungen, an die sich die Wünsche und Anforderungen der Beobachterin richten. Sie verlangen nach einer Deutung, was sich hinter den 'abgewehrten' Wünschen verbirgt. Die Deutung führt ihrerseits zur Konfrontation mit sich selbst und zur Klärung von Ängsten oder aggressiven Gefühlen.

Die Übertragung-Gegenübertragung knüpft an viele Situationen zwischen den Menschen im Feld und mir selbst an. Alle Informationen, die ich über das Feld gebe, haben den Anspruch der 'Objektivität', enthalten aber zusätzlich immer emotionale Aspekte. Ich entdecke in den beschriebenen Personen Anteile der eigenen Eltern oder Großeltern. Andererseits entdecken die Besucher in mir vertraute Aspekte wie beispielsweise die der Tochter (Frau D. in B) Sie reagieren auf mich mit unbewussten Wünschen und Gefühlen, die in der Situation aktiviert und auf mich übertragen werden, auf die ich meinerseits wieder reagiere. Ihre Gefühle kommen bei fortgeschrittener Demenzen bei starken Emotionen ungesteuert und unkontrolliert zum Tragen. Zudem aktiviert ihr Verhalten bei mir Konstellationen aus meiner familiären Lebenssituation, die ich 'abwehren' muss. Ich verliere meine Objektivität.

Der Prozess der Selbstreflexion von den erlebten Erfahrungen führt zu Empfindungen und Gefühlen, die von den Mitgliedern der Ethnie und vom Beobachter entwickelt, wahrgenommen oder verdrängt werden. Die durch die Selbstbeobachtung und Selbstanalyse ins Bewusstsein gehobenen unbewussten Reaktionen (Gegenübertragung) stellen ein „zentrales Instrument dar, um Zugang zum Gegenüber und seinen unbewussten Prozessen und Konfliktstrukturen zu erhalten" (Nadig 1986, 43, zit. nach Koch-Straube 1997, 393). Ein besonderes Merkmal im Bereich der Erforschung des Umgangs mit dementiell veränderten Menschen liegt in der Ambivalenz der Gefühle der Forscherin. Viele erlebte Szenen rufen so starke Gefühle hervor, dass sie der Forscherin für eine 'öffentliche' Beschreibung nicht geeignet scheinen, weil sie den eigenen Intimbereich der Erinnerungen überschreiten würden. Es geht um das Erleben extremer psychischer Belastungen im Kontext der Themen Sterben, Tod und Hilflosigkeit. Deutlich wird eine Diskrepanz, einerseits zu beobachten, wie Beteiligte in konkreten Situationen agieren, andererseits die emotionale Betroffenheit, die nach einer eigenen Aktivität verlangt, um die emotionalen Spannungen nicht passiv über sich ergehen zu lassen, sondern aktiv ins Geschehen eingreifen zu können. Gerade in Situationen, die an das 'Selbst' der Beobachterin anknüpfen, ist eine rational gesteuerte Distanz schwer einzuhalten. Hier hilft Girtlers Rat, vorwiegend die wissenschaftliche Stellung aufzugeben und den Kontakt zu Mitgliedern der untersuchten Gruppe aufzunehmen (Girtler 1988, 22). Dies schafft den

Raum zur Reflexion nach dem Erlebnis und knüpft an die sozialwissenschaftlich geforderte Verpflichtung zur „Dekonstruktion, Entmoralisierung, Entmythologisierung" (Behr 1991, 4) an.

Fremdsein

Alfred Schütz (1972, 53-69) beschreibt die Annäherung eines Fremden an eine soziale Gruppe in einer ihm nicht vertrauten Zivilisation. Fremdsein definiert er einesteils als angsterregend, die Differenz markierend, andererseits als Chance zur Neudefinition und Begegnung von Menschen unterschiedlicher Herkunft. Der Pädagoge Rafael Behr (1991, 6-15) wendet die Erfahrungen von Alfred Schütz in seiner eigenen Untersuchung als teilnehmender Beobachter bei der Schutzpolizei in Thüringen 1991 an. Der von Behr nachempfundene Prozess ist auf meine Untersuchung übertragbar und definiert die grundlegenden Probleme der teilnehmenden Beobachtung.

Der Fremde sucht die Lebenswelt „mit wohlgeordneten Ausdrücken" (Schütz 1972, 54) zu beschreiben, während der Alltagshandelnde sein Wissen durch „Begriffe der Relevanz für seine Handlungen" (ebd., 55) konstruiert. Der „Wissensvorrat an vertrauten Rezepten" (ebd., 58) dient als Anweisungsschema und als Auslegungshilfe. Die Reflexion folgt der Ebene „Denken-wie-üblich" (ebd., 58). Der Fremde stellt dieses „Denken-wie-üblich" zunächst einmal in Frage. Vom Standpunkt der Beobachteten aus verfügt der fremde Forscher über keine gemeinsame Geschichte, bringt aber sein eigenes 'Denken-wie-üblich-Muster' mit, das er gegenüber dem einsetzt, was er in der zu beobachteten Gruppe vorfindet. Die im Feld handelnden Individuen folgen Regeln und Handlungsmustern, bei denen der Beobachter 'marginalisiert' bleibt, weil er sich intuitiv des aus der eigenen alltagsweltlichen Erfahrung stammenden kommunikativen Regelwerkes bedient.

Der Fremde avanciert in einem beginnenden Prozess vom „unbetroffenen Zuschauer zum Möchtegernmitglied" (ebd., 60) der von ihm beobachteten Gruppe. Es beginnt ein Kennenlernprozess, bei dem Standardsituationen definiert, eingeordnet und bewertet werden. Dabei genügt nicht der ungefähre Bekanntheitsgrad, sondern es verlangt nach einem expliziten Wissen von den aktuell vorherrschenden Strukturmerkmalen, denn der Forscher untersucht nicht nur deren Vorhandensein, sondern auch ihren inneren Zusammenhang. Es geht um ein Denken in Kategorien von Synthese und Analyse bzw. Kontextualisierung und Dekontextualisierung, das in jedem Falle reflexiv ist. Mit dem Versuch, in eine Gruppe aufgenommen zu werden, droht der Verlust der Identität und Autonomie des Wissenschaftlers. Beim Versuch, die emotionale und kognitive Distanz zur Gruppe zu verringern, treten häufig Konformitätsphänomene auf, die sich abhängig von den jeweils gültigen gruppeninternen Wahrnehmungs- bzw. Kommunikationsmustern entwickeln. Sie sind denen von Berger/Luckmann (1990) als „Konstitutionsbedingungen des Wissens" definierten vergleichbar. Der Forscher gerät dabei in Gefahr, in eine 'Wahrnehmungs- und Typisierungsfalle' zu tappen, in der er Szenen aus dem Erleben der Beteiligten und nicht aus der Distanz reflektiert.

Aus der Distanz zu reflektieren, knüpft an das Merkmal der Forschungsethik an. Das spielerische und zeitbegrenzte Übernehmen der im Feld angebotenen Rollen führt zu einem Verhältnis der Reziprozität, bei dem die Beteiligten Misstrauen und Distanz aufgeben, weil der 'fremde Spieler' zur Übernahme der impliziten und expliziten Regeln der Gruppe bereit ist. So geliefertes Material wird nun durch das Herstellen neuer Bezüge durch den 'beschreibenden Forscher' verfremdet und der Verfügungsmöglichkeit der Forschungsteilnehmer entzogen. Dies bedeutet eine Instrumentalisierung der Erforschten, die für den Forscher wieder zu 'Fremden' werden, die sich dem Eigeninteresse, 'über sie zu berichten', unterordnen müssen. Hier wird auch das Problem der Anonymität deutlich. Die Aspekte, die soziologisch und psychologisch dem Forscher als relevant erscheinen und von denen er meint, sie seien auch den im Feld Beteiligten 'nützlich', sind an konkrete Personen gebunden, die – zumindest für die Beteiligten – identifizierbar bleiben, auch wenn er ihnen Pseudonyme gegeben hat. Für mich taucht das Problem der 'Veränderung der Rollenanordnung' auf. Es geht mir dabei um die Akzeptanz und das Vertrauen, das mir als Beobachterin entgegengebracht wurde und das Gefühl von Unehrenhaftigkeit, das auftritt, weil meine Umschreibungen und Pseudonyme die Beobachteten nicht unkenntlich machen. Girtler führt dazu aus: „Es lässt sich ethisch vielleicht wohl nur dadurch rechtfertigen, dass der Forscher alles unternimmt, durch eine etwaige Publikation niemanden ‚hineinzulegen'" (Girtler 1988, 128).

Zusammenfassende Ergebnisse Teil II

In den Beobachtungen der alltäglichen Lebenswelt zeigt sich, dass Krankheit ein gemeinsames, übergreifendes Verständnis zwischen den Interaktionspartnern erzeugt. Dies drückt sich aus in Interaktionen, in einer gemeinsamen Kommunikation, in einer 'wortlosen' face-to-face-Verbalisierung, der Thematisierung der Situation und der Hintergründe, in Ritualen, im Rückgriff auf gesicherte Sinnunterstellungen, in Verhaltenserwartungen und Verhaltenszuweisungen.

Ergebnisse der vorliegenden Untersuchung

1) Die Tagesstätte wurde als Grenzbereich verortet, indem die Grenzen des Verstehens und das Verstehen an der Grenze Bedeutung erlangt. Rahmenbedingungen eines Verstehensprozesses sind Plausibilität, Relevanz und Einfügbarkeit in einen bestimmten Wissensvorrat. Dazu bedarf es Strategien, um das Verstehenwollen auch umsetzen zu können. Verständigungsprozesse bedürfen der Kommunikation. Diese aber ist im Sinne einer vollkommenen Übereinstimmung nicht möglich. Sie ruft oft Irritationen hervor, weist Löcher und Lücken auf, die den Menschen – im Normalfall – aber nicht verzweifeln lassen. Er akzeptiert und versteht, dass das Verstehen nur dann gelingt, wenn eine Grenze zum Nichtverstehen akzeptiert wird.

2) In Tagespflegeheimen zeigen sich zwischen den Besuchern Sozialhierarchien des Einschlusses, die zu einer integrativen Verständigung beitragen, und der Ausgrenzung, denen Kommunikationsstörungen und Konfliktpotentiale immanent sind. Innerhalb der Sozialhierarchie wird der von den MitbesucherInnen als 'nicht normal' eingestufte, kollektiv übersehen oder allenfalls geduldet. Gruppenzugehörigkeit hat eine identitätsstiftende Funktion. Menschen, die in der Lebenswelt der Tagesstätten sozial integriert sind, erleben Isolation und Entfremdung weniger. Besonders deutlich wird dies da, wo Menschen sich netzwerkartig strukturierten Kleingruppen zugehörig fühlen. Durch die vermehrten Kommunikations- und Interaktionsoptionen gelingt ihnen eine höhere Lebensweltakzeptanz. Innenweltliche Lebensweltcharakteristika und -strukturen in Einrichtungen der Tagespflege gleichen sich im wesentlichen, wenn es um die Merkmale der Ausgrenzung, Isolation, Anonymität, Entfremdung, Konflikte geht, auch wenn sie unterschiedliche Ausdrucksformen nach außen hin annehmen. Der Mikrokosmos der Pflegeanstalten gleicht dem Makrokosmos einer Gesellschaft, in der es um Rangordnung, Hierarchien, Selbstdarstellungen, Erfolg oder Misserfolg geht. Aber gerade dieses Auseinandersetzen mit sich und der Welt, kann dazu beitragen, Identität zu erhalten. In jedem Fall sind es aber auch die individuellen Fähigkeiten mit Alltagsphänomenen umzugehen, die Integration, Kommunikation bzw. Interaktion auch im fortgeschrittenen Stadium einer Erkrankung ermöglichen.

3) Beobachtungen der Interaktionen zwischen den MitarbeiterInnen und den Besuchern zeigen klar definierte Autoritätsverhältnisse. Die Autorität einzelner MitarbeiterInnen wird von den Besuchern (vor allem in A) nicht immer anerkannt. Bei Entscheidungsprozessen, die aus den täglichen Interaktionen resultieren, ist hingegen die Machtposition der MitarbeiterInnen eindeutig, weil Macht im Unterschied zu Herrschaft und Autorität nicht der Anerkennung der von ihr Betroffenen bedarf. Die Besucher sind darauf angewiesen, das Wohlwollen der MitarbeiterInnen zu erhalten. Ein sich Verweigern oder

ein andauerndes ablehnendes Verhalten auf die Anweisungen der MitarbeiterInnen zieht den Ausschluss aus der Tagespflege nach sich. Für die meisten Besucher bedeutet dies die Übergabe an ein Heim. Es wird deutlich, dass sich die Machtpositionen der MitarbeiterInnen und die Ohnmacht der Besucher gegenseitig bedingen. Je stärker die Definitions- und Entscheidungsmacht der Mitarbeiter wird, desto mehr erleben die Besucher Ohnmachts-, Hilflosigkeits- und Kontrollverlustgefühle.

4 a) In den Interviews mit den MitarbeiterInnen wird deutlich, dass sich die Teammitglieder selbst bestimmte Rollen zuordnen und an das Verhalten der anderen bestimmte Erwartungen stellen. Jedes Teammitglied sieht sich selbst in seiner spezifischen Rolle als Zugehöriger zu einer bestimmten Berufsgruppe mit erlernten und zugeschriebenen Aufgaben und erwartet, dass diese Aufgaben von der jeweils anderen (Berufs-)Gruppe als höherwertige Leistung für den Kranken angesehen werden. Die unterschiedlich bewerteten Rollenauffassungen führen zu Konflikten bei gemeinsamen Interaktionen im Team und im Alltag mit den Besuchern. Hinter dem Rollenverhalten verbergen sich Macht und Herrschaftsverhältnisse. Macht haben bedeutet für den einzelnen Mitarbeiter, den eigenen Willen auch gegen Widerstrebende durchzusetzen. Das Bedürfnis nach Erringung von Macht dient dabei ihrer Selbsterhöhung und der Selbstbestätigung ihrer Person, führt aber nicht zu einer Rollendistanz, die die Fähigkeit verlangen würde, sich in eine neue Rolle einzufügen und Rollenwidersprüche auszuhalten.

4 b) Die Interaktionen in den Einrichtungen zeigen Wissenstransferprozesse. Die gestaltete Umgebung, das Milieu und die Atmosphäre in den Einrichtungen beruhen sowohl auf dem Wissen über den Kranken (was tut dem alten Menschen gut), als auch dem Versetzen in den Kranken (was braucht der Kranke). Die MitarbeiterInnen gehen dabei davon aus, dass Geschmackspräferenzen, ästhetische Einstellungen; Eigenschaften, die sie an anderen Menschen schätzen, von den Besuchern geteilt werden. Die Kranken eignen sich ihr Wissen aufgrund ihrer individuellen Erfahrungen und ihres Habitus an. Es zeigt sich, dass Geschmack keinen ästhetischen Kriterien folgt, die alleine durch ein 'Expertenwissen' zu einer anthropologischen Größe erhoben werden. Die Geschmackskultur' ist gruppen-, klassen- schichten-, alters-, raum-, zeit- oder kurz kulturspezifisch. In A erfolgt die Beratung des Kranken mittels Sprache innerhalb des Alltags und in den Therapien. In B wird die Familie des Kranken zum Bindeglied, weil die Kranken vielfach nonverbal und unverständlich reagieren. Die Angehörigen transferieren ihr Wissen über die Kranken hin zu den Einrichtungen (Auskunft über Biographien) und geben den MitarbeiterInnen ein Feedback über Änderungen im Verhalten des Kranken aufgrund der andragogischen Maßnahmen in den Einrichtungen. Die Rückmeldung der Angehörigen bestimmt mit über das Eigenerleben der MitarbeiterInnen im täglichen Umgang mit dem Kranken. Sie sind ein Kriterium für Misserfolg oder Erfolg von Maßnahmen. Es gibt eine gesellschaft-

lich festgeschriebene Übereinkunft, eine Art stilles Wissen, in der Erwartungen und Anforderungen festgelegt sind. Für die MitarbeiterInnen gibt es darüber hinaus die vorgeschriebene, erwartete Arbeitsleistung, die sich nach Richtlinien und Kriterien der Pflegeleistungsgesetze ausrichtet. MitarbeiterInnen müssen als bezahlte Mitglieder der Einrichtungen qualitative Werte wie die Brauchbarkeit ihrer Leistungen nachweisen. Diese Brauchbarkeit wirkt auf das Gesamtbild der Einrichtung zurück und macht diese wettbewerbsfähig im Kampf der Dienstleistungsangebote für alte Menschen. Die MitarbeiterInnen legen ihrerseits bestimmte Normen und Werte zugrunde, die einen Einfluss auf das Erleben des Besuchers und auf deren Selbsterleben haben. Nach bestimmten Normen zu handeln bedeutet Vorschriften, Regeln, Richtlinien zu beachten. Sie gelten als verbindlich für ein Zusammenleben von Menschen. Die ideellen bzw. geistigen Werte entscheiden dann darüber, welche Bedeutung und Gewichtung der einzelne Mensch einer Situation, einer Aussage zumisst.

5) Die Interaktionen in beiden Einrichtungen dienen dem Erhalten der Identität. Das Erhalten der personalen Identität ist eng mit dem einem alten Menschen selbst als adäquat erscheinenden Handlungsspielraum verbunden. Dieser scheint für den Alzheimer-Kranken nicht gegeben, wenn die für ihn von den MitarbeiterInnen angeordneten Aktivitäten sich am Freizeitverhalten eines aktiven Erwachsenen orientieren (wie in A) oder der Kinderwelt entnommen sind (oder als kindisch empfunden werden) und damit Erfahrungen aus anderen Lebenswelten widerspiegeln. Zum Erhalt von Identität gehört Reziprozität. Sie beruht auf einem wechselseitigen Geben und Nehmen. Das impliziert für den Besucher den Wunsch nach einem Austausch auf der Kommunikations- und Handlungsebene und bedeutet Einflussnahme und Entscheidungsmöglichkeiten zu haben. Reziprozität wird auch im Umgang mit der Fremden im Tagespflegeheim erwartet. Die Besucher fordern Hilfe ein (in B), laden zu Rollenübernahmen (in A und B), denen sich die Beobachterin nicht entziehen kann. Geboten werden ihr dafür Chancen des Neuerlebens und des Überschreitens von Grenzen. Grenzüberschreitung oder Grenzüberwindung enthält immer die Möglichkeit eines Perspektivenwechsels. Es geht um das Externalisierungsvermögen des Beobachters, seine Fähigkeit, eine Position außerhalb seines eigenen Bedeutungssystems einzunehmen, dieses mit seinem eigenen Bedeutungssystem zu vergleichen, die verschiedenen Realitäten wahrzunehmen und versuchen, sie zu verstehen.

Vergleich zu anderen Lebenswelten

Die besonderen Bedingungen, unter denen sich die Interaktionsleistungen zwischen MitarbeiterInnen und Gästen von Tagespflegeheimen gestalten, werden deutlich, wenn man sie im Vergleich zu anderen Einrichtungen betrachtet. Die Lebenswelt der Menschen in Tagespflegeheimen unterscheidet sich in vielen Punkten von der in Altenpflegeheimen. Dem Vergleich lege ich die Untersuchungen von Düx und Koch-Straube zugrunde.

Tagespflegeheime und Pflegeheime im Vergleich

Im Gegensatz zum Eintritt eines alten Menschen in ein Altenpflegeheim können die alten Menschen in Tagespflegeheimen die Institutionen abends wieder verlassen und auch am Wochenende in ihrer vertrauten Umgebung verweilen, so dass die institutionalisierten Wertvorstellungen, Regeln und Interaktionsmuster als „Gewöhnung, die allem menschlichen Tun unterworfen ist" (Berger/Luckmann 1990, 56) nicht zum alleinigen Zentrum ihrer Erlebens- und Erfahrenswelt werden. Sie fühlen sich als Gäste oder Besucher, die die Institution auch aus der Distanz erfahren und Gefühle von Fremdheit erleben können. Es kommt im Gegensatz zu einem ausschließlichen Aufenthalt in einem Heim nicht zu einer unumgänglichen Habitualisierung des Erlebens und Verhaltens, dementsprechend fehlt auch der allen Beteiligten Sicherheit verschaffende Aspekt des Selbstverständlichen, Unverrückbaren, Unerlässlichen (vgl. Koch-Straube 1997, 65).

Menschen in Pflegeheimen erleben einen Bruch mit ihrem bisherigen Leben, erfahren einen Verlust ihres heimatlichen Umfeldes, werden sozial entwurzelt, haben in der Regel keine Möglichkeit zur Veränderung der Heimsituation. Dies ist ein wesentlicher Unterschied zum Tagespflegeheim. Für ca. acht Stunden täglich (manche Gäste kommen nur zweimal in der Woche) tauchen MitarbeiterInnen und Gäste in eine von äußeren Einflüssen geschützte Welt ein, dies bedeutet aber keinen radikalen Bruch mit ihrem bisherigen oder außerhalb der Einrichtungen stattfindenden Leben. Der individuelle Lebensmittelpunkt bleibt die eigene Wohnung, die Angehörigen und die Freunde. Menschen in Tagespflegeheimen müssen nicht den Verlust des heimatlichen Umfeldes verkraften, werden nicht sozial entwurzelt, erfahren zwar eine Veränderung. Der Eintritt in die Lebenswelt des Tagespflegeheims führt aber zu keiner unumkehrbaren Veränderung der individuellen Existenzweise, die Veränderung kann als Bereicherung verstanden werden und nicht als Verlust. Eine erneute Veränderung der Lebensumstände bedeutet allerdings für viele nicht die Rückkehr in ein relativ selbständiges Leben in einer eigenen Wohnung, sondern den Einzug in ein Pflegeheim. Vor allem bei Alzheimer-Patienten sind Angehörige mit der Pflege rund um die Uhr überfordert. Sie sind gezwungen, den Kranken an ein Heim abzugeben. Pflegeheime begegnen in der Öffentlichkeit dem Vorwurf einer Entprivatisierung der Altenpflege. Dem Vorwurf wird durch das offene Modell der zwischen Angehörigen und Einrichtung geteilten Pflege entgegengewirkt. Es geht dabei in einem erweiterten Sinne um ein Verhindern eines entfremdeten Generationsverhältnisses als Begleiterscheinung gesellschaftlicher Modernitäts- und Rationalisierungsprozesse. Entfremdungsprozesse sind die Folge eines ausschließlichen Aufenthaltes in einem Alten- bzw. Pflegeheim, wo das Erfahren von Familien- und Kontaktverlust lebensspezifische Realität der Bewohner ist. Die völlige Separation von Menschen mit geistigen und körperlichen Defekten bedeutet eine gesellschaftliche Stigmatisierung und Ausgrenzung aus einer Gesellschaft, in der Jugend, Gesundheit und Leistungsfähigkeit positiv besetzte Werte sind und Alter, Krankheit und Tod eine negative Konnotation haben (vgl. Düx 1997, 113). Stattdessen erheben Tagespflegeheime den Anspruch, den Tabuisierungen entgegenzuwirken, indem sie dementiell Veränderten einen Platz in der Gemeinschaft bieten. Für die Kranken soll dies Prozessen der Selbstentwertung, Selbstentfremdung, Stigmatisierung entgegenwirken. In der Praxis zeigt sich, das dies nur unvollständig gelingt, weil der institutionelle Anpassungsanspruch zu einem Anpassungsdruck führt, der Gefühle der Nutz- und Wertlosigkeit im Einzelfall noch potenziert. Die Mitglieder der Einrichtungen erkennen das Problem, setzen aber gleichzeitig steigende Gesundheitskosten als gesellschaftliche Realität dem geforderten Recht auf individuelle Entfaltung im Tagespflegeheim entgegen.

Gemeinsam ist den alten Menschen in Pflegeheimen und Tagespflegeheimen, dass sie aus dem ökonomischen Produktionsprozess ausgeschieden und zur eigenen Haushaltsführung vielfach nicht mehr imstande sind. Ihrer Lebensaufgaben und -funktionen beraubt, erleben sich einige von ihnen als separiert und isoliert. In einer Gemeinschaft von ausschließlich Kranken und vorwiegend Alten kommt es zu Kommunikationsstörungen. Die Koexistenz von Menschen mit unterschiedlichen Bedürfnissen bereitet den Boden für Konflikte. Alte Menschen, die sich Antipathien entgegenbringen, mit Artikulationsschwierigkeiten zu kämpfen haben, in ihrer Mobilität eingeschränkt sind, aus unterschiedlichen Sozialisationsformen, Milieus, Lebens- und Erfahrungswelten kommen, unterschiedliche Charaktere aufweisen, haben zumindest Anlaufschwierigkeiten, bis sie sich in dieser fremden Lebenswelt zurechtfinden. Der institutionalisierte Tagesablauf in Pflegeheimen wie in Tagespflegeheimen bietet zwar einesteils Sicherheit durch Routinen und ritualisierte Handlungen, führt aber auch seinerseits durch den 'fürsorglichen Zwang' zu Konfliktpotentialen. Die Besucher von Tagespflegeheimen sind zu den von den MitarbeiterInnen initiierten Angeboten oft nur bereit, weil sie ansonsten einen persönlichen Nachteil (Ausschluss, Nichtbeachtung, Abgabe an eine andere Institution) für sich befürchten.

Die Beziehung zwischen den MitarbeiterInnen und den Kranken ist in allen Einrichtungen der Pflege alter Menschen vor allem durch das Phänomen des sich gegenseitig Vertrauenkönnens gekennzeichnet. Dort, wo die Patienten spüren, dass die Tätigkeit der MitarbeiterInnen humanistisch motiviert ist, die Pflege auch Empathie und Nächstenliebe beinhaltet, zeigen sich Freude und Anerkennung. Die Pflegeleistung übersteigt dann den Warencharakter (Dienstleistung gegen Geld). Als primäres Kennzeichen aller Pflegeeinrichtungen kann die Abgrenzung von allem, was als deviant empfunden wird, hervorgehoben werden. Dazu gehört das als unmanierlich, absonderlich, laut, störend empfundene Verhalten. Im Kontext von Selbstzahler und Fremdzahler gewinnt das Thema Ausgrenzung in den Tagespflegeheimen eine besondere Bedeutung: Es geht um das Bild, dass der Aufenthalt im Tagespflegeheim eine 'Sonderposition' einnimmt und nur dem zusteht, der ein Leben lang etwas für die Gesellschaft getan hat (regelmäßige Arbeit, Kinder bekommen, Altersvorsorge treffen). In der Einrichtung für Menschen mit sekundären Demenzen haben Ortsfremde, Nicht-Selbstzahler und geistig Verwirrte besondere Schwierigkeiten, Gruppenanschluss zu finden. Die Ortszugehörigkeit, der finanzielle Status und der Typus der Krankheit werden zu Distinktionsmerkmalen. In allen Pflegeeinrichtungen führt ein ständiger Gruppenausschluss und Isolation zum Phänomen der Regression und zum Verlust von Identität. Davon zu unterscheiden ist der Wunsch nach Eigendistanzierung, der vom Kranken selbst ausgeht und dem Bedürfnis nach Ruhe entspringt bzw. ein Zufriedensein mit sich selbst beinhaltet. Gruppenzugehörigkeit zu verschiedenen Kleingruppen erhöht die Kommunikationsmöglichkeiten, den Status und das Prestige in Tagespflegeheimen für Menschen mit vorwiegend körperlichen Gebrechen. Selbsterleben und Wohlfühlen sind in allen Pflegeeinrichtungen entscheidend davon abhängig, ob sich subjektives Erleben mit anderen teilen lässt. Das „affect attunement" (Stern 1985), das Stern als gemeinsam geteilte Erlebens- und Erfahrungswelt zwischen Mutter und Kind als bestimmend definiert, ließ sich auch im Alzheimer-Tageszentrum beobachten. Es geht dabei um einen gemeinsamen Aufmerksamkeitsfokus, gemeinsame Intensionen, gemeinsame Affektzustände. Es zeigt sich die Übereinstimmung von kategorischen Affekten wie Freude, Wut und Angst, die sich in Gestik und Tonus manifestieren. Menschen, die in ihren Affekten keine Übereinstimmung mit anderen erleben können, entwickeln ein „falsches Selbst" (ebd.), das es ihnen unmöglich macht, ein Identitätsgefühl zu erleben.

Reflexion: Die Tagesstätte als Ort von Macht und Rückzug

Institutionen übernehmen gesellschaftliche Bildungs- und Beratungsaufgaben in Schulen und Gefängnissen, Heilungs- und Versorgungsaufgaben in Krankenhäusern und Heimen. Die Separierung der Menschen mit Demenzen und die spezifische Art ihrer Versorgung werden dem öffentlichen Erleben und

Bewusstsein weitgehend entzogen. Das Bild der Alten in Institutionen konzentriert sich weniger an den *Lebensbedingungen* der Teilnehmer und den sich wechselseitig bedingenden Prozessen der Vermittlung und Aneignung bzw. Verhaltenserwartung und Anpassungsbereitschaft als an den Pathologien der Individuen oder deren Krankheitssymptomen, die einem reibungslosen Ablauf institutioneller Prozesse entgegenstehen (vgl. Koch-Straube 1997, 339 ff.). Die Mitglieder der Institutionen übernehmen die – von ihrer jeweiligen Position innerhalb der Einrichtungen abhängige – soziale Rolle. Sie bietet eine Richtschnur des Verhaltens und Beeinflussung des Selbsterlebens. Die konzentrierte Wahrnehmung der Folgen von Krankheit und Behinderungen und die biographisch und situativ geprägten Bilder vom dementiell Veränderten verbinden sich innerhalb der Einrichtung mit dem geforderten gesellschaftlichen Auftrag. Die Besucher der Tagespflegeeinrichtungen erleben die Folgen von Krankheit und Behinderung individuell, greifen aber fast immer auf das gesellschaftlich geformte Altersbild zurück, zu dem die Faktoren 'Rückzug', wenn man von Pflege abhängig wird und 'Anpassung', um Konflikte und Risiken zu vermeiden, gehören. Sie akzeptieren eine Unterordnung ihrer individuellen Bedürfnisse unter gesellschaftliche Prämissen. Die MitarbeiterInnen in den Einrichtungen erkennen ihre Macht über Individuen als Bedingung des gesellschaftlichen Auftrages unhinterfragt an. Der Sinn und die Zulässigkeit der Einschränkung individueller Entfaltungsmöglichkeiten, die starke soziale Kontrolle, die Unterordnung unter die Regelungen und Maßnahmen der Einrichtungen werden im täglichen Arbeitsprozess nicht mehr hinterfragt. Das knüpft an Berger und Luckmanns Ergebnisse zur gesellschaftlichen Konstruktion der Wirklichkeit an:

- „Menschliches Zusammenleben ist durch Institutionalisierungsprozesse geregelt, die aus der Habitualisierung von Verhalten entstehen" (Berger/Luckmann 1990, 61).
- „Die Institutionen (stehen) dem Individuum als objektive Faktizitäten unabweisbar gegenüber. Sie sind da außerhalb der Person und beherrschen in ihrer Wirklichkeit, ob wir sie leiden mögen oder nicht. Sie widersetzen sich seinen Versuchen, sie zu verändern oder ihnen zu entschlüpfen. Sie haben durch ihre bloße Faktizität zwingende Macht über ihn, sowie auch durch die Kontrollmechanismen, die mindestens den wichtigsten Institutionen beigegeben sind" (Berger/Luckmann 1990, 64).

III   Ästhetische Erfahrungen

Im Teil II meiner Untersuchung beobachtete ich Handlungen und Verhalten in alltäglichen Situationen der Tagespflegeheime. Meine Fragen galten dem subjektiven Sinn, um daraus objektive Bedeutungen zu erschließen. Der Aufenthalt in der Tagesstätte zeigte 'Wirkung', ich fühlte, dass die erlebten Situationen innere Reaktionen hervorriefen. Ich erfuhr soziale Realität, an der ich emotional teilnahm und die ich kognitiv beschrieb. Ich machte dabei die Erfahrung, dass eigene und fremde Sinnverständnisse voneinander differieren und dass es schwer ist, emotionale und kognitive Erfahrungen voneinander zu trennen. Im Versuch des Verstehens und Verstandenes zu verdichten lag für mich eine besondere Produktivität, ich machte aber auch die Erfahrung immer wiederkehrender Irritationen. Die Erfahrung der Produktivität, im gestalterischen Sinn eines kreativen Vorgangs, und die Irritation, im Sinne von Neues, Unerwartetes zu fühlen, leiten über zum dritten Teil meiner Untersuchung. Meine Frage lautet: Wie können innere Empfindungen im Rahmen von Interaktionen in den Therapien zum Ausdruck gebracht werden?

Mit den 'inneren Empfindungen' ist ein Bereich zwischen Sinnlichkeit und Rationalität angesprochen: Meine Sinne nehmen etwas wahr, aber wie kann ich das, was ich wahrnehme, in Begriffen des Verstandes erklären? Der Verstand geht von einem theoretischen Modus aus, das was ich empfinde, hingegen von einem ästhetischen. In Bezug auf meine Untersuchung bedeutet dies: Wie teilen Therapeuten und alte Menschen in den Tagespflegeheimen mit, was sie empfinden? Wie kann ich als Beobachterin verstehen, beschreiben, reflektieren?

Interaktion über einen Text darstellen

Zur Beantwortung meiner Frage, wie und in welcher Weise sich Erfahrung, Wirkung und Reflexion einstellen, nutze ich als 'Einstieg' eine literarischen Erzählung. Sie wurde von der Musiktherapeutin verfasst, um die Interaktion zwischen ihr und einer Besucherin darzustellen. Durch die hermeneutische Interpretation dieses Textes eröffnet sich für mich ein ganz persönlicher Zugang zum Themenbereich der ästhetischen Erfahrung. Analyse und Reflexion dienen der Auseinandersetzung mit der Erfahrung des Verstehensproblems.

Eine Erzählung

Die folgende Erzählung wird so wiedergegeben, wie die Therapeutin sie mir auf einem Zettel überreicht hat.

besondere begegnungen mit frau e.

1   als ich sie kennenlernt hatte sie eine leicht schräge körperhaltung,

2   sie wirkte unbeholfen, konnte kaum alleine essen, sprach unverständlich, war sehr

3   agitiert und hatte sehstörungen – so dass sie neben das glas griff oder mit dem löffel

4   den teller nicht fand.

5   Sie hatte wenig kontakt zu anderen und manchmal war sie in tränen aufgelöst,

6   sie erzählt von 10 kindern, die sie ermordet hat, sie wollte sich bei der polizei stellen.

7   dies ging über einige monate, der sohn bestätigte uns, dies schon öfter von seiner

8   mutter gehört zu haben.

9   er erläutert uns den hintergrund, ein jahr zuvor war ihr mann gestorben, den sie gepflegt hatte,

10 kurz darauf verstarb ihr andrer sohn durch drogen.

11 meine ansprache an frau e. ging dahin, sie zu fragen, ob ihr mann da mitgemacht

12 hätte, ob sie es als ehepaar nicht haben anders machen können als so eine bittere tat zu tun,

13 dass es so hat seien müssen, da man es damals nicht besser wusste -

14 der versuch, von schuld freizusprechen und sich auf die konfliktsymbo-lik einzulassen.

15 Ich sagte ihr, das es möglich sei, trotz schlimmer erinnerungen frieden zu finden,

16 das schuld vergeben wird, das es wichtig ist, die dinge anzunehmen wie sind.

17 Ich weiss nicht, wieviel verbale inhalte ich ihr nahe konnte,

18 aber ich bin mir sicher, dass ich ihr gezeigt habe,

19 dass ich ihre schrecklichen erinnerungen aushalten kann,

20 dass ich sie liebevoll annehmen kann,

21 dass ich ihr in allen gruppen ein gefühl von wertigkeit und wichtigkeit,

22 von dazugehören vermitteln konnte.

23 während sie in feinmotorischen gestaltungen eher unsicher wirkte, we-gen

24 der sehrstörungen, fiel besonders ihre reiche kenntnis an liedern und gedichten

25 auf, was ihre gruppenpräsenz steigerte und ein pos. Selbstgefühl gab.

26 im november hatte ich anlässlich des hausgottesdienstes zum totensonntag,

27 folgendes gespräch mit ihr:

28 nach dem gottesdienst saß sie auf der couch und sah sehr traurig aus,

29 ich hatte die möglichkeit, mich zu ihr zu setzen,

30 und sie erzählte vom verstorbenen andreas und war einfach <<nur>>

31 sehr traurig, zusammen gedachten wir ihres verstorbenen Mannes und

32 ihres sohnes und versuchten frieden zu schliessen und trauer raum zu geben.

33 diese entwicklung zeigt einen verarbeitungsprozess von schweren trauer

34 und verlustgefühlen.

35 Im gruppengeschehen wirkt sie manchmal verlangsamt und unauffällig

36 überrascht dann wieder durch treffende bemerkungen und geistige aufmerksamkeit.

37 natürlich ist sie noch immerwieder von sorgen und unruhe geplagt,

38 doch hat sich ein vertrauensverhältnis entwickelt, so dass sie sich leichter

39 beruhigen kann.

40 Ihre affekte sind jetzt weitgehend adäquat, ihr selbstempfinden stabiler

41 und ihre konzentrationsfähigkeit erhöht.

Analyse: Durch die Vermittlung eines Textes Verstehensprozesse einleiten

Der Text enthält insgesamt 41 Zeilen. Er wird wörtlich transkribiert und zunächst in seiner Gesamtheit erfasst, um besondere Merkmale (Textsorte, Erzählperspektive und Aussageabsichten) herauszufiltern. In einem zweiten Schritt wird der Text in drei Situation gegliedert, die getrennt voneinander analysiert werden. Ich beginne mit einer hermeneutischen Wort-für-Wort-Interpretation, der das Herausarbeiten von Schlüsselbegriffen folgt. Semantik und Syntax werden in Verbindung mit den Aussageabsichten erschlossen.

Funktion der Interpretation

Die Musiktherapeutin liefert mir einen Text, zu dessen Interpret ich werde. Ein Interpret ist zunächst einmal ein Ausleger, Erklärer, Deuter. Die lateinischen Wurzeln des Wortes 'inter' und 'pres' verweisen auf eine Vermittlungstätigkeit (im ursprünglichen Sinne im ökonomischen Bereich wie dem Aushandeln von Preisen), die von einem Interpreten vorgenommen wird. Es gibt einen Sender (die Musiktherapeutin), der an einen Empfänger (die fremde Beobachterin) einen Text weitergibt, dessen Vermittlung durch sprachliche Zeichen, bezogen auf eine Interpretation, erfolgt. Interpretieren bedeutet untersuchen, erkennen, erklären. Jede Interpretation ist ein kommunikativer Akt. Er enthält die Aspekte objektiven Erfassens des Sachverhaltes, im Sinne einer Analyse des Textes, Beurteilung und kritische Auseinandersetzung mit dem Sachverhalt, das meint die Bewertung des Textes durch den Interpretierenden. Einen Text zu interpretieren ist als Teil eines Verstehensprozesses zu begreifen. Verstehen meint die Sinnfindung in der Auseinandersetzung mit dem Text. Jeder Text, so das Kommunikationsmodell von Jürgen Habermas (1985), stellt für den Leser einen Gegenstand dar, mit dem er sich identifizieren oder von dem er sich distanzieren kann. „Die Frage der Anerkennung bzw. Nichtanerkennung des Textes hängt vom sozialen, bewusstseinsmäßigen und literarischen Koordinatensystem des jeweiligen Lesers ab. Das Koordinatensystem des Lesers wiederum wird von seiner Interessenslage bestimmt" (Berger, Haugg, Migner 1987, 10).

Wirkung der Textsorte

Durch seine Hintergründigkeit wirkt der vorliegende Text literarisch-poetisch. Diese Wirkung begründet sich dadurch, dass der Text vordergründig Handlungen und Beobachtungen beschreibt, die auf einen zweiten, nicht verbalisierten anderen Vorstellungsbereich verweisen (vgl. ebd., 56).

Erzählperspektive und Tempus

Die besonderen Begegnungen mit Frau E. werden in einer berichtenden, subjektiv darstellenden Erzählhaltung geschrieben. Die Textzeit wechselt zwischen Präteritum und Präsens. Es gibt keine Differenz zwischen dem erlebenden und dem erzählenden Ich. Beschrieben werden drei Situationen:

Situation I: Die Erzählperson lernt einen Menschen kennen, der physische, psychische und soziale Defizite aufweist und eine schwere Straftat gesteht.

Situation II: Die Aufklärung über mögliche Hintergründe des Geständnisses führen bei der Ich-Erzählerin zu verbalen und nonverbalen Äußerungen des Verständnisses und der Anteilnahme.

Situation III: Die Erzählerin wird zur Vertrauten, die die Kompetenzen der Kranken anerkennt. Dies trägt zur Steigerung des Selbstwertgefühls der Hilfebedürftigen bei.

Gesamtaussage: Die Erzählung weist zwei Hauptfiguren auf: Die Erzählerin und die Person über die sie berichtet. In der Situation des Ver(w)irrtseins tritt die Person, über die berichtet wird, in eine Kommunikation mit der Erzählerin, die ihr hilft, Frieden zu schließen und Trauer Raum zu geben.

Thema und Aussageabsichten

Thema der Erzählung:
Das Verstehen eines individuell und sozial isolierten Individuums.

Aussageabsichten:
a) Das Individuum in seiner individuell und sozial isolierten Situation erfährt Trost und Beistand.
b) Diese bewirken einen Zustand der positiven Veränderung einer Person und tragen zu ihrer Identitätsfindung bei.

Semantik und Syntax in Verbindung mit den Aussageabsichten

Die „besondere(n) begegnungen" (Überschrift), schildern etwas Außergewöhnliches, nicht Alltägliches.

Die Situation I (1-10):[94]

Die Situation I wird in vier langen Sätzen wiedergegeben. Diese Sätze bestehen vorwiegend aus Hauptsätzen, die mit Kommata verbunden sind. Die erzählte Handlung weist relative Zeit- und keine Ortsangaben auf. Auffallend ist das groß geschriebene Wort „Sie" (5) in einem Text, in dem Großbuchstaben weitgehend fehlen. Dies kann als besonderes Stilmittel verstanden werden, mit dem bestimmten Worten eine besondere Bedeutung zugewiesen wird.
Die Schilderung beginnt mit der Konjunktion „als" (1), die eine zeitliche ist, ohne dass die Zeit besonders bezeichnet wird oder Angaben zu Raum oder Ort erfolgen. Zur Zeit des Kennenlernens fällt der Ich-Erzählerin etwas besonders auf, nämlich „eine leicht schräge Körperhaltung" (1). Dass es sich bei der kennen gelernten Person um eine weibliche handelt, sagt das Personalpronomen „sie". Beim Kennenlernen ist nicht klar, ob es sich um das erste Treffen oder ein näher Kennenlernen handelt. Die Körperhaltung liefert eine nähere Information, um das Gegenüber einordnen zu können. Es befindet sich in einer „schrägen" (1) Position oder Haltung. Dies entspricht nicht den gängigen Vorstellungen einer 'aufrechten' Haltung und weckt in mir die Assoziation zu einem 'schrägen Vogel', jemand, der nicht der gesellschaftlichen Norm des aufrichtigen, anständigen Verhaltens entspricht. Dies wird durch das Adjektiv „leicht" (1) gemildert, mit dem betont wird, dass dieser Körperhaltung entweder nur leichte Gewichtung beigemessen wird, oder dass es nur eine unbedeutende Abweichung ist, die der Ich-Erzählerin durch ihre besondere Beobachtungsgabe oder kraft ihrer medizinischen Kenntnisse auffällt. Die Verwendung des Präteritums („hatte", 1), betont, dass der Vorfall abgeschlossen ist, also unveränderlich scheint. Es wäre aber auch denkbar, dass sich die Haltung verändert hat. Durch ein Komma wird der Satzteil

---

94   Die Bezüge zu den Textzeilen werden jeweils in Klammern angeben.

mit weiteren Beschreibungen der Wirkung auf die Erzählerin verbunden: „sie wirkte unbeholfen" (2), des Angewiesenseins auf fremde Hilfe, „konnte kaum alleine essen" (2), ihrer sprachlichen Einschränkungen „sprach unverständlich" (2), der Wertung im negativen Sinne „war sehr agitiert" (2-3). Die Konjunktion „und" (3) verbindet die Beschreibung mit einem Hinweis auf ein körperliches Gebrechen „hatte sehstörungen" (3). Es folgt ein Gedankenstrich, der zu einer Erläuterung der Folgen des Gebrechens führt: „- so dass sie neben das glas griff oder mit dem löffel den teller nicht fand" (3-4). Deutlich wird, wie sich die Sehstörungen der beschriebenen Person auf ihre Alltagshandlungen auswirkten. Von der Ich-Erzählerin ist bislang nur bekannt, dass sie jemanden kennen lernte, der an normalen Maßstäben gemessen absolut hilflos, beraubt der grundlegenden Funktionen wie sehen, essen, trinken können, auf fremde Hilfe angewiesen war.

Zur sprachlichen Unverständlichkeit dieser Person kommt die Unfähigkeit zur Kommunikation. Im nächsten Satz, der vom vorher Gesagten durch einen Absatz getrennt ist, wird ihre Interaktion beschrieben: „Sie hatte wenig kontakt zu anderen" (5). Das groß geschriebene „Sie" (5) stellt den nun folgenden Hauptsatz in den Fokus des Lesers. Die Konjunktion „und" (5) leitet über zu einer Aussage über den Gemütszustand der beschriebenen Person („manchmal war sie in tränen aufgelöst", 5). Der Grund für die Tränen könnte die vorher erwähnte Kontaktarmut sein, aber auch das Ergebnis der in indirekter Rede stehenden nachfolgenden Erzählung. Mit Kommata verbunden wird beschrieben, was die Frau über sich berichtet: „erzählt von 10 Kindern, die sie ermordet hat, sie wollte sich bei der Polizei stellen" (6). Dies mutet abgehackt, sachlich wie ein Polizeibericht an. Die Verwendung des Präsens („erzählt") weist darauf hin, dass dieser Gedanke immer noch gegenwärtig ist. Dies wird im nächsten Satz dadurch revidiert, dass die Ich-Erzählerin wieder ins Präteritum wechselt („dies ging über einige Monate", 7) und damit den Eindruck erweckt, dass die Geschichte von den 10 Kindern nun doch der Vergangenheit angehört.

Zunächst scheint der Verdacht des 'schrägen Vogels', der sich durch die nicht aufrechte Körperhaltung zeigte, bestätigt. „dies ging über einige Monate" (7) bedeutet, einen länger anhaltenden Zeitraum, in dem eine sonderbar anmutende Erzählung im Raum steht. Irritierend wirkt, dass die Geschichte anscheinend von der Ich-Erzählerin nicht ernst genommen wird, weil sie zunächst keine Schritte der Aufklärung unternimmt. Nach einigen Monaten wird die Äußerung hinterfragt, denn nun erfolgt eine Bestätigung seitens eines Sohnes, von dem bisher keine Rede war. „der Sohn bestätigte uns" (7) zeigt, dass die bisher beschriebene Person tatsächlich Mutter ist. Der Sohn äußert sich nicht nur gegenüber der Ich-Erzählerin, sondern auch gegenüber mindestens einer weiteren Person („uns", 7). Es kann angenommen werden, dass diese Personen sich über die Äußerungen der Mutter ausgetauscht haben und sie ihnen zumindest befremdlich erschienen sein müssen, sonst hätten sie

sie nicht hinterfragt. Bestätigt wird seitens des Sohnes, „dies schön öfter von seiner mutter gehört zu haben" (7-8). Es handelt sich um eine mehrfach gegenüber unterschiedlichen Personen geäußerte Selbstanklage.

Den Fragenden („uns", 9) wird der „hintergrund" (9) durch den Sohn erläutert. Jeweils durch Kommata getrennt, folgen Erklärungen über die Biographie der Mutter: „zuvor war ihr mann gestorben, den sie gepflegt hatte ... verstarb ihr andrer sohn" (9-10). Das Adverb „zuvor" (9) deutet auf einen zeitlichen Verweis, wobei nicht klar ist, nach welchem Ereignis ihr Mann gestorben ist, nur dass er krank war und von ihr gepflegt wurde. Die Angabe „ein jahr zuvor" (9), könnte sich auf das Kennenlernen mit der Ich-Erzählerin beziehen. Da die Frau noch in der Lage war, ihren Mann zu pflegen, scheint es so, als sei sie zu diesem Zeitpunkt noch nicht so gebrechlich und hilfebedürftig gewesen, wie es nun der Ich-Erzählerin beim Kennenlernen erschien. „kurz darauf verstarb ihr andrer sohn durch drogen" (10) macht deutlich, dass es zumindest zwei Kinder gegeben haben muss. Die kurz hintereinander eingetretenen Todesfälle (Mann und Sohn) scheinen in einem Zusammenhang zu den Schuldgefühlen der Mutter zu stehen, denn seit diesem Zeitpunkt ist sie nicht nur selbst nicht mehr in der Lage sich zu versorgen, sondern erzählt auch von der Ermordung der 10 Kinder. Dass ihr Sohn durch Drogen starb, könnte die Schuldgefühle der Mutter zusätzlich verstärkt haben, denn sie könnte sich schuldig fühlen in dem Sinne, dass sie nicht in der Lage war, ihren Sohn von den tödlichen Drogen fernzuhalten und insofern ihren gesellschaftlichen Erziehungsauftrag nicht erfüllt hat.

Die Kleinschreibung, der Zeitenwechsel und das Satzgefüge rufen bei mir erste Irritationen hervor. Sie entsprechen nicht meiner gewohnten Erwartung an eine schriftliche Erzählung. Der Inhalt der Erzählung verstärkt meine Irritation. Es ist nicht klar, ob die Mutter von ihren eigenen Kindern spricht („sie erzählt von 10 kindern", 6). Die Mutter könnte eigene Kinder im Krieg verloren haben. Sie könnten bei der Geburt gestorben sein oder die Mutter hat sie abgetrieben. Sie könnte fremde Kinder geliebt haben, die durch ihre Schuld gestorben sind. Ist sie die Mörderin von 10 Kindern und hat aktiv den Tod der Kinder verursacht? Ich werde darüber im Unklaren gelassen, was tatsächlich passiert ist und muss die „Leerstellen" (Iser 1990) mit eigenen Assoziationen füllen wie das Kinderlied von den „zehn kleinen Negerlein", von denen immer eins den Unfalltod erleidet, oder die Zahl 10 als Metapher für die zehn Gebote, gegen die ein Mensch verstoßen hat und sich nun schuldig fühlt.

Bis hierher kommen mir die „besondere(n) begegnungen" kafkaesk vor. Eine unbeholfene, ungeschickte, fast blinde Mutter gesteht den Mord an 10 Kindern und wollte sich der Polizei stellen. Ein Sohn kennt die Erzählung der Mutter aber nimmt sie nicht ernst. Bei der Mutter handelt es sich anscheinend um einen Menschen, der geistig nicht voll zurechnungsfähig ist oder zumindest nicht nur in kommunikativer Hinsicht „unverständlich" (2) agiert.

Die Situation II (11-22):

In der Situation II wird das angesprochene Thema erläutert und weiter entwickelt. Sie besteht aus drei Sätzen. Die Sätze bestehen aus Hauptsatz und aneinandergereihten Nebensätzen.

Die Erzählerin erläutert ihre Gedankengänge. Im ersten Satz trennt ein Gedankenstrich den in indirekter Rede wiedergegebenen Monolog der Erzählerin von der anschließenden Erläuterung ihrer Intention, die im nächsten Satz noch vertieft wird. Er beginnt mit einem groß geschriebenen „Ich" (15) ebenso wie der dritte lange Satz (17). Die einzelnen Gedankengänge der Erzählerin stehen nun in Nebensätzen und werden durch Zeilenumbrüche strukturiert wiedergegeben. Der dadurch entstehende Aufzählungscharakter – teilweise mit Konjunktionen verbunden – lässt ein tiefes Anliegen und Bemühen der Vermittlung von Botschaften an Leser und beschriebene Person erkennen. Es erfolgt eine „ansprache" (11) an Frau E. Es wird nach einer Mittäterschaft des Ehemanns gefragt, „ob ihr mann da mitgemacht hätte, ob sie es als ehepaar ..." (11-12). Aus den Zeilen 14 bis 16 lese ich die Schlüsselbegriffe 'Frieden finden', 'Schuld vergeben', 'Dinge annehmen, wie sie sind' heraus, die die Ich-Erzählerin der Mutter versucht zu vermitteln.

In den Zeilen 17 bis 22 wird der innere Dialog der Erzählerin, ihre Zweifel und Überzeugungen besonders beleuchtet: „Ich weiss nicht" (17), „aber ich bin mir sicher"(18), „dass ich ihre" (19), „dass ich sie" (20), „dass ich ihr ... vermitteln konnte" (21-22). Es ist ein besonders hervorgehobenes Resümee der Autorin, das von Unsicherheit, bis zum Sicherwerden und der Weitervermittlung dieser Sicherheit reicht. Während auf der Sachebene etwas vermittelt werden konnte, nämlich, dass man trotz schlimmer Erinnerungen Frieden finden kann, geht es auf der Metaebene um das Thema Schuld und Vergebung.

Die erzählte Geschichte klingt wie eine Moritat, ein Schauerlied, das von einem Bänkelsänger vorgetragen wird, erinnert mich an Bert Brechts Geschichte von „Meckie Messer", der um die Ecke schleicht, um Menschen mit dem Messer zu töten. Es entsteht vor meinem Auge das Bild von einem im grausigen Geschehen fest zueinander stehenden Ehepaar, das gemeinsam mordet und das erst der Tod trennen kann. Die Ich-Erzählerin fragt, ob die Situation vermeidbar war („nicht haben anders machen können", 12), ich dagegen frage mich, welche desolaten Zustände und Bedingungen dazu geführt haben könnten, eine solche schreckliche Tat zu begehen. Ihre Wortwahl und der Begriff der „bittere(n) tat" (12) versetzen mich in eine andere Zeitepoche. Die „bittere" im Sinne einer bitterbösen Tat, löst Entsetzen aus, hat einen herben Nachgeschmack. Es klingt wie ein Monolog in einem Theaterstück.

Die Situation III (23-41):

In Form einer indirekten Rede wird von der Erzählung der Mutter berichtet, die den Verlust von Mann und Sohn der Erzählerin gegenüber beklagt. Für die Erzählerin wird damit eine Entwicklung weg von Zuständen der Verwirrtheit hin zu einer Verarbeitung der Situation und einer Trauerarbeit über die erlittenen Verluste eingeleitet. Lange, sich miteinander verbindende, nur durch Kommata getrennte Sätze vermitteln eine ruhige, entspannte Atmosphäre zwischen der Erzählerin und der Person, über die berichtet wird.

Deutlich im Text hervorgehoben wird das Wort „<<nur>>" (30). Es bezieht sich auf eine Trauer, an die sich das gemeinsame Gedenken „ihres verstorbenen Mannes" (31) und „ihres sohnes" (32) anschließt. Die Erzählerin und die Person, über die berichtet wird, „versuchten frieden zu schliessen und trauer raum zu geben" (32). Der aufgezeigte „verarbeitungsprozess" (33) wirkt wie eine Befreiung aus einer Situation, die einen bösen Ausgang erahnen ließ. Das Wort „natürlich" (37) verstärkt diesen Eindruck noch: ein als inadäquat empfundenes Verhalten weicht einer als natürlich empfundenen Reaktion (Trauer um den „verstorbenen andreas", 30). Das erwähnte „vertrauensverhältnis" (38) zwischen Erzählerin und der beschriebenen Person hat dazu beigetragen, dass „Ihre affekte ... adäquat (sind)" (40).

Nach der anscheinenden Atemlosigkeit der Aufzählung am Ende der Situation II wirkt die Situation III wie ein befreites Aufatmen. Die Hauptaussagen betreffen das „pos. Selbstgefühl" (25) eines Individuums und sein „stabiler(es) selbstempfinden" (40). Das Wort „Selbstgefühl" wird genau wie das Wort „Mannes" (31) durch seine Großschreibung besonders hervorgehoben. Diese Schlüsselworte betonen die Wichtigkeit, die die Erzählerin diesen Begriffen beimisst. Der Verlust des Selbstgefühls scheint eng mit dem Verlust des Ehemannes verbunden. Die Wiedererlangung des Selbstgefühls ist so bedeutend, weil sonst eine Fragmentierung des Selbst droht. Die beschriebene Frau, die sich über ihren verstorbenen Mann identifiziert, hat keine Möglichkeit mit dem Verlassenwerden und der dadurch mobilisierten Aggression oder Depression fertig zu werden. Mit dem Satz der Erzählerin „gedachten wir ihres verstorbenen Mannes ..." (31) tauchen bei mir Assoziationen zur Metapher 'ein toter Mann sein' auf. Sie bedeutet, keinen Ausweg, keine Zukunft haben oder enthält die Warnung, jemanden einflusslos zu machen oder ihn zu töten. Die Erzählerin bietet der Frau Lebensbewältigungsmöglichkeiten an, um die bedrohliche Lücke, die ihr Mann (und ihr Sohn) hinterlassen haben zu schließen. Eine neue Form der Lebensbewältigung liegt darin, die 'Toten ruhen zu lassen', was so viel bedeutet wie etwas Unabänderliches zu akzeptieren.

Reflexion: Das Verstehen verstehen

Die Reflexion zeigt die Wirkung des Textes auf den Leser, führt zum Verstehen der Intention des Textes und leitet zur allgemeinen Reflexion über Demenzkranke über.

Die wirkungsästhetische Theorie der Interpretation operiert mit zwei grundlegenden Unterscheidungen. Die erste liegt darin, dass Werk und Text nicht mehr zusammenfallen. Der Text hat realen, objektiven Charakter unabhängig davon, ob er Leser findet. Das Werk hat virtuellen Charakter und entsteht im Prozess der Interaktion zwischen Text und Leser, zwischen dem künstlerischen Textpol und dem ästhetischen Pol, dem der Leser zugeordnet ist. Der Textsinn bildet sich im Raum zwischen den Rezeptionsvorgaben des Textes und dem beim Leser aktualisierten Vermögen oder den Kompetenzen (vgl. Overbeck 1999, 4). In dieser Theorie, so Overbeck, rückt der Vorgang des Lesens selbst, die hiermit gegebene Aktstruktur, in den Fokus des theoretischen Interesses. „Lesen wird als Voraussetzung jeder Interpretation gewürdigt. Interessant ist nicht so sehr das Interpretationsprodukt, sondern die vom Text angestoßene kognitiv-affektive Handlungsstruktur" (ebd.). Die zweite Unterscheidung ist die zwischen Sinn und Bedeutung. Interpretation wird als ein Geschehen der Sinnbildung aufgefasst, die der Deutung vorausliegt. Sinn ist dabei das, was sich in der Vorstellung des Lesers über verschiedene sprachliche Mittel realisiert. Er wird in der Entfaltung der verschiedenen Lesarten und Textperspektiven zur Sprache gebracht. Ästhetischen Charakter gewinnt die Auslegung des Sinns entlang des sprachlichen Materials, indem sie das implizit mitgegebene eines Textes (seine Potentialität) realisiert. Dagegen tritt die Bedeutung des sprachlich erzeugten Sinns aus dem ästhetischen Prozessgeschehen heraus und bringt Sinnelemente exopoetisch in Verbindung mit vorhandenem Wissen und Erfahrung. Damit gewinnt die Interpretationstätigkeit des Lesers diskursiven Charakter (vgl. ebd.).

Sinn- und Bedeutungszuschreibung gehen im Prozess des Lesens und Interpretierens auseinander hervor. An den Übergangsstellen entstehen Scheitelpunkte, an denen sich Bewegungsrichtungen in den Text hinein und aus dem Text heraus gabeln. Immer wieder neu treten Textmerkmale in den Fokus des Interesses, die Interpretation wird neu überprüft, es treten erneut Irritationen auf, ästhetische Erfahrungen werden eröffnet, vertieft und angereichert. Es kann auch an einem Scheitelpunkt zur Abwendung vom Text kommen und sich eine endgültig bestimmende Deutung vollziehen, die im Sinne des Konstanz- und Kohärenzprinzips Stabilität gewinnt (vgl. ebd.).

Wie wirkt dieser Text auf mich als Leser?

Für mich als Leser mutet diese Geschichte wie ein Filmskript oder die Handlung in einer Tragödie von Schiller an:

- Episode I oder 1. Akt: Eine hilflose alte Frau gesteht den Mord an 10 Kindern.
- Episode II oder 2. Akt: Das Gestehen der Tat führt zu keinerlei Konsequenzen für die Mörderin.
- Episode III oder 3. Akt: Sie wird von den Mitwissern entlastet: Die Tat war unvermeidlich, weil man es nicht besser hatte wissen können.

Zum entscheidenden Merkmal gerät die tiefe Irritation, die die Erzählung der alten Frau und der Umgang mit der erzählten Geschichte bei mir hervorrufen. Da die Erzählung für mich zunächst keinen Sinn ergibt, verschiebe ich sie auf die Ebene der Fiktion. Ich erwarte, dass durch die Ausführungen der Ich-Erzählerin Kontinuität und Erwartung wieder hergestellt werden. Dies scheint zunächst der Fall, weil dem sich beim Lesen vollzogenen Bruch Erklärungsmuster der Erzählerin entgegengesetzt werden. Die Irritation bleibt, weil die Erzählung den Normalerwartungen des Alltags entgegen steht. Die 'fremde Welt', in der eine alte Frau lebt, widerspricht den von mir in meinem Lebenszusammenhang als selbstverständlich empfundenen Mustern und Erwartungshaltungen. Statt 'Integrität' und 'Frieden im Alter finden' tauchen Begriffe wie 'nicht bewältigte Vergangenheit' und 'unbewältigte Schuldgefühle' auf.

Der Text zwingt zum Wiederlesen. Overbeck erläutert, „dass die Ungesättigtheit literarischer Texte projektive, identifikatorische Interessen auf Rezipientenseite auslöst mit dem Ziel, durch Vereindeutigungen und Sinnerschließungen Irritationen abzubauen" (Overbeck 1999, 5). Die Rückbindung der Interpretation an den Text wird brüchig oder reißt ab und die Asymmetrie zwischen Leser und Text wird nivelliert (vgl. ebd.).

Wie verstehe ich die Intention des Textes?

Die durch den Text vermittelten Symptome und Symbole und die daraus resultierende Appelle haben eine ganz bestimmte Funktion: sie fordern mich als Leser auf, den Text in seinen Intentionen zu erfassen. Sie liegen für mich in der besonderen Art des Ausdrucks von Gefühlen, als einen an mich gerichteten Appell, auch Irritierendes, mir Unverständliches anzuerkennen. Der Text zeigt darüber hinaus den impliziten Wunsch aller Menschen nach Anerkennung, Verständnis und Vergebung.

- Mit dem Text hat der Autor etwas über sich selbst offenbart: einesteils Gefühle und Einstellungen im Umgang mit dem, was einem Außenstehenden als fremd, unverständlich und bizarr erscheint, andererseits die Akzeptanz, Dinge, die man nicht mehr ändern kann, hinzunehmen.
- Der Text rückt durch seine spezifischen Darstellungs- bzw. Symbolfunktionen menschliche Anerkennungs- und Verstehensprozesse in den Vordergrund. Darüber hinaus liefert der Text eine Darstellung wie sich Interaktion bzw. Kommunikation zwischen Menschen gestalten kann:

Nicht der verbale Inhalt einer Botschaft ist entscheidend, sondern das empathische Verstehen der dahinter liegenden Angst-, Schuld-, Entfremdungsgefühle. Um diese Gefühle aber überhaupt verbalisieren zu können, bedarf es eines sich vertrauenden Verhältnisses.

- Der Text lässt ein starkes Engagement des Autors vermuten, dessen Frage nach dem Sinn widersinnig erscheinenden Geschehens oder Handelns mit der Frage nach der Wirksamkeit und Vergebung Gottes gekoppelt zu sein scheint.

Der Text führt zur allgemeinen Reflexion über Demenzkranke

Die Situation der im Text beschriebenen Kranken lässt sich durch den Zustand der Identitätsdiffusion erklären. Das im Text beschriebene Verhalten des Rückzugs und die Flucht in imaginäre Lebenswelten leiten über zum Angebot der Einrichtungen, bei der das Ausdrücken von Gefühlen eine entscheidende Rolle spielt.

Die Krise der Krankheit bedeutet den Verlust aller sicherheitsgebenden Faktoren. Sie führt zu dem Zustand der Identitätsdiffusion. Die Fragen 'Wer bin ich?' 'Wohin gehöre ich?' finden keine eindeutigen Antworten mehr. Die alten Menschen stoßen auf Orientierungsschwierigkeiten, die in ihrer bisher erlebten, verhältnismäßig fest gefügten Alltagswelt überlieferter Ordnung nicht auftreten konnten (vgl. Greverus 1987, 227). Ihre erworbenen und übernommenen Identitätsfaktoren verringern sich gegenüber den ihnen nun 'zugeschriebenen', die nicht mehr wählbar sind.

Zur Identität gehört für Erikson ein definiertes Ich innerhalb einer sozialen Realität, wobei die personale Identität eine erfolgreiche Variante einer Gruppenidentität ist, die im Einklang mit der Raum-Zeit und dem Lebensplan der Gruppe steht (vgl. Erikson 1973, 17). Eriksons Identitätsmodell geht davon aus, dass „Identitätsdiffusion" (ebd.) als Infragestellung und Zerstörung der Identität eine Krise darstellt. In dieser Krise beginnt die Suche nach Identität, der Wunsch, sich in einer Gruppe erkennen zu können, um die Frage nach einem „definierten Ich" (vgl. Greverus 1987, 239) beantworten zu können.

Krappmann liefert ein individualistisches Identitätskonzept, das als eine „ständige Neuschöpfung interagierender Einzelwesen" (Krappmann 1973, 207) gesehen werden kann. Er geht von einem identitätsstarken Individuum aus, dass den grundsätzlichen Balanceakt leistet, seine Identität gegenüber den institutionellen Erwartungen zu verteidigen. Ein Ausbalancieren persönlicher und sozialer Identität ist aber nur dann möglich, wenn ein Individuum ein ausgewogenes Verhältnis zwischen seinem Rollenentwurf und seinen Möglichkeiten, die Rolle aufzufüllen, findet. Dies geschieht, indem internalisierte Werte flexibel gehandhabt werden und Bedürfnisse, die offen bleiben und nicht befriedigt werden können, toleriert werden.

In Tagespflegeheimen sind viele Menschen, die ihre Ansprüche nicht erfüllt sehen, deren Erwartungen enttäuscht werden. Sie reagieren vielfach mit Regression bzw. Rückzug. Rückzug ist sowohl eine Reaktion auf eine als unerträglich empfundene Lebenssituation als auch eine Reaktion auf narzisstische Kränkungen (vgl. Koch-Straube 1997, 110).

Das Phänomen der Ich-Regression im Alter tritt bei körperlichen, seelischen und sozialen Krisen auf, bei gleichzeitiger akuter oder subakuter Einschränkung der Hirnleistung. Es kommt zu einem Rückgriff auf imaginäre Lebenswelten. Menschen, Vorgängen, der räumlichen Umgebung wird eine andere Bedeutung gegeben, weil man sich nach Verlustsituationen in der gegebenen Umwelt nicht mehr zurechtfinden kann bzw. die Versagung von Wünschen als besonders schmerzhaft empfindet. Das imaginäre Erleben wird zur Rettung aus Angst und Unsicherheit, wobei die Widersprüche zwischen vergangener und aktueller Lebenssituation weniger Unsicherheit verursachen (vgl. ebd.). Regression als Versuch der 'Selbsttherapie', beispielsweise der Dialog mit Abwesenden, kann als Bewältigungsversuch gedeutet werden, bei dem der Kranke den Versuch unternimmt, für sich selbst ungeklärte Szenen aus der Vergangenheit zu erinnern, zu wiederholen und durchzuarbeiten.

Im psychoanalytischen Konzept wird Regression mit Neubeginn verknüpft, wird als ein vorübergehender Zustand gesehen, der neue Entwicklungen ermöglicht (vgl. Thomä/Kächele 1988, 286). In diesem Sinne gestalten sich auch die therapeutischen Angebote, die dem alten Menschen dazu dienen sollen, nicht in der Krankheit zu verharren, sondern etwas Neues daraus gestalten zu können. Dies leitet über zum spezifischen Angebot der Therapien in A und B.

Andragogisch-therapeutische Maßnahmen in den Einrichtungen in A und B

Die Therapien in den Einrichtungen in A und B haben den Anspruch, unterschiedlichen Krankheitsbildern Rechnung zu tragen. Dementsprechend ist ein unmittelbarer Vergleich zwischen Vermittlung, Aneignung und Interaktion nur eingeschränkt möglich. Das Gegenüberstellen der Angebote, Annahmen und Interaktionen zeigt die spezifischen Merkmale, die jeder Einrichtung immanent sind. Es zeigt sich darüber hinaus, wie die unterschiedlichen Persönlichkeiten von Therapeuten und Besuchern zur besonderen Situation innerhalb der Therapien beitragen. Im Wesentlichen lassen sich drei Bereiche identifizieren, die in beiden Einrichtungen, wenn auch in sehr unterschiedlicher Ausführung, angeboten werden:

- das Erhalten des Körpergefühls,
- die Pflege von Gedächtnis und Erinnerung,
- die Förderung und Erhaltung des Werksinns.

Es gibt in beiden Einrichtungen eine Kunsttherapie. In A ermöglicht sie den Besuchern, Gefühle zu verbalisieren und Erinnerungen auszutauschen; in B bietet das Malen einen nonverbalen Raum zum Ausdrücken von Gefühlen. Darüber hinaus gibt es die Musiktherapie nur in B, um sich körperlich zu spüren und Gemeinschaftsgefühle zu erfahren.

Das Erhalten des Körpergefühls

Voraussetzung für Selbständigkeit, Zufriedenheit und Kompetenz im Alter ist der Erhalt der körperlichen, psychischen, geistigen und sozialen Beweglichkeit. Bewegungseinschränkungen erschweren den Alltag, schränken die Mobilität ein und wirken sich auf das Selbstvertrauen aus. Über das Fördern der Bewegung stabilisieren sich die persönliche Identität, der Selbstausdruck und der Selbstwert.

Bewegungstherapie in A

In A wird die Förderung der Bewegung, des Gedächtnisses und der handwerklichen Fähigkeiten, des künstlerischen Ausdrucks von einer Bewegungs-, einer Ergo- und einer Kunsttherapeutin geleitet. Die Bewegungstherapie soll dem Patienten seine Handlungsfähigkeit zurückgeben und seine seelische und körperliche Verfassung verbessern. Dies bedeutet konkret, ihn wieder ins Gleichgewicht zu bringen, ihm den Rücken zu stärken, ihm wieder festen Boden unter den Füßen zu geben, um seine Unabhängigkeit zu erhalten. Im Folgenden werden zwei Bewegungsgruppentherapien in A von ca. 20 Minuten Dauer beschrieben, bei denen ich als Akteurin teilnahm.

Montags kommen besonders viele Besucher. Der Grund ist die Bewegungstherapie. Es gibt im Flur eine schwarze Tafel, die darauf hinweist, welches Therapieangebot am jeweiligen Tag stattfindet und wer sich dazu gemeldet hat. Die Bewegungstherapeutin versucht darüber hinaus, viele Besucher anzusprechen, ob sie vielleicht gerade heute mitmachen wollen, auch wenn sie es in der Vergangenheit mehrfach abgelehnt haben. Sie bildet zwei gemischte Gruppen. Gemischt meint, dass nicht nach dem Krankheitsbild unterschieden wird, sondern jeder nach seinen Fähigkeiten mitmachen kann. Zwei Gruppen sind notwendig, weil der Raum nicht groß genug für alle ist.
In der Gruppe I haben zehn Menschen einen Kreis gebildet. Die Therapeutin hat vorher Stühle aufgestellt, auf die sich die Besucher beliebig setzen können, und dazwischen Platz für Rollstühle gelassen. Sie holt die Menschen einzeln ab. Zuerst diejenigen, die noch alleine laufen können, sie führt sie in den Raum und wartet, bis sie sich hingesetzt haben. Danach holt sie einzeln die Rollstuhlfahrer in den Raum. Sie ist ein wenig müde, so erzählt sie von sich selbst, weil das Hinbringen und Abholen der Besucher in den Gymnastikraum für sie und die Kranken bereits ein Teil der Bewegungstherapie sei – auffordern, führen, geleiten, aus Stühlen in Rollstühle setzen, den schweren Rollstuhl schieben. Normalerwei-

se hilft ihr eine Praktikantin, die heute aber Urlaub hat.
Die Therapeutin sorgt für eine gute entspannte Stimmung, indem sie heiter und gelöst
agiert und sich ihre Anspannung nicht anmerken lässt. Wir beginnen mit dem Beinkreisen,
das für die Rollstuhlfahrer weitgehend unmöglich ist. Ein neuer Patient jammert auch
sofort, dass ihm sein Bein wehtue. Die Therapeutin spricht freundlich mit ihm: „Wir
schauen nachher danach." Frau M. gähnt laut und demonstrativ. Die Therapeutin fragt
lächelnd, ob sie denn nicht ausgeschlafen habe. Die Patientin gibt unartikulierte Geräusche
von sich. Die Therapeutin öffnet das Fenster. Der neue Patient beklagt sein krankes Bein,
was die Therapeutin ignoriert. Die Mitpatienten machen nun ihrerseits die Therapeutin auf
das kranke Bein aufmerksam. Die Therapeutin geht zu ihm hin, streichelt ihn, verspricht
ihm Linderung durch Salbe. Nun holt sie einen großen Gymnastikball. Sie stellt sich in die
Mitte des Kreises und wirft jedem Besucher den Ball nacheinander zu, etwas, das ganz
offensichtlich allen Freude bereitet, denn es wird gelacht. Frau M. hört auf zu gähnen und
versucht den Ball zu fangen. Der neue Patient behält den Ball und freut sich, dass er nun
im Mittelpunkt steht. Nach sanfter Aufforderung ist er bereit, den Ball wieder abzugeben.
Der Ball wird nun von der Therapeutin auf den Boden geprellt und von den Besuchern
wieder aufgefangen. Ein Gelingen wird mit großer Freude quittiert. Alle machen mit.
Danach werden die Gäste der Einrichtung nacheinander in den Aufenthaltsraum gebracht.

Gruppe II besteht aus vier Leuten, zwei männliche Rollstuhlfahrer, zwei Frauen, die alleine
laufen können. Wir fassen uns im Kreis sitzend an den Händen, um den Nebenansitzenden
und sich selbst zu spüren. Die Therapeutin fragt nach dem Empfinden: „Was spüren Sie?"
Herr M. sitzt neben Frau Blaul, einer zierlichen, schlagfertigen, älteren Dame. Es entsteht
ein kleiner Flirt durch das Händereichen, indem der ältere Herr ihr versichert, wie schön
ihre Hände seien und wie viel Glück er habe, dass er neben ihr sitzen dürfe. Sie lächelt und
meint: „Sie sind auch nicht ohne". Die ihr gegenüber sitzende ältere Dame hat ganz offensichtlich das schlechtere Los gezogen, denn ihr Nachbar ist taub und fast blind und kann
nur noch den einen Arm bewegen. „Das ist auch nichts, wenn man schon so alt ist", meint
sie. Die Therapeutin lächelt und meint: „Ich glaube, sie beide sind ein Jahrgang." „Ich
möchte über mein Alter nicht sprechen", antwortet sie. Frau Blaul greift ein und sagt: „Ich
bin geboren, als der Mist gefahren wurde." Auf Nachfrage erklärt sie uns, dass dies ein
feststehender Begriff aus ihrer Heimat Ungarn sei, womit ein bestimmter Tag im Jahr
gemeint sei, an dem der Mist regelmäßig gefahren werde.
Neben mir sitzt Herr G. Er ist erst ca. 40 Jahre alt und vollständig gelähmt nach einem
Schlaganfall. Er kann nicht sprechen und auch den Kopf nicht bewegen. Nur seine Augen
und seine rechte Hand artikulieren, was er den anderen mitteilen möchte. Die Therapeutin
möchte, dass wir uns gegenseitig mit einem faustgroßen Massageball die Schulterpartie
abrollen und dann über das entstehende Gefühl reden – Wärme, Prickeln, Stechen, ange-
nehm oder unangenehm. Herr G. deutet mit der gesunden Hand auf mich und bringt zum
Ausdruck, dass er mich mit dem Ball abrollen möchte. In dem Moment, wo ich mich vor
seinen Rollstuhl knien möchte, um ihm die Gelegenheit zu geben, an meinen Rücken zu
gelangen, schlägt er mir mit der gesunden Hand auf den Po. Dies geschieht blitzschnell.
Die Therapeutin stellt sich dazwischen, nimmt seine Hand in die ihre und übergibt ihm den
Massageball, den sie nun gemeinsam über meinen Rücken führen. Nach der Stunde bringe
ich den alten Herrn im Rollstuhl in den Aufenthaltsraum. Die Bewegungstherapeutin
schiebt den Rollstuhl von Herrn G. (PA7).

In einem anschließenden Gespräch thematisiert die deutlich erschöpfte Bewegungstherapeutin den Vorfall nicht, betont aber, dass sie die Gruppenarbeit sehr anstrenge und sie lieber Einzeltherapie machen will:

„Bin jetzt zwölf Jahre da. Ich muss mal was Ruhigeres machen. Unter den mir vorgegebenen Arbeitsbedingungen kann ich dem Motto, Probleme des Klienten durch körperliche Aktivitäten zu bewältigen und zu bearbeiten, nicht mehr gerecht werden" (GMABT2).

Konzentrationsorientierte Bewegungstherapie in B

In B unterrichtet eine Altentherapeutin die Besucher in konzentrationsorientierter Bewegungstherapie (im weitesten Sinne Ballspielen und Gymnastik), kompetenzzentriertem Arbeiten (Sägearbeiten und Streicharbeiten) und freiem Malen (Umgang mit Farben und Formen).

Konzentrationsorientierte Bewegungstherapie

Bei der konzentrationsorientierten Bewegungstherapie geht es um körperanregende und stabilisierende Übungen durch Ballspiel und Gymnastik sowie um eine Anforderung an die Aufmerksamkeit der Besucher. Dabei werden die alten Menschen um einen Mittelpunkt, die sie ansprechende und gestaltende Therapeutin, gruppiert. Wie gestaltet die Altentherapeutin die Stunde und wie interagieren die Besucher? Ich sitze im vorbereiteten Stuhlkreis zwischen den Patienten, den Schreibblock auf den Knien.

Die Altentherapeutin bereitet für die konzentrationsorientierte Bewegungstherapie ein bestimmtes Setting vor. Sie stellt Stühle in einem Kreis auf, holt aus einem anderen Raum einen Rollwagen, auf dem Bälle und Reifen zu sehen sind. Die Besucher werden an ihre Plätze geführt. Wir sind zu acht. Zunächst taucht das immer wiederkehrende Ritual der Verstauung der Handtasche auf. Männer tragen keine Taschen bei sich, aber die Frauen fast alle und sie wollen sich in keiner Sekunde davon trennen. So taucht denn auch immer wieder das Problem auf: Wie unternehme ich etwas, bei dem ich beide Hände brauche, und halte gleichzeitig meine Tasche fest? Einige lassen sich überreden, die Taschen auf den Boden neben sich zu stellen, andere lehnen sich mit dem Rücken gegen die Tasche. Es erfolgt ein Aufwärmtraining im Sitzen, ein Auf-der-Stelle-Laufen, bei dem jeder spüren kann, dass seine Füße sich erwärmen. Dies wird von der Therapeutin thematisiert und von den Patienten bestätigt. Bei jeder Übung liefert die Altentherapeutin genaue Erklärungen darüber, was passieren soll: „Spüren Sie sich, merken Sie wie Sie reagieren, ihre Reaktion bei der Aktion ist anders, als ihre Reaktion in der Ruhe". Leise Runden mit Softbällen lösen laute Runden mit dem Medizinball ab. Leise und laut bedingt sich durch das Aufprellen des Balles auf dem Holzfußboden des Gymnastikraumes.
Der große, schwere, braune Hartgummiball ruft Ablehnung hervor. „Man muss sich auch mit dem auseinander setzen, was man nicht mag ... Welche Kraft wir dem Ball geben", ruft die Altentherapeutin, „er ist aus Hartgummi ... nun kommt der Flieger, der ist klein und hart, da muss man die Augen anstrengen, um ihn zu fangen." Frau Vond ist ganz unglücklich. Während sie bei allen Spielen und Erzählungen immer führend ist, klappt das Ballfangen mit dem Flieger nicht. Enttäuschung, Müdigkeit, Frustration werden spürbar. Sie lässt sich nach vorne überhängen, fragt nach den Gründen. „Sie sind heute sehr müde", sagt die Therapeutin. Als ein Plastikring geworfen wird (neues Material, neue Farbe) und die Reihe an Frau Vond kommt, zeigt sich ihre Anspannung darin, dass sie die Hände fest um die Stuhllehne krampft, bis sie an der Reihe ist. Die Übung klappt, sie wirkt entspannt,

die Hände ruhen wieder sanft auf der Lehne.
Paare werden gebildet, die sich gegenübersitzen. Frau Ginski, die nicht mehr sprechen will oder kann, im Aufenthaltsraum des Tagespflegeheims fast nur ruhelos hin und her geht, selten Kontakte zu ihren Mitmenschen aufnimmt, fängt geschickt den Ball, ist in der Lage ihn in einer bestimmten Reihenfolge entweder nach rechts oder links oder auch in schräger Richtung nach Fingerzeig der Therapeutin weiterzugeben. Sie lässt den Ball nicht fallen, fängt ihn, hat schnelle Reaktionen, wirkt hellwach, konzentriert und interagiert mit den anderen (PB13).

Erläuterungen der Altentherapeutin
In einem anschließenden Gespräch vermittelt mir die Altentherapeutin in B, wie sich der Erhalt von körperlichen Fähigkeiten zeigt.

„Verschiedene Farben, Formen, Materialien fordern dazu auf, sich sowohl mit seinen eigenen Gefühlen, mit den Reaktionen der anderen, mit der Umsetzung von gestellten Aufgaben auseinander zu setzen" (GMBAT2).

Als Beispiel für „eine prozesshafte Entwicklung der Wissensaneignung" (GMBAT2) führt sie über Frau Ginski aus:

„Innerhalb von drei Monaten hat die Patientin wieder gelernt, auf andere zu reagieren, kann Anweisungen folgen, hat Lust mitzumachen, hat für sich selbst auch herausgefunden, dass es noch Dinge gibt, die sie beherrscht und die sie mit anderen gemeinsam machen kann" (GMBAT2).

Sie klärt mich über den Zusammenhang zwischen dem Charakter eines Menschen und seinen körperlichen Ausdrucksformen auf.

„Interessant ist auch, wie sich der Charakter des Menschen im Ballspiel zeigt: sanft oder zupackend, anknüpfend, bedächtig, wild, ungestüm, zaghaft" (GMBAT2).

Wesentlich ist der Wissenstransferprozess zwischen den Therapeuten:

„Durch den guten Wissenstransfer zwischen den verschiedenen Therapeuten sind wir in der Lage, den Menschen unter Zugrundelegung seiner Biographie immer besser zu verstehen. Er versteht, was wir ihm anbieten und kann das Angebot annehmen und auch Freude daraus gewinnen. Das erleben Sie auch in der Zeichenstunde, vor allem wenn wir Mandalas zeichnen. Das gemeinsame Gruppenerlebnis, die Farben und Formen, das Gestalten, dadurch, dass einzelne Teile zu einem Ganzen werden, ist für die Patienten immer wieder ein besonderes Erlebnis, was sie auch zum Ausdruck bringen" (GMBAT2).

Grundvoraussetzungen sind nötig, um neue Erfahrungen machen zu können:

„Ein bestimmtes Setting bedeutet ein bestimmter Raum, keine Angst vor Prüfungssituationen, Vertrauen zum Leiter der Gruppe. ... Eine bestimmte Stimmung bedeutet entspannt sein, Sorgen für einen Moment vergessen, Aggressionen abbauen. ... Antrieb bedeutet, der Körper muss in Spannung versetzt werden, der Geist muss aufmerksam werden, das bedeutet raus aus der Lethargie ... Es bedarf bestimmter Rituale. Gleiche Handlungen wie Einführungsgespräche, bestimmte wiederkehrende Bewegungsabläufe bei der Gymnastik, rekurrieren auf verschiedene Erfahrungen: bei der Arbeit mit Bällen, in Rhythmus versetzen oder in Takt kommen, indem zum Beispiel an den Herzschlagrhythmus erinnert wird. Jede MitarbeiterIn verfügt zudem über bestimmte Gesten, die sich mit der Zeit dem Kranken einprägen. Gestik und Mimik folgen dem Temperament und der Rolle, mit der der Aufgabenbereich von den einzelnen MitarbeiterInnen bewältigt wird" (GMBAT2).

Jede Geste hat während Bewegungstherapie ihre Bedeutung:

„Die Hand wird nach vorne gestreckt und gedreht. Bedeutung: nicht 'Heil-Hitler-Geste', sondern klare Vorgabe für eine gymnastische Übung. Die Stimme folgt dem Rhythmus der Bewegungen. Bedeutung: Lauter und schneller sprechen bedeutet auch heftigere und schnellere Bewegungen. Zahlen fließen ein. Die Bedeutung liegt in einem Aktions-Reaktions-Muster. Für die 'Montagsgruppe' gilt beim Ballspielen: Klare Aussagen – klare Fronten. Wer lehnt sich an? Wer fordert? Für die Patienten muss klar sein: ‚Ich bin in der Gruppe drin und ich habe meine Position'. Das stärkt die Individualität des Einzelnen durch ein erfolgreiches Gruppenerlebnis. Darüber hinaus gilt, Demenz bedeutet nicht nur Verlust von Fähigkeiten, sondern auch ein Neugewinn durch neue Erfahrungen. Neue Freude entsteht durch eine neue Entwicklung" (GMBAT2).

Analyse: Körperliche Ausdrucksmöglichkeit durch Bewegung

Die Unterschiede und Gemeinsamkeiten der beiden untersuchten Einrichtungen lassen sich zunächst in einem Überblick schematisch darstellen:

	in A	*in B*
Vermittlungs-leistung	Koordination, Atemgymnastik, soziale Integration, Reaktions-übungen, Wiedererlangung der Selbständigkeit, Selbstwertge-fühl, Bewältigung von Krisen	körperanregende und stabilisie-rende Übungen, Anforderung an Aufmerksamkeit stellen
Umsetzung durch Therapeutin	Stuhlkreis vorbereiten, ent-spannte Atmosphäre (heiter und gelöst) schaffen	Geräte sichtbar aufbauen, ver-schiedene Farben, Formen, Materialien bereitlegen, Stuhl-kreis vorbereiten
Begleitende Kommunika-tion durch Therapeutin	verbal Erläuterungen geben, auf verbale Äußerungen der Besu-cher reagieren	verbale Erklärungen geben, durch Gestik der Hände verdeut-lichen,[95] Stimme dem Rhyth-mus der Übungen anpassen
Kommunika-tion der Besucher	Gruppe I: verbale Schmerzbe-kundungen, gähnen, unartiku-lierte Geräusche, erneutes Kla-gen (Wirkung: Kommentare, Aufmerksamkeit erzeugen). Gruppe II: Gespräche über Alter, Reflexion über das eigene Alter („Ich möchte nicht über mein Alter sprechen." „Ich bin geboren, als der Mist gefahren wurde."). Aussagen in Bezug auf die Biographie („In meiner Heimat Ungarn bedeutet dies ... "). Nonverbale Kommunikation (Augen und rechte Hand teilen etwas mit).	Enttäuschung, Müdigkeit, Fru-stration (erschlaffender Körper-ausdruck, herabgezogene Mundwinkel, hängende Schul-tern). Entspannung (Blickkontakt aufnehmen, Spannung aufbau-en).

---

95 Die Altentherapeutin nutzt die in unserer Kultur gebräuchlichen, allgemeinverständlichen Zeichen wie erheben des Zeigefingers um Aufmerksamkeit zu erlangen oder einen Rhythmus zu begleiten, sie erhebt beide Hände und senkt sie, um eine begonnene Handlung zu beenden. Wenn sie den Arm und die Hand ausstreckt, um eine Anspannungsübung zu zeigen, erfolgt dies mit nach oben gekehrter, offener Handfläche, um Assoziationen der Besucher zu anderen Gesten ihres Erfahrungshorizontes zu vermeiden ('Heil-Hitler-Gruß').

Aneignung und Interaktion der Besucher	Gruppe I: einander wahrnehmen („Der hat ein krankes Bein.") – Körperkontakte herstellen (von der Therapeutin getröstet, gestreichelt werden) - lachen, aufmerksam werden, Körper und Ball koordinieren (Ball fangen) – eigene Gestaltungen beginnen (Ball behalten) – Aufmerksamkeit anderer erlangen (im Mittelpunkt stehen) miteinander agieren (Ball einem Mitspieler zuwerfen). Gruppe II: Körperkontakte herstellen/sich dabei selbst spüren (an Händen fassen) – Kontaktaufnahme durch Flirt verstärken/unterbinden (Augenkontakte) – Eigenempfindungen/Fremdempfindungen wahrnehmen (sich gegenseitig mit Ball abrollen) – Wahlmöglichkeiten haben (einen Partner aussuchen) – Körpergefühle wahrnehmen (Wärme, Prickeln, Stechen) – Empfindungen verbalisieren (angenehm/unangenehm), nonverbal zum Ausdruck bringen (Mitspieler auf den Po schlagen).	die eigene Koordinationsleistung üben -Mitmenschen wahrnehmen/beobachten – agieren mit den anderen (Ballwechsel bei Paaren) – schneller reagieren/ erhöhte Konzentration, Reaktion, Wahrnehmung von sich selbst, Selektion der anderen (Ballwechsel mit verschiedenen Gruppenmitgliedern)
Reaktion der Therapeutin	Eigeninitiative des Besuchers wird nonverbal unterbrochen, in gelenkte Handlungen überführt (Hand des Besuchers wird in Hand der Therapeutin genommen, gelenkte Weiterführung)	Die Körpersprache der Besucher wird von ihr wahrgenommen und verbal kommentiert

Die Bewegungstherapeutin in A

Grundgedanke der Therapie in A ist es, „den Kranken wieder auf die Beine zu stellen". Die Bewegungstherapeutin will den Kreislauf Krankheit – Schwäche – Ausgrenzung – Fallenlassen in die Krankheit durchbrechen. Sie geht dabei von einem personenzentrierten Ansatz aus, der drei entscheidende Faktoren aufweist:

● die Möglichkeit des Ausdrucks bisher verdrängter Inhalte,
● die Möglichkeit zu einer weiteren Bearbeitung,
● die stützende Funktion.

Die Altentherapeutin in B

Die Altentherapeutin in B misst ihrer Arbeit die folgenden Grundgedanken bei: Erfolgreich kann eine Gruppenarbeit nur dann sein, wenn die daran beteiligten Menschen vom Milieu, Charakter und innerer Einstellung zueinander passen. Ihr wesentlicher Ansatz ist die gegenseitige Sympathie, weil es sonst zu Spannungen innerhalb der Gruppe kommt. Die entscheidenden Faktoren ihrer Arbeit sind:

● Erhaltung der eigenen Fähigkeiten des Kranken und Begleitung durch sich einfühlende Therapeuten.
● Eine Atmosphäre des Vertrauens schaffen, in der sich die Patienten gegenseitig angenommen fühlen.
● Selbstvertrauen des Altentherapeuten, der von der zunehmenden Bedeutung seines Berufes durch die Fortschritte in der Medizin mit Alzheimer-Patienten überzeugt ist

Therapeutischer Ansatz und Umsetzung in der Realität in A

Der Grad der körperlichen Erschöpfung der Bewegungstherapeutin[96] und die immer wieder geäußerten Defizite des Einhaltens eines gemeinsamen Mottos im Sinne einer gemeinsamen Aktivierung des Kranken zeigen, dass sich die von der Bewegungstherapeutin angestrebten Ziele nur sehr schwer in der Einrichtung in A verwirklichen lassen. Das gemeinsame Motto sieht den Kranken als Individuum, der von den MitarbeiterInnen ganzheitlich unterstützt wird. Dies ist aufgrund von Zeit- und Personalmangel oft nicht möglich. Die Kranken fordern aber beständig genau das ein, was eigentlich auch von der Therapeutin als Maßnahme des Erhaltens des Selbst definiert wird. In der Realität stellt es sich nun so dar, dass der permanenten Forderung einer 'Sonderzuwendung' seitens der Kranken der Wunsch der gemeinschaftlichen Integration der Therapeutin gegenüber steht. Sich in die Gemeinschaft

---

96 Vgl. Kap. 0 Aufgaben und Selbstbilder der MitarbeiterInnen, Die „Anthroposophin".

zu integrieren, das zeigt die Beobachtung, bedeutet für viele Besucher, die individuellen Bedürfnisse zurückzustellen und den Anweisungen der Therapeutin Folge zu leisten. Es zeigt sich, dass viele Patienten ihr persönliches Wohl über das gemeinsame Gruppenerlebnis stellen wollen.

Die Kranken vermitteln der Therapeutin verbale, aber auch nonverbale Nachrichten,[97] die etwas über ihr Wohl- oder Nichtwohlfühlen und ihre besonderen Wünsche an die Therapeutin aussagen. Frau M. ist nicht bereit, sich in die Gemeinschaft zu integrieren. Sie möchte besonders beachtet werden und dies macht sie durch auffälliges Verhalten deutlich. Sie gähnt und gibt unartikulierte Geräusche von sich, die die besondere Aufmerksamkeit der Therapeutin auf sich ziehen. Sie wird gefragt, ob sie müde sei, es wird wegen ihr ein Fenster geöffnet. Sie hat durch den Krankenstatus das Recht, sich ungewöhnlich zu verhalten. Dazu gehört, dass sie ein Gähnen nicht unterdrücken kann und mehr frische Luft braucht als die anderen. Darüber hinaus macht sie deutlich, dass sie bestimmte Aktionen langweilen, wenn zum Beispiel ein Patient den Aufforderungen der Therapeutin nicht Folge leisten kann, beschäftigt sie sich lautstark mit sich selbst. Der 'neue Patient' fühlt sich in der ihm unbekannten Gruppe unwohl und reagiert mit körperlichen Symptomen. Verbal artikuliert er sich, indem er auf sein krankes Bein hinweist. Damit zieht er die Aufmerksamkeit der Therapeutin und der Gruppe auf sich und verleiht seinem Unbehagen Ausdruck. Er möchte in der Gruppe verbleiben, denn er fordert nicht nach draußen gebracht zu werden. Die versprochene Medizin gibt ihm Trost. Es ist schwer für die Therapeutin zu unterscheiden, ob er durch das schmerzende Bein tatsächlich nicht an der Gymnastik teilnehmen kann oder ob er vor allem Zuwendung braucht.

Soziabilität im Sinne einer Geselligkeit auf Grund des menschlichen Kontaktbedürfnisses zeigt sich beim Zuwerfen des Gymnastikballs. Hier bekommt jeder gesonderte Aufmerksamkeit, steht im Mittelpunkt der Gruppe und kann seine eigenen Fähigkeiten erproben, indem er noch in der Lage ist, den Ball zu fangen. Das meint einerseits geistig umzusetzen, was von ihm verlangt wird, andererseits die körperliche Fähigkeit zu einem Geben und Nehmen, die sich im auffangen und zurückgeben des Balles zeigt. Den Ball zu behalten kann einesteils bedeuten, dass ein Patient den Auftrag nicht verstanden hat, beinhaltet für den Kranken aber auch die Möglichkeit, das Spiel nach dem eigenen Gutdünken zu gestalten. Das Hergeben des Balles zeigt

---

97 Verbale Nachrichten enthalten eine Sachinformation, mit der der Sender über etwas informiert, eine Selbstoffenbarung, bei der der Sender etwas von sich selbst kundtut, einen Beziehungsaspekt, wie Sender und Empfänger zueinander stehen und einen Appell, etwas, wozu der Empfänger veranlasst werden soll. Bei nonverbalen Nachrichten bleibt meist die Sach-Seite leer. Weinen oder lachen zum Beispiel enthält eine Selbstoffenbarung, im Sinne von einer emotionalen Bewegtheit, einen Beziehungsaspekt, im Sinne von „Du hast mich zum weinen oder lachen gebracht" und einen Appell. Weinen oder klagen ist oft eine (unbewusste) Strategie, um Zuwendung oder Schonung zu erhalten (vgl. Schulz von Thun 1999, 34).

das Verstehen der Spielregeln und die Bereitschaft, sich darauf einzulassen. Darüber hinaus zeigt es ein Einhalten bestimmter Grenzen, die der Spielverlauf vorgibt. Herr G. hingegen ist an einer 'grenzüberschreitenden' Aktion interessiert. Er folgt nicht den Spielregeln des Abrollens mit einem Ball, vielmehr hat der einladende Po der ihm unbekannten Frau (teilnehmende Beobachterin) für ihn einen Aufforderungscharakter. Ihn belastet in diesem Moment nicht die Konvention, dass man sich einer Fremden gegenüber so 'nicht verhält'. Der Impuls 'darauf zu schlagen' ist stärker. Die Aufforderung der Therapeutin, die fremde Teilnehmerin mit dem Ball zu berühren, scheint für ihn eine Grenzüberschreitung zu implizieren. Ob dabei eine sexuelle Komponente mitschwingt oder ob es einfach eine spontane Regung der Kontaktaufnahme darstellt, kann nicht gesagt werden.

Das Verhalten von Herrn G. lässt sich kommunikationstheoretisch erklären. In der nonverbalen Kommunikation geht es immer zugleich um Ausdruck und Wirkung (vgl. Schulz von Thun 1999, 209). Herr G. reagiert ausdrucksorientiert, indem er es darauf anlegt, 'das, was in ihm ist' auszudrükken, indem er eine Wirkung auf den Empfänger seiner Botschaften (die fremde Frau) in Kauf nimmt bzw. abwartet, was passiert. Er agiert wirkungsorientiert, indem es ihm darauf ankommt, durch seinen Schlag eine bestimmte Wirkung zu erzielen. Seine Nachricht an mich enthält den unausgesprochenen Appell, ihn wahrzunehmen und ihn zu beachten. Die Therapeutin lenkt ihn ab, beschäftigt die Hand mit dem Massageball und gibt ihm die Möglichkeit, die von ihr intendierte Handlung zu wiederholen. Er greift das Angebot auf und folgt nun ihren Anweisungen ohne aufzubegehren. Sie nimmt ihm auch die Möglichkeit zu einer weiteren Kontaktaufnahme bzw. Kommunikation mit einer ihm fremden Person, indem sie ihn selbst zu seinem festen Platz im Aufenthaltsraum zurückbegleitet. Damit stellt sie die gewohnte Ordnung wieder her, schenkt ihm besondere Aufmerksamkeit, ohne ihm Vorwürfe zu machen.

Nonverbale Kommunikation in der Bewegungstherapie in B

Im Umgang mit Alzheimer-Kranken zeigt sich, dass es dem Therapeuten gelingen muss, seine Anforderungen und sein Vorhaben dem Kranken so zu vermitteln, dass er es auch verstehen kann. Dies gelingt der Altentherapeutin, indem sie den Gerätewagen mit den Bällen und Reifen deutlich sichtbar im Raum vor einer Tür aufbaut, um erstens zu verhindern, dass jemand durch die Tür eintritt oder hinausgeht, gleichzeitig aber auch um Erinnerungen an die Sportstunden in Kindheit und Jugend zu wecken. Mit Bällen und Reifen wird turnen, spielen, Bewegung, Aktion, Gemeinsamkeit assoziiert.

Das Grundgefühl der Kranken ist die Angst. Sie haben den 'sicheren Stützpunkt' verlassen und sind in einem Raum, den sie erst einmal als bekannt erkennen müssen. Angst etwas zu verlieren zeigt sich vor allem bei den Frauen im Verlust der Tasche, als ganz persönlichen Teil ihres Selbst. Die

Tasche zu verlieren wird somit zum Synonym dafür, Identität zu verlieren. Zum spezifischen Merkmal der körperbezogenen Maßnahmen gehört für die Altentherapeutin das Erkennen einer nonverbalen Kommunikation durch die „Körpersprache" (action language), eine Kommunikation, bei der es darauf ankommt, Körpersignale zu deuten (vgl. Schuster/ Woschek 1989, 3). Es zeigt sich die angespannte oder verkrampfte Körperhaltung als Ausdruck innerer Spannung (Hände werden um die Stuhllehne gekrampft), die Kraftlosigkeit der Hände als Ausdruck mangelnder Anspannung (Oberkörper hängt nach vorne durch, die Hände hängen geöffnet an den Körperseiten), ein sorgenvoller Gesichtsausdruck als Zeichen eines Nichtwohlbefindens (die Augen sind zusammengekniffen, die Stirn in Falten gelegt).

Aus den Biographien hat die Altentherapeutin Hinweise gewonnen um Handlungen, Äußerungen oder Gefühlsausbrüche besser zu verstehen. Sie kann in ihren therapeutischen Maßnahmen daran anknüpfen. Es geht nicht darum, Leistungsdruck zu erzeugen, sondern das Gefühl zu geben, sich selbst und die noch vorhandenen Fähigkeiten richtig einschätzen zu lernen. Bei 'normalen' Patienten passt sich der Behandlungsplan vorrangig den körperlichen Symptomen an. Eine Krankengymnastin kann beispielsweise davon ausgehen, dass sich der Patient von ihr anleiten lässt, dass er sich in gewisser Weise ihr anpasst. In der Bewegungstherapie mit Alzheimer-Kranken ist es umgekehrt: der Therapeut lernt sich in gewisser Weise den Kranken anzupassen. Die Besonderheit liegt darin, nicht die Defizite des Kranken zu sehen, sondern die Stimmung aufzufangen, in der er sich gerade befindet, die Welt des Patienten wahrzunehmen und zu versuchen, ihm auf dieser Ebene zu begegnen.

Gemeinsame Merkmale körperbezogener Therapien

Gemeinsam ist den Therapien in A und in B ein persönlicher (körperlicher) Kontakt zwischen den Kranken und den Therapeuten. Letztere achten aber sehr genau darauf, dass keine Abhängigkeit zwischen ihnen und dem Kranken entsteht. In beiden Einrichtungen übernehmen die Therapeuten nicht die vom Klienten eingeforderte Rolle der sorgenden Mutter, sondern achten auf die gezielte therapeutische Aufgabe, dem Kranken Eigenständigkeit so lange wie möglich zu erhalten. Dazu gehört, ihn aus seiner 'starren Haltung' zu befreien, ihm die Unsicherheit zu nehmen, ihm Spaß zu vermitteln. In beiden Einrichtungen reagieren die Therapeuten unwillig auf Störungen, die den reibungslosen Ablauf der Therapiestunden verhindern. Sie fordern die Einhaltung des von ihnen initiierten Handlungsablaufs.

222

Reflexion: Sinnlich-symbolische Interaktionsformen

In meinen bisherigen Ausführungen wurde deutlich, dass die MitarbeiterInnen im Gespräch mit der teilnehmenden Beobachterin über ihre Erfahrungen reflektieren. Im täglichen Umgang mit den Kranken haben sie nicht immer die Gelegenheit, ihre Gedanken, Empfindungen und Gefühle zu artikulieren, sich selbst zu beobachten und sich ihrer unbewussten Reaktionen bewusst zu werden, um das Verhalten der Kranken in Bezug zum eigenen Verhalten zu setzen. Einander zu verstehen gelingt den Mitgliedern der Ethnien Tagespflegeheime nicht so ohne weiteres.

Innerhalb der Therapien mit dementiell Veränderten kommt ein neues Phänomen hinzu: das Setting, als Voraussetzung für einen pädagogisch-therapeutischen Verstehensprozess. Es wird ein bestimmter Raum von den Therapeuten gestaltet, der von außen erkennbar auf seine Bestimmung verweist (Gymnastikraum, Malraum, Musikraum). Innerhalb des Settings versucht der Therapeut durch „szenisches Verstehen" (Lorenzer) sich in die Konfliktsituation einzufühlen, die der Klient verbal oder nonverbal mitteilt. Den pädagogisch-therapeutischen MitarbeiterInnen in Tagespflegeheimen stehen bei ihrer Arbeit mehrere Bühnen zur Verfügung. Einmal die klassische der Sprachebene, bei der es darum geht an eine unbewusste szenische Repräsentanz, an Sprache, anzubinden. Die zweite Bühne ist die des Malens, der Musik und der spielerischen Bewegung, als sinnlich-symbolische Interaktionsformen. Sie bilden den Grenzbereich der *Übergangsphänomene*, bei dem sich zwei Realszenen miteinander verbinden. Ihre Symbole gehören zum Selbst oder zum Nicht-Selbst, in den Bereich der Illusionsbildung und den der Realität, sie erfüllen Wünsche oder formulieren diese. Selbst und Objekt sind kongruent. Gelingt auf dieser basalen Ebene Anpassung, können in der Übertragungssituation Gefühle großer Übereinstimmung und die Illusion einer Verschmelzung mit der Mutter wie bei frühesten Erfahrungen entstehen (vgl. Dehm 1997, 109 ff.).

Musik, Malen, Spielen und Bewegung erzählen etwas über das 'Wie' des Lebens und Sterbens im Hinblick auf das Fühlen und Erleben. Diese unterschiedlichen Formen und Arten des Fühlens sind schon beim Säugling wichtig, weil er seine angeborene Fähigkeit zur *Selbstorganisation* in der *Abstimmung* mit der Mutter weiterentwickelt. Nach Stern (1985) ist Fühlen mit frühesten Erfahrungen basaler und vegetativer Vorgänge verbunden wie dem Atmen, dem Wechsel zwischen Hunger und Sättigung, den Prozessen zwischen Wachen und Schlafen. Diese Formen des Fühlens lassen sich weiter ausführen mit den Begriffen der Dynamik/Anspannung und Ruhe/Entspannung, als gefühlte Intensitäten im Bereich des rhythmischen Gestaltens (bei Bewegung und Musik). Sich-selber-Fühlen erlangt gerade im Grenzbereich der *Übergangsphänomene* dementiell Veränderter eine ganz besondere Bedeutung. Übergang meint generell einen Vorgang der Überführung in einen anderen Zustand und impliziert eine Veränderung zu etwas Bestehendem. Auf die Bewegungstherapie übertragen bedeutet dies zunächst, dass durch die Bewegung des Körpers die alten Menschen (wieder) belebt werden, sie erscheinen lebhafter im Vergleich zum stummen Nebeneinandersitzen im Alltag und fühlen sich angeregt. In diesem Sinne stellt sich eine Wirkung ein, die darin liegt, die Verantwortung für den eigenen Körper zu übernehmen und zu spüren, dass etwas in Bewegung gekommen ist. Sich in Bewegung setzen bedeutet, dass etwas wieder von Neuem beginnt. Es geht einesteils um eine Muskelbewegung (Herz und Kreislauf werden angeregt), darüber hinaus erfolgt die Hinführung zu einer Bereitschaft zur Beweglichkeit (die einen Menschen wieder in Antrieb versetzt). Wieder in Antrieb zu kommen bedeutet sich selbst zu spüren (*Selbstorganisation*) und mit den anderen zu interagieren (*Abstimmung* mit anderen), im Sinne einer wechselseitigen Beeinflussung bzw. Bezugnahme des Verhaltens zu einzelnen Personen und zur Gruppe.

Andragogisch-therapeutische Maßnahmen bei Menschen mit Demenzen zwingen sowohl den Kranken als auch die Therapeuten, sich in Grauzonen zu begeben, bei denen die Partner gewohnte Vorstellungen hinter sich lassen müssen, in der Hoffnung, es würden sich auch für sie neue Verstehensprozesse einstellen. Verstehen ist heilsam, weil Unbewusstes bewusst wird. Das Gefühl des Ausgeliefertseins an innere Impulse kann sich durch das Verstehen in die Fähigkeit zur Selbstbestimmung wandeln.

Gemeinsames Spielen

In einem Vorgespräch vermitteln mir die Ergotherapeutin in A und die Altentherapeutin in B, worin der Sinn des gemeinsamen Spielens liegt:

„Der Sinn des Spielens innerhalb der Therapien liegt für die Besucher im Entdecken von Gemeinsamkeiten" (GMAET1). „Spielen ist Erinnerung und Erzählung von Ereignissen der eigenen Lebensgeschichte" (GMBAT2).

Die Ergotherapie in A

Gemeinsames Spielen erfolgt in A im Rahmen der Ergotherapie.[98] Ich beobachte die Ergotherapeutin bei ihrer Arbeit in der Spielegruppe. Dabei nehme

---

98   „Ergo" leitet sich aus dem Griechischen ab und bedeutet Werk, Tat, Handeln, Schaffen (frühere Berufsbezeichnung: Beschäftigungstherapeutin).

224

ich nicht aktiv teil, sondern setze mich außerhalb des Kreises auf einen Stuhl und protokolliere. Zu Beginn der Stunde stelle ich mich kurz vor. Den meisten Gästen bin ich bekannt.

Um zwei zusammengestellte Tische sitzen sechs Frauen und ein Mann. Die Tische sind von der Therapeutin liebevoll gedeckt worden. Sie hat eine Stofftischdecke auf ihnen ausgebreitet, auf der Blätter gedruckt sind. Die gleichen bunten Blätter liegen in der Mitte des großen Tisches. Sie hat für jeden eine Tasse Kaffee bereitgestellt und auf einem Dessertteller ein Stück Kuchen bereitgelegt.

Der einzige Mann fragt noch mal nach, ob ich mich denn nicht in die Runde setzen möchte. Seine Sprache ist schwer verständlich. Er hatte einen Schlaganfall. Da ich keinen Kuchen bekommen habe, bietet er mir die Kirsche von seinem Kuchenstück an. Als ich freundlich ablehne, versucht er, die Kirsche auf den Teller der Therapeutin zu bugsieren. „Mögen Sie keine Kirschen?", fragt sie. „Doch, antwortet er, „aber sie sind doch immer so nett zu mir."

Zunächst dreht sich die Unterhaltung um Alltagsgewohnheiten und darum, wer gerne Bier trinkt. Eine Patientin weiß, dass es „viele Mineralien hat." Eine andere, dass „es gesünder als Wasser ist." Ein weiterer Gesprächspunkt ist das Fernsehen, das für alle Patienten einen wichtigen Aspekt in ihrem Leben bildet. Eine Patientin erzählt: „Es gibt eine neue Sendung. Die heißt Kaffee oder Tee." Eine andere meint: „Jetzt gibt es so vieles, da weiß man nicht, was man gucken soll." Eine dritte erzählt: „Schön ist ‚Was die Großmutter noch wusste." Sie bekommt die Antwort:: „Was die wusste, weiß ich auch" (PA10).

Das Würfelspiel, mit dem in der letzten Therapiestunde begonnen wurde und das heute fortgesetzt wird, heißt „Lebensreise". Jeder Mitspieler hat eine Figur in einer unterschiedlichen Farbe. Die Segmente des Spielfeldes sind Frühling, Sommer, Herbst und Winter. Die Jahreszeiten stehen analog zu Stationen des Lebensweges: der Kindheit (Frühling), der Jugend und dem frühen Erwachsenenalter (Sommer), dem reifen Erwachsenenalter (Herbst), dem Alter (Winter).

Durch das Würfeln gelangt man auf bestimmte Felder, zieht eine Sinn- bzw. Symbolkarte. Beispielsweise das Alter steht unter den Symbolen „Weihnachtsbaum" für Gemeinschaftserleben, Feiern im Familienkreis, aber auch für schmerzliche Gefühle, für die Weisheit des Alters.

Sinnfragen erinnern die Spieler an Umbruchzeiten, an Sehnsüchte, Krisen, den Wunsch nach Klarheit und Sicherheit. „Dies meint, seinen Sinn erfahren und gefunden zu haben, heißt erleichtert loszulassen, im Vertrauen auf Gott und Zuwendung menschlicher Wegbegleiter", lese ich es im pädagogischen Begleitheft der Katholischen Landesarbeit für Erwachsenenbildung (1995). Das Spiel ist speziell für ältere Menschen konzipiert worden. Sein Sinn ist die Lebensrückschau als natürliches Verhalten des Menschen begriffen. Das Spiel berücksichtigt das Erzählbedürfnis Älterer, soll zu einer Entdeckungsreise mit sich selbst und wieder zurück führen. Diese Rückschau soll in Form einer Erinnerung erfolgen, ein wechselseitiges Aufeinanderbezogensein und dem Erzählbedürfnis der Älteren Rechnung tragen. Wie wird nun dieses Spiel von den Besuchern erlebt?

Zunächst soll jeder seine Assoziationen mitteilen. Dieses Brainstorming misslingt, weil es scheinbar ad hoc keine Assoziationen gibt bzw. jeder lieber mit dem Spiel beginnen möchte. Die sechs Frauen interessiert sehr wenig, welche Gedanken die anderen haben und was sie erzählen wollen. Ihr Interesse gilt viel mehr, schnell zu würfeln, vorwärts zu kommen, als Erster im Ziel zu sein. Sie unterbrechen, wenn der alte Herr etwas erzählen will, es gibt nur kurze Bemerkungen über drei immer wieder kehrende Themen, die anscheinend ihren gesamten Lebensweg beherrschen: Krieg – Kinder und fast immer verstorbener Ehepartner – Arbeit. Der alte Herr erzählt eine lange, ausholende Geschichte über geschlachtete Tauben, die im Krieg als Nahrung gedient hätte. Es interessiert niemanden.
Die Therapeutin interveniert: „Hören Sie doch bitte zu. Mir gefällt nicht, dass Sie so schnell weitergehen. Wir wollen uns doch etwas erzählen."
Der Tenor der Damen ist, dass das nun vorbei sei, dass es auch ganz gut ohne Ehemann gehe, und dass es inzwischen ganz gute Haushaltsgeräte gäbe, die die Küchenarbeit erleichtern. Der alte Herr muss dringend zur Toilette und so hat das Spiel nur einen Sinn, nämlich den, es so schnell wie möglich zu Ende zu bringen. Dies geschieht aber durchaus in einer fröhlichen, lauten Stimmung, die sehr wenig dem Entwurf der Spieleproduzenten und noch weniger dem pädagogischen Anspruch der Therapeutin entspricht.
Die Therapeutin strahlt vor allem Ruhe aus, sie wiederholt jede Aufforderung, wenn es nötig ist, sie sucht direkten Blickkontakt, hilft nonverbal durch das Zurechtrücken des Stuhles oder das Ausstrecken der Hände, versucht eine angenehme, den Sinnen wohltuende Atmosphäre zu schaffen. Ihre Ruhe wirkt sich nicht auf die Kranken aus, die heute eher fröhlich als aggressiv, heiter wie ausgelassene Teenager wirken.
Die BesucherInnen verstehen das Spiel ganz offensichtlich nicht oder wollen es nicht verstehen, sie spielen ihr eigenes Spiel und es scheint unbedeutend zu sein, ob sich die Therapeutin darüber freut oder nicht. Ihnen ist der Wettkampf entscheidend, und sie sind sehr wohl zu einer Ironie fähig, die dem schwächsten Mitglied der Gruppe, dem einzigen Mann, gilt (PA10).

Die Ergotherapeutin erzählt mir später, was sie empfunden hat:

„Die Spieldauer ist viel zu lange und die alten Menschen finden das Spiel auch nicht lustig. Sie interessieren sich nicht für Sinnfragen. Es sind ganz einfache Menschen, die sich nie mit dem Sinn auseinander gesetzt haben. Ihr Leben war der Krieg, die Arbeit, der Mann und die Kinder. Das Zuhören macht ihnen keinen Spaß, sie haben aber auch kein Interesse über sich etwas zu erzählen, wenn es der Spielplan verlangt. Es soll lustig sein und es soll gesungen werden. Sie haben sich heute aber auch sehr zurückgehalten. Oft sind sie sehr böse untereinander. Es gibt Intrigen, sie hacken aufeinander rum, machen sich über Herrn S., den einzigen Mann in der Stunde, lustig, weil er Sprachschwierigkeiten hat. Sie sind wirklich hässlich zueinander. Ich frage mich, wie er es aushalten kann. Ich stehe ihm bei, weil ich ihn gerne mag" (GMAET1).

Gemeinsames Spielen mit Alzheimer-Kranken

In B spielen Musik- und Altentherapeutin gemeinsam mit einer Gruppe von acht alten Menschen das Spiel „Vertellekes".[99] Ich beobachte, mit im Kreis sitzend:

Auf dem Tisch liegt ein Spielbrett mit Ereignisfeldern. Es wird mit einer Figur gespielt und einem Würfel. Abwechselnd darf in Höhe der Punktzahl auf den Feldern in beliebiger Richtung gewandert werden. Jedes Feld ist mit einer Tierfigur gleichgesetzt, die Eule, die Lebensweisheiten in Form von Gedichten und Sprüchen vermittelt, oder der Vogel, der nach Erlebnissen in der Vergangenheit fragt. Die Therapeuten improvisieren, fragen nach einem Tier mit dem Anfangsbuchstaben E, um das Gedächtnis zu trainieren, fragen danach, welche Geräusche dieses Tier von sich gibt (PB15).

Der Fokus des Spiels wird von der Musiktherapeutin auf das Erinnern an Liedtexte gesetzt.

Fast alle kennen die alten Liedtexte noch auswendig. Freuen sich, wenn die Erinnerung an „Am Brunnen vor dem Tore, da steht ein Lindenbaum" wiederkommt. Die Kranken haben sowohl ein Erfolgserlebnis als auch die Aufmerksamkeit der Gruppe, wenn sie als einzige den vollständigen Text noch kennen. Sie erinnern sich an die erste große Liebe, auch daran, dass man als Frau warten musste, bis der Mann seine Liebe erklärte. „Das ist heute anders", erklärt die Therapeutin, was aber heftig bestritten wird. Das Lied „Schwarzbraun ist die Haselnuss" wird von den Besuchern mit viel Freude gesungen. Auf den Kommentar der Therapeutin: „Das wird heute mit der NS-Zeit verbunden", erfolgt keine Reaktion. Die Altentherapeutin fragt nach Gedichten von Wilhelm Busch. Sie bekommt keine Antwort. Es ist vor allem die Ruhe, die 'Spinnstubenatmosphäre' aus Großmutters Zeiten, wo Frauen sich zu gemeinsamen Handarbeiten trafen und dabei erzählten, die den alten Menschen Freude vermittelt. Der warme Tee, den die Therapeuten reichen, bedeutet Gemütlichkeit und Geborgenheit, obwohl er Frau Vond an Medizin erinnert, weil der Kamillengeschmack dominiert. In der Gruppe kommt jeder einzeln zu Wort, werden auch die zarten, leisen Stimmen gehört. Frau Zwilling summt ganz leise. Damit sie auch gehört wird, legt die Therapeutin einen Moment lang den Zeigefinger auf ihre gespitzten Lippen. Frau Vond antwortet zwar immer als erste, aber ihre Dominanz wird schweigend akzeptiert. Plötzlich erzählt sie: „Ich saß im Sessel und hörte Musik und plötzlich merkte ich, dass mir schwindelig wurde. Ich wusste auf einmal, dass ich alles verloren hatte, was für mich wichtig war, meinen Mann, meinen Beruf, meine Gesundheit" (PB17).

Erläuterungen der Therapeutinnen

Die Musiktherapeutin erläutert mir nach der Stunde:

„Gerade verwirrte Menschen brauchen das Erlebnis des Dazugehörens, des Dabeiseins. Dies fordert von den Menschen, bei denen die Krankheit noch nicht so weit fortgeschritten ist, Toleranz, Verständnis und Geduld ... Dass die Menschen neue Erfahrungen machen, die ihnen gut tun, wird deutlich, wenn man die Patienten über längere Zeit beobachtet.

---

99   Die Musiktherapeutin übersetzt „Vertellekes" als miteinander sprechen, erzählen

Ihre vorhandenen Ressourcen werden reaktiviert und sie erfahren kleine Erfolgserlebnisse"
(GMBMT5).

Analyse: Selbstdarstellung und 'Wir-Identität'

Ein Überblick über Vermittlung, Aneignung und Interaktion ergibt:

	in A	in B
Vermittlungs- leistung	Anregung zu Erinnerung, Vergleich, Austausch von Erfahrungen	Erfolgserlebnisse geben, Gemeinsamkeit herstellen, Erinnerungen aktivieren
Umsetzung	Gruppentisch, Kaffeetafel (Essen und Trinken als gruppenstiftendes Element, gemeinsames Erleben), Würfelspiel (als individuelle Aktion nach dem Zufallsprinzip), Spielbrett mit Figuren (Identifikation des Spielers mit der Figur), Symbolfelder (Ästhetische Symbole des Lebenslaufs), Einstimmung über Alltagsgewohnheiten (Alltagswissen wird angesprochen).	Gruppentisch, Spielbrett mit Figuren (Erinnerung an frühere Spielsituationen wecken, Eigenaktivität anregen), Erinnerung über Liedtexte herstellen (andere symbolische Spielfelder bleiben unberücksichtigt).
Aneignung und Interaktion	Wettkampf entsteht (sich gegenüber anderen behaupten), jeder wird zum Einzelkämpfer (sich selbst als Gewinner sehen, die anderen als Konkurrenten erleben), Gruppenbildung (Frauen solidarisieren sich gegen den einzigen Mann und die Therapeutin). Atmosphäre: dynamisch, laut, angeregt, aggressiv.	sich selbst und die anderen über die Liedtexte wahrnehmen, singen (als gemeinsame Aktion), mitsummen (als Einzelaktion), musikalisch aufeinander hören, miteinander kommunizieren (etwas preisgeben und zuhören). Atmosphäre: entspannt, harmonisch, besinnlich (Spinnstubenatmosphäre).

228

Kommunikation der Besucher	verbal: Dialoge (Alltagserfahrungen werden ausgetauscht), nonverbal: als Gruppe miteinander lachen (sich lustig machen über einen Dritten).	verbal: Mitteilung über sich selbst an andere (Beginn einer Krisensituation, eigenes Erleben: „Ich saß im Sessel") nonverbal: zuhören, Aufmerksamkeit schenken.
Reaktion der Therapeutin	verbale Ermahnungen im Hinblick auf intendierten Sinn (nicht schnell, Kommunikation durch Erzählungen, Erfahrungsaustausch).	nonverbale Aufforderung zum Zuhören (Gestik: Zeigefinger an die gespitzten Lippen).

Die Teilnehmer der Spielegruppe in A charakterisieren sich als Menschen, die eine eigene Stimme und eine eigene, 'naturwüchsige Identität' aufweisen. Die Teilnahme an der kollektiven Veranstaltung hat für sie nicht das Ziel eines Lernprozesses, sondern dient einer Selbstdarstellung aus eigenem Antrieb. Ihr Ziel ist die eigene Erhöhung bzw. Aufwertung, die mit einer gleichzeitigen Abwertung eines 'Außenseiters' (der einzige Mann) verbunden ist. Deutlich wird ein gewisser Grad an Gruppenzusammenhalt, der sich in der Gemeinsamkeit der Normen (Spaß haben, nicht zuviel grübeln, das Hier und Heute genießen) dem außenstehenden Beobachter vermittelt. Die Frauen erzeugen durch diese kollektive Identifizierung zur 'höherwertigen Gruppe' zu gehören und den gleichzeitigen Ausschluss des 'minderwertigen Anderen' (kranker, schwacher, hilfloser Mann) für sich selbst ein vorübergehendes, sehr befriedigendes Hochgefühl, das sich in lautem Lachen zeigt.

Anders handelt die Spielegruppe in B. Vorübergehend werden die Menschen durch das Angebot der Therapeuten und das sanfte Intervenieren, wenn es um den Ausschluss oder Einschluss Einzelner geht, zu einer gemeinsamen 'Wir-Welt'. Es geht über den Geselligkeitsaspekt hinaus um ein gemeinsames 'Wir-Gefühl', bei dem die Lernaspekte durch die Vermittlung „kleiner Erfolgserlebnisse" (GMBMT5) in den Vordergrund treten. In die 'Wir-Welt' der noch immer 'Kundigen' (sie kennen die Liedtexte) werden auch die Therapeuten miteinbezogen. Dabei stehen sich die verschiedenen 'Weltsichten' zwischen den alten Besuchern und der jüngeren Generation der Therapeuten gegenüber, ohne dass es zu Spannungen oder zu einer Konfrontation kommt. Das Weltbild der alten Menschen ist dem Zeitgeist nicht gefolgt. Der Liedtext „Schwarzbraun ist die Haselnuss, schwarzbraun bin auch ich", dem heute eine negative Konnotation beigefügt ist, durch die Gräueltaten der Nazizeit, wird einfach als eine schöne Melodie empfunden und nicht als Propagandamittel einer bestimmten Zeit. Dies lässt sich dadurch erklären, dass Symbole in einer Kultur nur dann eine gemeinsame Gültigkeit haben, wenn sie eindeutig sind: Für die alten Menschen, die das Lied schon vor der Nazizeit gesungen haben, wird das Schwarzbraune der Haselnuss mit der

Haarfarbe der Liebsten verbunden (Liedtext: „schwarzbraun soll mein Madel sein, gerade so wie ich"). Für die Therapeutin, die in der Nachkriegszeit geboren ist, wird schwarzbraun mit 'Gesinnung' gleichgesetzt. Hier zeigt sich, dass Lieder als Kulturgüter davon abhängig sind, wie Generationen das 'Gut' wahrnehmen. Dies wiederum ist der Grund, warum alte Menschen an die jüngeren etwas vermitteln können, nämlich das 'schon gewesene Alte'. Neues kommt immer hinzu, Altes hingegen geht ohne die Kenntnisse der Alten verloren oder wandelt seinen Ursprung. Auch für Wilhelm Busch gilt ähnliches : „Max und Moritz" (Busch) galten in der Jugendzeit der Patienten noch nicht als 'deutsches Kulturgut', so wie es von den Therapeutinnen heute verstanden wird.

In beiden Einrichtungen zeigt sich, dass die Therapeuten den Teilnehmern „ein Forum zur individuellen und kollektiven Selbstdarstellung" (Nolda 1996a, 311) zur Verfügung stellen, das von den Teilnehmern unterschiedlich genutzt wird. Die von den Initiatoren der Spielstunden geforderte Neutralität erfährt dann Einbußen, wenn sich die Therapeuten einem bestimmten Sozial- und Bildungsbereich einer Gruppe zugehörig fühlen (A) bzw. den Ausschluss einzelner 'Schwächerer' aus dem Gruppenverband fürchten (beide Einrichtungen). Unter diesem Aspekt wird auch die Enttäuschung der Ergotherapeutin in A verständlich. Für sie sind beim Spielen Menschen versammelt, die oberflächlich, einfach, böse untereinander und intrigant sind. Dahinter verbirgt sich ein Persönlichkeitsbild einer Gruppe von alten Menschen, die davon ausgehen, dass andere einem übel wollen, dass man im Leben wenig Hilfe erwarten kann, dass es das Beste ist, wenn man zuerst an sich selber denkt. Einfachheit und Spontaneität verbinden sich in dieser Gruppe, bei der es jedem darum geht, sich das zu nehmen, was er möchte, unbeschwert von allzu großem reflektiven Einsatz, aber mit viel Ehrgeiz, der erste im Rennen zu sein. Sinnsuche oder die Suche nach eigentlichen Bedürfnissen erscheint in diesem Kontext unwichtig. Wesentlich ist vielmehr, dass man sich für eine Stunde lang stimuliert und amüsiert hat. Besonders lustig ist dies, wenn es auf Kosten eines Schwächeren geschieht. Egozentrik und Desinteresse sind die formalen Eigenschaften der Individuen dieser Gruppe. Das Spiel verliert demnach auch nach kurzer Zeit seine beabsichtigte Erlebnisintensität und soll nur noch schnell zu Ende gebracht werden. Langeweile und Unzufriedenheit dieser Gruppe bedingen eine immer steigende Nachfrage nach neuen, lustigen Erlebnissen. Bleiben diese aus, kommt es zu Frustration und Enttäuschung, die sich wiederum im negativen Verhalten zu den Mitmenschen ausdrücken.

Einzig dem Mann begegnet die Ergotherapeutin in der Rolle der fürsorglichen Vertrauten. Er dankt es ihr mit dem Geschenk der Kirsche auf seinem Tortenstück. Die Frucht steht als Zeichen der Verehrung, als Anerkennung der Zuneigung und als Dank für die bisherige Unterstützung.

Gründe für die Unstimmigkeiten zwischen der Therapeutin und den Frauen sind:

- über die Regeln, nach denen gespielt wird, herrscht keine Einigkeit,
- die von der Therapeutin intendierte Atmosphäre (ruhig, entspannt) widerspricht der 'Wettkampfatmosphäre' (schnell, unruhig),
- Solidarität ist zwar in der Spielidee angelegt, es herrscht aber untereinander keine Vertrautheit,
- das Spiel soll Gemeinsamkeiten entdecken lassen, stattdessen werden soziale Schranken aufgebaut,
- das Spiel steht für die zyklische Zeit des immer Gleichen, immer schon Dagewesenen und immer Wiederkehrenden und wird dadurch für das Erleben der Teilnehmer zu einer Selbstverständlichkeit. Es bietet keinen Spielraum für neue Erfahrungen,
- das Spielfeld wird stattdessen zur Bühne, auf der sich der Darstellende selbst inszeniert: als Dynamischer, als Zweifler, als Besserwisser.

Reflexion: Erinnerungsprozesse und Identitätserhaltung

Lebensrückschau als innerpsychischer Prozess über mehrere Jahre hinweg kann für das individuelle Gedächtnis sowohl klärend als auch verzerrend wirken. Werden nur selektive Anteile reflektiert, Schlüsselerlebnisse dramatisiert oder mythologisiert, stellen sie einen Schutz des Selbstbildes dar. Dies ist ein Mechanismus, der einsetzt, um das Bild von sich selbst vor unangenehmen Erkenntnissen zu bewahren. Eine Rückschau gleichzeitig abzulehnen und sie dennoch zu praktizieren, obwohl sie eigentlich nicht gut tut, bedeutet Grenzen zu überschreiten, die unter Umständen vor einem Schaden bewahrt hätten.

In Spielkonzepten für dementiell veränderte Menschen geht es darum, die Gedanken und die Gefühlswelt der Kranken zu erhalten und zu fördern, Erinnerungen zu wecken durch Fragen nach kulturellem, technischen und sozialen Wandel, in Form von Fragen, wie es früher war und wie es heute ist. Spielen bedeutet Ablenkung, nachdenken, Gruppenerlebnis. Der Grundgedanke der Ablenkung ist, dass alte Menschen, die sich zuviel mit sich selbst beschäftigen, daran denken, was sie verloren haben, wie einsam sie sich fühlen. Gefühle des Unwohlseins lähmen weitere Aktivitäten. Dagegen fördert das Spiel die Individualität und das Selbstvertrauen, das Bewusstsein dafür, eine einmalige, unverwechselbare Lebensgeschichte zu haben, sich selbst als Individuum zu erleben. Das gemeinsame Erleben und Austauschen von Erfahrungen ebnet individuelle Unterschiede. Vermittelt wird gleichzeitig das Gefühl, einer unter vielen zu sein, wie alle anderen behandelt zu werden, trotzdem aber außerhalb des Alltags die persönlichen Konturen wahrnehmen zu können: die Erfahrbarkeit der Einzigartigkeit, verbunden mit der

Gelegenheit des Erzählens der eigenen Erfahrung, der eigenen Art des Erzählens. Ältere Menschen sind keine homogene Gruppe, sondern individuelle Persönlichkeiten mit alltagsspezifischem Wissen, welches aus verschiedenen Milieus und Lebenswelten herrührt. Aufbauend auf die individuelle Lebensgeschichte rührt die Vielfalt von Bewältigungsmustern, Lebensschemata und Lebenskonzepten. Identitätsbildung des Einzelnen beruht auf der Option der Kontaktaufnahme zu anderen und der Stärkung und Erhaltung des Selbstwertgefühls.

Die kognitiven Fähigkeiten zu fördern, Einzelschicksale zu relativieren, dem Leben einen zu Sinn geben, sich mit der eigenen Lebensgeschichte zu versöhnen, sind pädagogische Ansprüche, die durch das gemeinsame Spiel erfüllt werden sollen. Durch den Prozess des Erinnerns soll die persönliche Integrität bewahrt und eine Veränderung der sozialen Beziehungen aufgearbeitet werden. Dazu gehören Verlusterfahrung, Abschied, das Erkennen der eigenen Endlichkeit und einen Sinn in der Lebensphase des Alters zu sehen. Erinnern wird zur Herausforderung für die Zukunft und das Erkennen der eigenen Schwächen und Stärken.

Das Ziehen einer Figur auf dem Spielfeld ist ein Symbol für das Ziehen an einem Strang. Merkmal des gemeinsamen Spiels von Menschen mit vorwiegend physischen Gebrechen ist die Entwicklung einer eigenständigen Gruppendynamik, unabhängig von der Intention des Therapeuten. Die andragogischen Maßnahmen im Bereich der Bewegung, des Spielens und der Gestaltung stehen dem Bedürfnis der Besucher nach der Befriedigung der eigenen Vorstellungen und Bedürfnisse eher entgegen. In B gibt es klare Vorgaben der MitarbeiterInnen und nur wenige Ansätze des Widerspruchs der Besucher, die auf eine Eigeninitiative hindeuten und persönliche Spielräume eröffnen. Es zeigt sich, dass sich gerade im gemeinsamen Spiel in A das Muster der lebensweltlichen Isolationskriterien und der Macht- und Überlegenheitsansprüche wiederholt. Dem therapeutischen Anspruch Erfahrungen auszutauschen, sich gegenseitig besser kennen zu lernen, Parallelen zur eigenen Alltagserfahrung zu ziehen, in einem 'damaligen' Lebensgefühl zu schwelgen, steht die Egozentrik der alten Menschen in A teilweise 'aufreizend' gegenüber. Sie entwickeln besondere Strategien wie 'störendes' Verhalten um Aufmerksamkeit zu bekommen oder das Einführen eigener Spielregeln um mehr Spaß zu haben. Es wird deutlich, dass die Annahme von pädagogischen Inhalten von der Persönlichkeit des Besuchers und dessen 'goodwill' abhängig ist.

Bei der Arbeit mit Alzheimer-Patienten ist dies anders. Der Anpassungsdruck und die Anpassungsbereitschaft ergänzen sich und lassen den „totalitären Charakter" (Koch-Straube 1997, 347) deutlich werden, der Individualität, Persönlichkeit, Verrücktheiten und Absonderlichkeiten nur dann zulässt, wenn sie sich in den von der Einrichtung geplanten und gestalteten Alltag bzw. Therapiespielraum integrieren lassen. Die wenigen persönlichen Spielräume werden allerdings durch die sinnlichen Erfahrungen, hier des gemeinsamen Spielens, von den Therapeuten stark gefördert. Zu beobachten sind dabei die Möglichkeiten: Vergangenes wieder lebendig werden zu lassen, sich miteinander auszutauschen, Erinnerungen mit der eigenen Biographie zu verbinden, den Mitbesuchern und den Therapeuten dieses verbal zu vermitteln.

Dies geschieht beispielsweise durch das Erzählen von Geschichten, die biographische, lebensweltliche oder in beiden zu verortende Ereignisse zum Inhalt haben. Im Zusammenhang mit lebensgeschichtlicher Erfahrung erlangen sie eine sinnkonstituierende Funktion. Frau Vond erzählt, dass sie wie üblich im Sessel saß und Musik hörte, als sie zum ersten Mal bemerkte, dass mit ihr etwas nicht mehr stimmt. Vor ihrem geistigen Auge sieht sie sich in bestimmten Situationen, die Erfahrungen der Gewöhnung (Wiederholung) und Gewöhnlichkeit (Üblichkeit) implizieren und ihr vertraut sind. Die Erfahrung der räumlichen Situierung des Körpers (im Sessel sitzen), verbunden mit einer regelmäßigen Gewohnheit (Musikhören), vermittelt und strukturiert die zeitliche Erfahrung, indem sie vergangenes und gegenwärtiges Erleben durch Analogien verbindet. Erfahrungsdimensionen sind zum Beispiel die Wahrnehmung des eigenen Körpers und die Wahrnehmung des plötzlichen Abbruchs der an Unversehrtheit gewöhnten Körperlichkeit. Die räumliche Körpererfahrung wird durch einen Gegenstand von Dauer vermittelt, bei der sich der Kranke noch so erlebt, wie er vor Ausbruch seiner Krankheit war. Vertraute Erfahrungen definieren Schütz/Luckmann als Aspekte der „natürlichen Einstellung", die auf der Grundlage des „Ich kann immer wieder") basieren. Die Einzigartigkeit des Erlebens, ist eine Erfahrung die den Körper eines Menschen und sein Selbst in Beziehung setzt. Berger/Luckmann charakterisieren: „Einerseits ist der Mensch sein Körper, ganz wie andere animalische Organismen. Andererseits hat er einen Körper. Das heißt, dass der Mensch sich selbst als Wesen erfährt, das mit seinem Körper nicht identisch ist, sondern vielmehr dieser sein Körper ihm zur Verfügung steht. Die menschliche Selbsterfahrung schwebt also immer in der Balance zwischen Körper-Sein und Körper-Haben, einer Balance, die stets von neuem wiederhergestellt werden muss" (Schütz/Luckmann 1979, 29-53).

Spielen verlangt Konzentration, folgt einem bestimmten Muster, erzwingt verbale oder nonverbale Kommentare und bietet damit eine Palette von Ausdrucksformen: Gewohnheit und Überraschung, Übereinstimmung und 'Konter', Freude und Ärger, Gewinn oder Verlust. Vergangenes und Gegenwärtiges ist im Spiel präsent. Bei gemeinsamen Spielen ist es von Bedeutung, dass nach Regeln gespielt wird und darüber auch zwischen allen Beteiligten Einigkeit herrschen muss. Durch Akzeptanz und Nicht-Akzeptanz entstehen Rivalitätskämpfe der am Spiel beteiligten Gruppen. Es geht dabei um eine Identifikationskomponente: Bei Spielen hat jedes einzelne Mitglied einer Gruppe einen Rang oder eine Rolle inne und kann sich mit ihr identifizieren – er ist zugehörig. Dadurch werden ihm Aktion und Schutz zuteil. Entstehen im Spiel Gegengruppen, werden sie zu Angriffsgruppen deklariert. Durch die Angriffsgruppe entsteht der Katalysator zur Erfüllung der Basisbedürfnisse: Identifikation, Aktion, Schutz. Greverus definiert, dass Satisfaktion der Schutz-, Aktions- und Identifikationsbedürfnisse in einem Territorium auf Kongruenz von Umwelt und Umweltverhalten deuten. Sie bieten eine Sicherheit des Verhaltens im Sinne von Harmonie als Übereinstimmung. Die aus der Übereinstimmung mit der Umwelt gewonnene Verhaltenssicherheit entspringt nicht einer objektivierenden Reflexion über die Werte dieser Umwelt, sondern einer Form der Anpassung bzw. institutionellen Determination, die den Einzelnen innerhalb seines Territoriums einordnet. Diese unreflektiert hingenommene Einordnung als Selbstverständlichkeit des territorialen Schemas bezeichnet Greverus als Harmonie (vgl. Greverus 1969, 11-26).

Das Gedächtnis trainieren

Sehr deutlich werden mir die unterschiedlichen institutionelle Ansprüche der Einrichtungen und die Reaktionen der Besucher bei der Beobachtung einer Einzeltherapie in A, der ich eine Gesprächsrunde in B gegenüberstelle. Beiden gemeinsam ist, dass das Gedächtnis aktiviert werden soll.

Gedächtnistraining in A

Herr Ül fällt auf. Äußerlich ist er schlank und groß, etwa 65 Jahre alt und hat dunkles, schon etwas schütteres Haar. An der Art, wie er über seinen Brillenrand sieht, wie er seine Umgebung beobachtet, vermittelt er mir den Eindruck der Andersartigkeit, verstanden als Abgrenzung von den anderen Patienten: hellwache Intelligenz, Provokation durch lang anhaltenden Blickkontakt. Er legt eine Verweigerungshaltung an den Tag, fordert eine Sonderbehandlung. Ich nehme als Protokollantin an einer Einzeltherapiestunde von Herrn Ül und der Ergotherapeutin teil. Mein erster Eindruck ist, dass er sehr wohl weiß, wann und wo seine Therapie stattfindet, er will aber trotzdem abgeholt und in den Therapieraum begleitet werden.

Ergotherapeutin: „Herr Ül, Sie wissen, dass Sie jetzt Therapie haben, und dass sie hier im Raum stattfindet." (Mit „hier im Raum" ist das gleiche Zimmer gemeint, in dem auch die Spieletherapie mit der Gruppe stattfindet).
Herr Ül: „Wer Therapeut ist, findet mich auch. Mir fehlt das persönliche Interesse. Ich

interessiere mich für gar nichts. Es gibt nur noch Reste aus meiner früheren Lebenszeit. Heute bin ich nur noch ein Objekt. Momentan bin ich nur ein schwacher Konsument. Konsumieren kann auch der Dümmste. Ich bin leider so lebensunlustig, depressiv. Das deprimiert einen, wenn man so krank ist. Ich existiere, leben kann man das nicht nennen. Ich habe meine Denkfähigkeit verloren."

Ergotherapeutin: „Das Gedächtnistraining wird sie weiterbringen."

Herr Ül: „Wohin soll ich kommen? Zur Armee und nach Afghanistan? Was suche ich hier?"

Ergotherapeutin: „Sie brauchen nicht hierher kommen, wenn Sie nicht wollen."

Herr Ül: „Ich wüsste nicht, was ich sonst tun sollte. Ich kann nichts mehr."

Ergotherapeutin: „Sie können sich doch noch alleine anziehen, sie können zum Italiener gehen, von dem Sie mir erzählt haben und mit anderen Leuten reden."

Herr Ül: „Das sind keine Lebensziele, an denen sich ein Mensch wetzt. Die Menschen, mit denen ich reden kann, sind dumm. Ich kann keine ordentlichen Gespräche mit ihnen führen. Zum Italiener könnte ich gehen, da haben sie recht, er ist sauber für seine Verhältnisse."

Die Ergotherapeutin: „Was waren ihre früheren Lebensziele?"

Herr Ül: „Geld, einkaufen, arbeiten. Dann kam der Schlag. Mein Plan war, für welche Verlage wollte ich arbeiten. Ich war zufrieden, weil ich erfolgreich war."

Ergotherapeutin: „Was war für Sie früher wichtig?"

Herr Ül: „Meine Freundin, die dauernd krank war. Mich hat Kultur interessiert, Bücher, Musik, Klavier."

Ergotherapeutin: „Sie können alles neu erlernen. Ihre Feinmotorik stimmt noch."

Herr Ül: „Das ist nicht genug. Eigentlich bin ich fertig. Ich habe abgeschlossen. Fernsehen als Lebenssinn ist mir zu wenig."

Ergotherapeutin: „Sie können das Lesen wieder üben."

Herr Ül: „Alles, was ich gelesen habe, ist Unfug. Ich könnte auch geturnt haben."

Ergotherapeutin: „Sie können wieder Klavier spielen, lesen lernen." (Sie deutet auf ein Blatt ,auf dem bestimmte Begriffe, bestimmten Handlungen zugeordnet werden, z. B. Ich hänge die Jacke in den Schrank/den Fußboden/den Ofen)

Herr Ül: „Das ist mir zu primitiv ..."

Ergotherapeutin: „... aber Voraussetzung."

Herr Ül: „Ich hänge die Jacke in den Ofen."

Ergotherapeutin: „Jetzt wollen sie mich veräppeln."

Herr Ül: „Gut, ich weiß, dass die Jacke in den Schrank gehört. In Afghanistan knüpfen die Menschen Teppiche mit Fehlern, um zu beweisen, dass sie nicht unfehlbar sind. Ich will auch hier Fehler machen. Jetzt wird Afghanistan zerbombt."

Ergotherapeutin: „Das ist kein Spiel ..."

Herr Ül: „Ich bin Teppichhändler, wenn sie verstehen, was ich meine. Das ist eine bestimmte Mentalität, aber ich will nicht eitel sein."

Ergotherapeutin (unmutig): „Wir können es auch lassen ..."

Herr Ül (legt die Hand auf ihren Arm): „Was ich kann verdanke ich Ihnen. Sie sind ein netter Mensch, Sie haben einen schönen Glauben. Ich bin religiös. Ich möchte im Familiengrab liegen, möchte aber nicht, dass das Sterben wehtut. Meine Großmutter wollte nicht sterben."

(Er füllt fünf Kästchen richtig aus.)

Ergotherapeutin: „Sehen Sie, Sie können es. Ich bereite Ihnen weitere Aufgaben vor, die können Sie alleine und selbständig lösen."

Herr Ül: „Statt dem Vaterunser beten, kann ich auch Kästchen ausfüllen. Ich mache das für Sie."

Ergotherapeutin: „Das sollen Sie aber nicht für mich tun, sondern für sich selbst."
Herr Ül: „Sie müssen eine erfolgreiche Berufsausübung machen, dafür bin ich nütze."
Ergotherapeutin: „Für heute sind wir fertig."
Herr Ül (entrüstet): „Das kann nicht alles gewesen sein! Man gewinnt menschlichen Kontakt und wird dann abgeschoben. Das ständige Aufhören von Dingen. Ich habe länger gewartet, als ich bedient wurde."
Ergotherapeutin: „Ich bin hier angestellt und habe für jeden Besucher nur eine bestimmte Zeit zur Verfügung."
Herr Ül: „Ich möchte mich krachen, zoffen ..."
Ergotherapeutin: „Sie müssen jetzt gehen. Den Weg finden sie ja alleine."
Herr Ül (schmeichelnd): „Ich gehe ja schon. Ich bin doch ganz brav" (PA15).

Andragogischer Anspruch versus Verweigerungshaltung des Besuchers

Als Herr Ül gegangen ist, wirkt die Therapeutin sehr erschöpft. Sie ist verunsichert, fragt mich, ob sie richtig reagiert habe. Sie erzählt mir:

„Ich fühle mich einesteils überfordert, betrachte es andererseits auch als Herausforderung mit einem Patienten zu arbeiten, der wortgewandt ist und mir zu verstehen gibt, dass er gerne mit mir zusammen ist. Ich habe einesteils Angst davor, mich nicht abgrenzen zu können, andererseits bin ich froh, dass es jemanden gibt, der kämpft und noch nicht resigniert hat. Die depressive Stimmung des Patienten weist darauf hin, dass er sich nicht mit seiner Krankheit abfinden kann. Er ist aber auch nicht bereit, seine noch vorhandenen Fähigkeiten zu aktivieren. Es ist für mich einesteils einfacher, wenn die Patienten nach meiner Anweisung die Kästchen ausfüllen, damit kann ich meiner beruflichen Aufgabe als Ergotherapeutin gerecht werden. Andererseits stelle ich auch an mich selbst den Anspruch der Therapeutin, die dem Kranken aus der seelischen Krise helfen möchte" (GMAET4).

Sie führt mich in den Zeichenraum, wo Herr Ül in der letzten Stunde ein Bild gemalt hat. Das Bild zeigt drei Figuren: in der Mitte einen unbekleideten Mann, links von ihm eine junge, schlanke Frau mit Pferdeschwanz, bekleidet mit langer Hose und Rollkragenpullover, rechts von ihm eine ältere, dralle, nackte Frau mit einer Kurzhaarfrisur. Der dickliche, ältere Mann in der Mitte zeigt der jungen Frau eine 'lange Nase'. Diese blickt ängstlich in Richtung des Mannes. Die ältere Frau beobachtet die Szene mit scheinbarer Skepsis. Die beiden Frauen tragen viereckige Kästen in nur angedeuteten Händen.

„Ich bin unsicher darüber, ob er sich über mich lustig macht, oder ob das Gebaren des Mannes eine sexuelle Komponente hat. Die nackte Frau sehe ich als seine Freundin, die erfahren genug ist, zu wissen, dass Herr Ül die Frauen gerne sieht" (GMAET4).

Das Bild bereitet der Therapeutin „Unbehagen" und wirft für sie die Frage auf, ob sie den Patienten an die Kunsttherapeutin abgeben soll. Sie erkennt sich selbst in der jungen Frau und sieht in dem gezeichneten Mann Herrn Ül.

Die Gesprächsrunde in B

Die von der Altentherapeutin geleitete Gesprächsrunde in B hat das Ziel „an alltägliche Episoden anzuknüpfen, ein Gruppenerlebnis zu vermitteln, Geduld zu üben und soziale Kontakte zu pflegen" (GMBAT2). Ich protokolliere:

Im kleinen Raum im Keller sitzen acht Patienten rund um den Tisch. Jeder bekommt einen Speiseplan. Zunächst fragt die Therapeutin, wer an welchen Tagen in die Tagespflege kommt. Frau Ried jammert: „Wir sind blöd. Wir kommen dauernd." Frau Vond betrachtet den Speiseplan und fragt: „Was ist eigentlich der Unterschied zwischen einer Suppe und einer Tagessuppe?" Tatsächlich steht beim Speiseplan bei Menü I „Tagessuppe" und bei Menü II „Suppe". „Es bedeutet, dass es bei beiden Menüs die gleiche Vorsuppe gibt", erklärt die Altentherapeutin. Sie spricht nun jeden der Gäste einzeln an: „Möchten Sie am Montag Kaiserschmarren oder Tortellini". „Kaiserschmarren sind gerupfte Pfannkuchen", erläutert Herr Babbel. „Das ist ähnlich wie Flädlesuppe", weiß Frau Vond. „Die Flädlesuppe isst man vorwiegend im Badischen", erklärt Herr Babbel. Die Gruppe bevorzugt Kaiserschmarren.

Mit jedem Essen werden Erinnerungen verbunden, erläutert, was zusammen passt oder nicht: „Sauerkraut passt nicht zu Tortellini", erklärt Frau Ried. „Apfelmus auch nicht", ergänzt Herr Babbel und erläutert das Rezept für Sauerkraut mit Bauchfleisch. Das Gespräch kommt auf die typisch deutsche Küche, in der es früher keine Tortellini gegeben habe und die man heute auch nicht unbedingt haben müsse. Dazwischen sagt Frau Ried: „Am Mittwoch bin ich nicht da, da gehe ich mit meinem Mann ins Gebirge." „Das ist ja wohl quatsch", sagt Frau Vond. „Es stimmt schon, dass Frau Ried am Mittwoch nicht zu uns kommt", interveniert die Therapeutin. Frau May umklammert ihre Tasche und beantwortet klar, dass sie sich Schnitzel auch zu Hause machen könne und daher Schwäbische Maultaschen am Donnerstag vorziehen würde. „Freitags gibt es Kabeljau oder Russische Eier", sagt die Altentherapeutin. „Gut," antwortet Herr Babbel, „dann nehme ich die Forelle." Geduldig wiederholt die Therapeutin den Speiseplan, bis die richtige Entscheidung getroffen worden ist. Frau Ch. fragt zaghaft: „Könne Sie mir net emal e bissche helfe?" Und Frau Ried blafft sie an: „Du bist net blind, Du tust doch nur so." Die Therapeutin umarmt Frau Ch. sanft und liest ihr die Karte noch mal von vorne vor (PB32).

Die Altentherapeutin erläutert mir später:

„Frau Ried und Frau Ch. agieren so miteinander, wie sie es von daheim her gewöhnt sind. Frau Ried übernimmt die Rolle der Tochter, die ihre Mutter darauf hinweist, dass sie nicht so hilflos ist, wie sie sich gibt. Frau Ch. kennt den Ton, weil ihre eigene Tochter genauso mit ihr spricht. Damit haben sich die beiden gut arrangiert" (GMBAT3).

Analyse: An Altes wieder anknüpfen – Neues erfahren

Die Übersicht über Vermittlung, Aneignung und Interaktion ergibt folgendes Bild:

	in A	*in B*
Vermittlungs-leistung	„weiterbringen" – Aufklärung über noch vorhandene Fähig-keiten (alleine anziehen, raus-gehen, mit Leuten reden), Hilfestellung beim Wiederer-lernen von Fähigkeiten, an frühere Lebensziele an-knüpfen.	Bühne zur Selbstdarstellung geben, an vertrautes Wissen anknüpfen, Geduld lehren, soziale Kontakte herstellen.
Annahme durch die Besucher	Ablehnung des Anknüpfens an Altes (es ist bereits erlebt, bietet nichts Neues mehr, gelingt schlechter als früher).	Positives Wohlfühlen durch: Gefühl der Wahlmöglichkei-ten (Auswahl zwischen zwei Gerichten), Erfahrungsaustausch mit anderen (was passt zusam-men), Freiheit der eigenen Entschei-dung (was schmeckt mir).
Kommunikation/ Interaktion	verbal: Kommunikation der Thera-peutin erfolgt nur auf der Sachebene, verbale Kommu-nikation des Klienten zielt auf die Gefühlsebene. nonverbal: keine Übereinkunft der 'Spiel-regeln' und der Rollen (The-rapeut will die inferiore Rolle, Klient die gleichberechtigte).	verbal: zu Beginn der Stunde Aus-druck des Jammerns (wir kommen dauernd), im Verlauf der Stunde erfolgt ein Sich-im-Dialog-aufeinander-Einlassen. nonverbal: Klare Rollenverteilung, Hilfe von der Therapeutin anneh-men, sich mit anderen arran-gieren.

In der Gesprächsrunde in B wird an implizites Alltagswissen und Alltagssi-tuationen angeknüpft. Alltagsästhetische Episoden definiert der Soziologe Gerhard Schulze als Handlungen, die sich in einer bestimmten Situation ereignen, bei der aber mehrere Handlungsmöglichkeiten bestehen. Diese Handlungen sind durch innenorientierte Sinngebung motiviert und erschei-nen dem Erlebenden als alltäglich (vgl. Schulze 1997 , 732). Die innenorien-tierte Sinngebung zeigt sich bei den Alzheimer-Patienten im lustvollen Erinnern, was beim Essen 'zusammenpasst' und was nicht. Alltagswissen zeigt sich auch darin, was man leicht zu Hause kochen kann und was man lieber im Lokal isst, weil es außergewöhnlich bzw. aufwendig in der Zubereitung ist. Es geht um Gewohnheiten, um alltägliche Rolleneinnahmen wie hier zwischen Mutter und Tochter, um Erinnerungen an Freizeit, Essen, Arbeiten. Den Gästen geht es darum, noch vorhandene Erinnerungen und Kompetenzen den MitbesucherInnen gegenüber unter Beweis zu stellen. Die Altentherapeutin geht davon aus, dass sie vom Alzheimer-Kranken keine Leistungen mehr fordern darf. Jede Situation, die eine Leistungsanforderung zu enthalten scheint, ruft beim Kranken Misstrauen hervor. Aus der Sicht der Validation fliehen Alzheimerkranke ja gerade aus einer leistungsorientierten Welt, weil sie den dort herrschenden Ansprüchen nicht mehr gerecht werden können, wie es die Begründerin der Validationsmethode, Naomii Feil, definiert. In A werden von Herrn Ül 'mechanische' Gedächtnisübungen erwartet.

Die Ergotherapeutin geht davon aus, dass Gedächtnisverluste durch Übungen kompensiert werden können. Herr Ül will:

- eigene Phantasie entwickeln – nicht nur konsumieren,
- nach der eigenen Mentalität handeln („Teppichhändler") – Interaktionen und Leistungen aushandeln dürfen,
- als Individuum wahrgenommen werden (Webfehler im Teppich sind Zeichen eines Unikats),
- Empfindungen, Gefühle zulassen dürfen – Sexualität 'ausdrücken' können (es kommt nur als Symbol im Bild zum Ausdruck), Wut zulassen dürfen (sich krachen, zoffen), nicht 'brav' sein müssen,
- aus eigenem Antrieb handeln – keine Auftragsarbeiten durchführen
- andere warten lassen – nicht warten müssen,
- als gleichberechtigt gelten – nicht nur zur „Berufsausübung" der Therapeutin gebraucht werden,
- menschlichen Kontakt gewinnen – nicht „abgeschoben" werden.

Herr Ül reagiert mit Verweigerung, Provokation und Ironie, die Therapeutin mit Unsicherheit, Hinweise auf ihre Position und die wenige Zeit für die Klienten. Die von der Einrichtung vorausgesetzte Rehabilitationsfähigkeit, bei der Herrn Ül durch Training mit einem Feedback über seine Leistung ein Erfolg in Aussicht gestellt wird, verstärkt seine Grundstimmung des Versagens und des Verlustes eines positiven Lebensgefühls.

Der Perfektionist oder Krankheit bedeutet den Verlust der Lebensziele

Herr Ül entwirft in der Therapiestunde ein Bild des Alters: dumm ohne Lebensziele. Seine Rolle als Kranken sieht er nur noch als Konsument. Er hat in seinen eigenen Augen keinen Nutzen mehr für die Gesellschaft. Seinen Nutzen sieht er für die Therapeutin. Damit sie ihren Auftrag, mit ihm eine Therapie durchzuführen, erfüllt, hilft er ihr, indem er „sinnlos" Kästchen ausfüllt.

Herr Ül ist Perfektionist, er ist nicht mit dem, was er noch leisten kann zufrieden, misst sich vielmehr an dem, was einmal seine Fähigkeiten waren. Er hat eine tiefe Depression, weil er alles, was für ihn Sinn macht, schon erlebt hat. Er kokettiert mit seinen Fehlern, verlangt von der Therapeutin, dass sie seine Unzulänglichkeit als neue Art seiner Persönlichkeit akzeptiert. Er vergleicht sich mit dem Bild des Menschen einer anderen Kultur (Afghanen), Menschen, die sich ihrer Fehlbarkeit bewusst sind. Diese Menschen wertet er als klüger, Menschen, die nicht durch Schulbildung, sondern durch innere Weisheit zu einer anderen Sicht von Können oder Nichtkönnen gelangt sind. Damit verweist er auf das Ideal der westlichen Industrienationen, die den Menschen an seinen noch vorhandenen geistigen und körperlichen Fähigkeiten messen, im Gegensatz zu Kulturen, bei denen andere Werte als 'Leistung' gefragt sind. Während Herr Ül früher andere Lebensziele verfolgte, Pläne hatte wie Reisen, einen Verlag gründen, Spaß mit der Freundin haben, orientiert er sich heute an inneren Werten wie dem Glauben und der Kleinheit des Menschen vor Gott. Beten ohne Glauben ist für ihn ähnlich sinnlos wie Kreuze in Kästchen zu malen, um seinen Wissensstand nachprüfen zu lassen.

Herr Ül hat Angst vor dem Sterben. Er reflektiert über sein Leben und fürchtet den Tod.[100] Seinen Lebenszustand sieht er als lebendiges Todsein an, als sinnlose Zeitvergeudung. Seine Angst gilt nicht dem Tod an sich, sondern der Art und Weise, wie er einmal sterben muss. Er sieht die bis dahin verbrachte Zeit als ein sinnloses Warten, in der er keine Vertrauten hat, in der der Therapeut nur eine Aufgabe erfüllt und nicht ein wirkliches Interesse für ihn aufbringt.

Die Reaktion der Ergotherapeutin

Der Therapeutin geht es im Wesentlichen um die Problematik, was sie als professionelle Helferin tun kann, wenn sie es mit einem „starken Schwachen" (Schulz von Thun 1999, 89) zu tun hat, der ihr im wahrsten Sinne des Wortes 'auf den Leib rückt'. Er gibt ihr durch ein Bild zu verstehen, dass er sich in sexueller Hinsicht mit ihr auseinandersetzt, sie fühlt sich davon abgestoßen. Gleichzeitig empfindet sie eine Faszination darüber, als Frau anerkannt und als Therapeutin herausgefordert zu werden. Schulz von Thun definiert, dass es in der Situation zwischen Anteilnahme und Abgrenzung für den Helfer eine adäquate Methode des Selbstschutzes gibt, und der liegt im Nein-Sagen. Wenn Mitleid und Hilfsbereitschaft unter die Haut kriechen und sich der Helfer für Abhilfe und Linderung alleine zuständig fühlt, gerät er in ei-

---

100 Freud unterscheidet in seiner Arbeit „Jenseits des Lustprinzips" (1920) zwischen einem Lebenstrieb („Eros"), der icherhaltende Triebe und Sexualtriebe umfasst, und einem Todestrieb („Thanatos"), der zur Wiederherstellung eines früheren Zustandes, zu dem das Leben „über alle Umwege der Entwicklung hinweg" zurückstrebt (vgl. Freud 1920, 40, zit. nach Rohde-Dachser 1996a, 19).

nen emotionalen Sog, in dem die Grenze zwischen Ich und Du zum Verschwimmen gebracht wird (Konfluenz) (vgl. ebd.). Sie beschließt zunächst weniger Einzeltherapien im Bereich der Ergotherapie für den Klienten anzubieten und ihm in Absprache mit der Kunsttherapeutin die Möglichkeit zu bieten, Probleme in der Kunsttherapie aufzuarbeiten. Damit verlagert sie das Problem zwischen Herrn Ül und ihr selbst in einen anderen Zuständigkeitsbereich, um sich nicht weiter damit auseinandersetzen zu müssen.

Irritationen der fremden Forscherin – Erklärungsansätze

Die Reaktion der Therapeutin auf Herrn Üls Bild des Mannes zwischen zwei Frauen ruft in mir eine starke Irritation hervor. Die Ergotherapeutin spricht mich in der Rolle der 'Ratgeberin' an. Dies setzt für mich voraus, dass ich ihr Unbehagen über die sexuelle Komponente des Bildes nachempfinden oder erklären kann. Mit der Einnahme der Rolle als Frau, die sich den sexuellen Wünschen eines Mannes ausgesetzt sieht, würde ich meine Neutralität verlieren. Mit der Rolle der 'Therapeutin' für die Ergotherapeutin fühle ich mich überfordert. Um meine Rolle als interpretierende Ethnologin zu wahren, beschließe ich das Bild mittels psychoanalytischer Verstehensansätze zu deuten. Im Bild wird eine Dreieckskonstellation zwischen einem Mann und zwei Frauen dargestellt. Die Nacktheit des älteren Mannes und der älteren Frau ist zwar nur angedeutet, enthält aber eine sexuelle Komponente, die für mich den Bezug zu Herrn Ül und seiner Lebensgefährtin aufweist. In der jungen bekleideten Frau erkenne auch ich die Therapeutin wieder. Die dargestellte ältere nackte Frau und Herr Ül bilden für mich eine Einheit. Die Darstellung der jüngeren Frau trägt für mich, trotz Bekleidung, kindlich 'aufreizende' Züge, die einen Verführungscharakter haben. Sie wendet sich dem unbekleideten älteren Mann, der ihr Vater sein könnte, in einer Verführungspose zu (deutlich an der Kopfhaltung und dem Arm, der sich ihm entgegenstreckt). Den Verführungskünsten der Tochter (Therapeutin) setzt der Vater (Herr Ül) eine 'lange Nase' (dargestellte Gestik, bei der der Daumen der gespreizten Hand an der Nase als Verlängerung der Nase dient) entgegen. Die Gestik der 'langen Nase' hat in unserem Kulturkreis die Bedeutung, sich über einen Menschen lustig zu machen. Sie drückt so etwas wie Schadenfreude aus. Dem Begehren der jungen Frau (Therapeutin) nach Einschluss in die Dreierbeziehung (Herr Ül und die mütterliche ältere Frau) steht die provokante Geste des Mannes irritierend gegenüber.

Feldtagebuch: Die im Bild dargestellte Dreieckskonstellation provoziert bei mir Assoziationen zur ödipalen Phase (4.-6. Lebensjahr) des Kindes. Es geht dabei um die Vorstellungen, die sich das Kind über die sexuelle Beziehung zwischen Vater und Mutter macht, aus der es sich ausgeschlossen fühlt. Gleichzeitig dominieren kindliche Phantasien über diese „Urszenen" (Freud 1905). In der spezifischen Konfliktsituation Herrn Üls, so meine These, erneuert sich der ödipale Konflikt. Die Attraktivität und das freundlich ihm zugewandte Wesen der Ergotherapeutin versteht Herr Ül als sexuelle Versuchung. Er sieht in der Therapeutin die junge Frau, die verführerische Signale aussendet und gleichzeitig die Tochter, mit der Intimität nicht möglich ist. Seine zeichnerisch dargestellte frühere Lebensgefährtin präsentiert Herrn Üls schlechtes Gewissen bzw. Über-Ich. Herr Ül wünscht sich Sexualität, hat aber keine Partnerin mehr, sehnt sich nach Zuwendung und Aufmerksamkeit als Mann, bleibt aber für die Therapeutin letztlich nur Klient oder allenfalls 'Vaterfigur'.

Reflexion: Stärkung oder Bedrohung der Stabilität des Selbst

Die Gesprächsrunde in B bietet den Klienten die Möglichkeit mittels vertrauter „Sachthemen" (Nolda 1996a, 314) autobiographische Parallelen zu ziehen, die dem Bereich ihrer lebensweltlichen Erfahrungen entnommen sind. Durch ihr verbalisiertes 'Wissen' und die Möglichkeit, Kenntnisse und noch vorhandene Fähigkeiten vor anderen zu präsentieren, kommt es zur Selbstdarstellung (was man früher alles konnte) und zur Einnahme von Sonderstellungen (was man heute noch alles weiß). Das ansonsten allseits präsentierte und thematisierte Thema 'Leiden' wird in diesem Kontext für eine Stunde lang bedeutungslos. Die Therapeutin reagiert mit angemessenem Ernst auf jede Äußerung, auch dann, wenn sie der fremden Beobachterin auch noch so 'absurd' erscheint. Das 'Persönliche' jedes einzelnen wird in einer von ihr gesteuerten, der Stunde angepassten Kommunikationsform durch Wiederholung und durch nähere Erläuterungen gefördert. Dabei wandelt sie Privatunterhaltungen oder Zurechtweisungen und Realitätshinweise (Frau Vonds Einwand, es wäre quatsch, dass Frau Ried mit ihrem Mann morgen in die Berge wandern geht) in verständliche Erklärungsmuster um, die es dem einzelnen Teilnehmer ermöglichen, 'sein Gesicht zu wahren'. Die Gedächtnissprechstunde in A hingegen gerät zu einer wechselseitigen 'Angstpartie', in der einmal der Patient und dann wieder der Therapeut mit den eigenen Ängsten konfrontiert werden. Zum besonderen Merkmal der Interaktion zwischen Therapeut und Klient wird das Thema der 'Unmöglichkeit': den sich stellenden Erwartungen zu genügen, sich immer wieder neu zu motivieren, die starke Kränkung des Selbstbildes zu verarbeiten, die Konfrontation mit (eigenen) Lebensentwürfen auszuhalten. Es kommt zu einem wechselseitigen Prozess: Im täglichen Erleben verzweifelte, resignierte, widerständige Menschen fragen nach dem Sinn des eigenen Lebens, dem Grund des eigenen Versagens, der Unmöglichkeit Pläne zu erfüllen und Angst auszuhalten. Die Ergotherapeutin, die sich ständig damit konfrontiert sieht, entwickelt ihrerseits heftige Gefühle, die ihre Integrität und ihre psychische Stabilität gefährden.

Kennzeichnend für die Lebenswelt von Einrichtungen der Pflege und Aktivierung alter Menschen ist, dass diese Orte mit starken Emotionen besetzt sind, gleichzeitig aber Gefühle wie Schuld, Ekel, Aggression im Berufsbild der MitarbeiterInnen keine Berechtigung finden dürfen (vgl. Koch-Straube 1997, 271). Durch die ständige Beherrschung tragen diese Gefühle zur besonderen Atmosphäre der Einrichtung bei, gerade weil sie nur 'gedämpft' artikuliert werden dürfen. Es ist eine Frage der Persönlichkeit, wie der einzelne mit der Unterdrückung der Gefühle zurechtkommt. Abgewehrte Impulse drängen im Unbewussten weiter und führen auf Dauer zu psychischen und psychosomatischen Störungen (vgl. ebd.). Die Beobachtung zeigte, dass es bei einzelnen Klienten zu depressiven Reaktionen kommt, dass Therapeuten mit Krankheit oder dem Gefühl des Ausgebranntseins reagieren. Zu den spezifischen Merkmalen werden die Distanzierung von den BesucherInnen der Einrichtungen und der Rückzug von ihren beständigen Forderungen und Klagen. Dieser Abwehrprozess der MitarbeiterInnen, der vor allem in A beobachtet wurde, wirkt der Bedrohung der Stabilität des eigenen Selbst entgegen, trägt aber gleichzeitig wieder zur Bedrohung des Selbst der Kranken bei, die sich von den MitarbeiterInnen enttäuscht und nicht angenommen fühlen.

Musikalische Interaktionen

Eine Musiktherapie gibt es nur in der Einrichtung in B. Ich frage die Musiktherapeutin in einem problemzentrierten Interview nach der Wirkungsweise und Empfindungen der Musik auf die Alzheimer-Kranken, möchte auch etwas zu ihrer persönlichen Stimmung erfahren, in einer Welt, die vor allem im Alltag oft als „chaotisch" und oder „sinnlos" empfunden wird. Sie erzählt mir:

„Der Rhythmus der Musik kann den Stoffwechselrhythmus des Menschen verändern und positiv beeinflussen. Darüber hinaus weckt Musik das Bedürfnis zur Symbolisierung. ... Farben sehen bedeutet, dass etwas aufgerührt wird, das dann unter einem Symbol abgelegt wird. Dabei geht es um narzisstische Prozesse – das Empfinden: Ich bin. Ich hole Luft. Die Ich-Wahrnehmung und die Ich-Erfahrung." ... Das persönliche Empfinden bis hin zur Erfahrung der Gemeinsamkeit wird im Interaktionismus ausgedrückt. Eine offene Ballrunde baut das gemeinsame Erleben und Erfahren auf. Ich werfe differenziert zu, das heißt symbolisch gesprochen, mein Auge ist geöffnet für die anderen, von den anderen kommt etwas zurück. Es entsteht ein Sog, in dem ich erfahre, da kann ich mitmachen. Da ist nichts peinlich oder kindisch, sondern alles ergibt sich von selbst, wird selbstverständlich. Wird von mir und den anderen verstanden. Das erzeugt Emotionen, wie zum Beispiel Trauer, die ich herauslassen kann. ... Meine gestauten Aggressionen finden ein Ventil, einen Raum. Ich schlage die Trommel. Hole in der Luft zu einem Schlag aus, halte mich selbst zurück. Ich bin mit mir in Kontakt und mit den anderen, die meine Lieder, meine Musik, die ich gerne höre, mit mir teilen. ... Mir fällt ein schönes Beispiel ein: Da war die Tischtrommel und alle teilten diese Trommel. Aber Frau F. wollte die Nähe zu den anderen nicht aushalten. Sie holte ihren Handschuh aus der Tasche. Der gab ihr die innere Hilfe durch die äußere Distanz durch das Bekleidetsein, nicht nackt ausgeliefert sein, durch den Handschuh. Ihre Musik wäre die diffuse Musik gewesen. Aber für diese Musik war in der Gruppe, in der alle den gleichen Rhythmus anschlugen, kein Platz. Für sie wäre eine Einzeltherapie notwendig, um erst einmal zu sich selbst zu finden, um ihre Trauerarbeit alleine zu leisten und nicht in der Großgruppe nur am Rande zu stehen. Insofern findet kein prozesshaftes Arbeiten statt" (GMBMT4).

Ich frage sie danach, ob ihre persönlichen Empfindungen, ihre Stimmungen, einen Einfluss auf das Verhalten der Gruppe oder das des Einzelnen haben und erfahre:

„Auch ich kann nicht immer hinter jedem in der Gruppe gleichmäßig stehen. Ich habe auch eigene Probleme, die ich nicht einfach ablegen kann. Manchmal kann ich einfach keine lustige Musik hören, dann spürt die Gruppe, dass ich nicht dahinter stehe." Sie erläutert mir, dass es den Patienten genauso geht. „Das Setting kommt von außen, die Therapeuten haben einen Plan vorbereitet. Aber ist der Gast bereit, sich auf diesen Plan einzulassen? Kann er der Einladung folgen, sich in seinen Gefühlen mit den anderen zu verbinden?" Wir Therapeuten repräsentieren die Gefühle, die in den Gruppen zum Tragen kommen. Läuft es gut, dann bauen wir Aggressionen ab, vermeiden Handgreiflichkeiten, wenden Interaktionen in einen positiven Bereich. ... Wichtig ist auch das Umfeld des Alltags während der Pflege hier in der Einrichtung, aber auch zu Hause beim Kranken. Psychisches Einfühlen alleine genügt nicht. Es muss auch klar sein, dass der Kranke keine Schmerzen leiden muss, dass seine Medikation stimmt" (GMBMT4).

Ich möchte von ihr wissen, ob sie manchmal das Gefühl der Leere, der Sinnlosigkeit empfindet, die sich durch die Resignation der Patienten auf sie selbst überträgt. Das lehnt sie ganz entschieden ab:

„Hier empfindet niemand Sinnlosigkeit oder Leere, sondern ganz im Gegenteil. Hier gibt es die neue positive Erfahrung und die positive Einstellung zu den sinnlichen Erfahrungen, die sich in Aussagen zeigt wie ‚Das konnten wir früher nicht, oder ‚Das durften wir nicht‘. Der Wunsch nach sinnlichen Erfahrungen war immer da, durfte aber nicht immer artikuliert werden. Heute ist der Wunsch da nach sinnlichen Erfahrungen, nach einem die Sinne mit einbeziehenden Verhalten, das dazu beiträgt, neuen Sinn zu geben, alte Verletzungen zu bewältigen und inneren Frieden zu finden" (GMBMT4).

Klangbilder malen

Die Musiktherapeutin lädt mich ein, bei den musikalischen Interaktionen als Akteur dabei zu sein, um Stimmungen und Gefühle unmittelbar mitzuerleben. Ich stehe vor der Schwierigkeit, einesteils stichwortartig zu protokollieren, andererseits die angebotenen Übungen mitzumachen.

Wir sammeln uns vor der Tür, die das Tagespflegeheim mit dem Flur des Altenpflegeheims verbindet. Es herrscht große Aufregung darüber, wer von den Patienten mit nach draußen darf. Die Musiktherapeutin steht vor dem Problem, die Menschen von der Tür abzudrängen, die nicht für eine Therapiestunde vorgesehen sind und gleichzeitig den Menschen, die sie vorher ausgewählt hat, die Möglichkeit zum Verlassen des Raumes zu geben. Die Patienten trippeln im Konvoi den Gang entlang, durchqueren die Besucherhalle, wo es sich selbsttätig öffnende Glastüren gibt, gelangen in einen weiteren Gang mit einer hölzernen Laufschiene an der Wand. Sie bemühen sich das Gleichgewicht zu halten. In ihren Gesichtern zeigt sich Anspannung und die Angst, den richtigen Weg nicht zu finden. Die Musiktherapeutin geht voraus, zwei Besucher stützend, ich bilde die Nachhut, darauf achtend, dass keiner einen 'Fluchtversuch' unternimmt.

Im Musikraum beginnt die Stunde mit Aufwärmtraining. „Füße stampfen, langsam im Schritt laufen und jeder geht mit." Die zehn Patienten sitzen auf Stühlen im Kreis und beobachten die Aktivitäten der Therapeutin. Die Füße werden gedreht, die Beine abwechselnd angehoben und geschwungen. Jeder macht mit, so gut er kann. Es erfolgt keine Korrektur seitens der Therapeutin und auch keine Bewertung untereinander. Zuerst werden verschiedene Bälle geworfen, ähnlich wie in der Bewegungstherapie, dann erläutert die Musiktherapeutin, dass nun ein „Klangbild' entworfen werde. Jeder bekommt ein Instrument vor die Füße gestellt: eine Trommel, ein Xylophon, ein Glockenspiel. Vorsichtig probieren die alten Menschen ihre Instrumente, entlocken mutig oder zaghaft, laut oder leise, einzelne Töne. Sie improvisieren unaufgefordert, jeder für sich alleine.

Die Musiktherapeutin beginnt mit einem Schlag mit den Becken. Sie deklariert es als „eine Aufforderung, sich Mut zu fassen und sich auf die Musikerfahrung einzulassen." Erläuternd ergänzt sie: „Die Musik kommt aus der Stille und endet in der Stille." Alle machen mit, konzentrieren sich auf ihre Klöppel, versuchen einen gemeinsamen Rhythmus zu finden, achten auf die Töne der anderen, lassen sich von der Musik mittragen. Zehn Menschen finden einen gemeinsamen Rhythmus, zu dem die Musiktherapeutin auf der Querflöte improvisiert.

Die Töne gleichen den Menschen, die sie spielen, werden mutiger oder angepasster, scheren aus, versuchen sich anzupassen. Am Ende verklingt die Querflöte und die Musik verhallt. Es herrscht für einen Moment lang andächtiges Schweigen und Freude über das Klangerlebnis, die sich nicht verbal, sondern durch strahlende, entspannte Gesichter äußert. Die Musik hat die alten Menschen für einen Moment lang vereint. Wortlos trippelt die Gruppe zurück in den Aufenthaltsraum des Tagespflegeheims (PB9).

Feldtagebuch: Immer wieder fällt mir der Bruch zwischen dem Erlebnis der Musik in einem anderen Raum und dem Zurückkehren in den Alltag des Tagepflegeheims auf. Es ist wie das Zurückkehren in eine andere Welt. Im Tagespflegeheim herrscht das Problem vor, wie können die AltenpflegerInnen die Zurückgebliebenen beschäftigen und gleichzeitig den Tisch decken? Wie kann das Team die Mittagspause organisieren? Es ist soeben genügend Suppe mitgekommen, was ist zu tun? Wie erlebt ein alter Mensch den Gefühlsumschwung zwischen träumen und spielen und der notwendigen institutionellen Organisation? Ich fühle mich regelmäßig verunsichert, habe das Gefühl, nach der Musikstunde alleine mit meinem Erlebnis sein zu wollen, möchte mich zurückziehen. Dies ist für die Kranken nicht möglich. Sie müssen zurück in den Pflegealltag.

Der Sitztanz

Acht alte Menschen sitzen in einem Kreis im kleinen Musikzimmer. Die Musik- und die Altentherapeutin wollen heute die Stunde gemeinsam mit ihnen gestalten. Ich sitze mit dem Schreibblock auf den Knien zwischen ihnen und protokolliere.

Die Stunde beginnt mit der Aufforderung der Musiktherapeutin an die Teilnehmer: „Lassen Sie den Fuß kreisen, massieren sie das eigene Gesicht, klopfen Sie sich selber ab und streichen an sich herunter. Wir wollen Blockierungen abstreifen, bis die Energien frei fließen können."

Jeder Besucher darf sich nun ein durchsichtiges, farbiges Tuch aussuchen, das zum Rhythmus der Musik vom Tonband hin- und hergeschwenkt werden soll. Es sind Volkslieder, die die Patienten kennen und teilweise leise mitsingen. Die Musiktherapeutin stellt Verbindungen zwischen Farben, Melodien und dem Schwenken der Tücher her. „Ein blaues Tuch erinnert an blaumachen. Das hat etwas mit Pflanzenfärberei zu tun. Die Pflanzenfärber mussten viel Alkohol trinken und auf ihre Stoffe urinieren, die sich dann mit der entsprechenden Farbe vermischten und den Stoff blau machten. Am nächsten Tag mussten sie blaumachen, weil sie zuviel Alkohol getrunken hatten", erklärt sie. „Lila ist die erste Farbe, die dem Baby im Mutterleib sichtbar ist.." Es wird zustimmend genickt, ohne weiter zu kommentieren.

Die Besucher dürfen sich nun jeder ein Lieblingslied aussuchen. Dazu werden die Tücher weiter geschwungen. Die Musiktherapeutin kommentiert: „Musik ist ein Ohrwurm, der in uns weiterschwingt, der uns eine Stütze verleiht. Die Melodie bleibt, wenn alles andere sich verändert." Die durchsichtigen Tücher werden den Patienten abgenommen und auf dem Boden ausgebreitet. Dazu erläutert die Musiktherapeutin: „Das oberste ist braun. Seine Farbe steht für die Erde. Darunter liegen viele andere Tücher. Sie symbolisieren die Pflanzen, die bald die Erde durchbrechen werden." „Vor Frühlings Erwachen", nennt sie ihr Stimmungsbild und erklärt: „Sonne, Wärme, Neuanfang, neues Leben, Hoffnung, das sind Dinge, die sich mit dem Frühling verbinden."

Die Musiktherapeutin improvisiert mit der Querflöte, die Altentherapeutin gibt einen gleichmäßigen Rhythmus am Holzxylophon vor. Die Patienten nehmen die Schwingungen auf. Singen und klatschen im vorgegebenen Rhythmus mit. Die Stimmung wirkt heiter und gelöst. Die Altentherapeutin lächelt und sagt: „Die beginnende wärmere Jahreszeit schafft eine Stimmung, die zum Verlieben ist" (PB10).

Feldtagebuch: „Frühlings Erwachen" (1971) erinnert mich an das Drama des deutschen Dramatikers Frank Wedekind, das um die Jahrhundertwende entstanden ist und deren pädagogische 'Nachwirkungen', die alten Menschen noch miterlebt haben. Es geht dabei um ein streng organisiertes Schulsystem und die autoritär ausgeübte Erziehungsgewalt des Elternhauses, in der Freiheit und Neues nur sehr eingeschränkt erlebt werden konnten, was mit der Situation des Alltags im Tagespflegeheim vergleichbar scheint. Vielleicht genießen die Besucher darum heute ganz besonders die Möglichkeit sich durch die Musik frei und anders zu erleben?

Erläuterungen der Therapeuten

Im Anschluss an die Stunde erläutern mir die Therapeuten, dass das Ziel der Stunde sei, eine Improvisation zwischen Musik und Bewegung zu erreichen.

„Die Gäste müssen zunächst in Kontakt zu sich selbst kommen, sich selber spüren. ... Durch das Schwenken der Tücher entsteht ein farbenfrohes Bild, ein Dialog aus Musik und Farbe, ein Klangbild, bei dem Musik nicht trainiert, sondern improvisiert wird. Das Grün, als Farbe der Hoffnung, Braun, als Farbe der Erde, des Lebens und Sterbens im ewigen Kosmos, wird getragen von einem musischen Charakter, der Platz für Interaktionen und Improvisationen schafft. Die Ästhetik der Farben und Formen und der Musik lässt alles im Fluss sein. Das Klangbild heißt Freude, aufeinander verlassen können, einer trägt den anderen. Frühlingsgefühle werden durch die Musik empfunden" (GMBMT3).

Die Altentherapeutin zeigt Unterschiede zwischen dem Malen und der Musik auf:

„Malen ist Konkurrenz, aber Musik ist dialogische Kommunikation" (GMBAT7).

Analyse: Musikalische (ästhetische) Erfahrungen

Der Aufbau der Musiktherapiestunden durch die Therapeutin erfolgt nach einem bestimmten Schema:

- Ziele definieren
- Aufwärmtraining
- Ballrunde
- Musikalisches Zusammenspiel
- Ausklang

Ziele definieren

Das Grundgefühl der Alzheimer-Kranken ist Angst. Ziel der Musiktherapiestunde ist es, die individuellen Ängste zu lindern und einen „gemeinsamen Rhythmus" (Musiktherapeutin) zu finden. Der gemeinsame Rhythmus bedeutet Gleichklang im musikalischen und im metaphorischen Sinne. Es geht darum vom 'Ernst' des alltäglichen Lebens und Erfahrens zu einer spielerischen Auseinandersetzung mit sich selbst und den Mitmenschen zu gelangen, seine Individualität zu spüren, aber auch ein Gemeinschaftserlebnis zu erfahren.

Aufwärmtraining

Jede Stunde beginnt mit einem Aufwärmtraining, das nicht nur dem Aufwärmen des Körpers, sondern auch dem 'Warmwerden' mit den Mitspielern gilt, auf die – anders als es im Alltag der Tagesstätte häufig zu beobachten ist – besonders geachtet werden soll. Die Leistungen des anderen bleiben dabei, anders als in der zeichnerischen Auseinandersetzung beim Gruppenmalen, unkommentiert.

Ballrunde

Stets erfolgt im Anschluss an das Aufwärmen eine Ballrunde, deren Ziel das Entdecken der eigenen Reaktionen, aber auch das Zusammenspiel mit den teilnehmenden Akteuren ist. Es entsteht ein Augenkontakt durch den dem Mitspieler vor dem Zuspielen eines Balles nonverbal mitgeteilt wird: Ich habe dich ausgewählt. Ich will mit dir in Kontakt treten. Durch das Auffan-

gen des Balles signalisiert der ausgewählte Partner, dass er das Interaktions-
angebot 'aufgefangen' hat.

Musikalisches Zusammenspiel

Im musikalischen Zusammenspiel nutzt die Therapeutin das metaphorische
Bild: „ein Verschmelzen der einzelnen Töne zu einer Klangmelodie." Mit
dem gemeinsamen musikalischen „Klangbild" (Musiktherapeutin) initiiert sie
eine gemeinschaftsstiftende Atmosphäre in Form von harmonischen Klän-
gen. Diese sinnstiftende Ausgangsposition wird von den Teilnehmern verstanden und bildet die rahmende Voraussetzung für die gemeinsame Interaktion. Zunächst setzt sich jeder der Teilnehmer individuell mit seinem Instrument auseinander. Er spürt seine Motorik und erkennt seine persönlichen
Möglichkeiten, dem Instrument Töne zu entlocken und sie den anderen hörbar zu machen. Dies definiert Goffman als den voraussetzenden „Rahmen"
einer 'sinnvollen' musikalischen Interaktion (vgl. Goffman 1977, zit. nach
Mollenhauer 1996, 118).

Ausklang

Der musikalische Ausklang dient der Zusammenfassung dessen, was in der
Stunde passiert ist, durch die Therapeutin. Die TeilnehmerInnen werden zu
einer Rückmeldung über ihr Gefühl aufgefordert. Für die Musiktherapeutin
ist die 'Wirkung' der Musik auf das Gefühl und Selbsterleben der alten Menschen entscheidend. Der musikalische Ausklang bedeutet gleichzeitig die
'Wiedereinstimmung' in den Alltag des Tagespflegeheimes.

„Klangbilder malen"

Ein Überblick zur Therapiestunde „Klangbilder malen" ergibt, dass die Musiktherapeutin bestimmte Aktionen inszeniert, die zu Reaktionen bei den
Besuchern führen, die sich metaphorisch deuten lassen:

Aktion Therapeutin	Reaktionen Teilnehmer	metaphorische Deutungen
Teilnehmer selektie-ren	sich sammeln, drängeln, nach draußen wollen	sich auf den Weg machen; eine (geschlossene) Grenze überschreiten
Konvoi bilden	vorwärts trippeln, sich fest-halten	Möglichkeiten des 'Ent-kommens' erfahren (offene Glastüren, weite Empfangs-halle)

Vorauseilen	nachkommen müssen; Gleichgewicht halten; sich anspannen und Angst empfinden	einen vorgegebenen Weg einhalten müssen
Aufwärmtraining Anweisungen geben Ballübungen einleiten	beobachten; mitmachen; schweigen	sich neu einrichten in Schwung kommen
Instrumente austeilen Sinn erläutern	ausprobieren; eigene Improvisationen wagen	einen eigenen Weg suchen; zum Macher der eigenen Empfindung werden
(Metaphorischer) Beckenschlag und Erläuterungen	mitmachen; das eigene Spiel mit dem der anderen koordinieren	sich auf Kooperationen einlassen können
Improvisation	Fremdes übernehmen Eigenes erfinden	sich anpassen oder ausscheren; (musikalisch) offensiv, parallel oder kooperativ agieren
Zurückführen (aus der Musik in den Alltag)	wortlos eigenständig zurücktrippeln	wohler und selbstbewusster fühlen; mit sich und anderen im Einklang sein (seine Identität finden)

Die Runde wird von der Musiktherapeutin mit einem Beckenschlag eröffnet. Übertragen auf den Beginn eines unerwarteten Ereignisses mit der Metapher des 'Paukenschlages', wird dieses Stilmittel verwendet, um mit dem lauten Ton die Lebensgeister mobil werden zu lassen. Es erfordert Mut, durch das Instrument seine persönlichen Gefühle herauszulassen und darüber hinaus den Mitspielern zu Gehör zu bringen. Es geht darüber hinaus um eine Aufforderung sich auf eine Interaktion einzulassen, so wie dies bereits beim gemeinsamen Zuspiel mit dem Ball geschah.

Die Therapeutin gibt den Ton an, bestimmt den Rhythmus, der wie der Herzschlagrhythmus gleichmäßig und vertraut klingt und von den Teilnehmern übernommen wird. Der gemeinsame Rhythmus bleibt Begleitung, auch wenn die Therapeutin nun ausschert und ihre Individualität durch improvisierende Töne mit ihrer Querflöte zum Ausdruck bringt. Der Klang der lockenden Flöte fordert zum „kooperativen Spiel" (Mollenhauer) auf bei dem die Stimmen dichter zusammenrücken, die Spieler frei von Unsicherheiten werden und den Vorschlag der dominanten Stimme akzeptieren. Dadurch wird das eigene Spiel bestätigt. Es gibt den gemeinsamen Plan des „Klangbildes" (Musiktherapeutin), bei dem doch jeder nach seiner individuellen Persönlichkeit dialogisch gesehen agieren oder reagieren kann. Das tragende Element der Flöte verklingt und fordert zum gemeinsamen 'Nachklingen in der Stille' auf. Die Teilnehmer empfinden eine entspannte, innere Zufriedenheit, die in der lächelnden Mimik ihrer Gesichter Ausdruck findet. Das Ziel einer Einigung im gemeinsamen musikalischen Klangerlebnis ist erreicht.

Feldtagebuch: Auffällig für mich ist die Angst und Unsicherheit, die sich vor Beginn jeder Musikstunde zeigt. Jedes Verlassen des 'Stützpunktes' gleicht einem Ausflug ins Ungewisse, der zunächst seitens der Alzheimer-Kranken zu Irritationen führt und an das Grundgefühl der Angst rührt. Die Stimmung wandelt sich im Laufe der Musiktherapiestunde. Die Kranken laufen sicher zurück und scheinen nun den Weg eigenständig zu finden.

Der „Sitztanz"

Der Überblick über den Sitztanz ergibt:

Aktion Musiktherapeutin	Reaktion Teilnehmer	Metaphorische Deutung
farbige Tücher auf Boden legen, Schallplatten auflegen	Tücher auswählen, im Rhythmus der Musik schwingen	in Fluss kommen
Liedwahl anbieten	Wahl treffen	Musik, Farben und Bewegung in Einklang bringen
verbindende Kommentare zu Farben und Musik	nonverbale Interaktion durch zustimmendes Nicken	Dialoge über Farben und Musik erzeugen
Improvisation mit der Flöte, begleitender Rhythmus auf Trommel	singen und klatschen	Stimmung über musikalische Erfahrung erzeugen
verbindende Kommentare zu Frühling und Liebe	lachen und mitschwingen	Symbole und Stimmung in Einklang bringen

Pädagogisch-therapeutisches Ziel beim „Sitztanz" ist die Anregung des „Stoffwechselrhythmus und das positive Beeinflussen der Stimmung der Teilnehmer" (Musiktherapeutin). Die „Ich-Wahrnehmung und die Ich-Erfahrung," so die Musiktherapeutin, „werden gesteigert, ich komme in Kontakt mit mir und den anderen" (GMBAT3). Dies wird durch Improvisation[101] und Interaktion erreicht.

Den Teilnehmern ist das immer gleiche Ritual des Aufwärmens, dass den Sinn hat, in „Kontakt zu sich selbst zu kommen" (Musiktherapeutin) aus den Musiktherapiestunden bekannt. Neu ist das Medium der Tücher, mit dem das

---

101 Keinem der Teilnehmer gelingt es, ein ihm bekanntes Lied auf seinem Instrument nachzuspielen. Darum muss eine Beschränkung auf Improvisation (statt Neuerlernen von Musikstücken) erfolgen.

sinnliche Erleben durch Farben dazukommt. Die Farben werden mit Erläuterung ihrer Herkunft (etwas Blau färben) und durch Inbezugsetzung zu entwicklungspsychologischen Erkenntnissen (das Baby sieht zuerst die Farbe lila) in einen alltagsrelevanten Kontext gesetzt.

Mit dem Einsatz von Musik knüpft die Musiktherapeutin an sensomotorische Erfahrungen an. Vermittelt werden sie durch Entschlossenheit, Gedankenfluss, direktes Angesprochensein des Körpers, Akzentuierung und Pausen. Die Antriebswirkung vermittelt sich durch die transparentfarbenen Tücher, die sich in schräger oder überschneidender, tanzender, schwingender, hüpfender Bewegung vollführt. Die bunten Tücher haben eine anregende, stimulierende Wirkung, wenn sie mit Wirbel- und Wellenbewegungen hin- und hergeschwenkt werden. Zudem vermitteln sie durch ihre komplementären Farben Lebendigkeit.

Stimmung wird durch wiegende und freie Rhythmik, durch schwebende Melodik, durch geringe Lautstärke und häufige Wiederholungen erzeugt. Die Aneignung der Stimmung zeigt sich in den kreisenden Bewegungen der Tücher der Teilnehmer und in Momenten des In-Sich-Verharrens.

Dem wesentlichen Element jeder Musiktherapiestunde, Erinnerungen in Gang zu setzen, wird durch die Wahl des „Lieblingsliedes" (Therapeutin) Rechnung getragen. Das Volkslied als bleibende Erinnerung oder „Gassenhauer" (Therapeutin) steht im Kontrast zu der fließenden, sich fortbewegenden Veränderung der sich bewegenden, bunten Tücher. Wieder wird die Farbe der Tücher mit symbolischem Wissen in Verbindung gebracht: Farben stehen für Empfindungen, verbinden sich mit Jahreszeiten, leiten über zu lebensgeschichtlichen Erinnerungen und Ereignissen.

Die Menschen scheinen durch den Wechsel von Antrieb und Stimmung etwas zur Darstellung zu bringen, was ästhetisch möglich ist, aber einer bestimmten pragmatischen Alltagsroutine widerspricht. Mollenhauer definiert es im Zusammenhang mit der Wirkung von Bildern auf den Betrachter „eine kognitive Operation, die gleichsam mit emotivem Material umgehen kann, mit Brüchen in der Ausdrucksthematik also" (vgl. Mollenhauer 1996, 193).

Das kooperative Spiel

Während der musikalischen Übungen provoziert der gleichbleibende Rhythmus Schwingungen, die aufgenommen werden und zu einem „kooperativen Spiel" (Mollenhauer) führen. Es bestehen gemeinsame Regeln, die von den Spielern befolgt werden.

- Die Musiktherapeutin macht als Spieler einen Vorschlag zu einer Situationsdefinition, der von ihren Mitspielern akzeptiert und durch das eigene Spiel bestätigt wird.

- Die Musiktherapeutin übernimmt die Führung, die Altentherapeutin begleitet sie im gleichbleibenden Rhythmus, die TeilnehmerInnen übernehmen den Rhythmus, der ihnen eine konventionelle Sicherheit bietet.
- Der aufgenommene gleichbleibende Rhythmus schafft Freiräume für einzelne Stimmen, die mitklatschen und mitsingen. Den Mut dazu finden sie, weil sie sich auf die Einhaltung von festen Regeln verlassen können.

Das von mir in beiden Sitzungen beobachtete kooperative Spiel braucht bestimmte Voraussetzungen, die ich den Erläuterungen der Musiktherapeutin entnehmen kann. Dazu gehören:

- Mit anderen in Kontakt treten zu können (angeregt durch die offene Ballrunde).
- Von den anderen verstanden zu werden (das Gefühl nicht „peinlich" oder „kindisch" zu handeln).
- Nähe zulassen zu können (beim Teilen der Tischtrommel).
- Eigene Emotionen zu steuern (zum Schlag auf die Trommel ausholen, sich dabei selbst zurückhalten können).
- Gleiche Geschmacksvorlieben zu teilen (bei Liedern und Musik).

Wer nicht zur Kooperation (im musikalischen und personalen Sinne) bereit ist und seine „diffuse Musik" (Musiktherapeutin über das Beispiel mit Frau F.) einbringen will, bedarf einer „Einzeltherapie". Den Begriff der „Diffusität" zitiert Mollenhauer im Kontext einer enttäuschten „Motiv-Erwartung des Hörers" (Mollenhauer 1996, 177). Ein Motiv kommt dann zustande, wenn eine Tonfolge deutlich von der musikalischen Umgebung abgegrenzt erscheint, in sich geschlossen ist oder durch Wiederholung Kohärenz behauptet und seine Präsenzzeit nicht mehr als vier Sekunden dauert. Ein Motiv ist eine Figuration von Tönen, die sich aus dem Bewegungsfluss heraushebt und so, nach der gestaltpsychologischen Redeweise, ein 'Bewegungsbild' entstehen lässt, das auch bei sich verändernder Form und Transponierung in andere Tonhöhen in seiner Qualität erhalten bleibt. Es bildet eine einprägsame musikalische Sinneinheit. Demgegenüber gilt das als diffus, „wovon das Motiv abgegrenzt oder aus dem es herausgehoben wird" (ebd.). Frau F. hilft sich selbst in der musikalischen Gruppensituation, indem sie sich durch das Überziehen eines Handschuhs von den Mitspielern distanziert und trotzdem im musikalischen Spiel kooperiert. Motive, die von der Musiktherapeutin vorgegeben werden, unterliegen einer positiven moralischen Qualität durch die Musikteilnehmer. Sie werden für 'gut' befunden. Demgegenüber gilt das sie umgebende diffuse 'unstrukturierte' Spiel als 'schlecht'. Es wird als störend oder sinnlos empfunden.

Reflexion: Musik als Erinnerungs-, Lern- und Erfahrungsraum

Musik als Mittel zu Erinnerung und Rückbesinnung

Barbara Dehm definiert, dass in der musikalischen Improvisation mit Alzheimer-Kranken Handeln als eine Form der Wiederholungen geschieht. Sie können psychoanalytisch betrachtet als Wiederholung der kindlichen Szene der Wiederanpassung von Mutter und Kind verstanden werden, bei der regressive Aspekte von Bedeutung sind, die den sinnlich-symbolischen Interaktionsformen innewohnen. Hand in Hand mit der Wiederholung geschieht Formulierung, die den Weltbezug, den Aspekt der Realitätserfassung und die Realitätskritik umfasst. Je nach Fortschreiten der Demenz dienen sie dazu, sich der Außenwelt nochmals zu öffnen oder sich von ihr zu trennen (vgl. Dehm 1997, 112).

Um Menschen, die sich in der Krise befinden und Angst vor dem Sterben haben, verstehen zu können, kann das „Konzept der Aneignung", entwickelt von Rösing und Petzold, vor dem Hintergrund der Gestalttherapie, Erklärungen liefern. Aneignung, so definieren Rösing und Petzold, bedeutet sich die Dinge durch Reflexion und Aussöhnung mit den Ereignissen des Lebens und mit dem eigenen So-Sein zu eigen zu machen. Um die Vergangenheit zu aktivieren und in der Gegenwart verfügbar zu machen, braucht es ein lebendiges Erinnern. Um loslassen zu können und die Angst vor der drohenden Trennung, dem Abschied vom Leben, Ausdruck zu verleihen, müssen Emotionen bewältigt und umgewandelt werden. Trennung wird dann nicht als totaler Verlust, sondern als Abschiednehmen begriffen. Dieser Prozess der „antizipatorischen Trauer" (Rösing/Petzold 1992, 462) impliziert, dass es um ein Nehmen und nicht um ein Verlieren geht. Rösing und Petzold beschreiben die Bereiche, in denen Aneignung von Lebensspanne, Aneignung von Welt, Aneignung von Leiblichkeit, Aneignung von zwischenmenschlicher Beziehung und Aneignung der Wertewelt von Bedeutung sind (vgl. ebd.).[102]

---

102 Rösing/Petzold (1992, 462 ff.) definieren Lebensrückschau als den Inhalt von Aneignung von Lebensspannen, in der sich der alte Mensch an Ereignisse aus der Vergangenheit erinnert und sie aus seiner heutigen Sicht gegebenenfalls neu bewerten kann, um Gefühle der Geschlossenheit oder Abrundung des Lebens zu erfahren. Mit der Erinnerung der Lebensspanne geht die Aneignung von Welt einher, die den Menschen nochmals in Kontakt mit Orten, Ereignissen und Lebensstätten der Vergangenheit bringt, um von ihnen Abschied nehmen zu können. Die Angst im Tode verloren zu gehen mindert sich mit dem Gefühl: „Ich bin ein Teil der Welt und die Welt gehört zu mir" (ebd., 464). Durch die Aneignung von Leiblichkeit wird der Mensch mit seinem Leib versöhnt und nimmt Abschied von gewohnter Leistungsfähigkeit, Beweglichkeit und zuverlässigem Sinnesvermögen. In der Phase der „Zwischenleiblichkeit" kommt es zur Aneignung von zwischenmenschlichen Beziehungen (vgl. ebd., 465). Grundlage der Selbstakzeptanz ist es, in der Berührung mit anderen zu erfahren, dass man mit seinen Fehlern und Gebrechen angenommen wird. Menschen, die sich in der Aneignung der Wertewelt, bewusst werden, nach welchen Werten und Prinzipi-

Durch das Medium der Musik gelingt es den Alzheimer-Patienten die Welt zu begrüßen oder sich von ihr zu verabschieden. Indem sie Nähe oder Distanz zu ihrer eigenen Welt und zu der ihrer Mitspieler schaffen, wird das Symbolisierte zu einem Teil des Lebensfilms, bei dem Erinnerungen festgehalten oder losgelöst und vergessen werden. Rückbesinnung auf das gelebte Leben hat dann das Ziel der Akzeptanz der Vergangenheit, des Bewahrens des Erfahrenen, um zu einem versöhnlichen Abschluss mit sich selbst zu gelangen.

Musik als Anregung zu Lernerfahrungen

Die Musiktherapeutin stellt ihre Gruppen unter bestimmten Aspekten zusammen. Ein Aspekt ist, dass hier Menschen zusammen kommen, die sich nicht einfach der Reduktion ergeben wollen, sondern sich geistig noch bewegen und erweitern lassen wollen, sie wollen noch wissen und lernen. Im Sinne der Musiktherapeutin Gertrud Katja Loos, setzen sich auch Alzheimer-Kranke mit den Fragen auseinander: „Was ist eigentlich ein Spielraum, mein Spielraum? Was ist Hören, was ist Musik? Gibt es Kitsch in der Musik, oder Humor? Wie hört sich das an? Was tut ein Ton mit uns, ein einzelner Gongschlag, der Klang vom Monochord? Ach, Improvisieren – Musik ohne Noten, geht das? Ein Leben lang hat man sich auf die Wortsprache verlassen, welches Abenteuer, die Klangsprache zu begreifen, welcher Spaß, wenn eine Improvisation erweist, dass es möglich ist" (Loos 1997, 74). Es geht um eine Verknüpfung von Körper, Seele und Verstand. Loos erläutert dies folgendermaßen: „*Körperwahrnehmung* zeigt sich dann, wenn der Atem den Innenraum bewegt und damit die Seele belebt. Atem ist Leben, Leben ist Bewegung. Was kann man tun, um den Körper nicht zum Gegenstand permanenter Klagen zu degradieren? Den alten Menschen fehlt darüber hinaus die *Körperberührung*. Sie wird im Klang und Rhythmus – die alte Scheu ablegend – mit den Händen vermittelt. Die Haut der alten Hände vermittelt ein Stück Teilhabe, Menschenliebe, Freundschaft. *Zusammenspiel* um Gefühle auszudrücken, verbrauchte Muster freiwerden zu lassen, ein Selbertun zu finden, eine neue Sinngebung des Altseins durch ein verändertes Miteinander umgehen. Neugierig werden und sich Vorwärtsbewegen. *Improvisationen*, bei denen jeder die Klänge seines Instruments erforscht und dabei Entscheidungen treffen muss. Klangbilder werden erzeugt, die nonverbal Stimmungen ausdrücken können. Kontakt mit dem anderen aufnehmen, sich anschauen, belebt werden, lächeln. Rhythmus und Bewegung werden zum Lebenselixier. Gemeint ist damit eine atmende, schwingende, mitschaffende, innere Bewegung, die Veränderungen des Ist-Zustandes bewirken kann. Be-we-gung, das bedeutet vom Hinnehmen zum aktiven Tun. At-men als vom eigenen Willen

---

en sie ihr Leben gestaltet haben, versichern sich ihrer Wertevorstellungen und erfahren das Bewusstsein eines Geborgenseins.

gesteuerte innere Veränderung. Linderung der Schmerzen durch Selbstheilungsglauben" (ebd.).

Musik schafft Sozialität

Weitere Aspekte der Musiktherapeutin sind, dass die alten Menschen Spaß an der Musik haben, den an sie gestellten Auftrag verstehen, sich untereinander tolerieren. Ziele für eine Gruppenarbeit sind:

- Die Gruppensituation beeinflusst das Verhalten der einzelnen Teilnehmer als auch nachhaltig das Gruppenerlebnis.
- Soziale Distanzen zwischen den Gruppenmitgliedern nehmen ab, ein 'Wir-Bewusstsein' entsteht.
- Die Gruppe erlebt sich als soziale Einheit, die sich positive Eigenschaften zuschreibt.
- Die Mitglieder übernehmen bestimmte Rollen (der Dynamische, die Vernünftige etc.).
- Eine emotional befriedigende Gruppe erhöht das ‚Leistungsniveau' des Einzelnen.
- Das Gruppenerlebnis wirkt sich auf das Alltagsverhalten aus.

Musik regt den Selbstausdruck an

Die Therapeutin nützt verschiedene Mittel um Antrieb und Stimmung zu erzeugen: Aufwärmübungen, Tücher schwingen, eine historische Einführung geben, an Erinnerungen und Lieblingsmusik anknüpfen. Angeregt durch pädagogisch-therapeutische Maßnahmen im musikalischen Bereich kommt es zu Selbst- und Fremderfahrungen. Musik dient dem persönlichen Ausdruck des Menschen, ist Ausdruck des Selbst, dient zur Ich-Stärkung und Unterstützung des Selbstvertrauens, weil sie geeignet ist, Gestimmtheiten und Atmosphären wiederzugeben. Sie fördert den seelischen Ausdruck des Menschen. Musik strukturiert Zeit und trägt zur Tages- und Lebensgestaltung bei. Als Schutzraum in fremder Umgebung wirkt sie sichernd und Halt gebend, als Besinnungsraum dient sie der Konzentration und der Zentrierung. Sie wirkt lebensgestaltend, ist Ausdruck des Geschmacks und der Identität, es manifestieren sich Lebensereignisse und Prägungen (vgl. Heinze 2002, 25).

Kreatives Gestalten

Das kreative Gestalten hat das Ziel, das Selbstwertgefühl des Besuchers zu stärken. Ähnlich wie in der Bewegungs- und Kunsttherapie geht es darum, dem Kranken einen Weg zu zeigen, sich selber zum Ausdruck bringen zu können, in B darüber hinaus seine Verletzungen und Kränkungen in Aktivität umzusetzen. Lernziel ist die Vermittlung, dass dem Klienten vieles noch möglich und auch nach einer Erkrankung neu erlernbar und erfahrbar ist. Kreativität wird in beiden Einrichtungen zum Gruppenerlebnis, bei dem Interaktionsprozesse zum Ausdruck kommen. Darüber hinaus zeigen sich aber auch individuelle aktuelle Erfahrungen, die an frühere Erfahrungen anknüpfen.

Ergotherapie – Gruppenmalen in A

Herr Horst ist mit 35 Jahren einer der jüngsten Besucher der Tagesstätte. Er ist sehr schlank, trägt eine Brille. Er kann seinen rechten Arm nicht gebrauchen. Sein Gang wirkt leicht schwankend, unsicher. Er hat beim Sprechen Artikulationsschwierigkeiten. Frau H. ist 70 Jahre alt. Sie kann ihren rechten Arm nicht bewegen. Sie ist rundlich, weißhaarig und lächelt freundlich. Herr Riem ist klein und mittelschlank, 70 Jahre alt und hatte einen Schlaganfall. Sein Problem, erzählt er mir, ist die Vergesslichkeit. Die vierte Person ist der 65-jährige Herr Ül, den ich bei der Einzeltherapie im Gedächtnistraining kennen gelernt habe. Vier Tische wurden von der Maltherapeutin so zusammen gestellt, dass ein Viereck entstanden ist. Am rechten Kopfende sitzt die Therapeutin, am unteren Ende sitze ich, daneben Frau H., es schließt sich Herr Ül an, der der Therapeutin gegenübersitzt, die Runde wird am oberen Ende von Herrn Horst und dem daneben sitzenden Herrn Riem vervollständigt. Ich nehme nicht aktiv teil, sondern fertige ein Beobachtungsprotokoll an.

Die Ergotherapeutin hat diese vier Menschen zum Gruppenmalen im Malraum zusammengeführt. Zunächst unterhält man sich darüber, was die vorwiegende Freizeitaktivität zu Hause ist: Das Fernsehen. Herr Horst hat Hausaufgaben gemacht, die er freundlich lächelnd und voller Stolz der Therapeutin übergibt. Aus dem Wort „Gelsenkirchen" waren Anagramme, neue Worte aus vorhandenen Buchstaben, zu bilden. Er erzählt, dass er 48 in 8 Minuten während des Schauens der Unterhaltungssendung TV Total gebildet habe. Sein Kommentar ist, dass Gelsenkirchen kein Wort sei, sondern ein Ortsname.
Die Therapeutin möchte, dass die Arbeit zum Thema „Herbst" aus der letzten Stunde fortgesetzt wird. Sie stellt das Bild von Frau H. auf eine Staffel, damit es alle sehen und bittet die Autorin des Bildes um einen Titel. Es zeigt eine Waldlandschaft. Frau H. fällt nichts ein. Herr Riem übernimmt die Aufgabe für sie: „Waldmelodie könnte das heißen." Herr Horst entgegnet: „Eine Melodie sehe ich nicht."

Unterdessen hat Herr Ül um Farben gebeten, „damit es endlich losgeht." Die Therapeutin weist ihn darauf hin, dass man erst über die Bilder sprechen müsse, dass er aber ein Stück Papier und einen Bleistift haben könne. Er greift ihr Angebot auf und zeichnet ein Bild, das wiederum drei Personen aufweist: einen nackten Mann in der Mitte, links eine bekleidete junge Frau, rechts eine diesmal ebenfalls bekleidete ältere Frau.

Herr Horst hat einen orangefarbenen Rahmen gemalt, darin sind drei Strichbäume gezeichnet. Er beschließt das Bild durch „Rehlein" zu vervollkommnen. Er hat extra einen breiten Rand freigelassen, dort stehen groß seine Initialen. Hinzu kommt nun der Titel des Bildes „Ruhe im Wald".

Die Therapeutin hat Herrn Üls Bild der letzten Stunde aufgestellt, die drei bereits beschriebenen Gestalten (Mann zwischen zwei Frauen).

Herr Ül: „Mein Gestammel entspricht der Qualität dieser Schmierale. Früher hätte ich Prügel gekriegt – heute nennt man das krank. Es hat keine Ordnung, ist chaotisch. Wenn moderne Maler so malen sind sie Chaoten. Das ist zu schlecht, um darüber nachzudenken, grausam."

Herr Riem: „Das Bild heißt Sinn. Die rechte Frau hat Erfahrung. Sie hat einen Beutel mit Geld. Sie lernt die andere an."

Herr Ül: „Soll ich das auch noch persönlich signieren? Das ist das Äußerste, das ich dem Handel zubillige."

Herr Horst: „Rubens fällt mir ein."

Herr Ül: „Keiner von euch malt Menschen. Es ist die Feigheit, man könnte euch erkennen." Und Herrn Horsts Bild kommentierend: „Sein Interesse ist das, das ein Tier an einer Pflanze findet."

Herr Horst wirkt gekränkt und die Therapeutin wechselt das Thema. Sie bittet alle sich entspannt hinzusetzen, die Augen zu schließen und liest Hermann Hesses Gedicht „Bäume" vor. Es wird sehr ruhig im Raum.

Die Therapeutin: „Hesse ist vielleicht zu schwermütig."

Herr Horst: „Baum im Herbst? Neu geschmückt? Womit denn?"

Herr Riem: „Blätter."

Herr Horst: „Wenn nur der Wechsel schneller ginge."

Herr Riem: „Im Nebel."

Herr Ül: „Sind die Gedichte nicht Abfall nebenbei?"

Die Therapeutin: „Hesse ist für seine Romane bekannt."

Herr Horst: „Der Steppenwolf. Das ist auch eine Rockgruppe."

Es schließt sich eine Entspannungsübung an, in der sich die Gruppe, angeregt durch die Therapeutin, vorstellen soll, sie selbst seien Bäume: „Ihre Füße sind die Wurzeln." Herr Horst macht sich lustig, fragt: „Wo stehe ich da?" Er beobachtet Frau H., Frau H. schaut auf mich. Herr Ül malt unverdrossen an seiner Triade. Einzig Herr Riem konzentriert sich.

Herr Horst: „Um Wurzeln breit oder tief habe ich mir noch keine Gedanken gemacht, kann ich mir nicht vorstellen. Stehe tief mit anderen? Angst vorm Blitz?"

Herr Riem: „Ich habe Birken, hellere Sachen gesehen."

Frau H.: „Mein Baum passt nicht aufs Papier."

Die Ergotherapeutin teilt Farben aus. Herr Riem wünscht sich braun, gelb und grün. Herr Horst will nur „Kiefernbraun für die Rehlein." Frau H. wählt weiß und schwarz.

Herr Ül (zu sich selbst): „Mal mal was Schönes! Gar nicht einfach aus einem normalen Menschen etwas Schönes zu malen. Der Stinker aus der Hos! Der alte Schwung ist hin." (mehrmals wiederholend)

Herr Horst: „Ich male Bächlein und Rehlein. Das Süße ..."

Herr Ül: „Ich bin ein Idiot geworden. Ich will mich ja nicht selber loben." Zur Therapeutin

gewandt schmeichelt er: „Waren sie früher Kindergärtnerin? Haben Sie Mitleid. Ich will nicht alleine sein in einer Welt der Talibans". An Herrn Horst gewandt spöttelt er: „Die von außen denken sowieso wir sind Idioten. Wir sparen an Gedanken." Im Selbstgespräch fährt er fort: „Böse und ungewaschen – das war mein Schicksal."
Die Atmosphäre wirkt unruhig, aggressiv. Herr Ül sagt zu mir: „Sie stellen uns dar. Ich will wissen, was Sie schreiben. Sie können mich nicht aushören, ohne dass ich weiß, was über mich geschrieben wird. Ich bin kein Affe im Zoo."
Herr Horst will gehen. Die Therapeutin verlangt, dass er bleibt. (Sie erklärt mir später, dass er eine Zigarette rauchen wolle.)[103] Sie wendet sich an Frau H., lobt ihr Bild, beruhigt sie, dass alles in Ordnung sei. Sie erklärt, dass ich gerne Herrn Ül vorlesen würde, was ich geschrieben habe, aber dass die Zeit nicht ausreiche. Er müsse sich bis zum nächsten Mal gedulden. Dann dürfen alle den Raum verlassen (PA17).

Auf meine Frage an Herrn Ül, im Anschluss an die Therapiestunde, ob ich ihm etwas von meinem Geschriebenen vorlesen soll, antwortet er, dass er weniger daran interessiert sei, was ich schreibe, denn das sei doch nicht das, was ich letztlich veröffentliche, vielmehr wolle er seinen Spaß mit mir haben, indem er mir einen Schrecken einjage. Ich bitte darum, eines seiner Bilder in meiner Arbeit veröffentlichen zu dürfen.[104] Er lehnt dies zunächst ganz entschieden ab, gestattet mir dann aber die Veröffentlichung seines Bildes „Adam und Eva", das im Flur der Einrichtung aufgehängt ist.

Kreativarbeiten in B

Angebote des gemeinsamen Gestaltens in B reichen von der Herstellung von Gemeinschaftsbildern aus verschiedenen Materialien, wie Muscheln, Gräsern, bis hin zum Ausmalen von Mandalas (meditatives Malen). Dazu zeichnet die Altentherapeutin in einen Kreis, der der Größe von zwei aneinander gelegten Fingerkuppen entspricht, Dreiecke und Quadrate in beliebiger Anordnung. Aufgabe der Kranken ist das Ausmalen von Feldern. Hinzu kommen Arbeiten mit Säge- und Laubsäge, die der Erhaltung der Kompetenzen im Bereich der handwerklichen Fähigkeiten der Besucher dienen (kompetenzzentriertes Arbeiten).
Jede Therapiestunde der Altentherapeutin folgt einem bestimmten Aufbau. Ich erfahre, was dies für „das meditative Malen innerhalb der Kreativgruppe" (GMBAT1) bedeutet:

---

103 Das Raucherzimmer in A bietet einen Rückzugsort. Wie sich die Atmosphäre dort gestaltet, ist im Anhang unter dem Beobachtungsprotokoll: Das Raucherzimmer als Ort des Rückzugs in A, nachzulesen.
104 Gesamtverzeichnis aller in den beiden Einrichtungen entstandenen Bilder vgl. Anhang: Verzeichnis der Bilder

- dem Patienten die Scheu nehmen,
- vermitteln, dass jeder Patient nicht für die Therapeutin, sondern für sich selbst arbeitet,
- vermitteln, dass erfolgsorientiert gearbeitet wird. Der Erfolg jedes einzelnen wird zum Gruppenerfolg,
- Vertrauen vermitteln. Was in der Gruppe erzählt wird, bleibt unter uns.

Ich erfahre von der Altentherapeutin, dass jedes schulmeisterliche Handeln oder Aufzwingen einer erwünschten Form auf Widerstände stoßen würde.

„Die alten Menschen bergen gestaltbringende Kräfte in sich, die sie von innen leiten und formen. Jeder Mensch entscheidet für sich, ob er mit dem Geleisteten im Einklang ist, eine Orientierungshilfe annimmt, sich von starren Vorstellungen und dem eigenen Anspruch lösen kann. Voraussetzung dazu ist, sich von der inneren Anspannung zu lösen und sich auf etwas Neues einzulassen. Gerade Alzheimer-Kranke leben in ihrer eigenen Realität, bei der ein Korrigieren den Menschen um die Erlebnismöglichkeit des eigenen Selbst bringt. Selbsterfahrung ist ein Entwicklungsschritt, der vom Alter des Menschen unabhängig ist. Sie zu verhindern heißt, den Menschen zu entwurzeln und ihn von seinem eigenen Erleben zu distanzieren" (GMBAT2).

Meditatives Malen innerhalb der Kreativgruppe

Mandalas als Gemeinschaftsbilder wurden in B im Rahmen einer Projektarbeit, die sich über mehrere Stunden erstreckte, gemeinsam gestaltet. Es ging darum, aus einzelnen Mandalas, die immer von einem Paar gefertigt wurden, ein Gesamtbild von sechs Mandalas herzustellen. Ich beobachte die erste Stunde, außerhalb der Gruppe an einem Einzeltisch sitzend:

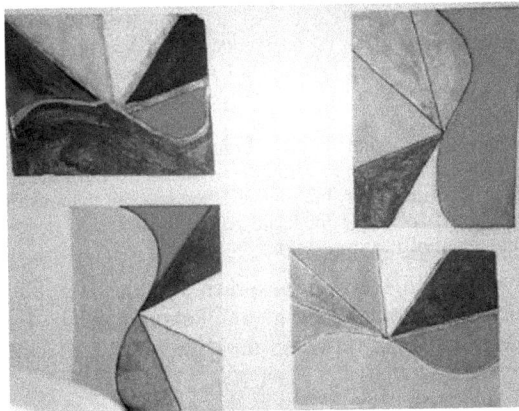

Abbildung 1: Gemeinschaftsbilder

'Die Patienten kommen aufgeregt in den Raum und suchen ihre Plätze. Es läuft meditative Musik, die das Ziel hat, sie zu entspannen. Die Altentherapeutin erklärt ihnen, das heute Mandalas gezeichnet werden: „Mandala bedeutet Kreis. Wir sind hier in einem Kreis zusammengekommen, um mit Farben zu arbeiten". Es herrscht eine unsichere, abwartende, unruhige Stimmung. Zuerst fällt die Gruppenentscheidung des zu malenden Motivs. Jeder entscheidet, von welcher Seite er beginnen will, wählt eine Farbe, die zu der der anderen passen soll. Es findet ein Austausch statt, im Sinne von: Wir wollen etwas miteinander gestalten, wir lassen uns aufeinander ein. Die Patienten wirken konzentriert, aber immer noch unsicher. Die Führungsposition übernimmt Frau Vond, Frau Ginski verlässt den Raum (PB20).

In der darauf folgenden Stunde bildet die Therapeutin Paare. Sie stellt eine Eieruhr auf. Ich protokolliere:

Die Altentherapeutin erläutert den Klienten: „Jedes Paar hat Zeit, bis die Uhr durchgelaufen ist. Dann wird das Bild zum nächsten Paar gegeben. Das wird dann weitergegeben bis es ganz bemalt ist. Dann gibt es eine neue Runde." Die Besucher beäugen sich zunächst argwöhnisch. Frau Ried fragt mit Blick auf Frau Vond, mit der sie als Paar agiert: „Wieso malt die bei mir?" Zwischen den Besuchern entstehenden Kämpfe: „Der hat mir dreingemalt", sagt Frau May ärgerlich. Die Altentherapeutin zieht Parallelen zwischen dem Erleben beim Malen und allgemeingültigen Lebensweisheiten: „Das ist wie eigentlich immer in unserem Leben, es bleibt nie so wie wir etwas angefangen haben, es verändert sich alles, es kommt noch mal was drauf von dem anderen, wir dürfen dem anderen geben." Dann weist sie auf die abgelaufene Eieruhr. Die Besucher beachten sie nicht sofort und malen weiter (PB21).

Es bedarf vier Maltherapiestunden, bis das erste Feedback kommt.

Die sich entspannende Atmosphäre zeigt sich in den gelassener wirkenden Gesichtszügen und dem weniger krampfhaften Umfassen des Stiftes. Gelegentlich kommt sogar das Wort: „Schön". Frau Ginski, die zu Beginn der Arbeiten immer weglaufen musste, weil sie sich durch die gemeinsame Arbeit und die Nähe zu den anderen bedroht fühlte, malt konzentriert und selbstbewusst, ihren vorgegebenen Rahmen akkurat einhaltend. Die anderen beobachten sie dabei und zollen ihr anerkennende Blicke. Sie hat der Gruppe inzwischen ihre Kompetenz im Umgang mit Farben und Formen bewiesen.
Die Besucher verteilen die Farben in verschiedenen Ecken. Sie agieren eng miteinander. Es geht um das eigene Bild und die eigene Farbe, aber auch um die Farbe des anderen, die den eigenen Bildraum überschreitet. Da, wo Frau Vond gerade eine Grenze in Form eines durchgehenden Strichs gemalt hat, verteilt sich die Farbe von Frau Ried. Frau Vond toleriert es, sichtlich ärgerlich, aber ihre eigene Überlegenheit demonstrierend. Man sieht ihr an, dass sie traurig ist, dass das gemeinsam gestaltete Bild nicht so geworden ist, wie sie es sich vorgestellt und erhofft hatte (PB25).

Ich erfahre im anschließenden Gespräch von der Altentherapeutin, dass es beim gemeinsamen Gestalten um drei Faktoren gehe: Entspannung durch Farben, Übung im Sozialverhalten und Stärkung des Gemeinschaftsgefühls. Sie erläutert dazu:

„Sozialverhalten meint: Wir können mit den Defiziten des anderen umgehen, wir können anerkennen, dass der andere etwas besser kann. Entspannung für den Besucher bedeutet:

Der Patient kommt in Fluss, das heißt, die Probleme klappen weg, dass, was blockiert war, dieses Nicht-mehr-Können. Gemeinschaftsgefühl stärken heißt: Die Scheu vor anderen und die Umstellung von zu Hause in die Einrichtung überwinden. In jeder Stunde steht der Patient unter Erfolgsdruck, weil die anderen ihn beobachten. Die Voraussetzung ist die Bereitschaft, sich der Herausforderung zu stellen und auch Kritik auszuhalten" (GMBAT3).

Erläuterungen der Altentherapeutin zum meditativen Malen und kompetenz-zentrierten Arbeiten

Beim meditativen Malen mit den Besuchern in B entstehen im Laufe des Beobachtungszeitraums zahlreiche Mandalas. Beim kompetenzzentrierten Arbeiten werden sie mit passenden Rahmen versehen. Dazu wird das Mandalabild von hinten auf den vorher bemalten Ring aufgeklebt. Die Altentherapeutin erzählt:

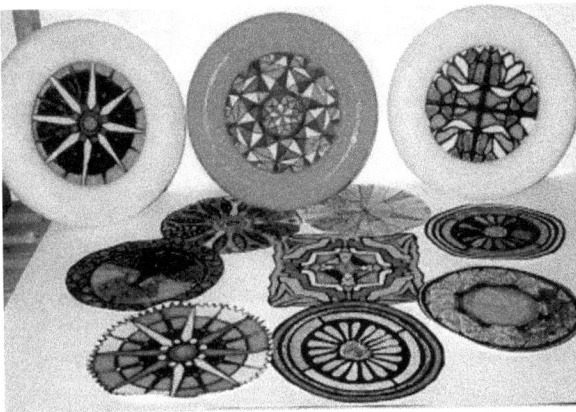

Abbildung 2: Mandala-Teller gestalten

„Das Gestalten der Mandalas bedeutet für den Besucher Entscheidungen treffen. Er wählt ein Motiv, spürt seinem ästhetischen Empfinden nach, entscheidet sich für bestimmte Farben, erprobt seine körperlichen Fähigkeiten, bewegt Filzstifte innerhalb bestimmter Grenzen auf dem Papier. Das Arbeiten mit Farben ist im Gegensatz zur Musik ein Nach-innen-Gehen, bei dem der Patient die Kraft aus sich herausholt. Wie es ihm geht, kann er verbal nicht mehr äußern, in der Atmosphäre selbst wird es spürbar" (GMBAT3).

Die Altentherapeutin äußert sich über Frau Ginski:

„Sie ist in der Hierarchie der Gruppe aufgestiegen. Mit der Entwicklung der Patientin hat sich auch das Gruppenverhalten verändert. Dadurch, dass sie mehr Ausdauer beweist, wird sie in der Gruppe akzeptiert. Sie zeigt den anderen ihre Fähigkeiten und diese erkennen sie an" (GMBAT3).

Sie berichtet über die kritischen Situationen in der Anfangszeit des Gestaltens von Frau Vond und vergleicht sie mit dem Mandalabild, das zum Schluss entstanden ist:

„Früher war alles eckig, die einzelnen Farben angeordnet, so wie es in ihrem Leben sein musste, da sind die Farben ineinander gelaufen, da war sie todunglücklich. Das durfte nicht passieren. Heute darf sie das zulassen, dass etwas ineinander geht, dass etwas verschmiert" (GMBAT3).

Auch bei einer anderen Technik des Gestaltens, dem *Bild anlegen*, entstehen kritische Situationen. Es geht dabei darum, dass ein Klient ein fertiges Bild vorgelegt bekommt. Aus diesem Bild schneidet die Altentherapeutin in der Mitte ein Stück aus und fügt ein neues kleines, von ihr selbst gefertigtes Bild

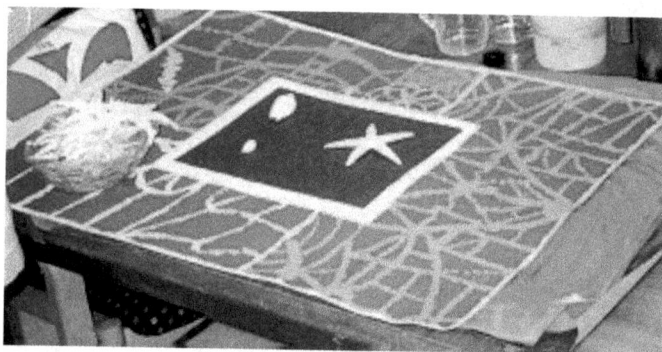

Abbildung 3: Bild anlegen

hinein. Das Bild enthält ein bestimmtes Thema (in der Abb. 3 das Thema 'Meer').
Ich erfahre:

„Die Patienten werden zum Thema Bild anlegen angeregt. Aus etwas Ganzem wird etwas herausgenommen und es entsteht etwas Neues. Da gibt es Probleme, Widerstände: Warum machen sie das? Ich spiele nicht die Geheimnisvolle, sondern erkläre: Da wird aus ihrem Bild etwas herausgenommen und das Gewesene verändert sich und es entsteht eine neue Realität innerhalb der Krankheit. Wir erarbeiten das gemeinsam im Gespräch. Über Symbole wird an Probleme herangegangen" (GMBAT3).

Tischkarten gestalten in B

Wenn Geburtstage oder Feste anstehen, wählt die Altentherapeutin in B eine kleine Gruppe aus, mit denen sie die Tischkarten gemeinsam gestaltet. Vier ältere Damen sind im Kellerraum um einen Tisch versammelt. Ich sitze dazwischen und beobachte:

Die Altentherapeutin hat bunte Pappkarten vorbereitet, in die sie mit Kugelschreiber Linien zum Ausschneiden vorgezogen hat. Frau Ginski, die nicht mehr spricht und im allgemeinen sehr ruhelos wirkt, sitzt ruhig und konzentriert, versteht die Aufforderung der Altentherapeutin sofort und schneidet schnell und akkurat entlang der Linie aus.

Frau May ist verzweifelt, weil sie nicht ganz gerade schneiden kann. Sie ist sehr langsam, versucht ganz besonders ordentlich zu arbeiten und sagt: „Es ist trotzdem schief geworden", weil noch ein wenig von der vorgezeichneten Linie zu sehen ist.

Frau Ginski nimmt die Karte von Frau May und arbeitet exakt an der Linie schneidend nach.

Frau May ärgert sich. Sie kann weder akzeptieren, dass sie selber nicht ihren eigenen Ansprüchen gerecht wird, noch, dass ausgerechnet Frau Ginski, die früher immer weggelaufen ist, erfolgreicher ist als sie.

Frau F. malt Figuren aus, die die Therapeutin auf einem großen Blumentopf vorgemalt hat. Sie macht den Eindruck, als wolle sie schnell fertig werden, um sich an der Arbeit der anderen zu beteiligen. Die Therapeutin gibt Beispiele vor, wie man eine Tischkarte bemalen könnte: Striche, Kreise, Linien, verschiedene Farben. Frau Ginski ergreift einen orangefarbenen Stift und malt Zickzacklinien. Sie beginnt immer links vorne und zieht die Zacken bis zum Ende der Reihe durch. Die Zacken sind gleichmäßig ca. einen Zentimeter hoch.

Frau May beobachtet sie intensiv. Sie sagt sehr unglücklich in die Runde: „Das wollte ich auch machen. Aber ich kann nicht dasselbe machen wie die. Jetzt fällt mir auch nichts mehr ein."

Sie schreibt „Wasserman tabu" auf den oberen Rand der Karte. Aufgefordert von der Therapeutin, die Karte einmal herumzudrehen, schreibt sie genau dasselbe. Sie wendet sich an mich: „Habe ich tabu richtig geschrieben? Wird Wassermann nicht mit zwei n geschrieben?" Dann sagt sie traurig: „Ich gebs auf. Ich konnte nie malen. Ich kann das alles nicht." Unterdessen malt Frau Ginski voller Freude an ihrer Karte weiter, ohne auf die anderen zu achten.

Frau F., nun auch mit dem Zeichnen einer Tischkarte beschäftigt, bewundert aufrichtig die Arbeit von Frau Gabor. „Das ist wirklich schön. Das gefällt mir!"

Frau Gabor hat nach anfänglichem Zögern und der wiederholten Nachfrage, ob ihre Tochter sie auch hier finden könne, begonnen, Kreise und Striche zu malen. Anfangs nimmt sie nur einen schwarzen Stift, dann werden die Strahlengebilde größer und bekommen auch die Farbe Gelb. Es entstehen Sonnen. Sie sagt zu mir: „Ich habe immer gerne gemalt. Bin schon in der Schule dafür gelobt worden, dass ich besser als die anderen malen konnte. Wir durften nicht so malen wie wir wollten, sondern, es war genau vorgegeben. Da durfte nichts anderes dazu."

Frau F. selbst malt leuchtend rote Bögen. Ihre Augen strahlen, sie lächelt (PB33).

Erläuterungen durch die Altentherapeutin

Die Altentherapeutin erläutert mir später die Zeichnungen der Besucher, indem sie einen Rückgriff auf deren Biographie nimmt. Sie sagt über das Bild von Frau Ginski:

„Die Zacken erinnern an Berge. Frau Ginski geht oft mit ihrem Mann wandern" (GMBAT17).

Eine Erklärung für das „Wasserman tabu" von Frau May fällt auch der Therapeutin nicht leicht:

„Etwas ist verboten. Darf nicht getan werden. Etwas bleibt verschlossen, ist blockiert. Der Wassermann ist ein Sternzeichen, vielleicht war ihr geschiedener Mann im Sternzeichen Wassermann. Ein Problem von Frau May ist die Trennung von ihrem Mann, aber ob dies nun einen Zusammenhang hat, weiß ich auch nicht. Auf jeden Fall wirkt sich die Blockade auf das Zeichnen aus" (GMBAT17).

Die Zeichnung von Frau Gabor kommentiert sie folgendermaßen:

„Kreativität war in ihrer Jugendzeit nicht gefragt. Aber dass sie genau dem Bild entsprechen konnte, das von ihr erwartet wurde, erfüllt sie heute noch mit Freude. Sie fühlt den Erfolg wieder, den sie damals empfunden hat. Nicht zuletzt auch durch die Bewunderung von Frau F." (GMBAT17).

Zur Zeichnung von Frau F. führt die Altentherapeutin aus:

„Frau F. hat früher Gitter gemalt, die zeigten, dass sie sich eingesperrt fühlt. Heute malt sie Bögen, das bedeutet, dass etwas in ihr zum Schwung gekommen ist. Dass sie aus dem Gefängnis ausbrechen will und auch den Mut dazu hat" (GMBAT7).

Analyse: Individuelle Erfahrungen und Gruppenprozesse

Ein Überblick über die Vermittlung, Aneignung und Interaktion ergibt:

	in A	*in B*
Vermitt-lungsleistung	ein bekanntes Symbol gestaltend umsetzen, ins eigene Erleben überführen, Empfindungen verbal mitteilen.	Erlebnismöglichkeiten des eigenen durch gemeinsames Gestalten mit anderen.
Umsetzung durch Therapeutin	Gruppenmalen, Einstimmung über Freizeitaktivitäten, Themenvorgabe „Herbst", Bilder kommentieren lassen.	Gemeinschaftsbilder herstellen (Mandalas), Paarbildung (Peergruppen).
verbale Kommunikation zwischen den Besuchern	Dialoge knüpfen an bildliche Imaginationen („Waldmelodie ...", Herr Riem), führen zu Diskussionen („Eine Melodie sehe ich nicht", Herr Horst) und realistischen Vorstellungen (Herbst: Nebel, Blätter fallen).	verbalisierte Irritationen (Frau Ried: „Wieso malt die bei mir?" „Der hat mir dreingemalt", Frau May), verbalisiertes ästhetisches Kriterium („Schön.").

Aneignung und Interaktion bei Besuchern im Prozessverlauf	fehlen von Ideen bekunden („Mir fällt nichts ein", Frau Hart), Bildgestaltung beginnen ohne Beachtung des vorgegebenen Motivs (Herr Ül). Ein Mitbesucher interpretiert die Bildidee („Das Bild heißt Sinn", Herr Riem).	sich bedroht fühlen (Verhalten: weglaufen, Frau Ginski), eigenes Territorium abgrenzen (Verhalten: Wut zeigen, Frau Ried), Überschreitungen zulassen (gelassener reagieren, Frau Vond).
Intervention der Therapeutin	verbale Hinweise auf Einhaltung der Rahmenbedingungen (über Bilder sprechen, dann erst malen), verbale Kompromissangebote (malen ohne Farben mit Bleistift), Herstellen einer ruhigen Atmosphäre durch Entspannungsübungen.	verbale Hinweise auf alltägliche Lebenssituationen („Das ist wie ... immer in unserem Leben ..."), herstellen einer entspannten Atmosphäre durch meditative Musik und Erläuterungen („... zusammengekommen, um mit Farben zu arbeiten.").

Eine zusätzliche Ebene der Interaktion entstand durch meine Teilnahme. In beiden Einrichtungen habe ich als Protokollantin nicht aktiv am Geschehen teilgenommen. Dies bewirkte unterschiedliche Reaktionen. Während ich in A als Störfaktor Unwillen hervorrief, wurde in B auf mein 'Expertenwissen' in punkto Rechtschreibung zurückgegriffen (Frau May: „Wird Wassermann mit einem oder zwei n geschrieben?").

Die Gefühlspalette bei Interaktionen in A

Herr Ül wirkt auf mich ausgesprochen aggressiv. Er macht sich über Herrn Horsts Bilder lustig, stellt einen Mensch-Tier-Vergleich an, indem er dessen Interessen allegorisch mit den Leistungen eines Tieres vergleicht („Sein Interesse ist das, das ein Tier an einer Pflanze findet.") verweist provokant darauf, dass keiner seiner Mitstreiter sich traue Menschen zu malen („Es ist die Feigheit, man könnte euch erkennen."). Er verbindet sich im Zynismus mit Herrn Riem, deklassiert die Therapeutin als „Kindergärtnerin", maßregelt die Fremde, die es wagt über ihn zu schreiben, ohne dass er weiß, was sie schreibt. Damit fühlt er sich, so meine Interpretation, 'klein gemacht' und 'entmündigt', was seinen – mir durchaus verständlichen – Zorn hervorruft. Herr Ül sieht in mir den 'Voyeur', der partizipiert ohne von sich selbst etwas zu geben. Dies ruft bei mir Gefühle des Unbehangens hervor. Einesteils sehe ich Herrn Üls Anliegen, zu erfahren, was ich über ihn schreibe, als vollkommen legitim an. Andererseits fürchte ich seine Reaktion, wenn ich ihm meine Aufzeichnungen vorlege. Wird er sich amüsiert wieder erkennen oder mich der Lüge bezichtigen? Kann ich die Konfrontation mit ihm aushalten? Herrn Ül gelingt es mich aus der Fassung zu bringen, indem ich in der Interaktion mit ihm eine breite Gefühlspalette erlebe: Irritation, Furcht vor Aggression, Unsicherheit.

Herr Ül ist aktiv, indem er mich direkt anspricht und auf sein Recht verweist, was ich schreibe, auch lesen zu dürfen. Ich habe die Rolle der passiven Beobachterin gewählt. Durch seine Provokation: „Ich bin kein Affe im Zoo", lässt er die von mir erstellten Beobachtungsregeln außer Acht. Damit fordert er mich auf, anders als planbar zu handeln. Ich bin nicht auf die Aufforderung gefasst, eine neue Rolle mit neuen Handlungsalternativen aufzunehmen.

Es gelingt mir, meine Irritationen zu überwinden, indem ich sie von der Beziehungsebene (unsichere Beobachterin – konfrontierender Patient) auf die sichere Sachebene verlagere (Rückgriff auf Theorienkonzepte), um meine Kompetenz als Wissenschaftlerin wieder herzustellen. Indem ich die Gefühle von Herrn Ül interpretiere, gelingt es mir, meine Emotionen unter Kontrolle zu bringen.

Die Psychoanalytikerin Joan Riviere (Klein/Riviere 1989) erläutert Emotionen damit, dass sie als Quellen von alltäglichen Gefühlsäußerungen auf den Primärtrieben des Menschen basieren: Hunger und Liebe bzw. Selbsterhaltung und Sexualtrieb.

Hass, auch der Selbsthass, den Herr Ül an den Tag legt, indem er andere Menschen verletzt und kränkt, indem er seine Bilder als „chaotisch" oder als „Schmierale" entwertet, enthalten in diesem Sinne eine destruktive, desintegrierende Kraft, die auf Versagung und Tod gerichtet ist, Liebe hingegen würde auf Leben und Lust zielen.

Der angeborene Aggressionstrieb, so Riviere, dient dem Zwecke der Verteidigung. Aggressive Regungen sind eng mit den Gefühlen der Lust und der Befriedigung verbunden.

Befriedigung empfindet Herr Ül, wenn er die fremde Beobachterin aus der Reserve lockt. Für seinen Selbsterhaltungstrieb bedarf es einer Beimengung von Aggression. Seine 'feindlichen' Emotionen entstehen, weil er mit seinem Los nicht zufrieden ist. Er fühlt sich verletzt, weil er durch die Krankheit Verluste erlitten hat, die er nun als Aggressionen erlebt. Als selbständiger „Verleger" (er über sich selbst),[105] war er anerkannt und erfolgreich. Die Krise der Krankheit hat ihn abhängig werden lassen. Sein Aufenthalt wird vom Sozialamt bezahlt, seine Intelligenz wird als Renitenz ausgelegt, er mutiert zum Patienten mit „nicht angemessenem Verhalten" (GML2). Dieses nicht angemessene Verhalten verstehen die MitarbeiterInnen als ein Überreagieren. Es ist nicht erwünscht, wenn der Patient eine Sonderzuwendung

---

105 Im Gespräch mit dem Leiter der Einrichtung erfahre ich, dass Herr Ül früher von Beruf Teppichhändler war. „Er hat als Verleger von Teppichböden gearbeitet. Wertet sich hier in der Einrichtung durch Renitenz auf, wird aber nur vom Sozialamt bezahlt und zeichnet sich durch nicht angemessenes Verhalten aus"(GML4).

durch aggressives Verhalten, Ironie oder Sarkasmus erzwingen will. Er stört die intendierte ruhige und geregelte Atmosphäre des Tagespflegeheims.

Herr Ül fühlt sich in seiner Autonomie gekränkt. Ablauf und Inhalt von Therapiestunden sind vorbestimmt, er muss abwarten, bis das vorgesehene Programm eine Zuwendung an ihn beinhaltet. Seine Reaktion darauf ist Sarkasmus, Zorn und Wut im Wechsel mit Apathie. Er fordert die Konfliktsituation geradezu heraus, indem er sich als nicht gruppenfähig zeigt und mit geschliffenen Worten die MitarbeiterInnen quasi mundtot macht.

Aggressionen weckt bei Herrn Ül auch das unerfüllte Begehren, einesteils in sexueller Hinsicht, was sich in seinen Bildern zeigt, aber auch das Begehren nicht wie ein Klient oder ein 'Abhängiger', sondern wie ein normaler Mann behandelt zu werden. Dieses unerfüllte Begehren weckt Verlust- und Schmerzgefühle, die teils Apathie, teils Aggression hervorrufen.[106] Nur in einer Liebesbeziehung, die Herr Ül im Moment nicht mehr erleben kann, wäre es möglich Zwang und Abhängigkeit freiwillig zu leben, weil lieben teilen, warten und etwas für den anderen aufzugeben impliziert. Im Tagespflegeheim wird all dies erwartet, ohne dass die Gegenleistung Liebe dafür eingefordert werden kann.

Die Therapeutin reagiert in dieser Situation überfordert. Sie fühlt sich durch Herrn Üls ständige Provokationen herausgefordert. Sie versucht durch Entspannungsübungen und das Vorlesen von Gedichten ihre eigene Ruhe zu behalten und Unruhe in der Gruppe zu vermeiden.

Die gereizte Stimmung Herrn Üls überträgt sich auf die anderen. Herr Horst versucht sich ebenfalls in Ironie, indem er andeutet bei der Vorstellung ein Baum zu sein nichts fühlen zu können. Herr Riem reagiert mit Ablehnung und zieht sich in sich zurück oder versucht sich als Verbündeter von Herrn Ül, indem er sich darüber mokiert, dass die nackte, ältere Frau auf dem Bild die andere sexuell anleiten wolle. Damit übernimmt er die von Herrn Ül scheinbar intendierte 'schlüpfrige Sexualität', die dadurch entsteht, dass das Thema Sexualität im Raum mitschwingt, aber nicht eindeutig angesprochen wird. Herr Ül interpretiert und betitelt sein Bild nicht, kommentiert nur dessen 'künstlerische' Darstellung. Ist aber bereit es zu signieren und damit als sein Werk anzuerkennen. Dass ihn aber das Thema der Dreieckskonstellation weiterhin beschäftigt, zeigt sich darin, dass er das Motiv in dieser Stunde sofort wieder wählt, ohne sich auf Besprechungen oder Anregungen der Ergotherapeutin einzulassen.

---

106 Menschen, die sich in Apathie, Verzweiflung und Trägheit befinden, weil sie unter einem beständigen Mangel an Subsistenzmitteln leiden, unterliegen dem psychischen Phänomen, das Aggression als Zeichen von Lebendigkeit deutet. Abhängigkeit des menschlichen Organismus von seiner Umgebung führt zu einem nicht realisierbaren Verlangen nach individueller Autarkie, bei der die Illusion frei und unabhängig zu sein als Lust genossen wird (vgl. Klein, Riviere 1989, 14).

Darauf reagiert die Therapeutin mit Unbehagen. Das Thema Sexualität wird von ihr aber nicht angesprochen. Sie stellt weder einen Bezug zu dem von ihr vorgegebenen Thema „Herbst" her, noch definiert sie Sexualität als Problemfeld überhaupt.

Es entwickelt sich ein Machtkampf zwischen Herrn Ül und der Therapeutin, bei dem es um die Führungsposition in der Gruppe geht. Die Therapeutin meidet das Thema Sexualität, weil es ihr zu persönlich ist und eine Eigendynamik innerhalb der Stunde entwickeln könnte. Herr Ül wählt immer wieder das Motiv, in dem die Therapeutin eine tragende Rolle spielt, und gewinnt durch ihr Vermeidungs- und Schamgefühl zunehmend an Macht.

Frau H. versteht nicht, worum es geht und reagiert als einzige Frau mit Unwohlsein und Angst. Einzig auf sie kann die Therapeutin liebevoll eingehen, indem sie sich neben sie kniet, ihre Arbeit bewundert, ihr Vertrauen und das Gefühl des Erfolges gibt. Wiederum zeigt sich, dass die Ergotherapeutin sich dem schwächsten Mitglied der Gruppe zugehörig fühlt und ihm mit Empathie begegnet. Darüber hinaus wird die Therapeutin in dieser Stunde als Frau herausgefordert und sie verbündet sich mit der alten Frau, gegen die Ironie und die Machtansprüche der Männer, die die Stunde nach eigenem Gutdünken gestalten wollen. In den Bund der Frauen wird auch die Beobachterin mit eingeschlossen. Die Therapeutin stellt sich schützend vor sie und verschiebt Herrn Üls Anspruch auf das Lesen des Beobachtungsprotokoll auf später, um eine eventuelle Konfrontation zu vermeiden. Damit übernimmt sie wieder die Leitung der Stunde. Weist auch Herrn Horst mit strengen Worten zurecht, wenn er das Zimmer verlassen möchte, um der ungemütlichen Atmosphäre zu entkommen. Sie besteht auf dem Einhalt der Stunde und duldet keine Raucherpausen. Sie verlangt Disziplin. Die ihr zugewiesene Rolle der „Kindergärtnerin" (Herr Ül) ignoriert sie und übernimmt stattdessen wieder klar die Führung einer Gruppe von Erwachsenen Menschen, die sich freiwillig zur Ergotherapie angemeldet haben.

Welche Motive zeigen sich exemplarisch in den Bildern in A?

Herr Ül weigert sich, seine Bilder der Dreierkonstellationen zu deuten, zu betiteln oder veröffentlichen zu lassen. Die Gefühle, die durch die Bilder zum Ausdruck kommen, gehören in den Rahmen einer Therapie und sind privat. Trotzdem gibt er mir die Gelegenheit, ein Bild, das bereits durch die Ausstellung im Flur der Einrichtung öffentlich geworden ist, in meiner Untersuchung zu verwenden. Es zeigt sich, dass das Verführungsmotiv in allen Bildern von Herrn Ül wiederkehrt. Es taucht in der Dreier- oder in der Paarkonstellation auf. Sein Bild „Adam und Eva" (Üls Titel) erinnert an den Sündenfall und die Vertreibung aus dem Paradies, die in der christlichen Lehre Eva zugeschrieben wird. Sie hat sich von der 'bösen' Schlange verführen lassen, die auch im Bild von Herrn Ül deutlich den Kopf zu Eva erhebt. Noch scheinen sich die beiden Partner die 'verbotenen Früchte' gegenseitig lockend entgegenzuhalten. Der sexuellen Verführung durch die Frau scheint der Mann noch zu wiederstehen, indem er sein Geschlechtsteil mit der Hand bedeckt hält. Auch Evas Nacktheit ist nur angedeutet. Erscheint sie sonst dem Betrachter als anstößig, oder kam es Herrn Ül darauf an, nur Konturen anzudeuten und die Phantasie des Betrachters anzuregen? Der Baum der Erkenntnis in der Mitte des Bildes erstrahlt hellgelb, seine Zweige sind palmartig gebogen, es fehlen die Blätter und Blüten, die von einer Fruchtbarkeit künden würden. Ein breiter, klar begrenzter, grün-braun gestalteter Farbstreifen ist im Bildhintergrund gestaltet worden. Durch ihn wird die Wirkung auf das Liebespaar im Vordergrund noch verstärkt. Es steht, so wie die Palme, auf weißem Grund, ein Sandstrand als Ort der Begegnung oder der Traum von einem fernen Paradies?

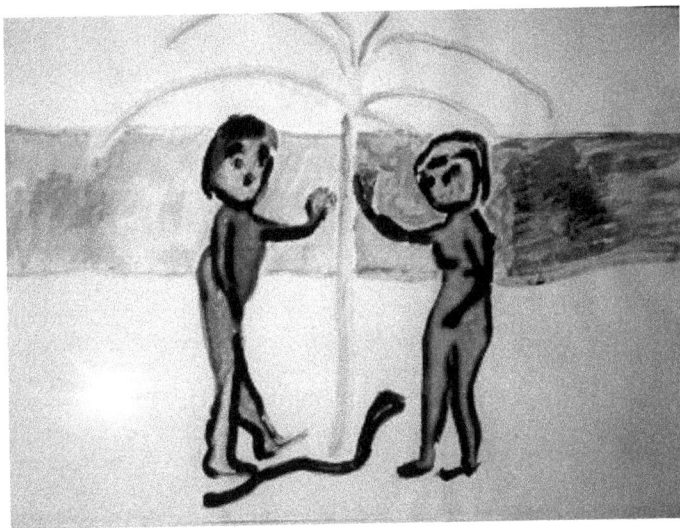

Abbildung 4: „Adam und Eva" – Herr Ü1

Herr Horst zeichnet immer wieder seine „Rehlein". Ein leuchtend grün bemaltes Zeichenblatt lässt Raum für einen Baum, dessen weit ausholende Äste Blätter tragen. Aus einem braunen Stein fließt eine blaue Quelle herunter. Ein Rehlein kommt, um sich zu laben. Tiere und Natur erscheinen bei den Bildern von Herrn Horst in einer einheitlichen Bildordnung. Diese Einheit scheint sich der Maler auch in der 'Wirklichkeit' zu erträumen – eine Flucht in eine heile 'Ersatzwelt'? Herr Horst drückt seine Kontakt-, Zärtlichkeits- und Streichelbedürfnisse aus, indem er zierliche, kindlich-weibliche Exemplare einer Hirschart in eine idyllische Landschaft versetzt. Sie bildet den Gegenpol zu einer als rauh und verletzend empfundenen Welt.

269

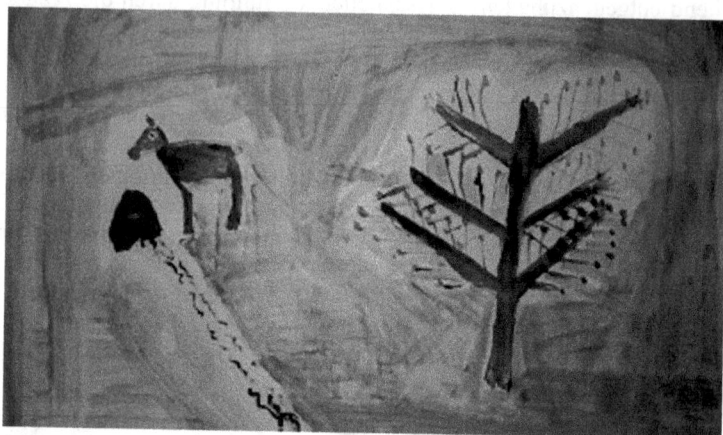

Abbildung 5: „Ruhe im Wald" – Herr Horst

Gemeinsames Gestalten in B

Bei Gruppenaktivitäten in B bildet die Gruppe den sozialen Rahmen, wobei sich dennoch jeder mit der eigenen Individualität beschäftigt. Es ist ein tätiges Zusammensein, bei dem sich jeder in Abgrenzung übt. Dies erfordert Rücksichtnahme und Höflichkeit dem anderen gegenüber, Akzeptanz von Schwächen, Anerkennung von Stärken des anderen über Vergleiche; und doch gibt es ein Immer-wieder-zu-sich-selber-Finden. Das Gruppenmalen bezieht alle in die gemeinsame Aktivität mit ein, verlangt aber auch Disziplin, die begonnene, gemeinsame Arbeit fortzusetzen. Gruppenmalen ist ein gemeinsamer Ritus, bei dem Zugehörigkeit und Halt entstehen. Erlebt werden Frustration und Befriedigung, Erfolg und Misserfolg.

Die Patienten müssen sich dem Diktat der Therapeutin, der aufgestellten Uhr, der ihnen aufgezwungenen Gemeinsamkeit unterwerfen. Sie widersetzen sich, indem sie, obwohl die Uhr schon abgelaufen ist, noch schnell zwei, drei Striche malen. Es ist eine nonverbale Kommunikation, die der Therapeutin sagen soll: „Ich habe dich gehört, aber ich brauch' das jetzt noch. So weit kannst du mir nicht befehlen." In dem sanften Aufbegehren liegt ein Erkennen des eigenen Bedürfnisses des Kranken und ein Wille zum eigenbestimmten Handeln. Ihre intrinsische Motivation und ihre Ergriffenheit haben eine innere Quelle gefunden, die nun sprudelt und nicht wieder aufhören kann. Es geht zudem um das Zulassen von Revierüberschreitungen und Abgrenzen des eigenen Territoriums. Es geht aber auch um Zeit, die gemeinsam gestaltet wird, die begrenzt ist, die genutzt werden soll.

Das abwertende Beobachten der Beteiligten, die dann, wenn einer übergemalt hat, ihre Auseinandersetzung durch wütende, aber auch anerkennende

und fröhliche Blicke austragen und in dem Moment, wenn ein Zusammenge-
hörigkeitsgefühl entsteht, aufhorchen, hat für die Therapeutin die pädagogischen Aspekte: Akzeptieren lernen, Aufmerksamkeit füreinander fördern,
Interaktionen über Farben zu initiieren. Sie definiert, das es für den Alzheimer-Kranken im übertragenen Sinne darum gehe, wie komme ich wieder ins
Reine mit mir? Wie kann ich das Geschehen einordnen, beeinflussen? Was
kann ich zulassen? Wo muss ich mich zur Wehr setzen?

Die Besucher akzeptieren, dass hier jeder Rechte hat, auf deren Einhaltung die Therapeutin achtet. Es geht nicht darum, wie in einem Wettbewerb
das bedeutendste, schönste oder auffälligste Werk zu leisten, sondern wie die
eigene Arbeit mit der der anderen in Einklang zu bringen ist.

Die Patienten wissen nach vier Therapiestunden, was beim Malen passiert. Sie akzeptieren die Sitzordnung und haben die Scheu vor den MitbesucherInnen und die Angst vorm Umgang mit Farben verloren. Eine Veränderung zeigt sich auch darin, dass die Positionen, die die einzelnen Besucher
innerhalb der gestaltenden Gruppen einnehmen, nicht statisch bleiben. Über
die Fähigkeit im gestaltenden Bereich kann das einzelne Gruppenmitglied
eine Aufwertung oder Abwertung erfahren.

Gestalten als andragogische Maßnahme in B

Die Therapeutin nimmt den Teilnehmern die Angst und Scheu vor der fremden Materie, achtet darauf, dass die Schnelleren sich dem Rhythmus der
Langsameren anpassen, Rücksicht nehmen, wenn einer den gegebenen Auftrag nicht verstanden hat. Sie greift da ein, wo die Teilnehmer in Panik geraten, wo sich ihre Not in ihrem Gesicht spiegelt, wo sie das Gemeinsame nicht
mehr aushalten können und den Raum verlassen wollen.

Ihre andragogisch-therapeutischen Maßnahmen zielen auf Gestalten,
Umgehen mit in Bewegung geratenen Kräften, etwas in Gang bringen. Gestaltet wird mit verschiedenen Materialien, mit Papier, Holz, mit Muscheln,
mit Draht. Sie werden bearbeitet, gebogen, zu einer Aussage geformt. Gestalten bedeutet, sich nach einer ihr innewohnenden Kraft zu entwickeln. Eine
Gestalt ist wandlungsfähig und kehrt bei Störung in ihren Urzustand zurück.
Sie kann sich aber auch bei Verletzung regenerieren und Heilung erfahren.
Die Altentherapeutin versteht sich als Erzieherin zur schöpferischen Aktivität, sieht ihre Aufgabe in der Pflege und Erhaltung der Gestaltkräfte von
Menschen, die durch die Krise der Krankheit und durch ihr Alter ihre Initia-
tive und Eigenverantwortlichkeit verloren haben. Sie sollen wieder lernen,
ihre Aktivitäten nach innerer Maßgabe einzurichten, ohne dabei einer Bewer-
tung zu unterliegen. Sie sind alt und krank und wirken zunächst eher starr.
Sie mit neuem Antrieb zu versehen, das hat sich die Altentherapeutin zum
Ziel erkoren.

Um mit sich selbst im Einklang zu sein, bedarf es einer entspannten Atmosphäre. Die Therapeutin erzeugt sie durch meditative Klänge und ent-

spannende, einfühlsame Musik. Sie weckt die Bereitschaft der Menschen, sich auf das Abenteuer einfach mitzumachen einzulassen und innere Bilder zuzulassen, bei dem sich das Material vor dem inneren Auge dahingehend formt und wandelt, dass jedes Werk seine Aktualität und persönliche Bedeutung erfährt. Lebloses Material wird unter der Anleitung der Therapeutin mit lebendigem zur Entfaltung gebracht. Wie alles Lebendige ist das Gestalten als eine Kette von Ereignissen zu begreifen, welches sich kontinuierlich entfaltet, wächst, gedeiht und sich weiterentwickelt.[107] Wichtig ist dabei das Wartenkönnen. Das heißt für die Therapeutin, nicht korrigierend einzugreifen, sondern dem Erleben der Einzelnen Rechnung zu tragen.

Dabei ist es die Aufgabe der Therapeutin, sanft zu ermutigen und Hilfestellung zu geben. Gerade Menschen wie beispielsweise Frau May, die eine strenge und auf Ordnung gerichtete Erziehung erfahren haben, beharren darauf, etwas 'richtig' zu machen, haben Angst vor Chaos, das sie zu überfluten droht. Frau May wurde erzogen, indem sie auf ein bestimmtes 'Formideal' hin gedrillt wurde, ohne Raum für individuelle Bildung und Wachstum zuzulassen. Sie hat gelernt, sich zwingenden Tendenzen unterzuordnen. Kreatives Gestalten aus Spaß oder sinnlichem Vergnügen heraus scheint für sie, wie sie selbst auf ihre Tischkarte schreibt, „tabu". Bei jedem Gestaltungsprozess ist sie von diesem zwingenden, ordnendem Bewusstsein begleitet, das sie hemmt, weil ein Sich-Fallenlassen gleichzeitig ein Unterlaufen des ordnenden Verstandes bedeuten würde. Dies kann sie nicht zulassen. Der Preis ist, dass sie in ihrer Kreativität gehemmt ist. Ihr Wunsch ist es, etwas reproduzieren zu können. Sie stellt an sich selbst den Anspruch, etwas das sie sieht exakt wiedergeben zu können.

In B: Kreativität als Persönlichkeitsmerkmal verstanden

Versteht man Kreativität als Persönlichkeitsmerkmal, dann bestimmt es die Lebensgestaltung und Lebensbewältigung der Menschen grundlegend mit. Das bedeutet im Umkehrschluss, dass einem Menschen, dem Kreativität fehlt, auch ein wichtiges Potential zur Lebensbewältigung abhanden gekommen ist. Die Altentherapeutin betont, dass jeder Mensch ein „kreatives Potential" (GMBAT1) hat, das es nur zu wecken gilt. Darin geht sie mit Carl Rogers (1979) konform, der sich ebenfalls auf die kreativen Möglichkeiten der Person in seiner Entwicklung konzentriert. Auch C. G. Jung (1971) sieht Kreativität als die Kraft an, die das Individuum zur Entfaltung antreibt. Die Therapeutin versucht der Kranken die Angst zu nehmen und sie zur freien Entfaltung zu ermutigen „Ich weiß, dass sie das auch können", sagt sie immer wieder zu Frau May.

---

107 Entwicklung, so definiert Bachmann, ist ein Prozess der Bewegung in der Zeit (vgl. Bachmann 1993, 50).

Kreativität kommt vom lateinischen 'creare'. Dies bedeutet zeugen oder gebären, wobei das eine eine Bewegung nach innen, das andere eine Bewegung nach außen beschreibt. Es wird etwas im inneren erzeugt und nach außen zur Welt gebracht. In diesem Von-innen-nach-außen-Geben liegt der Prozess der Umwandlung. Erinnerungsspuren, so definiert Bachmann, die nicht in das Bewusstsein vorgedrungen sind, stauen sich als unberücksichtige Wünsche und Affekte, die nach Ausdruck verlangen. Die Übung in Kreativität gleicht einer „Geburtshilfe" (Bachmann 1993, 20), die den unbewussten Inhalten den Weg ins Bewusstsein ebnen und so eine Harmonisierung zwischen Innen und Außen bewirken kann.

Diese Geburtshilfe leistet die Altentherapeutin, indem sie die geeigneten Bedingungen schafft, damit die alten Menschen wieder selbst kreativ werden können. Das Zusammenspiel von Formen und Farben, wie sie zum Beispiel beim gemeinsamen Gestalten der Mandalabilder entstehen, wird zu einem sinnlichen Erlebnis. Die Teilnehmer sind ganz bei sich und tauchen in ihre inneren Bilder ein. Wie in spielerischer, träumerischer Selbstvergessenheit erleben sie, dass sie selbstbestimmt die Farben und den Inhalt des Bildes wählen können.

Innerhalb des geschützten Raumes erleben sich die Menschen als Gemeinschaft. Die Therapeutin greift dann ein, wenn die Gruppenmitglieder Einwände oder Korrekturen am Bild des Einzelnen vornehmen wollen. Jeder trägt für sein Tun Verantwortung und richtet sein Interesse auf sich selbst. Dazu gehört seitens der Kranken der Mut zur Improvisation, Durchhaltevermögen und Spaß daran, etwas Neues auszuprobieren.[108]

Ästhetische Erfahrungen in B

In B zeigt sich, dass es eine Verknüpfung von frühkindlichen ästhetischen Prägungen, einen Vergleich zur heutigen Malsituation und eine emotionale Bewertung der Situation gibt.

Frau Gabor hat nach anfänglichen, zaghaften Versuchen des „Kritzelns" (sie betont selber, dass sie nur kritzelt), mehrere 'Sonnen' gemalt. Aus ihrer Biographie ist ersichtlich, dass sie schon in der Schule gerne gemalt hat und dafür gelobt wurde. Sie fühlt sich auch sichtbar in der momentanen Situation sehr wohl. Eine neue Erfahrung ist für sie, dass sie innerhalb der Maltherapie eigenbestimmt malen darf, während in ihrer Schulzeit der Lehrer bestimmt hat, wie das fertige Bild auszusehen hat. Zusammenfassend zeigt sich Folgendes:

---

108 Voraussetzung zur kreativen Handlung sind Offenheit, Hinwendung zum Tun, innere Sammlung und die Bereitschaft, sich mit den technischen Gegebenheiten und Grenzen des Materials auseinander zu setzen, sich in ein Thema zu vertiefen, bei der Ausgestaltung durchzuhalten, spielerisch vorgehen zu können und auch die Spannung ungelöster, kritischer Situationen auszuhalten (vgl. Bachmann 1993, 17).

- Beim ästhetischen Gestalten tauchen Erinnerungen auf.
- Diese Erinnerungen an frühere Malstunden können stark von Emotionalität (Harmonie oder Distanz) geprägt sein (Beispiel: Freude über das Lob des Lehrers).
- Die kommunikative Interaktion mit einem bestimmten Menschen bestimmt auch die erinnerte Szene (Beispiel: Der Lehrer ist Experte und Respektsperson, sein Lob hat eine starke Gewichtung für das Kind).
- Kindliche und erwachsenenspezifische Weltaneignungen harmonisieren oder prallen aufeinander (Beispiel: während des Interaktionsmediums Zeichnen würde das Kind gerne Ungegenständliches darstellen, der Lehrer, als Repräsentant der Wirklichkeit, verlangt hingegen Gegenständliches).
- Die kommunikative Interaktion ist durch ästhetische Übereinstimmung (bzw. Differenzen) gekennzeichnet (Beispiel: ein Bild muss für die alten Menschen bestimmte ästhetische Kriterien befolgen, um nicht als „Kritzelei" abgetan zu werden).

Reflexion: Interaktionen im Kontext von Vermittlung und Aneignung

Die Interaktionen im gestalterischen Bereich lassen sich unter den Aspekten Wissensvermittlung und -aneignung und erneute Konfrontation mit ästhetischer Bildung reflektieren. Daraus ergibt sich die Fragestellung: Ist ästhetische Bildung, die durch die Vermittlung neuer Erfahrungen in Tagespflegeheimen entstehen kann, von einer biographischen ästhetischen Bildung abhängig?

Wissensvermittlung und -aneignung

Unter dem Aspekt der Interaktion im Kontext von Wissensvermittlung und -aneignung vermittelt sich das folgende Bild:

Menschen mit vornehmlich physischen Gebrechen demonstrieren als Teilnehmer ein 'Expertenwissen', indem sie ihre Werke selber qualifizieren und die Beiträge der Therapeutin eher als geduldet, denn als wünschenswert erscheinen lassen. Die Therapeutin stößt auf vergleichende Selbst- und Fremdkritik, die auch massiv verbal geäußert wird.

Als besonderes Merkmal zeigt sich dabei, dass die Teilnehmer pädagogisch-therapeutische Maßnahmen 'entkleiden', um sie sich ihrem Alltags- bzw. Laienwissen anzupassen (Hesses Gedichte sind nur „Abfall nebenbei", Steppenwolf ist eine „Rockgruppe"). Über diese Paraphrasen wird der intendierte Sinn und Inhalt der Aussagen der Therapeutin (ihr geht es um die Herstellung eines 'Stimmungsbildes' mittels eines anerkannten Literaten) verändert. In die Macht des Therapeuten ist allerdings die Möglichkeit des

Fallenlassens des Themas (Hesse ist zu schwermütig) oder der Vertiefung gegeben. Hinter den Aussagen steht ein 'Expertengehabe' der männlichen Teilnehmer, denen die Therapeutin wenig entgegensetzt, weil sie diese einesteils vor den anderen nicht abwerten, andererseits auch nicht ihre Überlegenheit durch ihr Fachwissen demonstrieren will (indem sie ihnen den Sinn des Gedichts erläutern würde).

Dies knüpft an Sigrid Noldas Untersuchung im Bereich der Erwachsenenbildung an. Kursleiter, so definiert Nolda, sind nicht per se Experten, denen gegenüber die Teilnehmer von vorneherein keine Chance haben. „Nicht die Vertreter des diffusen Alltagslebens sind mit denen spezialisierter, ‚professioneller Institutionssysteme' konfrontiert, ... sondern Alltagsleben und professionelle Institutionssysteme sind in der vermittelnden Sphäre der organisierten Weiterbildung einander angenähert – Diffusität und Spezialität sind deshalb nicht bestimmten ‚Parteien' zugeordnet, sondern können ... sowohl die Beiträge von Kursleitern als auch die von Teilnehmern bestimmen" (Nolda 1996a, 298).

Bei pädagogisch-therapeutischen Angeboten für Alzheimer-Kranke erweist sich die Therapeutin als klare 'Expertin', die ihr Wissen unwidersprochen wiedergibt und von den Patienten rückhaltlos anerkannt wird. Durch die angebotene Vermittlungsleistung entsteht in einer Atmosphäre der Unsicherheit und der Verstehensdefizite durch pädagogisch-therapeutische Intervention ein Sich-gegenseitig-Gewährenlassen bis hin zur explizit geäußerten Anerkennung an die dargebotene Stunde und an die Leistungen anderer Teilnehmer. Die Teilnehmer erhöhen dabei ihren Status in der Lerngruppe, die Therapeutin als 'Expertin' leistet die wichtige 'Übersetzungsarbeit'.

Erneute Konfrontation mit ästhetischer Bildung

Ein weiterer Aspekt ergibt sich im Bereich der ästhetischen Erfahrung. Die Therapien in beiden Tagespflegeheimen erweisen sich als Interaktionen (nicht) intentionaler ästhetischer Erziehung, die alte Menschen unter Emotionen wieder mit den Grundfragen ästhetischer Bildung konfrontieren.

Das Beispiel von Frau Gabor in B zeigt, dass der alte Mensch von frühen Selbstbildungsaspekten geprägt ist. Diese Selbstbildungsaspekte sind Antwortmöglichkeiten und Variationen auf die „Grundfragen ästhetischer Bildung" (Mollenhauer 1996). Diese Grundfragen sind unter anderem die Bedeutung des motorischen Kritzelns, die Bewertung der gegenständlichen Wiedergabe und die Spannung zwischen beiden Aspekten, die Rolle von Imagination und Phantasie, die Bedeutung von Vorbild und Nachbild in der bildnerischen Gestaltung, die Entwicklung von Symbolisierung und Schemabildung sowie eine erlebbare Dynamik zwischen innerer und äußerer Realität. Es entwickelt sich nicht weniger als ein Sinn für Wirklichkeit, für bestimmt ästhetisch geprägte Sichtweisen von Wirklichkeit, für Möglichkeiten der kreativen Konstruktion von Wirklichkeit. Sinn wird nicht primär durch sprachliche Vermittlung verknüpft, sondern durch Bilder und Erleben (vgl. Peez, Internetrecherche 2001, 6). Es zeigt sich, dass die spätere Erfahrung eine durch aktuelle Eindrücke angeregte Rekonstruktion von früheren Erfahrungen und gleichzeitig Interpretation der aktuellen Eindrücke im Lichte dieser Rekonstruktion ist (vgl. Loer, 1994, 372).

Auch in A wird deutlich, dass neue ästhetische Erfahrungen produktiv gemacht werden, d. h. ästhetische Objekte und Phänomene wieder wahrgenommen werden, indem bildnerisches Gestalten neues Interesse hervorruft, Gefallen erweckt oder Missfallen erlebt wird. Hier geht es um ein Erkunden, Ins-Bewusstsein-Rufen, neu auslegen und deuten von Bildern, die zu anderen Wahrnehmungen und Empfindungen in Beziehung gesetzt werden.

Vermittlung und Aneignung eine Frage der biographischen Erfahrungen?

Ob ein Mensch zeichnen will oder glaubt zeichnen zu können, ob er bereit ist, sich in das Abenteuer der sinnlichen Erfahrung einzulassen, ist mit den Erfahrungen der Differenzen und Dissonanzen, der Übereinstimmungen und der Freude in der individuellen Bildungsgeschichte und deren Verarbeitung in den unterschiedlichen Entwicklungsphasen verwoben. Ist aber auch an die Möglichkeit des Neuerlebens, des miteinander Vergleichens, des sich wieder Auseinandersetzens gebunden. Unter diesen Voraussetzungen ist die folgende Typisierung denkbar:

Typ I	Typ Ia (Beispiel Frau Gabor)	Typ Ib (Beispiel: Herr Ül)
Menschen, die in ihrer früheren Entwicklung *positive Erfahrungen* im Bereich der ästhetischen Gestaltung erworben haben. Sie werden heute wieder mit diesen Erfahrungen konfrontiert.	Trotz seiner Erkrankung knüpft er/sie an die positive Erfahrung der frühen Jahre an und erlebt das Angebot der Einrichtungen als spannend, befriedigend, wertvoll und gut. Das Selbsterhalten manifestiert sich durch das Gefühl, dass ihm/ihr Fähigkeiten im ästhetischen Bereich erhalten geblieben sind.	Er/sie kann aufgrund seiner Erkrankung dem eigenen Qualitätsanspruch nicht gerecht werden. Er/sie empfindet das ästhetische Angebot als kindisch, Spielerei, Geschenk an die Therapeuten, unbefriedigend. Der Verlust des Selbstvertrauens wird verstärkt durch das Gefühl nichts Neues mehr erleben zu können.

Typ II	Typ IIa (Beispiel Frau May)	Typ IIb (Beispiel: Herr Riem)
Menschen mit negativen Erfahrungen im Bereich der ästhetischen Bildung	Er/sie lehnt das Angebot der Einrichtung ab, weil er/sie zu wissen meint, nicht malen oder musizieren zu können, keinen Spaß haben zu können, sich nicht der Kritik der anderen aussetzen zu können, in seinem Leben genug gearbeitet zu haben. Sein/ihr Gefühl ist das des Unwohlseins, weil das ästhetische Tun generell abgelehnt wird.	Er/sie gewinnt heute eine positive Einstellung zu den ästhetischen Angeboten, weil sie anders als früher empfunden werden, Neues dazugelernt werden kann, die Vermittlung anders als früher erlebt wird, Konfrontation mit neuen Medien als Spaß erlebt wird. Sein/ihr Gefühl ist das des Wohlfühlens trotz Krankheit (ein anderes Erleben das erst durch das 'Krankgewordensein' erfahren wurde).

Kunsttherapie und freies Malen

In A geht es der Kunsttherapeutin darum, die alten Menschen über ihre selbstgemalten Bilder wieder Kontakt zu sich selbst finden zu lassen, Krisensituationen aufzuarbeiten, indem diese gemeinsam in der Gruppe besprochen werden.

Freies Malen bedeutet in B den Gewinn von ästhetischen Erfahrungen durch den Prozess des Malens als schöpferisches Tun.

Kunsttherapie in A

Die Kunsttherapeutin in A erläutert mir, dass sie mit Symbolen arbeite. Im Moment gehe es um das Symbol der 'Quelle'.

„Die Maltherapie versteht die Quelle als Symbol, als ein archetypisches Motiv, das Anteile an Erinnerung, Erwartung, Sehnsucht enthält. Das Symbol der Quelle ist ein Bedeutungsträger und Sinnträger. Symbole sind Versöhnungs- und Ganzheitszeichen in einem. Wie in jedem inneren Bild enthält die Quelle als Symbol ein Hemmungs- und ein Entwicklungsthema. Das Hemmungsthema ist die Rückkehr zur Quelle, dies bedeutet die Sehnsucht nach der Mutter; dieser Wunsch bleibt unerfüllbar. Das Entwicklungsthema der Quelle bedeutet Belebung und Regeneration. Jedes Symbol hat einen Bedeutungsüberschuss, der in dem, was wir sagen, noch nicht aufgeht. Wo der Bedeutungsüberschuss restlos in der Interpretation aufgeht, droht das Symbol zum Signal zu verarmen" (GMAKT2).

Die Therapeutin erklärt ihre pädagogischen Ziele:

„Unsere Quelle wird durch Farben, Bewegung, Eindrücke und diejenigen Gefühle der Imagination gemalt, die uns beeindruckt und berührt haben und die am anschaulichsten geworden sind. Beim Malen vertiefen wir die Imagination, die Unwillkürliches sichtbar macht. Die Malenden versuchen, sich so wie die Kinder auszudrücken. Sie malen Bilder, die existentielle Abhängigkeit des Menschen vom Wasser ausdrücken. Ziel meiner Arbeit ist es, die Menschen schöpferisch werden zu lassen, sie zu motivieren, mit ihrem Wesen zu experimentieren. Maltherapie wird angewandt, wenn es um Schöpferisch-Werden geht, in Stagnationszuständen und Krisensituationen, in denen der Zugang zu den inneren Bildern fehlt. Meine Aufgabe ist es dann, den Menschen zu helfen, wieder Zugang zu sich selbst zu finden. Ob Menschen sich helfen lassen oder nicht ist keine Frage der Institution, sondern der Persönlichkeit des einzelnen. Wer sich selbst aufgegeben hat, dem können auch die MitarbeiterInnen der Institutionen nicht mehr helfen" (GMAKT2).

Malen als Krisenbewältigung

Wie gestalten sich Interaktionen in der Kunsttherapie in A? Ich sitze als passive Beobachterin an einem Einzeltisch und protokolliere die Sitzung.

Im Kunstraum sitzen Herr Riem, Herr Heiz und Herr Degel im Viereck an drei aneinander gestellten Tischen. Die Kunsttherapeutin reicht ihnen Kaffee und Gebäck.

Herr Riem hat eine Fotographie mitgebracht, die ein Segelschiff zeigt. Er erzählt, dass er mit seiner Enkelin einen „Beinaheunfall fabriziert" habe. „Es war in Frankreich und ein schrecklicher Traum." Damit ist das Thema der letzten Stunde wieder aufgegriffen worden. Es ging darum, eine „Quelle" zu zeichnen, mit der ein Stück Lebenserinnerung verbunden wird.

Zunächst wird Herrn Heiz' Bild auf die Staffel gestellt. Er kommentiert sein Bild selbst: „Daraus ist ein Bild entstanden, mit wenigen Strichen, Aktion, blaue und grüne Wellen. Es ist ein Bach, der sich ansammelt und überläuft – ein Stau oder ein Delta – ein Sammelpunkt. Ich hätte einen Felsen gebraucht, um mich hinzusetzen, um die Sache zu verarbeiten. Ich hätte einen Aussichtsturm gebraucht. Er selbst fehlt. Im Delta sammelt sich das Wasser. Es gibt Sachen, die man nicht gerne preisgibt. Die Quelle braucht einen anderen Namen. Das Delta ist eine schöne Sache, ein großer Fluss in Afrika. Wasser kommt und sammelt sich. Es gibt Situationen, wo die Natur sich selber hilft. Es hat sich angesammelt und es läuft über." Herr Heiz zeigt auf einen braunen Strich in blau-grüner Umgebung: „Drei Kriegsgefangene schlafen unter einem Baum. Dann kommt einer mit einer Knarre und einem Hund. Und er erschießt uns nicht. Die Behörden hatten eine Prämie ausgesetzt, für die, die Kriegsgefangene fangen sollen. Das ist mein Thema. Früher hätte ich nicht darüber sprechen können. Jetzt ist es besser." Herr Heiz betitelt sein Bild selbst: „Entwässerung."

Jetzt kommt Herr Riem an die Reihe, sein Bild zu interpretieren. „Es zeigt ein Wehr, über das eine Eisenbahn führt. Das Wasser bahnt sich mit Macht einen Weg durch das Wehr. Die Bahn geht über einen Fluss. Ich habe keine Quelle gemalt, sondern einen Strom. Aus mir springt etwas heraus (im Hintergrund ist ein Strichmännchen gezeichnet, dass mit hellen Strahlen umgeben ist), weil der Druck so groß ist. Wasser ist schlau, es kommt aus Mauern raus, überwindet Hindernisse." Herr Riem betitelt sein Bild: „Brücke ohne Heimat."

Herr Heiz interpretiert das Bild von Herrn Riem: „Die Eisenbahn hat mich aus dem Gleis geworfen, aus der Bahn geworfen."

Herr Degel hat Sprachschwierigkeiten nach einem Schlaganfall. Die Therapeutin muss ihm helfen. Sein Bild zeigt einen grünen Kreis, der von anderen Kreisen umzogen ist, die eine blaue und braune Farbe aufweisen.

Herr Degel: „Grüner Kreis ist ein Blick in einen Brunnen."

Therapeutin: „Es ist etwas von außen betrachtet."

Herr Degel: „Braune und blaue Striche herum bedeuten Brunnen. Kreis in der Mitte ist Grund. Name ist: Der Brunnen. Der richtig große Brunnen."

Herr Heiz kommentiert sein Bild weiter: „Die Situation wird entzaubert. Das Wasser kommt an, mach was draus. Das Wasser kann hoch im Gelände sein und fließt dann wieder ab. Das bedeutet Entwässerung. Es kommt darauf an, wie die Leute damit umgehen. Es gibt Situationen, wo die Erinnerung automatisch angestoßen wird. Wir sind durch das Wasser gewatet. Es gibt noch eine Gefahrensituation, wenn man im Tunnel sitzt und das Wasser kommt." Er zeigt auf ein grünliches, längliches Gebilde, an das sich grüne, von links unten nach rechts oben gemalte Striche anschließen: „Es ist kein Resultat, es ist ein Rückgrat mit Stacheln."

Herr Riem sagt: „Es ist eine vergrößerte Raupe."

Herr Heiz wendet sich an die Therapeutin: „Das ist doch nur Kleckserei!"

Die Therapeutin: „Es hat doch Struktur!"

Herr Heiz: „Wenn ich es Ihnen nicht erklärt hätte, dann könnten Sie nichts damit anfangen. Sie brauchen mich, damit sie es verstehen können. Das ist auch bei den Surrealisten so. Niemand kann sie verstehen und jeder sieht was anderes."

Die Therapeutin lächelt: „Das letzte Mal haben Sie aber etwas anderes gesagt!"

Herr Heiz wird böse: „Warum machen Sie sich über mich lustig? Warum haben Sie meine Bilder auf dem Gang aufgehängt?"

Die Therapeutin (betroffen): „Ich lache nicht über Sie! Wie kommen Sie auf so etwas. Ich habe Sie gefragt und Sie waren einverstande"

Herr Heiz (seinerseits betroffen und sehr leise): „Das habe ich vergessen."

Die Therapeutin (tröstend): „Darüber müssen wir noch mal sprechen!"

Die Atmosphäre wirkt sehr bedrückt. Schweigend verlassen die Kranken den Raum (PA32).

Am nächsten Tag spricht mich die Kunsttherapeutin an:

„Das ist nicht immer so bei uns. Sonst ist es immer sehr lustig. Das lag an Ihrer Anwesenheit. Da gibt es Dinge, die sie nur mit mir besprechen wollen. Dazu braucht es Vertrauen. Das nächste Mal muss ich das mit den Patienten klar stellen, da können Sie nicht teilnehmen" (PA33).

Am übernächsten Tag:

„Heute war es wieder sehr lustig. Wir hatten viel Spaß und haben noch mal darüber geredet, aber ich habe jetzt keine Zeit ..." (PA34).

In den folgenden Tagen kommt es zu Spannungen zwischen dem Leiter und der Kunsttherapeutin. Der Grund liegt in meiner Teilnahme an den Kunstsitzungen. Die Kunsttherapeutin beharrt darauf, dass Therapien vertraulich sind. Der Leiter besteht darauf, dass die Öffentlichkeit ein Recht habe, zu erfahren, welche Themen in den Therapien angesprochen werden und wie die Klienten darauf reagieren. Es wird ein Kompromiss gefunden: Ich darf eine weitere Sitzung beobachten, aber die entstehenden Bilder nicht veröffentlichen. Stattdessen wird exemplarisch jeweils ein Bild der Teilnehmer zur Veröffentlichung freigegeben, das bereits im Flur der Einrichtung aufgehangen wurde.

Eine Woche später beobachte ich wieder die Kunsttherapie passiv teilnehmend und protokollierend. Es geht wiederum um das Thema „Quelle".

Herr Riem interpretiert die Quelle als „Vorhandensein. Das ganze Leben hängt davon ab." Herr Heiz sieht die Quelle als „am Element Wasser bleiben." Die Therapeutin sorgt, bevor ein zweites Mal die Quelle gezeichnet werden soll, für „eine entspannte Atmosphäre." Sie liest einen Text zum Thema vor und erläutert: „Es geht darum, dass die Quelle plätschert. Das Wasser ist kühl und wir lassen uns inspirieren." Die Patienten schließen die Augen, die Heizung gluckert im Hintergrund. Es breitet sich Schweigen aus. Die Therapeutin inspiriert ihre Klienten: „Die Quelle soll hörbar, riechbar, sichtbar, vernehmbar sein. Ich sehe Moos, fühle Wasser, bekomme Lust, zu schmecken, zu fühlen." Die Teilnehmer suchen sich Farbstifte aus und beginnen auf den vorbereiteten DIN-A3 Blättern zu zeichnen. Nach cirka 15 Minuten bittet die Therapeutin die Teilnehmer den Stift niederzulegen und ihre Bilder selber zu interpretieren.

Herr Riem interpretiert sein Bild, auf dem ein Strichmännchen und ein blauer Fluss zu sehen ist, der sich durch Bäume schlängelt, als „Quelle und deren Gang im Wald, wie es verrinnt. Gräser, Baum und ein Mensch. Was hell und dunkel vom Himmel kommt. Die Quelle ist tief versteckt, kommt aus einem Loch raus. Wasser hat Erde weggeschwemmt, ist noch nicht sichtbar, wie ein Kind, das auf die Welt kommt. Dunkle Wolken waschen heraus. Es ist eine schwierige Geschichte." Die Therapeutin fragt nicht weiter, sondern wiederholt: „Ja es ist eine schwierige Geschichte" (PA4).

Nach der Stunde sitzt Herr Riem im Aufenthaltsraum. Ich nutze die Gelegenheit zu einem Gespräch mit ihm über seine Bilder. Er zeigt mir ein Bild, dass in einer der letzten Kunsttherapiestunden entstanden ist. Das Bild zeigt ein Haus, das in sich geschlossen wirkt. Die Fenster sind zu. Es gibt keinen Zugang. Daneben tanzt ein Hund und ein großes, schwarzes Kreuz trennt den Hund vom Haus. Darüber fliegen Vögel. Herr Riem deutet sein Bild für mich:

„Das ist eine Misthütte – etwas, das nichts taugt. Der Hund hat nichts im Kopf und tanzt. Die Geier kreisen schon darüber. Der Baum weist ein Kreuz auf, das heißt, der Tod droht. Der Hund ist der einzige, der rauskommt, alle anderen sind eingeschlossen" (PA4).

Herr Riem erzählt mir, dass Hoffnung auf eine Therapie, dass das Gefühl, „es sei noch nicht alles zu spät", ein wesentliches Element dieser Einrichtung sei. Er weist auf ein anderes Bild an der Wand, das einen weißen See zeigt, auf dem vereinzelt Blumen zu sehen sind, und erläutert mir, was er darin sieht:

„Wenn alles in Eis verpackt ist, kann nichts aufblühen. Blumen blühen, obwohl sich sonst nichts mehr bewegt. Wenn alles stirbt, regt sich doch Hoffnung" (PA4).

Bilder als Zugang zur Persönlichkeit des Besuchers

Nach langen Diskussionen zwischen dem Leiter und der Kunsttherapeutin in A wird mir die Möglichkeit eingeräumt, an einer Teamsitzung teilzunehmen, bei der es um die Besprechung der Krisensituation von Herrn Heiz geht, die durch seine Bilder zum Ausdruck gebracht wird.[109] Die Kunsttherapeutin erklärt mir ihre Ablehnung:

„Das besondere Vertrauensverhältnis zwischen den Klienten und mir ist nicht mehr gewahrt, wenn eine Fremde in die Bildproblematik des Klienten eingeweiht wird" (GMBKT3).

Trotzdem besteht der Leiter auf meiner Anwesenheit. Er begründet es:

„Das Beispiel von Herrn Heiz zeigt exemplarisch, wie emotional beladene Inhalte, die sich nicht verbalisieren lassen, durch das Malen mitgeteilt werden. Diese Inhalte erlauben den Mitarbeitern den Zugang zur Persönlichkeit des Besuchers. Sie sind ein wesentlicher Bestandteil der Arbeit in dieser Einrichtung und gehören darum in eine Untersuchung über die Einrichtung zwingend hinein" (GML4).

Ich protokolliere die Sitzung:[110]

Die Ergotherapeutin definiert, dass es Herrn Heiz „an emotionaler Stabilität mangelt. " Sie soll durch „soziale Einbindung in einer Malgruppe" erlangt werden. Auch die Kunsttherapeutin will „psychische Stabilität durch das Sprechen über Krieg, Tod der Frau, Kindheit" bei ihm erreichen. Es geht um ein Akzeptieren seiner momentanen Situation, die er als Krise erlebt. In seinen Bildern malt er Symbole, die Aufschluss über seine psychische Situation geben: Quelle, Flieger, Brücke, Landebahn.

Die Kunsttherapeutin erläutert:

„Als Metapher über seine Lebenssituation sagt er über sich selbst: ,Das ganze Leben ist eine einzige Bruchlandung'. Er symbolisiert seine Probleme in den Bildern wie in erlebten Träumen durch ,Sumpflöcher', von denen er selbst sagt: ,etwas will raus' oder ,vergeht im Winde'. Seine Bilder zeigen Freimaurersymbole, die an seine Mitgliedschaft im Bund der Freimaurer anknüpfen. Dahinter steht eine humanitäre, der Toleranz verschriebene, auf lebendige Bruderschaft abzielende Geisteshaltung, die auf Selbsterkenntnis, Gewissen und Verantwortungsgefühl über Staat und Gesellschaft beruht."

Resultat ihrer Beurteilung von Herrn Heiz ist:

„Er hat Probleme, die im fertig Werden mit dem Alterungsprozess gipfeln. Verbunden damit ist eine starke Beunruhigung über die Gesundheit, das Problem der Impotenz und die Sehnsucht nach Sexualität, dem ein Leben ohne Frau gegenübersteht. Er bewegt sich in einer Zone von Annäherung und Loslassen, so wie ein Kind, das sich von der Mutter wegbewegt und weiß, dass es jederzeit zurückkommen kann. Für ihn bietet die Einrichtung

---

109 Die Teilnahme an einer solchen Sitzung bleibt eine Ausnahme.
110 Wie bei allen Team- und therapeutischen Sitzungen und den Gesprächsmitschriften über Klienten ist es mir nicht gestattet worden, ein Tonbandgerät zu benutzen. Mitschnitte wurden mir nur in B bei besonders angekündigten problemzentrierten Interviews mit den Therapeuten erlaubt.

die Sicherheit der frühkindlichen Mutter-Kind-Phase im Sinne von ‚Ich kann gehen, weil ich weiß, ihr seid noch hier, wenn ich wiederkomme.'"

Die Bewegungstherapeutin berichtet über ihre Beobachtungen:

„Es geht ihm darum einfach gut behandelt zu werden. Bei guter Behandlung entspannt er sich. Er mag berührt werden, massiert werden, wobei es ihm um das ganz Persönliche des Körperkontaktes geht und um ein Gefühl der Wärme des Körpers, das durch Massage entsteht. Es ist wichtig, sich von ihm abzugrenzen, indem ich den Kontakt zu ihm nicht zu eng werden lasse, und er in Abhängigkeit zu mir gerät."

Die AltenpflegerInnen berichten über den sozialen Umgang:

„Herr Heiz ist in der Lage mit anderen Gästen der Einrichtung Kontakt aufzunehmen. Er kann seine Wünsche artikulieren, sich behaupten, wird anerkannt, kann Konflikte austragen, fühlt sich in der Gruppe wohl. Sein psychisches Verhalten ist freundlich, aber auch oft niedergeschlagen. Er wirkt ausgeglichen und gelassen. Im Umgang mit sich selbst erlangt er Krankheitseinsicht, kann sich als Person annehmen, ist motiviert."

Die Kunsttherapeutin ergänzt:

„Während seine kognitiven Fähigkeiten langsam nachlassen, er also in dieser Hinsicht einen Verlust akzeptieren muss, gewinnt er zunehmend an psychischer Stabilität und erzielt in dieser Hinsicht einen Gewinn. Je mehr er wahrnimmt, dass seine Fähigkeiten nachlassen, desto gelassener reagiert er, was auf seine zunehmende Integrität schließen lässt. Der Tod, der sich immer wieder in Form eines Kreuzes in seinen Bildern zeigt, bedeutet Beunruhigung, aber auch ein Sich-Fügen in das Unvermeidliche" (GMATeam2).

Freies Malen in B

Die Altentherapeutin schildert mir Grundprobleme bei der Arbeit mit Alzheimer-Klienten.

„Die Grundprobleme liegen schon darin, dass die Patienten unter einer bestimmten Medikation stehen. Mir ist bewusst, dass ich meist mit durch Medikamente in irgendeiner Form beeinflussten Patienten arbeite. Dieser Einfluss bewirkt oft Unruhe bzw. Verlangsamung der Bewegungen" (GMBAT4).

Dies sei aber nur eine Besonderheit, die ein Altentherapeut berücksichtigen müsse, hinzu kämen weitere Faktoren wie:

„... ein Ort, wo es möglich wird, ein stattfindendes Tun von mir mitzugestalten. Meine Aufgabe ist es, eine eigene Atmosphäre und konstante Bedingungen zu schaffen, in der Aktivität einem Ritus gleicht. Auf diesem Hintergrund formt sich die Individualität des einzelnen Malenden heraus" (GMBAT4).

Sie erläutert, was sich durch die Bilder zeigen lässt:

„... die wechselnden Phänomene des Ausdrucks ... gleichzeitig wird die Teilnahme an einem archetypischen Erfahrungsschatz sichtbar" (GMBAT4).

Der von ihr gestaltete Raum weist ein Viereck aus Tischen auf, um das acht Stühle gruppiert sind. An den Wänden hängen die Bilder der Besucher. Es finden sich Holzregale und Schränke, die ihre Werke beherbergen. Dominierend wirken die bunten Gardinen, die jeweils in Streifen orange, grüne und blaue Farben aufweisen. Die eigene Atmosphäre vermittelt sie durch einleitende Musik und Worte. Ich erfahre weiter:

„Die Kranken malen nicht mit Farbkästen, dieses erinnert sie zu sehr an schulpädagogische Erfahrungen, sondern mit Farbtöpfen aus selbstgefertigten Styroporbechern, die größer und handlicher sind. Für jede Malstunde wird von mir der Tisch mit verschiedenfarbigen Unterlagen ausgestattet, die mit Tesafilm fixiert werden, um ein Verrutschen zu verhindern. Die Farben aus geschmeidiger, wasserlöslicher Farbe können dick oder dünn jeweils nach Belieben aufgetragen werden. Die Farben haben ihren leicht erreichbaren Platz, können in der fließenden Bewegung hin zum Styroportopf und zurück zum Bild mit einem großen Pinsel mit weichen Borsten aufgetragen werden. Farben rufen eine lebhafte Reaktion hervor. Sie wirken positiv und regen an. Jeder hat sein eigenes Gefäß, das immer am gleichen Platz steht und vertraute Handgriffe erlaubt" (GMBAT4).

Sie erklärt mir die Bedeutung des Settings für die ästhetischen Erfahrungen der Klienten:

„In einer vertrauensvollen, meditativen Atmosphäre sind die Kranken bereit, sich zu entspannen und auf ihre inneren Impulse zu reagieren. Sie erleben die Spuren, die sie auf dem Papier hinterlassen, fühlen die Überraschung, die sich darüber einstellt, was sie noch alles können, spüren die Körperschwingungen, die durch den Duktus des Pinsel- oder Bleistiftstrichs entstehen. Der Pinsel ist nicht nur ein Instrument, sondern Verlängerung der Hand" (GMBAT4).

Zu Beginn des Malprozesses seien die Bilder noch für die Altentherapeutin bestimmt, aber

„... im Laufe der Zeit malt jeder Einzelne für sich selbst und wird selbst zum Sender und Empfänger der ausgedrückten Botschaften. Es entsteht ein Dialog, indem Unbewusstes und Bewusstes miteinander konfrontiert werden und aus dem sich die Gestalt des Bildes entwickelt. Kreatives Malen hat nicht das Ziel, eine Wirkung auf andere zu erzielen, nicht *etwas* auszudrücken, sondern *sich* zu erspüren und zu erfahren. Vergleichbar ist der Prozess des Sich-Ausdrückens mit dem kindlichen Spiel. Es ist ein Versinken in eine psychische Wirklichkeit, in dem Gestaltende in Phantasien und Projektionen versinken, für die das Malblatt Raum bietet. Aber es ist keine Spielerei, sondern ein Gestalten, das Disziplin verlangt" (GMBAT4).

Sie erzählt, dass der enge Dialog mit sich selbst erst in einer vertrauten Atmosphäre und unter ihrer Anleitung zum Tragen komme.

„Bilder sind das Ergebnis einer bildnerischen Kommunikation unter dem Blickwinkel der Hilfestellung. Viele freie Gestaltungen lassen eine Gestaltungsabsicht vermissen und scheinen eher deutliche Anzeichen eines Gestaltzerfalls zu tragen. Einige Kranke versuchen statt zu zeichnen zu schreiben" (GMBAT4).

Sie zeigt mir als Beispiel ein Bild von Herrn Albatros, der sein Blatt mit verschiedenfarbigen Schriftzeichen bedeckt hat und erläutert:

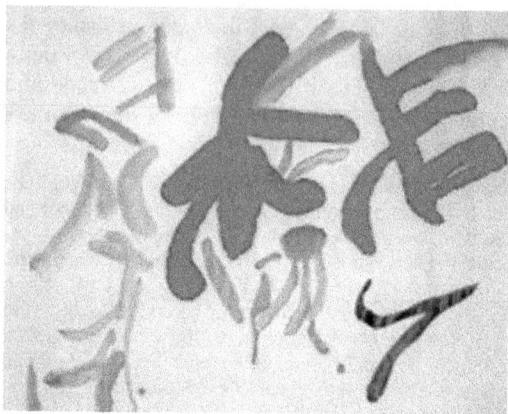

„Damit nimmt er Rückgriff auf etwas ihm Vertrautes wie seine zahlreichen Asienreisen" (GMBAT4).

Abbildung 6: Schriftmotive

Persönlicher Ausdruck und Weiterentwicklung in der Gruppe

Ein Mensch, der malt, so erfahre ich, entwickelt nicht nur seinen persönlichen Ausdruck weiter, sondern vermittelt diese Weiterentwicklung auch der Gruppe, in der sich seine Arbeit vollzieht. Dies verdeutlicht die Altentherapeutin mir, durch Bilder von Frau Ginski, die innerhalb von zwei Jahren entstanden sind. Gleichzeitig zieht sie Parallelen zum veränderten Verhalten der alten Dame, das sie auf die Möglichkeit, „ihr Selbst durch Bilder zu artikulieren" (GMBAT4), zurückführt.

Die Altentherapeutin demonstriert die Entwicklung des „gestalterischen Ausdrucks" (GMBAT4) am Beispiel der Bilder von Frau Ginski:

„Zuerst hat sie nur das Blatt vollständig blau ausgefüllt, weil sie aufgrund ihrer Erziehung gelernt hat, dass man eine begonnene Arbeit auch beenden muss. Das wirkt einesteils noch nicht sehr kreativ, ist aber andererseits sehr positiv, weil sie Ausdauer beweist. Sie hat ein kräftiges blau gewählt, das an die Farbe des Himmels erinnert und zeigt, dass sie sich nach Freiheit sehnt, aber im Moment noch nicht aus ihrem inneren Gefängnis ausbrechen kann. Langsam entstanden auf ihren Bildern Figuren, Formen, Kreise und eine Vielfalt von Farben, die zeigen, dass sie aus ihrer Gefangenschaft ausbricht, ihre Ängste bezwingt, kreativ gestalten kann, innerlich freier wird ... Sie hat zuerst das Zimmer verlassen, saß vor der Tür auf dem Stuhl, ist aufgestanden und weggelaufen und hat ein leeres Blatt hinterlassen. Ein leeres Blatt ist Ausdruck einer inneren Leere. In dem Maße, indem sich die innerliche Stimmungslage der Patientin änderte, veränderte sich auch der gestalterische Ausdruck. Es entsteht etwas anderes in ihr. Sie hat immer links oben angefangen bei den

Bildern. Ist nachher aber immer wieder in dieses Gitter reingekommen. **Zacken und Gitter**. Wie so gefangen. Gefangensein. Schutz vor mir. Auch nichts Rundes. Fängt links oben an und hört rechts unten auf. Es ist alles noch zu. Das nächste ist auch noch ein schnelles Bild, sie will schnell fertig werden. Ich bin hier, lasse mich drauf ein, ich habe keine Zeit. Sie malt ein **Kreuz und Punkte**. Beim letzten Bild hat sie mehr Zeit gehabt, mich gekannt von der Gymnastik und den Rhythmusgruppen. Dann kamen die **Farbbänder**" (GMBAT4).

Die Therapeutin vermittelt mir, wie Handlungen und Verhalten mit bildnerischen Fähigkeiten verknüpft werden.

„Zuerst kann die Patientin es nicht ertragen still zu sitzen, im Raum eingesperrt zu sein. Sich auf die Therapeutin und die anderen Gruppenmitglieder der Malstunde einzulassen ist ihr nicht möglich. Sie verlässt den Raum, beeilt sich die Handlung des Malens abzuschließen. ... das Zu-sich-selber-Finden, die Gegenwart der anderen aushalten, ruhiger werden, seinen festen Platz beim Malen einnehmen geht mit der veränderten Gestaltung des Malblattes einher" (GMBAT4).

Die Entwicklung des gestalterischen Ausdrucks von Frau Ginski:

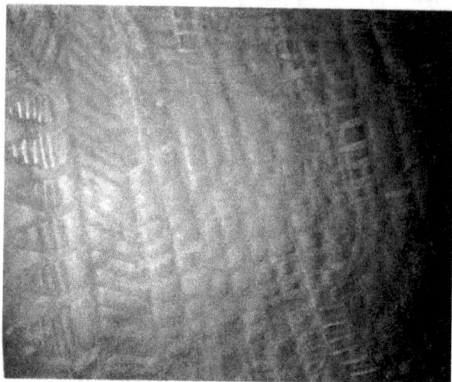

Abbildung 7: Zacken und Gitter

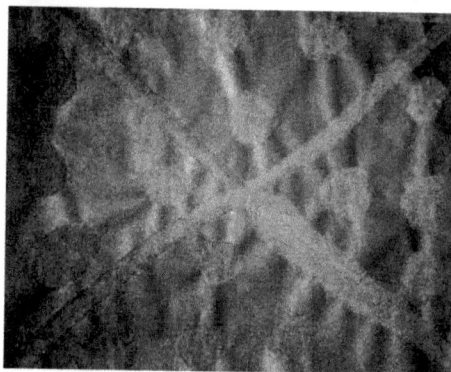

Abbildung 8: Kreuz und Punkte

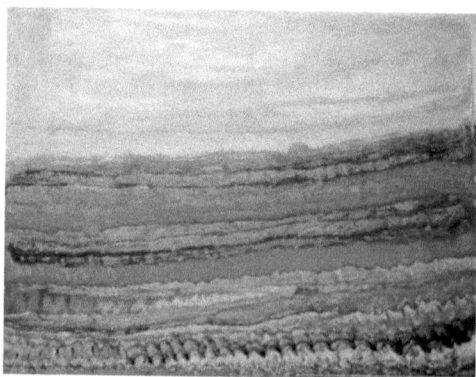

Abbildung 9: Farbbänder

Ein Vorbild regt zur Nachahmung an

Die Altentherapeutin zeigt mir ein Bild von Frau Vond, das im freien Malen entstanden ist und erläutert:

„Das Bild ist frei gemalt. Sie hat's nicht abgemalt. Sie hat einen See gemalt und wollte eine Insel auf ihren See" (GMBAT4).

Zur Entstehungsgeschichte dieses Bildes berichtet sie:

„Um Frau Vond Anregungen zu ihrem Bild zu geben, habe ich für mich ein Bild gemalt. Bei dieser Arbeit nehme ich die Komponenten aus der Natur, ein See, Bäume. Ich habe es in der Gruppe gezeigt und wieder weggelegt. An dieses Bild erinnert sich Frau Vond in der nächsten Stunde. Sie äußert nun den Wunsch, eine Insel mit einem Berg zu malen. Erst mal herrscht bei der Patientin Unsicherheit, dann aber die Entschiedenheit sich zu äußern. Ich nehme also ein Blatt und male Gras, so, also grün drauf getunkt, dann wollte sie einen Berg. Ich male auf einem leeren Blatt einen Berg. Die Patientin hat Erfolgsdruck, aber auch Bereitschaft. Sie ist sehr kritisch. Ich habe dann versucht, wie geht sie damit um, wenn jemand in ihr Bild malt. Das hat sie abgewehrt. Es ist ihr Bild, ihr Werk, sie nimmt es an, es gefällt ihr, sie wird es beenden. Sie hat andere Farben genommen. Bei meinem Bild war dominant der Himmel. Sie hat es schon übertragen

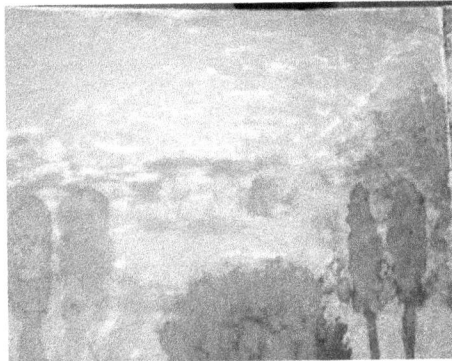

Abbildung 10: Bildidee Altentherapeutin

in ihrem Stil, in ihrer Vorstellung, was sie sieht. Sie sieht noch mehr und fühlt noch mehr. Erde, Wasser. Sie wirkt noch erdgebunden, nicht nach oben gerichtet. Das entspricht ihrer Art, das muss noch erledigt werden und das liegt noch an. So der Blick in den Himmel, das ist nicht ihr Ding. Sie war bei der Übertragung entspannt und relaxed, aber erdgebunden" (GMBAT4).

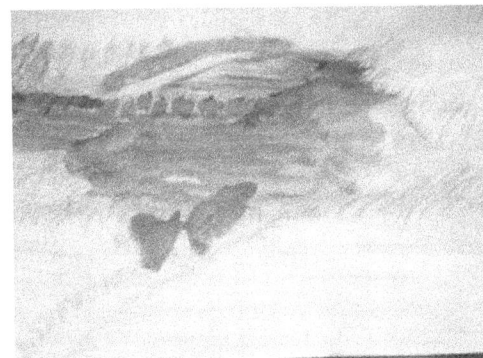

An zwei Beispielen zeigt sie mir, wie Bildvorlagen eines Therapeuten von dementiell veränderten Menschen in eigener Bildgestaltung umgesetzt werden. Sie finden neue Möglichkeiten der Wahrnehmung und Gestaltung durch Formen, Farben und Bildaufteilung.

Abbildung 11: Vorbild Altentherapeutin

Frau Vond gestaltet eine grüne Fläche, die sich wellig abgrenzt. Darüber liegt eine blaue Fläche, die vom Grün umrandet ist. Auf der rechten Bildhälfte erhebt sich ein Dreieck, das aus der blau-grünen Fläche zweifarbig aufzu-

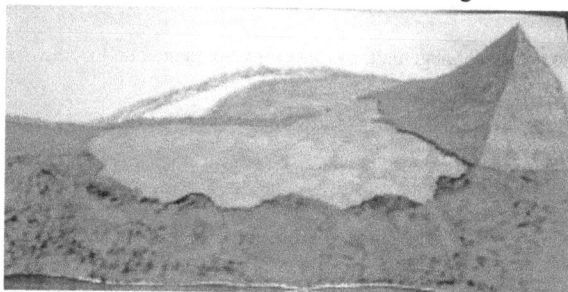

steigen scheint. Die Altentherapeutin erzählt von dem Phänomen des plötzlichen Wahrnehmens von Frau Ginski, als Reaktion auf das Werk von Frau Vond.

Abbildung 12: Nachbild Frau Vond

„Am gleichen Tag, an dem Frau Vond ihr Bild mit dem See und dem Berg malte, fing Frau Ginski an, die Geschehnisse um sich herum zu beobachten. Sie zeigte ihr Interesse an Farben, indem sie sich nach vorne beugte und ganz gezielt und intensiv beobachtete, wie Frau Vond ihr Bild gestaltete. Es zeigte sich zum ersten Male Interesse und der Wunsch aus eigenem Antrieb etwas zu gestalten. Auf meine Frage: ‚Frau Ginski macht Ihnen das Malen und Arbeiten mit den Farben Spaß?' nickte sie. Ich werte das als positive Entwicklung und als persönliche Anerkennung" (GMBAT4).

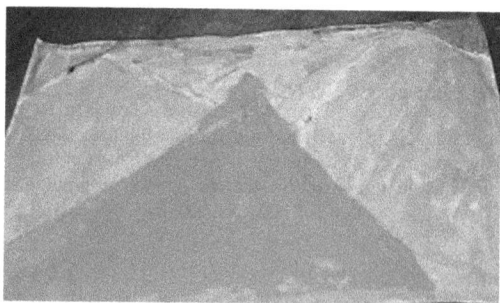

Frau Ginski fängt zu malen an und orientiert sich an der Idee Frau Vonds. Das Vorbild wird von ihr in einem eigenem Stil und Ausdruck umgesetzt. Das Blau des Sees von Frau Vond wiederholt sich im blau an der oberen Hälfte des Bildes von Frau Ginski. Das dominante Grün,

Abbildung 13: Nachbild Frau Ginski

mit dem Frau Vond eine Insel darstellen will, wird von ihr übernommen und erscheint als grünes Dreieck im Vordergrund ihres Bildes. Neu gestaltet sind von ihr zwei hellgrüne Flächen, die das grüne Dreieck in der Mitte begrenzen. Eine davon zeigt die Form eines Dreiecks, die andere ist abgerundet, bzw. ihre Spitze wurde in einem leuchtenden Rot ergänzt.

Analyse: schöpferisches Tun in B – Krisenbewältigung in A

Meine Analyse der beobachteten Einrichtungen folgt dem Schema:
in B:

- Vermittlungs- und Aneignungsprozesse beim Malen mit Alzheimer-Kranken
- Wie wirken, was sagen die Bilder in B aus?

in A:

- Aussagen der Therapeutin – Schlüsselsätze der Klienten
- Interaktion Klient – Therapeut
- Vermittlungsebene Kunsttherapeutin – Team
- Wie wirken, was sagen die Bilder in A aus?

Vermittlungs- und Aneignungsprozesse in B

Die Altentherapeutin in B weist auf ihre Erfahrungen und auf ihr Wissen hin, die es erst ermöglichen, Alzheimer-Kranke zu einer 'freien Malstunde' in einem bestimmten Raum zu bewegen. Sie thematisiert in ihren Ausführungen über Persönlichkeits- und Verhaltensänderung einer Patientin in der Maltherapie vor allem das Thema des Nicht-aushalten-Könnens, das sich im 'Weglaufen' manifestiert. Sie sieht dabei aber weniger das Nicht-einverstanden-Sein der Patientin mit den andragogisch-therapeutischen Maßnahmen als ursächlich, sondern die prinzipielle ablehnende Zustimmungsbereitschaft der Kranken zu unbekannten Situationen, Personen, Räumlichkeiten.

Während die 'nichtverwirrten' Teilnehmer im Malangebot in A ihre Einwilligung zu den institutionellen Rahmenbedingungen quasi selbstverständlich dadurch ausdrücken, dass sie sich freiwillig in eine Therapie begeben, signalisiert die weglaufende Patientin in B zunächst wenig Bereitschaft, den institutionellen Vorgaben zu folgen. Ein persönliches Gefallen oder Missfallen eines andragogischen Angebotes hängt einesteils von der freien Wahl der gebotenen Möglichkeiten, andererseits von der Interessenlage des jeweiligen Teilnehmers ab.

Durch ihr späteres 'Bleiben' drückt die Patientin Zustimmung aus, die bei der Therapeutin zur Selbstbestätigung führt, weil ihr Angebot angenommen wird. Durch Ermunterung, Ermutigung und die Auswahl des richtigen Angebotes hat sie entscheidend dazu beigetragen, die inneren Widerstände der Patientin zu überwinden. Mit der Überwindung der inneren Widerstände verändert sich auch die Botschaft, die die Patientin auf ihrem Zeichenblatt nach außen vermittelt: vom „leeren Blatt", als Zeichen der „inneren Leere" (Deutung der Therapeutin), über das das Zeichenblatt durchkreuzende 'X', das wie ein 'Nein' der Situation gegenüber wirkt, bis hin zu einer eigenbestimmten Form- und Farbgebung. Die Bilder und das nach außen veränderte Verhalten werden zu Botschaften an die Therapeutin und die Gruppenmitglieder. Es geht im Sinne einer sozialen Strukturierung ästhetischer Tätigkeiten um eine Mitteilung der ästhetischen Erfahrung, die von den Teilnehmern 'verstanden' und anerkannt wird.

Über die Kunst, Alzheimer-Kranke zur Kunst zu bewegen

Eine Kunsttherapie mit Alzheimer-Kranken ist ein Grenzbereich. Sie findet in einer Grenzsituation menschlicher Existenz statt, einem Bereich, in dem die Bestimmung des Menschen als handelndes Wesen in Schwierigkeiten kommt. Im Laufe der letzten Jahre hat sich die wissenschaftliche Literatur eingehend mit dieser Problematik auseinandergesetzt (vgl. Marr 1995, 61). Die Kunsttherapie, die etwas mit Gestaltungsprozessen zu tun hat, geht davon aus, dass der Klient nicht nur fähig ist, gestalterisch tätig zu werden, sondern darüber hinaus auch über seine Handlungen reflektieren kann. Handlungen sind jedoch für Demente ein großes Problem.

Es zeigt sich, dass die Durchführung längerer Handlungssequenzen, wie sie für bildnerisches Gestalten nötig sind, für Alzheimer-Kranke ein Problem darstellen, weil sie Inhalte nicht für längere Zeit im Kurzzeitspeicher halten können. Das bedeutet für die Therapeutin klare, wiederholende Instruktionen. Handlungen gelingen dann, wenn sie zu eingeschliffenen Gewohnheiten werden.

Voraussetzung zu einer freien Malstunde ist die Anerkennung der Therapeutin durch den Patienten. Dies setzt voraus, dass er sie als die Person wieder erkennt, der er sich in früheren Stunden anvertraut hat. Dem Therapeuten wird immer die gleiche Rolle zugewiesen. Gleiches gilt für das Wiedererkennen der Inhalte der Therapieeinheiten. Personen, die am Vortag noch eifrig mitgemacht haben, behaupten plötzlich, sie hätten nie gemalt oder hätten dafür kein Talent. Ihre eigenen Bilder werden nicht wieder erkannt. Umgekehrt behaupten manche Patienten, sie hätten dies oder jenes Bild gemalt, obwohl dies nicht der Fall ist.

Zum besonderen Merkmal wird die Schwierigkeit, die Kranken zu motivieren, etwas auszuprobieren. Sie zeigen alterstypische Rückzugshaltungen, bei denen schon die Worte malen oder zeichnen eine Ablehnung hervorrufen können. Immer wieder kommt der Einwand „Das kann ich nicht." oder „Dafür bin ich zu alt." Ältere Menschen haben eine bestimmte Vorstellung davon, wie eine Zeichnung aussehen soll, und meinen, dieser Vorstellung nicht gerecht werden zu können.

Weitere Schwierigkeiten liegen in der kurzen Aufmerksamkeitsspanne. Es ist vielen Kranken nicht möglich länger als 15 Minuten bei einer Sache zu bleiben. Unruhe und Verlangsamung beeinflussen zudem das Problem der Aufmerksamkeitsspanne, unruhigen Patienten ist es nicht möglich sich länger als einige Minuten an einem Ort aufzuhalten, verlangsamte brauchen mehr als eine halbe Stunde, um eine gestalterische Aufgabe zu bewältigen. Erlebt der Patient den Therapeuten als Fremden, dann weigert er sich, mit ihm in den Therapieraum zu gehen. Die Kommunikation mit Demenzkranken ist zusätzlich dadurch erschwert, dass der Kranke entweder wortlos wird oder im anderen Extrem immer wieder das Gleiche erzählt.

Es gibt Menschen, die zu gestalterischen Handlungen nicht mehr in der Lage sind, weil sie das Material verkennen. Sie halten Farben für trinkbare Flüssigkeiten, Pinsel für Strohhalme. Diese Menschen doch noch zum Malen zu überreden ist zwecklos, weil es der psychischen Verfassung der Menschen nicht entspricht. Dabei wird die gesellschaftliche Vorstellung von einem leistungsorientierten, aktiven Leben auf inadäquate Weise auf Menschen übertragen, die sich vom aktiven Leben zurückgezogen haben. „Sie kehren in angenehme Erinnerungen zurück, um der trostlosen Gegenwart zu entkommen. Sie konzentrieren sich darauf, einen Sinn für ihr Leben zu finden. Sie haben Mühe, ihre Existenz zu rechtfertigen" (Feil, 1990, 15).

Es gibt aber auch Alzheimer-Kranke, die die therapeutischen Angebote von vorneherein zurückweisen. Dies bedeutet für die Therapeuten einen Misserfolg. Erfolg ist ein Kriterium, das sich gerade bei fortschreitender Demenz schwer nachweisen lässt. Denn unabhängig davon wie gut ein Therapeut arbeitet, die Demenz schreitet unaufhaltsam fort und der Tod steht immer in greifbarer Nähe. Dennoch finden die Therapeuten ihre Selbstbestätigung durch die Menschen, die verbal oder nonverbal ihre Freude beim Gestalten ausdrücken.

Die Motivation der Kranken erfolgt über Gespräche, die bereits im Aufenthaltsraum stattfinden. Dem Kranken wird angeboten, sich den Therapieraum anzusehen. Die Therapeuten betonen, dass es darum gehe, dem Kranken etwas Interessantes zu bieten, wie Musik oder Bilder malen oder das Arbeiten mit Materialien. Zunächst wird damit für den Kranken dem gleichförmigen Tagesablauf im Aufenthaltsraum etwas entgegengesetzt. Die Patienten, die sich langweilen, nehmen das Angebot an. Andere reagieren sehr skeptisch. Sie müssen erst einen Kontakt zur Therapeutin, aber auch zu den Materialien herstellen. Indem sie betrachten, fühlen, hören, sehen entsteht eine nonverbale Kommunikation, die den Boden für eine Therapie bereitet. Erst wenn die Therapeutin dem Patienten vertraut ist, verliert das Mitgehen in den Therapieraum seinen Schrecken.

Bilder als Lebensäußerungen in B verstehen

Der hermeneutische Akt der Bildinterpretation in B konzentriert sich auf die im Bild präsentierten Zeichen wie Mimesis, Stil, Gestalt und Ausdruck, die in einem kulturellen Kontext stehen. Sie verdeutlichen ästhetische Erfahrungen als Grundlagen ästhetischer Bildung.

Vorbild und Nachahmungsprozesse (Nachbild) am Beispiel in B

„Mimesis" oder die lateinischen und deutschen Entsprechungen „Imitatio" und „Nachahmung" weisen auf einen Sachverhalt ästhetischer Vorgänge hin, in dem jede an den Gesichtssinn gebundene bildnerische Tätigkeit einen Moment der Nachahmung enthält, weil die Bezugnahme auf Gesehenes nicht getilgt werden kann (vgl. Mollenhauer 1996, 69). Schon im frühesten Kritzel des Kindes und dessen erläuternder Bedeutung ist Nachahmung im Spiel. Gegenstand von Nachahmung ist nicht nur die Natur oder dass, was wir äußerlich wahrnehmen, sondern auch das, was an kulturellen Beständen verfügbar ist, kann zum Gegenstand von Nachahmung werden. Beobachtet wurde, dass Menschen mit der Alzheimer-Krankheit sich Vorbilder wählen und versuchen, diese nachzuzeichnen. Das Gestalten nach einem Vorbild knüpft an die Untersuchung Mollenhauers über die ästhetischen Erfahrungen bei Kindern an. Mollenhauer forderte in seiner Untersuchung Kinder auf, etwas Passendes oder Improvisiertes zu einem Kunstwerk zu malen. Ihn interessierte, was beim Vorgang der Umgestaltung geschieht. Er ging davon aus, dass dem Moment der Umgestaltung eine bildende Wirkung zugesprochen werden kann und wollte herausfinden, was „gleichsam im Inneren der ästhetischen Tätigkeit des nachahmenden Gestaltens geschieht" (ebd., 72). Sein Augenmerk galt dem „Zwischenfeld" zwischen der puren Kopie eines Vorbildes, das keine innere ästhetische Gestaltungsaktivität erkennen lässt, und der freien Assoziation, der eine Bezugnahe auf das Vorbild fehlt. Das Zwischenfeld hingegen zeigt einerseits eine erkennbare, mit Bezug auf das „Nachbild" beschreibbare Aufmerksamkeit für das Vorbild und einen Gestaltmodus, an dem der Nachbildner seine Hervorbringung, seine Umgestaltung, orientiert. Mollenhauers Ausgangsidee ist, dass es zu einem Kompromiss zwischen „den eigenen perzeptiven, sensomotorischen, apperzeptiven und darstellerisch-expressiven Möglichkeiten und Grenzen und den Charakteristiken des Vorbildes" (ebd.) kommt. Das meint einen Modus, der im Sinne Mollenhauers eine eher assoziative Weiterentwicklung des Vorbildes ist, „in der die selbstbezügliche ästhetische Empfindung, ein Vorkommnis der Innenwelt, in den Vordergrund gerückt und zum Zentrum der mimetischen Bezugnahme gemacht wird" (ebd., 74). Das ist auf meine Untersuchung übertragbar. Frau Vond möchte ein Bild malen, das ihrer „inneren Stimmungslage" (Therapeutin) entspricht. Sie folgt einer Idee, die sie durch die Zeichnung der Therapeutin (Abb. 10) gewonnen hat. Es geht ihr wie bereits erwähnt darum, einen See mit einer Insel und einem Berg zu zeichnen. Die Therapeutin malt ein Bild (Abb. 11), das Frau Vond als Vorlage dient (Abb. 12).

Frau Vonds Bild ist zwar von dem der Altentherapeutin angeregt worden, hat ihren Bezugspunkt aber vornehmlich in erinnerten oder entworfenen Vorstellungsgehalten. Sie wendet sich innerlich vom Vorbild ab und bringt etwas aus sich selbst hervor. Ihre Vorstellung löst sich fast vollständig von der Bildordnung. Die vom Vorbild in Gang gesetzten Empfindungen, Erinnerungen und Entwürfe folgen einer eigenen Bildsprache und kommen in einem eigenen Sujet zur Darstellung, das ihren eigenen Regeln folgt. Dabei wird aber das Vorbild nicht völlig ignoriert und ist nicht völlig bedeutungslos geworden. Der Impuls, den das Vorbild dem mimetischen Selbstbezug gab, bleibt sichtbar, wird aber erst im direkten Vergleich mit dem Vorbild identifizierbar. Das Bild ist nicht nur Ausdruck der Individualität Frau Vonds, sondern eines Vorgangs der Individuation, der, vom Vorbild ausgelöst, in ein Selbstgespräch mündet, das allenfalls noch assoziativ auf das Vorbild Bezug nimmt (vgl. Mollenhauer 1996, 83). Gleiches gilt für Frau Ginskis Bild (Abb. 13). Sie nimmt die Idee von Frau Vond auf, wendet sich aber vom Vorbild ab, um Eigenes zu gestalten.

Welcher Akzent der ästhetischen Erfahrung ist für den Transformationsvorgang Vorbild-Nachbild richtungweisend?

Frau Vond nimmt die wesentlichen Konstruktionselemente des Vorbildes der Altentherapeutin auf. Sie betont das nur angedeutete gestrichelte Grün des Vorbildes, verwendet die gleiche Farbgebung für die grüne Fläche in der linken Bildhälfte, folgt dem Halbrund in gelb-grün am oberen Ende ihres Bildes. Sie verzichtet auf die im Vorbild angedeuteten Bäume, die in die linke obere Bildhälfte gezeichnet wurden. Es zeigt sich bei Frau Vond ein individuell akzentuierter Bildungsprozess. Das, was im Vorbild angedeutet wird, ist in ihrem Bild klar akzentuiert, die Farbflächen sind klar begrenzt und werden ausgemalt, die Pyramide wird zum wichtigsten individuellen Element. Das Bild bleibt dem Vorbild verbunden, setzt aber die eigene Darstellungsintention in Beziehung zur ursprünglichen Bildidee des Vorbildes. Der Gesamtgestus des Vorbildes wird zwar nachgeahmt, entfernt sich aber in den Einzelheiten. Dadurch entsteht keine Kopie, sondern eine Transformation zu einheitlich gestalteten Flächen. Hinzu kommt ein neues Element, das der Pyramide. Betont werden die formalen Stilisierungsmerkmale vor allem durch die individuelle Farbgebung in der unteren Bildhälfte. Damit leistet die Malerin anspruchsvolle ästhetische Bildungsbewegungen und Balanceleistungen zwischen Einbildung und Ausbildung bzw. Assimilation und Akkomodation (vgl. ebd., 82).

Im Gegensatz zur Untersuchung Mollenhauers wurden die Zeichnenden nicht explizit dazu aufgefordert, etwas zu imitieren oder etwas Passendes zum Vorbild zu produzieren. Frau Vond hat sich aus eigenem Antrieb mit dem Vorbild auseinandergesetzt. Die Idee zum Zeichen von Berg, Insel und See stammt von ihr selbst. Um dies auch gestalterisch umsetzen zu können, ist sie auf die Anregung des Vorbildes der Altentherapeutin angewiesen. Sie trifft aber im Verlauf des Malens individuelle Entscheidungen, was sie übernehmen bzw. wovon sie sich distanzieren will. Sie löst individuell das Problem der ästhetischen Darstellung und nutzt den Entscheidungsspielraum eigenständig aus, wo sie Neues hinzufügen oder auf Bewährtes zurückgreifen will. Damit bewegt sie sich bildungstheoretisch im Spannungsfeld zwischen individueller und konventioneller Orientierung.

Einen individuellen Entscheidungsspielraum, bei dem sowohl Neues dazu erfunden wird, als auch auf Bewährtes Rückgriff genommen, hat auch Frau Ginski gewonnen. Berg, See und Insel werden in ihrem Bild neu umgesetzt. Damit wirkt ihr Bild auch auf den Betrachter in einer anderen Art und Weise. Durch die dominanten Dreieckskonstruktionen und die Überschneidungen der Dreiecke wirkt ihr Bild massiv, fast bedrohlich. Während das Vorbild eine Wellenbewegung als Begrenzung des Sees zeigt, wird im Bild von Frau Ginski nur mit Linien und Schrägen konstruiert.

Den eigenen Stil entwickeln

Mit dem Stilbegriff wird die Lokalisierung ästhetischer Produkte in individuellen oder historischen Kulturreihen zur Sprache gebracht (vgl. ebd., 123). Stil ist zunächst einmal eine Vermittlung zwischen individueller Ausdrucksrichtung und verallgemeinerter Mitteilung, der den Sinn identifizierbar und nachvollziehbar werden lässt. Stil zeigt einesteils eine spontane Ausdrucksbewegung, andererseits eine formale Zumutung, die sowohl an Mitteilbarkeit als auch historisch speziell an die kulturell eingespielten Mitteilungsgesten gebunden ist.

In den Produkten der dementiell veränderten Menschen wird etwas von sich dargestellt, das auch für andere verstehbar sein soll. Verstehbarkeit beruht auf dem Repertoire verallgemeinerter Zeichen. Sie beruhen auf der Grundlage signifikanter Gesten, wie sie auch im symbolischen Interaktionismus ihre Definition finden. Bildungstheoretisch stellt sich die Frage, ob und wie die Kranken ihre Individualität, ihr Einzelnes und Besonderes in einen allgemeineren Darstellungs- und Mitteilungsgestus überführen. Wie gelingt dies Frau Vond und Frau Ginski in ihren Bildern?

Frau Vond greift auf eine Form als Prinzip der Darstellung zurück. Diese Form ist an Geschichte und stilistische Figuren gebunden, die in ihrem Lebenskontext von ihr wahrgenommen wurden. Stil als Kategorie zur Beschreibung der Bilder der hier malenden Frauen zeigt die individuelle Spontaneität, die in eine verallgemeinernde und mitteilungsfähige Form gebracht wird. Es scheint mir, als wäre die Welt auf dem Bild von Frau Vond (Abb. 12) wie aus einem Fenster gesehen konstruiert worden. Dies entspricht der Kategorie des Fensterstils.[111] Dieser Stil wird von Mollenhauer wie folgt charakterisiert: „... das Bild gleicht einer gerahmten Fläche in einer bestimm-

---

111 Mollenhauer hat entwicklungstheoretische/therapeutische und kunstgeschichtlich beschreibende Literatur zugrunde gelegt und bestimmte Stile entwickelt: den Fensterstil, den Panoramastil, den Stil, der Farb- und Helligkeitsabstufungen in den Vordergrund der Komposition rückt, den Graphikstil, den Kritzelstil, den Stil der Anordnung von Farben und Flächen, den Stil, der das Objekt in dichteste Nähe rückt (vgl. Mollenhauer 1996, 128 ff.).

ten Entfernung vom Betrachter, der durch sie hindurch auf eine zweite künstliche Welt blickt" (Mollenhauer 1996, 128). Die abgegrenzte blaue Fläche im Bildzentrum wird von einer mit Grün durchwirkten umgrenzenden Fläche gerahmt, die in der oberen Abgrenzung schmaler wird. An der rechten Bildseite erhebt sich eine dreieckige Figur, die durch unterschiedliche Farbgebung wiederum in zwei Dreiecke unterteilt ist und somit zur Pyramide wird. Es schließt sich ein gelb-grün durchwirkter Bogen an, der von einem weiteren darüber liegenden schmalen gelb-grünen Bogen begrenzt wird. Die Blattgrenzen sind genau eingehalten. Das exakt konstruierte Nebeneinander von Formen, Linien und Farben ahmt die Natur nicht nach, sondern scheint dem Verlangen Frau Vonds zu entspringen, ihre Gefühlswelt, beeinflusst durch die Natur, auszudrücken. Es entstand eine Komposition von Farben, Linien und Flächen, ähnlich der eines Musikstücks, bei dem Töne und Klänge genau aufeinander abgestimmt sind. Trotzdem entsteht für mich der Eindruck eines illusionistischen Naturausschnitts, der als Schauplatz eines mystischen Geschehens dienen könnte.

Das Fensterbild von Frau Vond weist spezifische Merkmale auf:

- Stiltypus erfordert einen einzigen Beobachterstandpunkt. Es kommt nicht so sehr auf Perspektivisches an, sondern darauf, dass ein gewisser Abstand des Darstellenden nötig ist, um das Dargestellte erfassen zu können.
- Das Bild hat eine deutliche Begrenzung des Bildgeschehens.
- Es herrscht ein Interesse am Motiv vor, an der organisierten Blickrichtung, an der Konturierung von Haupt- und Nebensachen.
- Das Bild beinhaltet eine Distanznahme gegenüber dem Bildgegenstand.
- Es bewirkt eine Zentrierung des Interesses: Blickpunkt Malender und Blickpunkt Betrachter zielen auf das Gleiche.

Frau Ginski malt in einem graphischen Stil, in dem eher Ornamentales bzw. Zeichnerisches zur Darstellung kommt. Graphischer Stil[112] ist an Abstraktionen, aber auch an kognitiver Kontrolle orientiert. Es dominieren geometrische Grundfiguren. Linien und Flächen dominieren das Bildgeschehen. Merkmale des graphischen Stils sind:

---

112 Harlan erläutert die Begriffe Grafik und ihre Formelemente im Sinne Paul Klees. Grafik (vom griechischen gráphein = ritzen, schreiben) bedient sich vorrangig scharf voneinander abgegrenzter Linien. Die Formelemente der Grafik sind Punkte, lineare, flächige Energien. In einer zweiten Dimension umfassen die durch die grafischen Mittel ermöglichten Konfigurationen Linien, Wellenbewegungen, Bogenreihen, Räder, Schraubenbewegungen, Zickzacklinien usw. Zu einer dritten Dimension führt die Art, in der grafische Elemente angelegt werden, dem Ausdruck, der Dynamik und der Psyche der Linie. In einer vierten Dimension wird aus abstrakten Formelementen und ihrer Vereinigung zu konkreten Wesen ein formaler Kosmos geschaffen, der an die große Schöpfung anknüpft (vgl. Harlan 2000, 119).

- Planimetrische Organisation von Farbflächen, Farbwerten, Begrenzung von Teilflächen, planimetrische Konstruktion.
- Gegenständlich-Figürliches ist unwichtig.
- Wichtig ist, wie die Farbe auf dem Papier verteilt wird, so dass eine ästhetische Mitteilung daraus wird.

Frau Ginskis erstes Bild, das im Kreativraum entstanden ist, zeigte blaue Farbe auf blauem Grund (ohne Abb.). Für den Betrachter entstand damit kein sichtbares Bild. Im zweiten Bild Frau Ginskis (Abb. 7) zeigen sich am linken Bildrand Zacken oder Dreiecke, in die gerade Striche eingefügt wurden. Sie beginnt auf der linken Seite mit einem Gebilde, das an einen Ast erinnert, malt darunter Zacken, die zum linken Blattrand auslaufen, fügt eine Reihe von schräg verlaufenden Querstrichen an, die von zwei Längsstrichen begrenzt werden, und gestaltet das übrige Blatt mit einem regelmäßig erscheinenden Gitternetz.

Frau Ginski konturiert ihre ästhetische Erfahrung, indem sie einen flächigen Stil vermeidet und den graphischen bevorzugt. In einem später entstandenen Bild (Abb. 8) gestaltet sie zwei Diagonale, die das Blatt zu durchkreuzen scheinen und nach oben hin einen geraden Abschluss erfahren. Jedes der dadurch entstandenen vier Dreiecke enthält vier gleichmäßig angeordnete Punkte.[113]

Im nachfolgenden Bild (Abb. 9) geht es Frau Ginski um eine Flächenorganisation, deren ästhetischer Gestus sich auf die Anordnung farbiger Flächenbänder konzentriert. Gewählt werden ein kräftiges Gelb, das den oberen Blattabschnitt dominiert, davon jeweils genau abgegrenzt verschiedene Blau-, Rot- und Grüntöne. Im unteren Drittel des Bildes wird ein Wellenmuster für das Blau gewählt. Der schmale gelbe Streifen darunter wird durch blaue Punkte verziert. Es folgt eine Abgrenzung zum unteren Blattrand in einem roten, leicht mit Blau durchwirkten Wellenmuster.

Frau Ginski geht es nicht um eine spontane Feinmotorik der Pinsel- oder Strichführung, so wie dies beim 'Kritzeln'[114] der Fall ist, sondern darum, Farbflächen gleichmäßig anzuordnen. Dies beinhaltet oder ermöglicht ästhetische Erfahrung, erfordert aber auch eine ästhetische Beschränkung. Sie zeigt in ihren Bildern keine Objekte der Außenwelt, sondern konzentriert sich auf die Verhältnisse zwischen Flächen und Farben.

Auch in dem Bild der Dreiecke, das nach dem Vorbild des Insel-Berg-See-Motivs entstanden ist (Abb. 13), geht es Frau Ginski um die planimetri-

---

113 Harlan definiert, dass für den Zeichner Paul Klee der Punkt als Urelement als kosmisch gelte. Klees Beispiel sei das Samenkorn, das trotz seiner Kleinheit ein Kräftezentrum besitze, in dem der bestimmende Anstoß eingeschlossen sei und sich die verschiedenartigen Formenergebnisse zeigten (vgl. Harlan 2000, 120).

114 Kritzeln ist ein Zeichenstil, der sich durch vorherrschende Verwendung von Kritzelementen auszeichnet (vgl. Mollenhauer 1996, 128).

sche Konstruktion von Teilflächen. Gegenständliches ist nicht erkennbar. Die Farbwahl als Mittel zur ästhetischen Mitteilung ist eingeschränkt.

Dieser Stil ist bei Erwachsenen häufiger zu finden als bei Kindern (vgl. Mollenhauer 1996, 135). Für Frau Ginski scheint nicht die Darstellung figürlicher Sujets (Nähe-Stil) noch deren Abstraktion interessant, sondern ihr Konstruktionsinteresse folgt der Lösung formaler Probleme. Dabei zeigt sich die ästhetische Erfahrung als beschränkt. Mollenhauer erklärt dies als Spätfolge der Dezentrierung, deren Wahrscheinlichkeit mit zunehmendem Lebensalter steigt. Der „Bildungssinn" besteht darin, das Sehen zu „sehen", indem nicht nur Objekte der Außenwelt in den Blick genommen werden, sondern die Verhältnisse zwischen den Flächen und Farben Berücksichtigung finden. In den Fokus rücken die Relation zwischen Objekt und Ich, in der das eigene Sehen-Wollen und Sehen-Können thematisiert wird (vgl. ebd.).

Gestaltcharakteristiken in den Bildern von Frau Vond

Mollenhauer beschreibt, dass Gestaltcharakteristiken im Gegensatz zu Stilcharakteristiken keine Sinndimensionen sind, sondern deren neurophysiologische Möglichkeitsbedingungen für einen Zugang zu Sinn und ästhetischer Erfahrung. Er beschreibt unter der Kategorie Gestalt, was im Hinblick auf die elementare ordnende Tätigkeit der Sinne bei einem Bild beobachtbar ist.[115] Wesentlich sind zwei verschiedene Komponenten der sinnlichen Ordnung,[116] die in Relation gebracht werden, um das Bildungsproblem der elementaren Operation der Bildung der Sinne beschreiben zu können. Meinen Auswertungen zu den Bildern von Frau Vond lege ich Mollenhauers Kategorien des Gestaltens zugrunde (vgl. Mollenhauer 1996, 163 ff.).

Bei der Kategorie „Fläche und Linie" teilen Linien ein Blatt in aneinander grenzende Flächen. Umrisslinien grenzen Flächen ein. Dies wird bei Frau Vonds Bild sehr deutlich. Der Beobachter nimmt diese Flächen als rundum begrenzte Felder wahr. Verstärkt wird die Wirkung der einzelnen Felder durch die grün bis blau gehaltenen Farbschattierungen. Sie markiert ihre Bildgrenzen klar und stimmt die Flächen in der Farbwahl genau aufeinander ab. Es gibt keine Irritationen des Betrachters durch ein plötzliches Auftauchen von Signal- oder Pastellfarben.

---

115 Nach der Gestalttheorie zeigt sich in der „Gestalt" eine ordnende Tätigkeit der Sinne, die sich im Wahrnehmungsvorgang und in ästhetischen Figurationen Geltung verschafft, unabhängig von kulturellen Normen und bewussten Ausdrucksintentionen. Es geht um die physiologischen Komponenten der ästhetischen Darstellung (vgl. Mollenhauer 1996, 153).

116 Mollenhauer bildet die Ordnungssysteme „Figur und Grund", „Waagerechte und Senkrechte", „Lot und Schräge", „Fläche und Linie", „Bildfläche und Bildtiefe". Er beschreibt die wahrnehmungsphysiologischen Vorgänge, die korrespondierend zu bestimmten Bildmerkmalen stehen und die rezeptive Tätigkeit des Betrachters sowie die Maltätigkeit des Malenden strukturieren (vgl. Mollenhauer 1997, 158-166).

Bei der Kategorie *„Bildfläche und Bildtiefe"* wird durch die Konstruktion eines Bildraumes der Standort des Betrachters – produktiv oder rezeptiv – konstruiert. Nahe und ferne Bildzonen kommen über die Koordinierung der Teilansichten zur Darstellung. Die Beobachterposition bedingt zudem eine besondere Erfahrungskomponente, die von der Gestaltcharakteristik herrührt. Durch die Vorstellung von Räumlichkeit der sichtbaren Welt ist Frau Vond beim Malen auf dem Papier vor das Problem gestellt, das die Bildfläche zweidimensional ist.[117] Frau Vond vermeidet bei der Raumgestaltung Überschneidungen, die beim Betrachter Nähe oder Ferne einzelner Bildteile hervorrufen würden. Die Fläche-Tiefe-Charakteristik, bei der der Standort des Betrachters zugleich konstruiert wird, erscheint für sie wenig bedeutend.

Das Besondere des Konstrukts *„Bildfläche/Bildgrund"* liegt darin, dass es bei der malenden Tätigkeit den Status des Beobachters impliziert, dem an Distanzen gelegen ist. Um Räumliches auf einer Fläche zu simulieren folgt die bildnerische Konstruktion einer räumlich-distanzierenden Beobachtersicht, die einesteils ein Ergebnis von Lernprozessen, aber auch einer über die ästhetische Entscheidung hinweg gebildeten Mentalität ist. Frau Vonds Pyramide ist perspektivisch gezeichnet, die anderen Flächen hingegen in der 'Draufsicht'. Damit wird die Pyramide in das Zentrum der Wahrnehmung gerückt. Sie bezieht sich bei der Konstruktion zugleich auf die Planimetrie und die Perspektive der räumlichen Vorstellung.

„Lot und Schräge" entsprechen dem Eigenbewegungssinn des Malenden. Frau Vonds Bild wirkt eher statisch. Trotz Pyramide vermittelt sich nicht das irritierende Element der Schräge, das zugleich Bewegung in das Bild bringen würde. Bewegung bringt, da sie nicht ohne eine Form von Zeitlichkeit empfunden werden kann, eine Art Zeitstruktur in die Erfahrung des ästhetischen Objektes, indem das „Transistorische des Augenblicks" (Mollenhauer) zur Anschauung gelangt.

Das Bild von Frau Vond zeigt, dass sie über ein Repertoire ästhetischer Perzeptions- und Tätigkeitsmuster verfügt, das aber aufgrund ihres Alters und ihrer Krankheit an Gewicht verloren hat. Ihre ästhetische Erfahrung konturiert sich durch ein gestalttheoretisch bestimmtes Repertoire: Es manifestieren sich kulturelle Figurationen.

Flächen und Linien bei Frau Ginski

Bei Frau Ginskis Bildern dominieren Flächen und Linien. Genau wie Figur und Grund dienen Flächen und Linien dazu, eine Sache zu konturieren. Mit dem Zeichnen der Linien gelingt es ihr, das Blatt in aneinander grenzende

---

117 Der Begriff der Perspektive kommt vom lateinischen perspicere und bedeutet 'mit dem Blick durchdringen', 'Hindurchschauen'. Die Perspektive befasst sich mit der Übersetzung der dreidimensionalen Wirklichkeit in eine zweidimensionale Darstellung, so dass die abgebildeten Gegenstände wirklichkeitsgetreu erscheinen (vgl. Meyers großes Taschenlexikon 1992, 37).

Flächen zu teilen. Deutlich wird dieses Schema bei ihrer Dreierserie „Zacken und Gitter" (Abb. 7), „Kreuz und Punkte" (Abb. 8), „Farbbänder" (Abb. 9). Sie wählt für ihr erstes Bild vorwiegend waagerechte und senkrechte Linien, die sich kreuzen. Im zweiten Bild wählt sie die Form der Diagonalen und Punkte. Auffällig ist für mich, dass sich die Linien auch hier wieder kreuzen. Mit dem Kreuz scheint eine grundlegende Formsymbolik als Mitteilungsgeste angesprochen. Das Kreuz ist symbolisch gesehen ein kosmisches Zeichen. Als Form ist das Kreuz das Urbild eines ausgestreckten Menschen und wird zum Symbol der Menschheit. Durch den überdimensionalen Buchstabens X entsteht der Eindruck, dass Frau Ginski etwas 'durchkreuzen' oder 'ausstreichen' möchte. Im dritten Bild zeigt sie schließlich, wie Linien zu Flächen werden. Das Bild erinnert an ein Strickmuster für einen Pullover. Es scheint von der alten Dame genau ausgewählt, welche Farbe zur anderen passt. Die Farbfelder grenzen sich voneinander ab und fließen nicht ineinander. Wenn eine andere Farbe in einem Farbfeld verwendet wird, dient es als Verzierung, so wie die blauen Punkte auf dem gelben Untergrund im unteren Drittel des Bildes.

Frau Ginski ist im Laufe ihrer Gestaltung immer mutiger und kreativer geworden. Dennoch ist es nicht nur die pure Lust an der stimulierenden Farb-Flächen-Relation, die Frau Ginskis Bildidee leitet. Dieses Malen hat für sie eine selbststimulierende Wirkung und enthält den Aspekt eines eigenständigen Erlebniswertes.

Was wird durch die Bilder in B zum Ausdruck gebracht?

Ästhetische Produkte sind zwar Ausdruckshandlungen eines Menschen, aber für den Beobachter von den Vorgängen der Innenwelt des Malenden weggerückt. Um den Ausdruck eines ästhetischen Objektes zu verstehen, helfen die Leibkomponente von Verstehensakten, ähnlich der Gestaltcharakteristik, um die elementare Verbundenheit zwischen fingierten, aber dennoch auf innere Wahrnehmung bezogenen Ausdrucksgesten der Produzenten und den innenweltlichen Leib-Korrespondenten des Beobachters in Verbindung zu setzen. Dazu unterteilt Mollenhauer in die Kategorien „Antriebe", die sich eher auf die Motorik des Leibes beschränken, und „Stimmungen", die für das Mentale zuständig sind. Bei Antrieb und Stimmung geht es um die Empfindungen des Produzenten wie denen des Rezipienten. Mollenhauer spricht von „Antriebsthematik", wenn das ästhetische Objekt den Energiehaushalt des Organismus mobilisiert und wenn dies an der Charakteristik des ästhetischen Objekts gezeigt werden kann. Stimmungsthematik im ästhetischen Produkt bedeutet, dass das Subjekt in einem bestimmten Zustand gehalten oder an einen solchen erinnert wird. Zwischen Ausdrucksimpuls und Darstellung gibt es einen Zwischenraum, der sowohl beim Malenden oder Musizierenden als auch beim Beobachter eine zeitliche Distanz zwischen Erlebtem und Dargestelltem schafft. Erinnerung ist eine wesentliche Komponente von Ausdruck-

Phänomenen, die in ästhetischen Darstellungsformen sowohl aktuell als auch distanziert vorhanden ist. Um ein ästhetisches Produkt auf seine Ausdrucksqualitäten hin zu beschreiben bedient sich Mollenhauer des von Goodman (1976) gefundenen Terminus der „metaphorischen Exemplifikation". Das ästhetische Produkt verweist auf Innenweltliches. Es präsentiert Kennzeichen und Merkmale in der Weise der Metapher. In den „metaphorischen Exemplifikationen" zeigen sich Kennzeichen, die auf etwas in der Innenwelt hinweisen, das nicht unmittelbar, sondern nur metaphorisch gezeigt werden kann. Mollenhauer verwendetet den Terminus der „Psychotope" als „innenweltliche Fluchtpunkte gleichsam dessen, was im Ausdruck zum Ausdruck kommt" (Mollenhauer 1996, 192).

Frau Vonds Bild kann im Sinne Mollenhauers als „Stimmungsbild" bezeichnet werden. Nur das Element der Pyramide verweist auf 'Spannung', die für „Antriebsbilder" ein entscheidendes Merkmal darstellt. Das Bild zeigt:

- geschlossene Formen
- gut balancierte Proportionen
- deutliche Rahmung
- eher flächig als linear
- gedeckte Farben, keine Kontraste
- sanfte Bögen, alles an seinem Platz, wohlproportioniert
- keine Irritationen
- regelmäßige Struktur
- klare Einteilung Vertikale/Horizontale
- Formenrepertoire Quadrat/Kreis weist auf Ruhe (Dreiecke weisen auf Bewegung und Spannung)

Frau Ginskis Bilder wechseln im Laufe ihrer ästhetischen Erfahrungen zu Merkmalen des Wechsels zwischen Antrieb und Stimmung:

- sanfte, kreisende Bewegung wechselt mit eckigen Formen
- äußere Linien überschreiten die Bildgrenzen nicht, der Eindruck der inneren Bewegtheit wird durch Ruheinseln geschmälert
- verschiedene Farben fügen sich ineinander ein
- Bildaufbau überschaubar, jedoch mit Bewegung durch Unruhemomente

Die Bilder der beiden Besucherinnen weisen verschiedene ästhetische Formen auf. Die von Frau Vond gefundene Bildkomposition folgt statischen Prinzipien. Frau Ginski hingegen verbindet Statisches und Bewegtes miteinander.

Maltherapie als Krisenbewältigung in A

Die Kunsttherapeutin in A hilft Menschen in einer Krisensituation. Ihre Aufgabe versteht sie darin, Menschen durch Malen und Gespräche zu helfen, wieder „Zugang zu sich selbst zu finden" (GMAKT3).

Feldtagebuch: Die Aussage, es komme auf die Persönlichkeit des einzelnen an, ob er sich helfen lassen wolle, bedeutet für mich: Ein dementiell veränderter Mensch glaubt, keine Persönlichkeit mehr zu haben. Er kommt in die Einrichtung, weil er mit Hilfe einer Therapeutin diese wieder zu finden hofft. Er bekommt die Antwort: Wer sich selbst aufgegeben hat, dem kann ich auch nicht helfen! Dies erinnert mich an Kafkas Parabel „Gibs auf!", bei der ein Mensch, der sich verirrt hat, Raum und Zeit verloren hat, bei der Suche nach dem ʻrichtigen Weg' an einen ʻSchutzmann' gerät, der sich lachend umdreht, und staunend fragt: „Von mir willst du den Weg erfahren? ... Gibs auf, gibs auf" (Kafka 1992, 358). Hat der dementiell veränderte Mensch überhaupt die Chance, in seinem Handeln als Person seine personale Identität zu verwirklichen? Kann er eigenständige, von den Rollenmustern der Gesellschaft relativ unabhängige Strukturen des Verhaltens entwickeln, die auch akzeptiert werden? Wiederholt er bestimmte Beziehungsmuster, wie die Suche nach einer vertrauten Art der Liebe oder die Bewältigung traumatischer Erfahrungen?[118]

Was verbirgt sich hinter den Schlüsselworten (Schuld, Angst, Verlust des Selbstwertgefühls)

In A wird das Problem des Verlustes des Selbstwertgefühls bei den Maltherapiestunden zu einem wesentlichen Thema. Die gemalten Bilder sind Erinnerungen an traumatische Erfahrungen, die die alten Menschen auch heute noch belasten.

In schwierigen Lebenssituationen wie der des Bootsunfalls von Herrn Riem oder der Kriegserlebnisse von Herrn Heiz, aber auch bei dem Gefühl des Untergehens, Verlorenseins, das von allen implizit thematisiert wird, zeigt sich Verunsicherung. Die alten Menschen fühlen sich verunsichert, weil sie in der Gegenwart so vieles vergessen und sind genauso unsicher darüber, wenn Dinge aus der Vergangenheit plötzlich auftauchen, die vergessen wurden, aber nicht bearbeitet sind. Schlimme Erinnerungen werden wie verdrängte Schatten wieder sichtbar und mit ihnen taucht auch die Angst auf, von den Mitmenschen verurteilt zu werden. Die Kunsttherapeutin will den alten Menschen helfen, auch die ʻdunklen' Seiten ihres Leben zu akzeptieren. Die Seiten, von denen sie selbst denken, sie könnten den anderen weniger gefallen. Herr Riem hat seine Enkeltochter für einen Moment lang aus den

---

118 Dies lässt sich durch die psychoanalytische Objektbeziehungstheorie erklären, die ihr Augenmerk auf die früheren Objektbeziehungen des Menschen richtet. Es geht dabei um die frühe Mutter-Kind-Beziehung und die Art und Weise, in frühere Objektbeziehungen internalisiert worden sind. Internalisierte Objektbeziehungen drängen im späteren Leben unter bestimmten Umständen wieder nach Inszenierung und beeinflussen auf eine unbewusste Weise auch die Beziehungen des erwachsenen Individuums (vgl. Rohde-Dachser 1996a, 10).

Augen gelassen, Herr Heiz war im Krieg ein kämpfender Soldat. Beide verbindet das Gefühl von Schuld und die tiefe Angst vor einem drohenden Verlust. Es geht um den Verlust der Selbstachtung, wenn man sich daran schuldig fühlt, etwas Unrechtes getan zu haben. Schuldgefühle verlangen nach einem neuen Umgang mit sich selbst. Es braucht den Mut loszulassen und sich selbst in seinem So-Sein zu akzeptieren.

Der drohende Verlust des Selbstwertgefühls löst Angst aus. Sie hat eine Relativierung der Werte zufolge, die zur Veränderung des Selbstbildes und zu einer Selbstkonfrontation führen. Im Bereich des Selbstwertes besteht Angst, dass Seiten des Menschen sichtbar werden, die nicht zu seinem Selbstbild passen und die er lieber verdrängen möchte. Angst führt zu einem Gefühl der Bedrohung. Bedrohung geht einher mit dem Gefühl der Hilflosigkeit. Diese Hilflosigkeit zeigt sich in der Angst zu viel von sich preiszugeben und lächerlich gemacht zu werden. Um Angst gestalten zu können braucht es Kompetenzen. Die Kranken wissen darum, dass sie in der Krisensituation ihre Kompetenzen nur mit Hilfe anderer wieder finden können. Einesteils ist die Krise von Angst geprägt, andererseits verhindert gerade diese Angst, dass das Entwicklungsthema, das hinter der Krise steht, auch ins Leben aufgenommen wird (vgl. Kast 1996, 35). Den alten Menschen in A geht es meines Erachtens aber nicht nur um den Verlust des Selbstwertes, sondern darüber hinaus um Aspekte wie

- Verziehen werden: Alte Fehler können nicht zurückgenommen, sondern nur noch verziehen werden,
- Urvertrauen zurückgewinnen: auch wenn ich schlimme Fehler begangen habe, werde ich noch geliebt,
- Abbau der Angst: Bei allem, was kommen mag, ist jemand bei mir, der mein Leid mit mir durchsteht und mich auch dann achtet, wenn ich die Kontrolle verliere (körperlich und psychisch),
- Versöhnung mit sich selbst und den Mitmenschen: Die noch offen stehenden 'Rechnungen' müssen vor dem Tod ausgeglichen werden, um die Todesangst erträglicher werden zu lassen.

Interaktionsebene Herr Heiz – Therapeutin

Die Therapeutin bietet Bewältigungsstrategien durch das Malen und das anschließende Deuten für die ängstigenden Situationen in der Phantasie. Dabei wird auch Aggression, die mit Angst gekoppelt ist, in einer guten Weise eingesetzt. Diese Angst zeigt sich in der Wut von Herrn Heiz, lächerlich gemacht zu werden, in der Wut, dass seine Bilder, die er unzulänglich findet, öffentlich ausgesellt werden, in der Wut darüber, dass die Therapeutin meint, die Bilder ohne seine Hilfe deuten zu können. Er weiß, dass sie auf das angewiesen ist, was er ihr verrät. Die Bilder würden sonst der Deutung der Therapeutin unterliegen und hätten nicht wirklich etwas mit dem von Herrn Heiz in Phantasie und Realität Erlebten zutun.

Gerade in Krisensituationen wird das Angewiesensein auf zwischenmenschliche Beziehungen deutlich. Erneute Angst, wie sie die Äußerung der Therapeutin hervorruft, Herr Heiz habe sein Einverständnis zum Ausstellen der Bilder gegeben, er habe es nur vergessen, ruft bei ihm die sofortige Reaktion des Rückzuges hervor. Er fühlt die auf Vertrauen und Geborgenheit beruhende Beziehung bedroht. Herr Heiz hat sich an das Tagespflegeheim als eine Institution gewandt, die weiß, wie etwas zu regeln ist. Zunächst hat er deren ideologische Systeme ungeprüft übernommen. Hilflosigkeit macht den Menschen anfällig für den Glauben an Autoritäten und Ideologien. Es kann als Zeichen seines Widerstandes und eines neuen Selbstwertgefühls gewertet werden, dass er Widerspruch leistet, sowohl in der Interpretation seiner Bilder als auch generell in der Verweigerung, seine von ihm gestalteten Phantasien öffentlich zu machen.

Die Therapeutin ärgert sich über den Widerspruch, fühlt sich in ihrer Person zunächst angegriffen, überträgt dann aber die Situation auf die fremde Beobachterin, die Herrn Heiz, so ihre Interpretation, verunsichert und wütend macht. In der nächsten Stunde verhält er sich „angemessen" und hat somit das Wohlwollen der Therapeutin wieder sicher. Ihr Konzept beinhaltet auch ein „Bemuttern" (GMAKT1). Das bedeutet, dass sie wie eine 'autoritäre' Mutter das Kind dann akzeptiert, wenn es keine Widerworte gibt.

Weiterleitung ans Team – Die Kunsttherapeutin als Übersetzerin der Symbole in den Bildern

Die Symbole in den Bildern liefern eine zusätzliche Ebene zum Verstehen der Besucher in A. Die Kunsttherapeutin hat in der vertrauensvollen Umgebung des Mal-Settings vieles über den Klienten erfahren, das ihr ermöglicht, eine Übersetzungsarbeit an das Team zu leisten. Der Klient hat seine Symbole interpretiert, indem er sie in einer Reflexion in den Zusammenhang zu den Gefühlen in bestimmten Lebenssituationen gebracht hat. Krisenbewältigung bedeutet Wiedererleben einer traumatischen Situation mit der Möglichkeit des Verstehens, warum der Mensch in dieser Situation sich verzweifelt und hilflos gefühlt hat. Es schließt auch im Gespräch mit den anderen die Erfahrung ein, nicht der einzige Mensch auf der Welt zu sein, der Gefühle der Hoffnungslosigkeit, Verzweiflung und Hilflosigkeit erfahren hat.

Es sind vertrauliche Mitteilungen an die Therapeutin, die das Team in den Kontext seiner Erfahrungen im Alltag und zu anderen therapeutischen Interaktionen (Bewegungs- und Ergotherapie) setzt. Es entsteht ein Gesamtbild über das frühere Verhalten des Besuchers, das zum heutigen Verhalten in Bezug gesetzt wird. Das Team bietet dem Besucher die Möglichkeit, Menschen und Situationen im heutigen Licht der Erkenntnis anders zu beurteilen und neue Bewältigungsmuster für Krisensituationen zu entwickeln.

Die in den Bildern dargestellten Phantasien psychoanalytisch erklären

Die von den MitarbeiterInnen gefundene Erklärung, Herr Heiz befände sich in einer Zone von Annäherung und Loslassen, knüpft an den Prozess von „Loslösung und Individuation" der Psychoanalytikerin Margaret Mahler (1975) an. „Loslösung" meint das Auftauchen des Kindes aus der symbiotischen Verschmelzung mit der Mutter, „Individuation" bezieht sich auf die Aneignung individueller Persönlichkeitsmerkmale durch das Kind und beinhaltet die Herausbildung der intrapsychischen Autonomie. Nach der Differenzierungsphase (5.-10. Lebensmonat) und der Übungsphase (12.-16. Lebensmonat) wird das Kind in der Wiederannäherungsphase (16./18.-22./24. Lebensmonat) sich zunehmend seiner Abhängigkeit von der Umwelt und der Getrenntheit von der Mutter bewusst. Im „Weglaufen" und „Beschatten" beschreibt Mahler zwei Verhaltensweisen des Kindes, die Ausdruck des Wunsches nach Wiedervereinigung mit dem Liebesobjekt, aber auch Ausdruck der Angst sind, von ihm wieder verschlungen zu werden. „Auf dem Höhepunkt der Wiederannäherungskrise innerhalb dieser Phase wird die Bewegung des Kindes von der Mutter weg durch Trennungsangst gebremst, die zu einer Bewegung hin zur Mutter führt, die wiederum durch die Angst vor Wiederverschlingung gestoppt wird" (Mahler 1975, zit. nach Rohde-Dachser 1996a, 52).

Die tiefe Beunruhigung und Angst vorm 'Loslassen' im Sinne von Sterben, die sich in den Bildern von Herrn Heiz zeigt, erklärt Erikson mit dem Phänomen der verspäteten oder nichtvollzogenen Ich-Integration, die sich durch Todesfurcht und Verzweiflung über ein „verpasstes Leben" (vgl. Erikson, 1966, 60) ausdrückt. Dahinter würden sich Ekel, Lebensüberdruss und Verachtung vor Menschen und Institutionen verbergen.

Der Einbruch der fremden Beobachterin in die Sitzungen

Eine fremde Beobachterin führt in der Einrichtung in A zu Irritationen seitens der Klienten und zu Unstimmigkeiten zwischen Leiter und Kunsttherapeutin.

Intime Mitteilungen der Besucher über Gefühle und Erfahrungen, auch nonverbale Lebensäußerungen durch Bilder gehören in den Privatbereich der Einrichtungen. Die Therapeutin gilt bei den Besuchern als Expertin in Kunst- und Lebensfragen, der Vertrauen entgegengebracht wird. Die Besucher gehen davon aus, dass das, was erfahren wird, allenfalls an die MitarbeiterInnen weitergegeben wird. Durch eine Weitergabe an Fremde befürchten die BesucherInnen sich einer Beurteilung, Kritik oder der Lächerlichkeit auszusetzen, ohne darauf einen Einfluss zu haben.

Besucher und Therapeuten tragen ihre Rollenkonflikte unter Ausschluss der Öffentlichkeit aus. Ein Öffentlichmachen birgt die Gefahr, dass Situationen falsch interpretiert, Gefühle verletzt, Kompetenzen angezweifelt werden.

Die Kunsttherapeutin sieht diese Gefahr dann gegeben, wenn die Klienten innerhalb ihrer Stunden Kritik üben, die wiederum zu einer Darstellung von mangelnder Kompetenz ihrerseits führen könnte. Hinzu kommt ihr Einwand, dass sich die Klienten anders verhalten, wenn eine fremde Beobachterin an den Sitzungen teilnimmt. Ich kann dies durch den Vergleich mit Situationen aus meiner Lebenswelt nachvollziehen. Die Sitzung wird dann zu einer Prüfungssituation, ähnlich der einer Schulklasse, die Besuch von einer fremden Behördenperson bekommt: Die Klasse wird unruhiger, einzelne Schüler neigen zur Selbstdarstellung, die Lehrerin kommt unter Leistungsdruck.

Der Leiter ist sowohl den Mitgliedern der Einrichtung als auch der Öffentlichkeit gegenüber verantwortlich. In seinem Interesse liegt es, dass die Arbeit in den Einrichtungen Anerkennung bei den MitarbeiterInnen, den Besuchern und den Angehörigen findet. Eine Anerkennung trägt sowohl dazu bei, dass die gegenwärtigen Einrichtungen eine steigende Gästezahl erwarten lässt, als auch dass neue Einrichtungen dieser Art hinzukommen. Damit würde er einen Beitrag zur politischen Diskussion des besseren Versorgungsnetzes für alte, demente Menschen im Bereich der Tagespflegeeinrichtungen leisten. Durch die Möglichkeit, mich an den Teamsitzungen teilnehmen zu lassen, bringt er mir einen Vertrauensvorschuss entgegen, die Arbeit der Einrichtungen 'objektiv' darzustellen. Da es sich um keine Auftragsarbeit handelt, hat er weder einen Einfluss auf die Fragestellung der Beobachterin noch auf deren Auswertung.

Im Kampf um die Teilnahme einer Fremden gewinnt der Leiter und die Kunsttherapeutin hat das Nachsehen. Letztlich entscheidet er, weil er als Leiter die Verantwortung trägt und in der Hierarchie weiter oben steht.

Was erzählen die Menschen in A, wenn sie ästhetisch tätig werden?

Es zeigt sich, dass die Menschen in A über ihre ästhetischen Produkte reden. Herr Heiz betitelt sein Bild „Entwässerung", Herr Riem seines „Brücke ohne Heimat", Herr Degel gibt dem von ihm gemalten Bild den Namen „Der richtig große Brunnen". Mit der ästhetischen Erfahrung des Malens des Symbols „Quelle" sind für die Klienten Reflexionen an Lebenserinnerungen verbunden. Sie führen zu (ästhetischen) Bildungsprozessen wie eine Situation im Heute anders bewertet und verarbeitet werden kann. Herr Riem erinnert sich an einen Bootsunfall mit seiner Enkeltochter, was ihm wie ein „schrecklicher Traum" (Riem) erschien. Der (Alp-)Traum des Beinaheverlustes des geliebten Kindes ist mit den Gefühlen der Verantwortung und der Schuld verbunden. Hervorgerufen wird er durch die Assoziationskette Quelle ist gleich Wasser, ist gleich Gefahr, ist gleich Versinken/Untergehen.

Herr Heiz reflektiert über seine ästhetische Erfahrung: „Daraus ist ein Bild entstanden, mit wenigen Strichen, Aktion, blaue und grüne Wellen." Mit den „Wellen" und der „Aktion" ist für ihn etwas in Bewegung geraten. Das bedarf nicht eines genauen Ausmalens, wenige Striche genügen. Dass seine Wellen etwas mit Wasser zu tun haben, signalisieren die gewählten Farben blau und grün.

Bei Herrn Heiz weckt das Malen Erinnerungen an unbewältigte Kriegserlebnisse. Seine lange aufgestauten Gefühle bahnen sich nun einen Weg an die Oberfläche („Es ist ein Bach, der sich ansammelt und überläuft ..."). Die „Quelle" sieht er vor seinem innerem Auge als einen „Stau oder ein Delta", „einen Sammelpunkt", der ihn zu überfluten droht. Ihm fehlte ein rettender Felsen, auf dem er sich hätte „ausruhen können" um eine beängstigende Situation „zu verarbeiten". Es gab keinen „Aussichtsturm", der ihm die Möglichkeit geboten hätte, sich einen Überblick zu verschaffen oder ihm eine Aussicht auf eine Lösung oder ein rettendes Ufer geboten hätte. Ein brauner Strich in blau-grüner Umgebung steht für eine Situation, in der es um Lebensgefahr und Verschonung ging. Der Strich steht für drei schlafende Kriegsgefangene unter einem Baum, wieder tauchen die blau-grünen Farben des Wassers auf als drohende Gefahr („Dann kommt einer mit der Knarre und einem Hund."). Trotz ausgesetzter Belohnung werden die Kriegsgefangenen von ihm nicht erschossen. Es ist ein Wunder, das den alten Herrn noch heute zu Tränen rührt und das er endlich verbalisieren kann.

Herr Heiz ist mit seinen Gedanken wieder in Afrika, bei der Schönheit eines Deltas, wo das Wasser kommt und sich so lange ansammelt, bis es überläuft. „Es gibt Situationen, wo die Natur sich selber hilft", reflektiert er und findet es „besser", dass er über das Thema heute „sprechen kann", was ihm früher nicht möglich war.

Auch Herrn Riems Bild „Brücke ohne Heimat" knüpft an Situationen an, die ihn zu überfluten drohten. Wasser ist für ihn ein breiter Strom, der so viel Druck hat, dass er alles überflutet. Er bedient sich der gleichen Metaphorik wie Herr Heiz („weil der Druck so groß ist"), findet aber für sich die Lösung, aus der Situation auszubrechen. Ästhetische Erfahrung wird durch das Sprühkritzel (Strichmännchen mit ausbrechendem Strahlenkranz) vermittelt. Sie zeigt sich durch die verbalen Äußerungen: „Wasser ist schlau, es kommt aus Mauern raus, überwindet Hindernisse." Es geht um Lebenssituationen, die den Menschen aus seiner festen Spur bringen, Unsicherheit hervorrufen. Herr Heiz interpretiert das Bild von Herrn Riem: „Die Eisenbahn hat mich aus dem Gleis, aus der Bahn geworfen."

Beiden alten Männern ist die Heimatlosigkeit gemeinsam. Herr Riem betont sie durch den Titel seines Bildes „Brücke ohne Heimat", Herr Heiz sieht sich wieder als Kriegsgefangener im fernen Afrika. In der Reflexion geht es um das Überwinden von Hindernissen: bei Herrn Riem durch eine Brücke, bei Herrn Heiz durch das „Entzaubern der Situation".

„Entwässerung" (Titel Herr Heiz) ist eine Metapher für das Umgehen mit einer Situation bei der etwas 'Gestautes' wieder abfließen kann. Das

Rückrat mit Stacheln (grünes längliches Gebilde mit aufsteigenden Strichen von Herrn Heiz) hat die gleiche Bedeutung wie das ausbrechende Strichmännchen von Herrn Riem: Menschen zeigen Rückrat, indem sie aus Zwangssituationen ausbrechen, diese 'entzaubern' und ein neues Selbstwertgefühl entwickeln.[119]

Herrn Degels Symbol des Brunnens steht für Tiefe, für einen Grund, der nicht sichtbar ist. Er birgt in sich die Gefahr des Hineinfallens, steht aber auch für einen Lebensborn, den sich Menschen zunutze gemacht haben. Das umgebende Mauerwerk, das Herr Degel in der „Draufsicht" (Kunsttherapeutin) zeichnen wollte, ist von Menschen geschaffen worden und hält das Wasser in einem begrenzten Raum für den Menschen bereit. Das unterscheidet seine Darstellung von der der anderen Teilnehmer, die bei Wasser Assoziationen zum Überfluten und Durchdringen äußern.

Bilder aus A deuten und verstehen

Die Kunsttherapeutin in A gibt den Klienten das Thema der „Quelle" vor. Das Malen einer Quelle ist ein Erinnern an die Ursprungserfahrung in der Kindheit, birgt Erlebnisse der Neubelebung, des Neuentsprungenen in allen Phasen des Lebens, weist auf bevorstehende Erfahrungen der spontanen Belebung oder Inspiration. In der übertragenen Bedeutung vereinigt es, wie alle Symbole, Gegensätze, die sonst auseinander klaffen, wie Anfang und Ende, Geburt und Tod. Symbolfähigkeit ist davon abhängig, wie sehr ein Mensch er selbst sein kann. Um auch im Alter die Fähigkeit für einen neuen 'Erfahrungsschritt' vollziehen zu können, ist es notwendig, dem alten Menschen die Möglichkeit zum narzisstischen Rückzug, im Sinne einer Beschäftigung mit sich selbst, zu ermöglichen und damit durch den bildhaften Ausdruck eine Entlastung für die Psyche zu schaffen (vgl. Bachmann 1993, 17).

Der „Symbolbegriff" (Pochat 1983) gewinnt bei der Gestaltung als auch bei der Wirkung eines Bildes auf den Betrachter Bedeutung. Das Symbol der „Quelle" wurde von den Teilnehmern unterschiedlich umgesetzt und wird in der beobachteten Stunde aus der Erinnerung und dem eigenen Lebenskontext heraus interpretiert. Herrn Heiz' Bilder gleichen Hilferufen, gleichzeitig vermitteln sie Kraft und Intensität. Herrn Riems Phantasiegestalten eröffnen

---

119 Zum Selbstwertgefühl von Herrn Riem gehört, dass er malen kann und somit in der Lage ist, seine Gefühle in Bildern auszudrücken, über die er nachdenkt und die ihn ein Stück weit von der unerträglichen Last des Gefangenseins in einem kranken Körper befreien. Er hat durch den Umgang mit dem Medium des Malens an eine positive Erfahrung angeknüpft, nämlich die, sich schöpferisch ausdrücken zu können. Diese Erfahrung hatte er in früheren Jahren bereits im Bereich der Musik gemacht (PB16).

magische Vorstellungen.[120] Herr Degel liefert farbige Kreise, die als Urformen erst im Kontext Interpretationsmöglichkeit eröffnen. Welche metaphorischen Exemplifikationen und Merkmale lassen sich in den in A entstandenen Bildern erkennen? Wie wirken sie auf mich als Beobachterin? Wie lässt sich ein Zusammenhang zur Lebenssituation des Klienten herstellen?

Abstrakte Bilder malen, um Gefühle und Empfindungen auszudrücken

Die Bilder von Herrn Heiz sind ungegenständlich. In seinen Darstellungen gibt er den Bezug zur sichtbaren Wirklichkeit auf und bedient sich der Mittel Farbe, Form und Linie. Sie scheinen willkürlich gesetzt und gleichsam aus dem Unbewussten kommend seine Gefühle und Empfindungen auszudrükken. Der Malvorgang selbst steht im Vordergrund der Bildgestaltung. Ungegenständliche Malerei hat wie die Musik für den Betrachter nur sich selbst zum Thema. Bei der Analyse versuche ich nachzuvollziehen, wie das Bild als Komposition angelegt wurde. Seine eher disharmonische Wirkung wird mir durch die Form- und Farbrelationen allein nicht einsichtig. Es entsteht ein „Leserwiderstand" (Iser), der sich aus der gleichzeitigen Verwendung unterschiedlicher Darstellungsmodi und der Möglichkeiten der unterschiedlichen Deutungsmodi ergibt. Das Bilderlebnis könnte nur dann vereinheitlicht werden, wenn ich als Betrachter die im Bild auftauchenden Objekte der Wirklichkeit als syntaktische Elemente der bildnerischen Ordnung lesen könnte. Stattdessen kann ich die 'eigene Wirklichkeit' des Bildes und seine Grenzen nicht so ohne weiteres erkennen.

Herrn Heiz' Bilder sind eher zufallsbestimmt entstanden oder weisen alogische Kombinationen übergenau wiedergegebener Wirklichkeitselemente wie in halluziniert erscheinenden Räumen auf. Sie aktivieren die kreativen Kräfte des Unbewussten im Maler wie im Betrachter.[121] Sie erinnern an die Welt des Traumes oder an im Unterbewussten gespeicherte Momente der Kindheit, in ihrer surrealistischen, absurden Kombination. Der alte Herr hat innerhalb der Therapiestunde einen Hinweis darauf gegeben, dass er mit der Kunstrichtung des Surrealismus[122] vertraut ist. Im Sinne des Surrealismus

---

120 Interessant ist darüber hinaus die Tatsache, dass Herr Riem, nach eigenem Bekunden, seine künstlerischen Fähigkeiten erst nach dem Ausbruch seiner Krankheit entdeckte. Es zeigt sich, dass früh erlernte Fähigkeiten oder bislang nicht erkannte Talente dem Kranken erhalten bleiben bzw. erst nach der Erkrankung ausgebildet werden können.

121 Vom ersten Kontakt mit einem Bild und dem noch vagen Gesamtverständnis entwickelt sich ein „hermeneutischer Zirkel" (Iser 1990). Der Betrachter stellt Fragen an das Bild, liefert eine Analyse, die den ersten Gesamteindruck modifiziert oder widerlegt. Der Verstehensprozess vom Gesamten ins Einzelne und zurück zum Gesamten wiederholt sich, um zu einem tieferen Verständnis zu gelangen, das aber nicht den Anspruch hat, den Erkenntnisprozess vollständig abschließen zu können.

122 Surrealismus ist eine Bewegung des 20. Jahrhunderts in Literatur und bildender Kunst, die nach dem Ersten Weltkrieg beginnt und mit dem Zweiten Weltkrieg endet. Die Surrealisten suchten Wirklichkeit in sich selbst. Freuds Psychoanalyse folgend wollten sie Irrationales,

geht es um einen psychischen Automatismus, wobei der Gestaltungsprozess außerhalb der Kontrolle der Vernunft liegt. Das Gestalten der Bilder sieht Herr Heiz wie eine Entdeckungsfahrt ins Unbewusste, bei der Erinnerungen angestoßen werden, die ihn zuweilen zu überfluten drohen. Dabei kann ihm das Gespräch mit der Maltherapeutin helfen. Aber sie kann – und das ist ihm sehr wichtig – seine Bilder nicht ohne seine Hilfe deuten: „Wenn ich es Ihnen nicht erklärt hätte, dann könnten Sie nichts damit anfangen. Sie brauchen mich, damit sie es verstehen können. Das ist auch bei den Surrealisten so." Herr Heiz wählt vorwiegend dunkle Farben zur Gestaltung seiner Bilder: Schwarz, Braun, ein dunkles Blau. Trotzdem wirken sie nicht trübsinnig oder traurig auf den Betrachter, weil sie durch ihre Dynamik bestechen. Diese

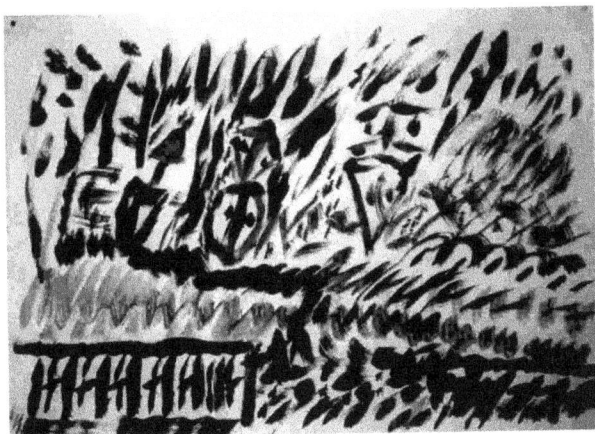

Abbildung 14: Abstraktes und Symbolik von Herrn Heiz

dynamische Wirkung entsteht durch zahlreiche schräge Linien, die als kurze oder längere, zarte oder betonte Pinselstriche ins Auge fallen. Sie assoziieren für mich eine Darstellung der Natur mit nach oben strebenden Wachstumsbewegungen. Der Eindruck eines Feldes oder Gartens, auf dem geneigte Gräser sich aus ihrer gebückten Haltung zum Himmel erheben wollen, wird durch Herrn Heiz' zaunähnliche Begrenzungen am unteren Ende der Bilder verstärkt. Innerhalb seiner Werke finden sich Symbole, so wie beispielsweise die von ihm als blauen Querstrich dargestellte „Quelle" oder Kreuze und Pfeile als Zeichen für männlich und weiblich. Sie drücken in einer symboli-

---

Unkontrolliertes, Wirres, freie Assoziationen und Zufälliges bildnerisch gestalten (vgl. Eucker 1998, 330). Fortgesetzt wird diese Kunstrichtung u.a. im Action Painting, dessen bekanntester Vertreter Jackson Pollock in dieser Untersuchung wieder zur Sprache kommen wird, wenn es um das „Kritzelexperiment" geht.

schen Bildsprache Ideen von Herrn Heiz aus, die für einen Außenstehenden schwer zu entschlüsseln sind. Im Mittelpunkt seiner Bildthemen, soviel verrät er, steht er selbst in einem rätselhaft-magischen Zusammenhang zwischen Erotik und Tod.

Die figürlich-gegenständliche Malweise oder wie Bilder Phantasien wecken

Herrn Riem freut sich, wenn er über seine Bilder reden kann und ist stolz auf sie. Er hat Gefühle des Eingeschlossenseins in seinem Bild ausgedrückt. Ob er damit seine persönliche Situation meint, eingeschlossen in einem kranken Körper, Angst vorm Tod, oder ob er die Situation in der Einrichtung meint – ein geschlossenes Haus, das keinen Zugang nach außen gewährt – erläutert er mir nicht. Er deutet sein Bild in dem Sinne, dass der, der „nichts im Kopf hat", einer unerträglichen Situation entrinnen kann, so wie „der dumme Hund", weil er nicht über seine Situation reflektiert. Wer aber in seinen eigenen Gedanken gefangen bleibt, kann der Situation nicht entkommen und ist am Ende der Dumme. Der Kluge aber weiß, und damit meint Herr Riem sich selber, dass der Tod unausweichlich ist. Die Natur, als Baum dargestellt, verlangt ihren Preis in Form von Sterben und Vergehen. Der Tod, in Form des Kreuzes dargestellt, trennt das narrative, unbekümmerte, bewegliche Lebewesen (den dummen Hund) vom festen, starren, versteinerten Haus als Gefängnis, das sich der Mensch selbst errichtet hat. Die Geier, die kreisen, sind Todesgeier, die darauf warten sich ihre Beute zu holen. Sie kommen unweigerlich dann, wenn der Mensch aufhört zu hoffen, weil sie sich seine Schwäche zu Eigen machen.
Dass die Menschen sich Hoffnung durch eine therapeutische Behandlung versprechen, die sich im Bild als blühende Blumen darstellen, die einem Eissee entwachsen, hat mir Herr Riem durch seine Interpretation des Bildes eines anderen Patienten gezeigt. Für ihn ist die Tätigkeit des Malens ein Weg aus dem inneren Gefängnis zu gelangen und Hoffnung auf eine Fortsetzung des Lebens, wenn sein Körper wieder funktioniert, so wie er es vor seinem Schlaganfall gewohnt war. Gleichzeitig erlebt Herr Riem, dass er malen kann und somit in der Lage ist, seine Gefühle in Bildern auszudrücken, über die er nachdenkt und die ihn ein Stück weit von der unerträglichen Last des Gefangenseins in einem kranken Körper befreien. Er hat durch den Umgang mit dem Medium des Malens an eine positive Erfahrung angeknüpft, nämlich die, sich schöpferisch ausdrücken zu können. Diese Erfahrung hat er auch im Bereich der Musik gemacht.

Allen Bildern des alten Herrn ist gemeinsam, dass sie eine figürlich-gegenständliche Malweise aufweisen. Der Bildaufbau ist klar und überschaubar. Während die Bilder auf den ersten Blick durch die leuchtenden Farben eine heitere Stimmung vermitteln, wird sowohl durch seine eigenen Erklärungen, als auch durch das durchgängige Motiv des „Entkommens" deutlich, dass es sich um die „schwierige Geschichte" handelt. Mit der „schwierigen Geschichte", wie er es bei der Maltherapie bezeichnet, berührt er die Themen Krankheit und Tod, die für ihn angstbesetzt sind.

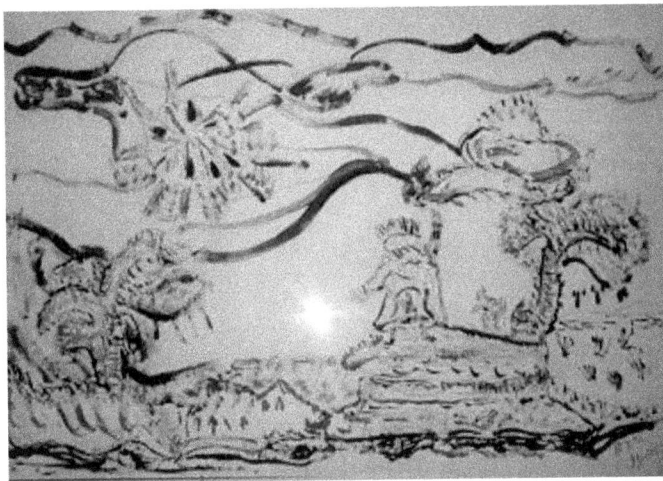

Abbildung 15: Figürlich-Gegenständliches von Herrn Riem

Der Betrachter wird durch Herrn Riems mit kreisenden, schwungvollen Bewegungen ausgeführten Bilder in Antrieb versetzt. Diesen Antrieb empfindet Herr Riem, so erzählt er selbst, beim Zeichnen und Gestalten. Die Bewegung in seinen Bildern ist zwar voller Energie, wirkt aber nicht wild, sondern von ihm geführt. Die unterschiedlich gestalteten Farbflächen verzaubern den Betrachter. Bei mir vermitteln und bewirken sie widersprüchliche Zustände wie Traum und Wirklichkeit, die sich miteinander zu vereinen scheinen. So sind es oft märchenhafte Figuren, die mir auf seinen Bildern begegnen. Das oben dargestellte Bild zeigt für mich einen König, der auf einem Seeungeheuer reitet und eine bunte, farbenprächtige Welt von dessen Rücken aus regiert. Es gibt ziehende Wolken, die durch blaue, leuchtende Wellenbänder dargestellt werden. Sieht man genauer hin, so verbindet sich nach dem Figur-

Grund-Schema[123] das Wellenband zu einem fliegenden Vogel, in dessen Bauch eine rot-gold-blaue Sonne erstrahlt.

Herr Riem gestaltet Natur, in Form einer grünen Palme, lässt es aus den blauen Wolken regnen, wenn der leuchtend gelbe König mit der Krone seinen Arm hebt. Seine künstlerisch dargestellten 'Allmachtsphantasien' erinnern an Erkenntnisse der psychoanalytischen Selbstpsychologie, die sich mit der Entwicklung und Aufrechterhaltung des Selbst[124] befasst. Durch die Krise der Krankheit war Herrn Riems Größenselbst, seine Sehnsucht nach Bewunderung und Anerkennung, stark ins Wanken geraten. Dies führte, so erfahre ich bei mehreren Gesprächen mit den Therapeuten, zu Selbstunsicherheit und vorübergehendem Mangel an Freude über seine Aktivitäten. Durch die Erfolge beim Gestalten, bei dem er Selbstgefühl und Selbstwertgefühl (Kohut spricht von „narzisstischer Libido") aufrechterhalten konnte, wurde die Fragmentierung seines Selbst verhindert. Die von Herrn Riem gestalteten Bilder sind in diesem Sinne Selbstobjekte, die der Aufrechterhaltung des Selbstgefühls dienen.[125]

---

123 Nach der gestaltpsychologischen Hypothese ist unsere visuelle Wahrnehmung, unabhängig von semantischen Bedeutsamkeiten, durch die Tendenz geprägt, zwischen Figur und Grund zu unterscheiden. Die Differenz zwischen Figur und Grund lässt sich mit malerischen Mitteln erzeugen. Sie wird zu einer dynamischen Inszenierung von charakteristischen Wahrnehmungsvorgängen verwandt. Als Betrachter kann dieser Sachverhalt nur über Selbstbeobachtung über die Wirkung bestimmter Bildmerkmale auf die eigene Wahrnehmung erschlossen werden. Wahrnehmungsleitende Wirkungen lassen sich aber auch schon für den Vorgang des Malens selbst geltend machen (vgl. Mollenhauer 1996, 158,159).

124 Der amerikanische Psychoanalytiker Heinz Kohut definiert die Entwicklung eines „Größenselbst" und eines „idealisierten Elternimagos" (Kohut 1973) als Konfigurationen, aus denen sich allmählich stabile, kohäsive, reife Selbststrukturen entwickeln. Das Größenselbst, bei dem das Kind Vollkommenheit und Macht in das Selbst verlegt und nach Spiegelung durch bewundernde Äußerungen von Erwachsenen verlangt, wird im Laufe der Zeit durch ichsyntone Ziele wie Funktionslust und ein realistisches Selbstgefühl ersetzt. Das archaische Elternimago, das das erste narzisstische Bild der idealisierten Eltern darstellt, wird allmählich zu einem Ich-Ideal mit reifen narzisstischen Strebungen und Idealen verinnerlicht (vgl. Rohde-Dachser 1996a, 42).

125 Die unbewusst ablaufenden, primärprozesshaften Dimensionen der Identität als Selbstentwurf, in den die verschiedenen Elemente integriert und zu einer kohärenten Gestalt ausgeformt sind, zeigen sich in den gemalten ästhetischen Produkten, die nach den Grundprinzipien der Gestaltwahrnehmung erfasst werden können. Der Selbstentwurf wird nach dem Figur-Grund-Schema erzeugt. Es ist mehr als ein situativ erzeugtes Werk. Für den Darstellenden besteht die Notwendigkeit Konsistenz und Kohärenz herauszustellen. Das impliziert das Verdrängen und den Ausschluss von Elementen, die nicht in das Selbstbild passen. Durch die Situation der Krise durch Krankheit zerfällt die psychologische Gestalt unter der der Kranke sich selbst und die anderen ihn bisher erkannt und anerkannt haben. Es kommen Ichfremde Elemente an die Wahrnehmungsoberfläche, die einer Neuintegration bedürfen und Identität transformieren (vgl. Overbeck 1994, 31 f.).

Geometrische Gebilde als Ausdruck des inneren Gleichgewichts

Herrn Degels Bildmerkmale sind die der Kreisförmigkeit und der Geschlossenheit. Sie vermitteln eine Stimmung der Ruhe und des Wohlproportionierten. Seine runden in leuchtenden Farben wie Grün, Blau, Gelb oder Rot erscheinenden Flächen sind jeweils durch eine oder mehrere Rahmungen in korrespondierenden Farben verstärkt. Dadurch vermitteln seine Bilder den Eindruck eines inneren Gleichgewichts. Seine geometrisch perfekten Formen zeigen innere und äußere Kreise mit klaren Trennungslinien. Seinen Wunsch, einen Brunnen zu malen, musste er gestaltend umsetzen. Der in der Realität dreidimensionale Brunnen wurde von ihm auf dem Zeichenblatt zweidimensional dargestellt. Der doppelte Kreis zeigt aus der Vogelperspektive die innere und äußere Mauer des Brunnens.

Herrn Degel geht es um eine klare Definition im doppelten Sinne. Einerseits durch die Darstellung eines symmetrisch, harmonischen Gebildes, andererseits durch die klare Aussage, was er darstellen wollte: „Braune und blaue

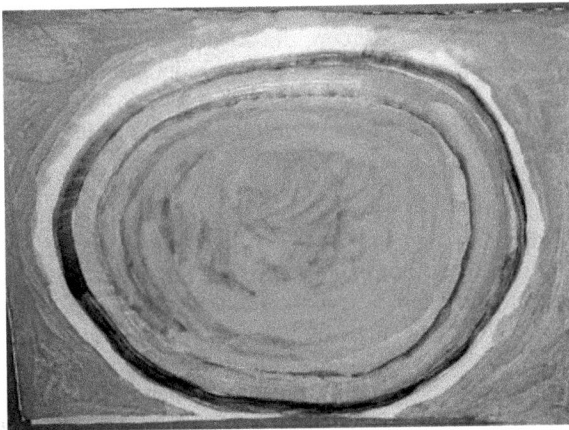

Abbildung 16: Kreisförmige Gebilde von Herrn Degel

Striche herum bedeuten Brunnen. Kreis in der Mitte ist Grund. Name ist: Der Brunnen. Der richtig große Brunnen." Herr Degel hat die „Quelle" in Form eines Brunnens erstellt, das aber seiner Erklärung bedarf: Erst durch das Wissen, was er darstellen wollte, ist es dem Betrachter möglich, seiner Darstellungsweise zu folgen. Der blaue Kreis in der Mitte symbolisiert das Wasser in der Tiefe des Erdlochs. Die umgebenden Kreise zeigen perspektivisch das umgebende Mauerwerk. Die Phantasie erlaubt es nun einen Brunnen in der „Draufsicht" (Therapeutin) zu entdecken. Herr Degel liefert mir keine

Erklärungsansätze, um einen Bezug zu seiner Lebenssituation herstellen zu können.

Ästhetische Erfahrung im Vergleich

Die gewählten kategorialen Zugänge – Mimesis (mimetische Bezugnahme), Interaktionen, Stil-, Gestalt- und Ausdruckscharakteristiken, Kritzelschemata (im folgenden Kapitel) – machen ästhetische Erfahrungen von dementiell veränderten Menschen zugänglich.

Mimesis

Die Untersuchung zeigt, dass die Menschen in beiden Einrichtungen die Erfahrung des Vorbildes auf ihr eigenes Selbstkonzept beziehen. Es kommt zu einer Konturierung des eigenen Selbst in der Auseinandersetzung mit einem Vorbild (in A denkt Herr Heiz an die Surrealisten, Frau Vond in B beachtet die Vorlage der Therapeutin). Selbstbildung vollzieht sich, indem Anteile des Selbst aktiviert werden, die zu den objektivierbaren Beständen der Innenwelt gehören. Die ästhetische Empfindung liegt in Reichweite der Selbstreflexion des Subjekts und gewinnt durch die ästhetische Darstellung ihre objektivierte Kontur. Dies ist der Grund überhaupt für ästhetische Therapiekonzepte.

Stil

Stilistische Eigenarten der in den Einrichtungen in A und in B[126] entstandenen Bildproduktionen sind von Bildcharakteristiken geleitet. In A kommen psychologische Zuordnungsinteressen hinzu.

Die Besucher in B wählen bevorzugt einen graphischen Stil, während in A verschiedene Stilrichtungen zu finden sind. Im Vergleich der beiden Einrichtungen wird deutlich, dass das Spektrum des Experimentierens mit verschiedenen Dimensionen bei zunehmender dementieller Veränderung zunehmend eingeschränkt ist. In beiden Einrichtungen findet sich kein Bild, das ein Objekt aus der Nähe betrachtet. Es gibt auch keine spontanen Kritzelbilder (auf sie wird im folgenden Kapitel noch näher eingegangen). Damit lässt sich in den Bildproduktionen weder eine spontane Feinmotorik der Pinsel- oder Strichführung (Kritzelstil) noch eine dichte Aufmerksamkeit für das figürliche Sujet (Nähe-Stil) finden. Trotzdem finden sich in der Einrichtung in A Bilder, die einen flächigen Stil (Panorama-Bilder, Fensterbilder, Graphikbilder) aufweisen.

---

126 Das Bild von Frau Vond wurde von der Altentherapeutin besonders hervorgehoben, weil es als einziges einen Weltausschnitt wiedergibt. Damit unterscheidet es sich von den Bildern der anderen Besucher in B.

Es zeigt sich, dass die Menschen in A ein größeres Spektrum an Stil-Konstruktionen zeigen, das von psychologischen Faktoren beeinflusst ist. Die Bildinteressen der Alzheimer-Klienten liegen (bis auf die erwähnte Ausnahme Frau Vond) in der Anordnung von Farbflächen. Sie beinhalten oder ermöglichen ihnen ästhetische Erfahrung. Der Bildungssinn der Anordnung von Farben und Flächen ist dennoch wesentlich, weil die Verhältnisse zwischen Flächen und Farben und die Relation zwischen Objekt und Ich zum Tragen kommen. Es geht um den Erlebniswert und die stimulierende Wirkung bei der Konzentration von Farb-Flächen-Relationen. Diese Erkenntnis leitet auch die Altentherapeutin bei den Gemeinschafts- oder Mandalabildern.

Gestalt

Das Schema der Figur-Grund-Konstellation ist das (visuell) elementarste. Es erscheint als Grundoperation der ästhetischen Tätigkeit der Malenden in A und in B. Die Begründung liegt darin, dass diese Grundoperation das perzeptiv einfachste Material für die Ermöglichung ästhetischer Erfahrungen liefert. Die Operation von Fläche und Tiefe scheint hingegen ein weniger elementares Gestaltungsprinzip in den Einrichtungen der Tagespflege zu sein. Dies erklärt sich dadurch, dass es von kulturell erzeugten und entwicklungslogischen Lernvorgängen abhängig ist, die vor allem bei Alzheimer-Kranken an Bedeutung verlieren.

Beim Gestalten von Bildern hat das Zusammenwirken zwischen Sinnesorganen und dem Wahrnehmungsgegenstand Auswirkungen auf die ästhetische Erfahrung. Sie erlangt noch einmal eine andere Bedeutung, wenn zu den sinnesphysiologischen Vorgängen eine symbolische Zuschreibung erfolgt. Dieser Aspekt der ästhetischen Erfahrung zeigte sich in A, indem die alten Menschen über die von ihnen gewählten Symbole reflektierten.

Ausdruck

Die Menschen beider Einrichtungen spielen mit dem Phänomen 'Ausdruck', als wichtige Komponente ästhetischer Erfahrung. Ausdruck zeigte sich sowohl in der Darstellung von Empfindungen als auch in der Physiognomie, der Körperhaltung und in der Bewegung. Während sich Ausdruck in B durch die Bilder darstellte, wurde er zudem in A unter Verwendung von Metaphern verbalisiert. Das Empfinden von Metaphern ist nur dann möglich, wenn der individuelle Empfindungsgehalt einerseits und andererseits der allgemeinere Sinn der Ausdrucksgeste erhalten bleibt. Dies zeigte sich in den Bildern beider Einrichtungen. Sie enthalten sowohl individuelle Ausdrucksgesten als auch einen kulturell-allgemein präformierten Habitus. Damit verweisen sie auf die Differenz zwischen individueller Besonderheit und dem Seelisch-Allgemeinen einer Kultur (vgl. Mollenhauer 1997, 169).

Sich in ein Geschehen zu vertiefen scheint nicht möglich zu sein, wenn man gleichzeitig darüber spricht. Während die Menschen in A durch Worte über ihr reflektierendes Empfinden eine Distanz zum spontanen Erleben herstellen, schweigen die Menschen in B, schon alleine deshalb, weil sie keine verbalen Ausdrucksmöglichkeiten mehr haben. Frau Vond in B, die keine Sprachprobleme hat, verbalisiert die Gedanken zu ihren Bildern nicht und gerade bei ihr zeigt sich eine Rückwirkung, die wohltuend und kräftigend ist. Ihr Bild vermittelt eine Botschaft an sie selbst. Im übertragenen Sinne könnte man sagen, dass der von ihr gemalte Berg am Ufer des Sees noch tief unter die Seeoberfläche reicht. Dieser verborgene Teil müsste von ihr erst ergründet werden, um die wirkliche Gestalt und Größe des Berges erkennen zu können. In diesem Sinne bedeutet das Malen für den Malenden selbst ein Eintauchen in die verborgene Welt der Erkenntnisse.

Ich-Selbst Beziehung und Perzeption

Die von den dementiell veränderten Menschen in ihren Bildern erinnerten oder entworfenen Vorstellungsgehalte drängen aus ihrem Inneren hervor. Jedes Werk wird in eine Form transformiert, der die eigene ästhetische Erfahrung des jeweiligen Menschen zugrunde liegt. Die von ihnen assoziierten und in Gang gesetzten Empfindungen und Erinnerungen erfahren ihre eigene Bildsprache. Ästhetisches Empfinden wird zu einer ästhetischen Erfahrung erhöht. Jedes Gestalten folgt in diesem Sinne seinen eigenen Regeln. Beim Malen (auch beim Musikhören oder Musikmachen) gibt es Empfindungen, die jeder Mensch nur selber empfinden kann. Auch dann, wenn Menschen diese Empfindungen den anderen Menschen mitteilen möchten, machen sie eine Erfahrung mit sich selbst, die von der Zustimmung anderer unabhängig ist. Ihr Ich tritt mit dem Selbst in eine artikulierte Beziehung. In einem stummen Selbstgespräch redet ihr Ich über sich selbst ohne dabei irgendwelche Moralität zu beachten, gleichzeitig werden sie mit der Außenwelt in Form der 'Perzeption' konfrontiert (vgl. Mollenhauer 1996, 25). Perzeption hat sowohl für die Gestaltung als auch für die Wirkung von Bildern Bedeutung.
    Gunter und Maria Otto (Otto/Otto 1987) unterscheiden das verbale an Sprache gebundene und das visuelle an eine bildnerisch-praktische Tätigkeit gebundene Perzept, als ein Wahrnehmungserlebnis, das Wissen, Erkennen, Verstehen und Erleben interpretiert (vgl. Rottmann 1990, 10). Das verbale Perzept ergibt sich daraus, dass der Betrachter einen Kontakt mit dem Bild herstellt und sich danach fragt, was er sieht und woran er denkt. Es ist weder eine Bewertung richtig oder falsch, noch eine Widerspruchsfreiheit gefordert, wichtig ist dabei, dass sich die Wirkung eines Bildes bei längerer Betrachtung ändern kann. Je reicher und vielschichtiger das Perzept ist, desto leichter lassen sich Untersuchungsgesichtspunkte gewinnen, die immer deutlicher zutage treten. Im Bild verdichtet sich eine Aussage über die Welt, die zu den

eigenen Erfahrungen und Ansichten Analogien bildet und eine Beziehung zum Werk herstellen. Perzepte sind Ausdruck eines lebendigen Kontaktes mit dem Bild und spiegeln zum Teil auch die Persönlichkeit des Betrachters, der auf allen Ebenen aktiviert wird: der Beobachtung, des Gefühls, des Vorwissens und der Erinnerung.

Mollenhauers Kritik liegt darin, dass Otto/Otto Perzepte nur im Hinblick auf Verstehenszugänge erläutern, die Betrachter zu Bildern suchen und dabei das je Besondere hervorheben. Er beschreibt, dass Perzepte bereits unterstellt werden können, wenn jemand etwas malerisch gestaltet bzw. dass in der „Gestaltcharakteristik" selbst bereits Perzepte enthalten sind (vgl. Mollenhauer 1996, 169).

Bildvermittlungs- und Gestaltungsmerkmale

Bilder in B vermitteln[127]	*Bilder in A vermitteln*
insgesamt den Eindruck des Statischen	vorwiegend Lebendigkeit und Intensität
Dominanz geometrisch-linearer Darstellungen	Pluralität von Darstellungen
Dominanz der Farben blau, rot und gelb	uneingeschränkte Farbpalette
vorwiegend Ungegenständliches	gegenständliche Bildnerei, Ungegenständliches wird als Stilmittel genutzt

---

127 Neuere Forschungen über die Malkunst der Alzheimer-Kranken belegen, dass durch die Zunahme des Demenzgrades Veränderungen auftreten, die sich im Verlust von perspektivischem Zeichenvermögen und einer Vereinfachung in der Darstellung zeigen. Visuokonstruktive Fähigkeiten, dies meint Fähigkeiten im räumlichen Zeichnen, sind besonders betroffen. Linien, Flächen, Ecken, Kanten und Rundungen werden anders erlebt. Winkelvorstellungen sind verzerrt. Gesichter werden nicht mehr erkannt. Zutage tritt ein Mangel an Bewegung und eine Verdichtung des bildnerischen Ausdrucks mit einer Zunahme an Farblichkeit, verbunden mit einem Hervortreten von blauen, roten und gelben Farbtönen (vgl. Maurer 2001, 5).

Gestalten in B	Gestalten in A
nur vereinzelte Bildkompositionen gelingen. Malversuche werden häufig zu Schreibversuchen, werden als 'misslungen' empfunden	Bildkompositionen und Darstellungen werden meistens als 'gelungen' empfunden
sehr große oder sehr kleine Formate werden nicht bewältigt	sehr kleine Formate werden nur schwer bewältigt
der Bezug zur eigenen Gestaltung ist nicht dauerhaft	nicht immer werden die eigenen Bilder wieder erkannt
es entstehen vorwiegend Bilder mit sich wiederholenden Elementen	abwechslungsreiche Gestaltung, sich wiederholende Elemente werden als Stilmittel eingesetzt
meist sind bei der Umsetzung von Bildideen Hilfen nötig	Motivation zur Entwicklung von Bildideen ist nötig

Reflexion: Menschen und Kultur – kulturelle Missverständnisse

Ästhetische Erfahrung kann zwar ihre Bildungskraft „ohne die Arrangements einer Lehre" (Mollenhauer 1996, 257) entfalten, Menschen in Tagespflegeheimen benötigen aber eine therapeutisch-didaktische Orientierung, indem ihnen Aufgaben gestellt werden, Gespräche erfolgen, Vorbilder präsentiert und Anregungen gegeben werden. Sie begründen aber nicht die ästhetische Bildung als Folge aus Empfindung und Erfahrung. Diese liegen in der Anthropologie begründet: auch Menschen anderer Kulturen ohne Bildungseinrichtungen, ohne Wissenschaft und Kulturbewusstsein entwickeln 'Kunst'. Dies begründet sich durch die elementare Auseinandersetzung des Menschen mit seiner Leiblichkeit und der Tatsache, dass Menschen aller Kulturen sinnlich zugängliche Symbole erzeugen. Sie sind so fundamental wie Religion oder Moral. Ästhetische Symbole sind metaphorisch (vgl. ebd., 259 ff.):

- sie enthalten Selbstbezüge, Wahrnehmungscharakteristiken, Erinnerungsspuren, Mitteilungsgesten,
- sie enthalten eine nichtsprachliche Weltvergewisserung, die als Ausgangspunkt aller Bildung angesehen werden kann (Objekt und Subjekt sind noch nahe beieinander),
- sie bauen eine Brücke zwischen der Reproduktion von formellen Charakteristiken der Sozietät ('Habitus' als syntaktisch-kulturelle Form verstanden) und semantischer Individualität (semantisch-subjektive Erfahrungsgewissheiten der Individuen),
- sie sind Mitteilungen, die Zugehörigkeit bekunden oder sind idiosynkratisch, indem sie die Besonderheit individueller Erfahrung hervorheben,

- sie sind Dokumente eines freien, reflexiven Spiels zwischen sinnlichen Impressionen und auf Probe gestellten Begriffen des Verstandes,
- sie sind ästhetische Produktionen, die weder Abbildern noch Nachbildern konventioneller Wirklichkeit entsprechen,
- sie zeigen ästhetische Empfindungen, die anders sind als sonst empfunden wird.

Die „Quelle" als assoziative Erinnerungsspur

Eine „Quelle" wird im Kontext der Kunsttherapie in A mit assoziativen Erinnerungsspuren verbunden. Für die alten Menschen bedeutet sie „Entwässerung", „Brücke ohne Heimat", „Brunnen". Die Bedeutungen differieren im personellen und kulturellem Kontext, können auch kulturunabhängig sein. Quelle ist Anfangsstelle, Ursprung eines Gewässers, Wasserstelle. Sie bedeutet metaphorisch Ursprung, Herkunft, Entstehen einer Sache oder Sachlage. Die Quelle ist eine Stelle, bei der man Auskunft über etwas oder jemanden bekommt, sie kann ein Text sein, der wissenschaftlich ausgewertet wurde. Sie kann bedeuten, dass man etwas ohne Probleme bekommen kann, weil man an der 'Quelle' sitzt. Quelle wird zur Imagination, die Unwillkürliches (Farben, Bewegung Eindrücke) sichtbar macht. Damit erfolgt ein Übergang zur Phantasie und dem bildlichen Denken. Das Symbol Quelle kann dabei ohne das Subjekt Quelle erlebnis-, einstellungs- und verhaltensrelevant durch seine Bedeutung werden, sofern diese den handelnden Subjekten bekannt ist. Greverus definiert das kulturelle Phänomen als „wechselnden Sinngehalt bei gleichbleibendem Gegenstand" (Greverus 1987, 67).

Mit der Bedeutung des Symbols ist seine Bewertung verbunden. Voraussetzung für ein wissenschaftliches (die teilnehmende Beobachterin) oder therapeutisches (die Kunsttherapeutin) Verstehen ist die Entschlüsselung der symbolischen Bedeutung. Aus dem Nichtverstehen von Bedeutungen – und gerade bei Demenzkranken sind es häufig sprachliche Missverständnisse – erwächst das 'kulturelle Missverständnis'. Die Mitglieder der Ethnien Tagespflegeheime haben aufgrund ihrer Teilhabe an verschiedenen Bezugsgruppen unterschiedliche Bedeutungen für einen formal gleichen Ausdruck internalisiert. Vom Ethnologen wird nicht nur erwartet einen fremden Code zu entschlüsseln, sondern vielmehr auch die Kompetenz zu seiner integrativen Aneignung und Transformation in den eigenen Stil (vgl. ebd., 138).

Damit bekommt der Stilbegriff eine neue Bedeutung. Er bezieht sich im Gegensatz zur Analyse der ästhetischen Produkte der Menschen mit Demenzen auf den sinnerfüllten, alltagsweltlichen Lebensvollzug von Menschen. Kunststil und Stilprägung des alltäglichen Lebens sind nicht dasselbe. Gemeinsam ist beiden die Geschichtlichkeit des Menschen und der kulturvariable Grundbestand. Dilthey sieht Kunst als „erste Darstellung der menschlichgeschichtlichen Welt in ihrer Individuation, indem sie versucht auszuspre-

chen, was das Leben sei. Die ganze Individuation der menschlichgeschichtlichen Welt kommt zuerst in der Poesie zum Verständnis. ... Das
typische Wahrnehmen ... ermöglicht der Poesie, Erfahrungen zu verdichten
und gedanklich zu durchdringen" (Dilthey 1957, 273 ff., zit. nach Greverus
1987, 143).

Die Dimension der Vergangenheit

Ich beabsichtige die Gestaltenden in einem methodisch kontrollierenden
Versuch dazu zu bringen, ihrer Vergangenheit Ausdruck zu verleihen. Die
Rückkehr zu frühesten sensomotorischen Erfahrungen spielt in Hinblick auf
die ästhetische Bildungsbewegung eine wesentliche Rolle. Dies lässt sich am
einfachsten an Kritzelspuren zeigen.[128]

Bedeutungsfelder von Kritzelgesten

Bei meinen Untersuchungen leitete mich die Frage der (beobachtbaren) Wirkung der Ich-Selbst-Beziehung von dementiell veränderten Menschen beim
spontanen Kritzeln und die erfolgenden Reaktionen auf die eigenen Kritzelgebärden. Für die Auswertung lege ich Mollenhauer „Bedeutungsfelder"
(Mollenhauer 1996, 217-229) zu Grunde, die die Wirkung von Kritzelgesten
beschreiben.
Bedeutungsfelder der 1. Kritzelphase:

- *Einkreisen-Ausbrechen*: Die Einkreisungsgeste findet man bei Kritzel-
  knäueln. Sie weist auf ein geschlossenes Territorium, das sich nach innen
  oder außen abgrenzt. Sie lässt sich als 'Erfahrungen des Kindes im Mutterleib' oder als metaphorische Beschreibung 'im Glück schwimmen'
  deuten. Das Kritzelknäuel gilt als ein Zeichen für Ausgedehntheit, Abgrenzung, Kompaktheit, Verschiedenheit überhaupt. Die Geste des Ausbruchs zeigt sich im Sprühkritzel. Es visualisiert Vulkaneruptionen,
  Springbrunnen, abstehende Haare, Lichtstrahlen der Sonne. In Comics
  ist es ein Zeichen für freigesetzte Energie bei Hitze, Lärm und Muskel-
  kraft, in Gestalt eines Mündungsfeuers oder Zusammenknalls. Das
  Sprühkritzel symbolisiert nach außen oder innen gerichtete Energie.
  Ausbruch bzw. Einbruch und deren grenzüberschreitende Bewegung

---

128 Die entstandenen Kritzelbilder sind in Kapitel 0 Farbtafeln Kritzelbilder zusammengestellt.

macht die Kernbedeutung des Sprühkritzels aus. Es ist als eine Entgrenzungsgeste zu verstehen: von innen nach außen ist es die Geste der Expansion, von außen nach innen die Geste der Einverleibung. Das bedeutet einerseits Raumübergreifung, die Grenzen auflöst, oder das komplementäre Gegenstück Raumbeschränkung, die Grenzen errichtet.

- *Strömen-Stauen*: Die Geste des Strömens manifestiert sich in Kritzelbildern, deren Linien sich in dauernd wechselnder Richtung in einem nicht abreißenden Fluss über das Blatt fortspinnen, sich überlagern, zu Knoten verdichten und wieder auflösen. Die Linienströme erinnern an Schlinggewächse oder an Rhizome.[129] Das Rhizom hält sich an keine Richtung der Koordinaten, die Linien bewegen sich frei und unberechenbar. Je nach zeichnerischer Ausführung haben sie unterschiedliche Ausdrucksqualitäten. Die Komplementärgeste des Stauens tritt entwicklungsgeschichtlich in Form eines Urkreuzes auf und differenziert sich zu Gitter- und Leiterformen. Immer zeigt die Staugeste mindestens eine Senkrechte und eine Waagerechte, die die Form eines Kreuzes bilden. Als ordnungsstiftende Geste systematisiert sie die Flächen und schafft Stauräume. Entwicklungspsychologisch liegen Kreuzkritzel und Kastenbildung nahe beieinander. Der Kasten gilt als Prototyp eines Ordnungsbehälters. Verwandtschaftslinien scheinen auch zur Schrift zu bestehen: Schrift ordnet Buchstaben in Zeilen.
- *Streuen-Bündeln*: In reinster Form manifestiert sich die Streugeste als Pulspunkte, die entweder gleichmäßig oder ungleichmäßig über die Papierfläche verteilt wurden und deshalb der Geste des Streuens oder Austeilens entlehnt sind. An die Stelle der Punkte treten auch Kringel, Haken oder abgesetzte Striche. Sie wirken je nach ausgeführter Heftigkeit des Zeichnenden wie Peitschenhiebe oder Stichwunden, Spritzer oder Kratzer, Blumenwiese oder Sternenhimmel.

Bedeutungsfelder der 2. Kritzelphase

- *Erneutes Darüberkritzeln*: Beim spontanen Darüberkritzeln versuchen die Probanden aus Elementarformen der Ausgangskritzel wie aus einem Vexierbild eine bedeutungsvolle Form herauszulösen. Dazu heben sie die Konturen eines versteckten figürlichen Motivs linear hervor oder malen sie flächig aus. Von der Leibnähe des ursprünglichen Kritzels weit entfernt, verlangen diese Varianten ein Wechselspiel von Spontaneität und visueller Kontrolle. Der produktive Vorgang der Entdeckung figür-

---

129 Rhizom kommt aus dem griechischen und bedeutet Wurzelstock, Erdspross, unterirdisch oder dicht unter der Bodenfläche, waagerecht Nährstoffe speichernde, ausdauernde Sprossachse vieler Stauden. In Anlehnung an diesen Begriff ist es auch eine Bezeichnung für eine eher irrational bestimmte organische Verzweigung von Aussagen, Gedanken, Argumenten, die die Regeln der klassischen Logik in vorgeblich befreiender Absicht negiert (vgl. Meyers großes Taschenlexikon 1997, 227).

licher Motive in einem profillosen Liniengeflecht bedingt ein spielerisch freies Verhältnis zu den eigenen Ausdrucksbewegungen, indem die Probanden sich an der Vorlage orientieren, ihr aber nicht sklavisch folgen.

- *Lineares Nachfahren und flächiges Ausfüllen:* Es handelt sich um eine Reaktionsform, die Linienverläufe und Flächenbegrenzungen genau respektiert, indem diese nachgefahren bzw. Leerflächen ausgefüllt werden. Im Gegensatz zum Darüberkritzeln ist die Spontaneität und Einbildungskraft der Zeichnenden derartig reduziert, dass beim zweiten Durchgang die Geste der Kontrolle dominiert. Die in der ersten Malphase experimentell erzwungenen Reaktionen auf die leibnahen Ausdrucksformen werden dahingehend geglättet, dass sie mit gefälligen bunten Mustern und Linienornamenten versehen werden.

- *Skripturen:* Mit dem Begriff der Skripturen stellt sich eine Variante des linearen Nachfahrens ein, bei der der Proband Kritzelspuren als Buchstaben isoliert und betont. Die Probanden wiederholen im ästhetischen Material im zweiten Durchgang den Formierungsprozess, indem die Bewegungsspuren der frühesten Kindheit in die konventionelle Gestalt der Buchstaben überführt werden.

- *Figürliches Ausmalen:* Die Versuchsteilnehmer versuchen dabei aus der Elementarform des Ausgangskritzels wie aus einem Vexierbild eine bedeutungsvolle Form herauszulösen, und zwar indem sie die Konturen eines versteckten figürlichen Motivs entweder linear hervorheben oder flächig ausmalen. Figürliches Ausmalen deutet auf Akzentuierung oder Verneinung der Vorlage. Die Kritzel der zweiten Stufe stehen zu denen der ersten im Verhältnis der Verstärkung oder der Korrektur, indem die unkontrolliert entstandenen Ausgangsspuren übermalt oder unkenntlich gemacht werden.

Beobachten durch das Medium Video

Gibt es schon im Bereich der Erwachsenenbildung wenige Untersuchungen auf der Basis von Unterrichtsmitschnitten (vgl. Nolda 1996a, 18), so fanden sich keine Videoaufnahmen, die zeigen, wie Menschen mit Demenzen auf das Kritzelexperiment reagieren. Als Beitrag zu einer Grundlagenforschung erschien es mir darum wichtig, das Kritzelexperiment durch Videoaufnahmen zu dokumentieren. Die Bereitschaft, ein solches Experiment mit der Kamera aufzunehmen, stieß beim Leiter, bei den Therapeuten und – wie sich später herausstellte – auch bei den Besuchern auf erhebliche Widerstände. Es bedurfte einer zeitaufwendigen Überzeugungsarbeit, darüber hinaus der Einverständniserklärung der Angehörigen, um die Genehmigung für Videoaufzeichnungen zu bekommen. Schließlich endeten die Diskussionen damit, dass die Altentherapeutin in B sich bereit erklärte, die Videoaufnahmen unter

Ausschluss einer fremden teilnehmenden Beobachterin durchzuführen. Die Kunsttherapeutin in A lehnte kategorisch ab. In B und in A erklärten sich die AltenpflegerInnen bereit, das Kritzelexperiment mit den Besuchern durchzuführen und sich filmen zu lassen.

Zunächst nutzte die Altentherapeutin in B mehrere Stunden, um technische Fehler zu korrigieren, die Kranken an die Kamera zu gewöhnen, sich selbst mit dem fremden Medium vertraut zu machen. Schließlich wurde ein internes Auswahlverfahren getroffen, welche Bänder einer fremden Forscherin für eine Auswertung zur Verfügung gestellt werden können und welche nicht. Geäußert wurden Befürchtungen, die Anonymität könne nicht gewahrt werden.

Auch wenn ich bei der Durchführung des Experimentes mit der Altentherapeutin in B nicht unmittelbar teilnehmen konnte, lieferte der Film eine ergänzende Information zu meinem Forschungsmaterial. Das Auswerten führte zu einer ethnographischen Monographie, die ein detailliertes Bild über Interaktion und Verhalten von Menschen in andragogisch-therapeutischen Situationen lieferte. Verschriftlicht wurden letztlich sowohl Hörbares als auch Gesten, Mienenspiel und räumliche Anordnung. Es galt zu beachten, dass die von der Therapeutin geführte Kamera selektive Ausschnitte wiedergab, indem sie sich auf bestimmte Personen konzentrierte. Menschen, die nicht im Bild waren, wurden zwar gehört, ihre Aktivitäten wurden aber durch die Kamera nicht erfasst.

Eine zusätzliche Selektion entstand meinerseits dadurch, dass ich das entstandene Material nur auszugsweise ausgewertet und transkribiert habe, um sowohl den Zeitaufwand als auch die Menge des Verschriftlichten überschaubar zu halten. Hinzu kam die Schwierigkeit, dass die Sprache der Demenzkranken zu fragmentarisch und teilweise unverständlich ist. Zuweilen war eine sinngemäße Transkription notwendig. Es entstand eine quasi 'gereinigte' Version, die zwar eine Lesbarkeit ermöglicht, aber bestimmte Elemente wie Satzabbrüche, Rezeptionssignale, Dialektismen, Pausen unzureichend berücksichtigt. Diese doppelte Filterung des Materials bewirkte, dass die dokumentierte Unterrichtswirklichkeit nur eine angenäherte Version der Wirklichkeit wiedergeben kann (vgl. Nolda 1996a, 19).

Ein weiteres Hindernis lag in der Aufgabenstellung des Kritzelexperiments. Inzwischen haben Studien zwar belegt (vgl. Maurer/Maurer 2001), dass Alzheimer-Kranke im letzten Stadium der Krankheit zu Kritzelbildern zurückkehren, aber dass das Anfertigen von Kritzelbildern quasi bewusst von den Therapeuten initiiert wird, war weder in B noch in A gängige Praxis. Vielmehr, so zeigten die Erfahrungen in beiden Einrichtungen, „kritzelt keiner der Patienten unaufgefordert" (Altentherapeutin), zumindest existiere in beiden Einrichtungen kein Kritzelbild. Vor allem in der Einrichtung in B betonte die Altenpflegerin: „Dieses Experiment kann nur von einer erfahrenen Therapeutin durchgeführt werden. Es bedarf eines bestimmten Settings mit bestimmten Materialien" (GMBAT5).

Die Auswertung der Videos erfolgte in sechs Schritten

1. Ansehen aller Filme
2. Zusammenfassung bzw. Selektion einzelner Szenen: Was geschieht, wenn Menschen mit sekundären Demenzen mit dem Kritzelexperiment konfrontiert werden? Was geschieht, wenn ein Alzheimer-Kranker durch eine ihm Vertraute (Altentherapeutin) oder ihm Fremde (ich) mit dem Kritzelexperiment konfrontiert wird?
3. Fokus auf Patienten: Wie setzt sich der alte Mensch mit dem Material auseinander? Wie gestalten sich seine körperlichen Ausdrucksformen (Mimik, Gestik)? Ist das Zeichnen ohne Kontrolle (durch das Auge) überhaupt möglich? Wie erlebt der Kranke sich und seine Mitmenschen dabei?
4. Äußerungen der Teilnehmer: Wie bringen sie sich sprachlich zum Ausdruck? Was erzählen sie über sich selbst? Was sagen sie über ihre Werke?
5. Die Auswertung der entstandenen Werke der 1. Kritzelphase: Welche spontanen Ausdrucksgesten stellen die Akteure dar? Lassen sie sich kategorisieren?
6. Die Auswertung der entstandenen Werke in der 2. Kritzelphase: Wie wird auf die spontanen Ausdrucksgesten reagiert? Können Metaphern für die Gesamtwirkung gefunden werden?

Das Kritzelexperiment in A

Der von mir aufgenommene Videofilm wurde in fokussierte Szenen eingeteilt: Einführung in das Experiment, Gestaltung der ersten Kritzelphase, erste Eindrücke der Probanden, erneutes Hinschauen und Erläutern, zweite Kritzelphase, Bedeutung des Zeichnens, Reflexion über das Experiment, Kommunikation über die Werke. Zu Beginn erfolgt ein Schwenk über das für die Teilnehmer arrangierte Setting. Vier Tische wurden zum Viereck aneinander gestellt. Am Kopfende sitzen die beiden Altentherapeuten, rechts daneben Frau Lamm und Frau Blaul, ihnen gegenüber Herr Riem und Herr Heiz. Jeder hat ein DIN-A3 Blatt eines weißen Zeichenblockpapiers vor sich liegen, daneben einen Bleistift und ein geschlossenes Mäppchen mit Buntstiften.

Die Einführungsszene (Videoband 01:21:25)

Frau Lamm zeigt Ablehnung dem Filmen gegenüber: *„Wenn ich eins nicht mag, dann ist es das Videofotografieren."* Sie wird von den Therapeuten beruhigt. Die drei anderen

Probanden zeigen Anspannung dem Neuen gegenüber, indem sie ihre Beine übereinander schlagen (Herr Riem), wie im Wettkampf bereits den Stift ergreifen wollen (Herr Heiz) oder geduldig abwarten (Frau Blaul). Frau Lamm weiß nicht was sie tun soll: *„Was soll'n mir da male?"* Die Therapeuten fordern die Probanden auf, die Augen zu schließen, die Stifte in die Hand zu nehmen, das Blatt abzutasten und dann mit dem Bleistift „drauflos zu malen." Es erfolgt die Nachfrage, was denn gezeichnet werden soll: *„Kreise oder Ähnliches?"* (Frau Lamm). Die der Altenpfleger mit der Angabe „das Blatt befühlen und einfach drauflos malen" beantwortet, ohne den Sinn des Experimentes zu erläutern.

Die 1. Kritzelphase (Videoband 01:22:40)

Herr Riem hält sich mit einer Hand die Augen zu und beginnt auf der Blattmitte zu zeichnen. Er unterbricht: *„Ich hab's nicht mehr gekricht."*
Herr Heiz braucht kurze Führung der Hand des Altenpflegers, schließt die Augen, hält den Kopf geradeaus hoch gerichtet und setzt dann den Stift ebenfalls auf der Blattmitte an: *„Da braucht man Vertrauen, ich weiß nicht, ob ich das aufbringe."*
Frau Blaul kann die Augen nicht geschlossen halten, lässt den Stift aber von rechts nach links über das Blatt wandern.
Frau Lamm beginnt mittig und stockt.
Herr Riem betont mehrfach, wie „komisch" er sich mit geschlossenen Augen vorkomme. Unterbricht immer wieder: *„Ich kann nicht beginnen."* Nach der für ihn beruhigenden Aufforderung ruhig die Augen zu öffnen, wenn er nicht mehr mag, kann er mit dem Zeichnen fortfahren.
Während Frau Blaul großzügig das ganze Blatt ausnutzt, verharren die anderen Probanden jeweils über mehrere Sekunden mit dem Stift an einer Stelle. Alle konzentrieren sich ausschließlich auf das eigene Blatt, keiner spricht.

Erste Eindrücke der Probanden nach dem Öffnen der Augen (Videoband 1:26:49)

Frau Blaul erläutert ihre Zeichnung und gibt einen ersten Kommentar ab: *„Ich hab einen Hund gemalt un en Gaul. Schwanz ist da. Was ein Kappes."*
Herr Riem betont das Gelungene seiner Zeichnung und erläutert sie den anderen: *„Gar net so schlecht. ... Da sitz ich im Garten und hinter mir ist die Sonne. Das Dach von dem Gebäude ist nur so 'n Dach. Ein Schornstein ist da, Sonne ist da, mein Fuß hat sich futsch gemacht. ... Des ist einigermaßen gekommen."*
Frau Lamm gibt sich entschuldigend, weil sie ihre Zeichnung nicht erläutern kann.
Herr Heiz schweigt.
Erneutes Hinschauen und Erläuterung durch die Altenpfleger
(Videoband 1:27:10)

Den Probanden wird erläutert, worum es beim Kritzelexperiment ging: „Einfach sich fallen lassen und den Stift auf dem Papier spüren."
Frau Lamm erkennt nun auf ihrem Bild die „8" und zeigt sich sehr verwundert darüber: *„Ich hab' kein bestimmtes Ding gemalt. Es ist einfach gekomme. Die 8, die 8, die wollt ich gar net. Die ist rausgekomme."*
Herr Heiz erkennt nun einen „Kopf" in seinem Bild: *„Sieht aus, als wenn da ein Kopf wäre hier. Ich möchte nichts dazutun."*

Die 2. Kritzelphase (Videoband 1:29:36)

Die Probanden erhalten nun Buntstifte und können nach eigenem Entscheiden die Bilder „ausmalen" (Altenpfleger).
Frau Lamm zeigt eine unentschlossene Haltung.
Frau Blaul beginnt sofort mit ihrer Gestaltung.
Frau Lamm beginnt nun Konturen herauszulesen und sie auszumalen. Der '8' wendet sie besondere Aufmerksamkeit zu. Sie begeistert sich zunehmend für ihre Gestaltung und fragt nach zusätzlichen Farben: *„Ich hab kein Braun, hat jemand eine übrig. Das ist lila."*
Herr Heiz gestaltet etwas Neues zu seinem Bild hinzu.
Herr Riem zeichnet den Kritzelgrund nach.

Was macht ein Bild aus? (Videoband 1:30:11)

Die Probanden werden danach gefragt, was für sie ein Bild ausmacht.
Frau Lamm: *„Wenn man was erkenne kann."*
Herr Riem demonstriert dies mit Erläuterungen seines Bildes: *„Das ist noch locker. Da ist noch nichts passiert. Dach, Stäbe, Schornstein, Sonne."*
Herr Heiz erläutert mir, dass sein Bild *„Inneres wiedergibt"* und erläutert den anderen: *„Hund bellt den anderen Hund an. Da ist der Zaun. Mann ist in position défens."* Er deutet den anderen das Bild: *„Position défens ist Verteidigung. Er bellt, weil er sich bedrängelt fühlt."* Er zeigt auf die rechte Seite seines Kritzelgrundes: *„Das ist nicht besonders ausgedrückt. Er würde mich nur anbellen."* Dann sieht er auf Herrn Riems Bild: *„Er hat das besser ausgedrückt."*
Herr Riem, sein Bild nochmals betrachtend: *„So seh' ich blind aus!"*

Kommunikation über die Bilder (Videoband 1:40:12)

Es erfolgt ein allgemeines Lob über das Bild von Frau Blaul: *„Süß ist das"*, sagt Frau Lamm. Herr Riem: *„Ein schönes Dach un en Viech. Schön."*
Herr Heiz erläutert das Bild von Herrn Riem: *„Sieht aus wie ein Küken."* Er zeigt auf das Haus: *„Da ist der Brutkasten."* Deutet auf die Sonne: *„Die Sonne, die alles begleitet."* Dann blickt er auf sein eigenes Bild: *„Die Sonne blendet die Strahlen weg. Das ist bei mir nicht. Nicht im Augenblick."*
Die Probanden empfinden die Sonne auf dem Bild von Herrn Riem als *„Wärme"* (Frau Lamm) und setzen die Wärme mit *„Glück"* (Frau Blaul) gleich.
Herr Riem witzelt: *„Das bin ich mit Kopf und mit Schuh."*
Frau Blaul nochmals ernsthaft erläuternd: *„Das ist des Pferd un der Stall. Das ist das Dach. Pferdestall un des soll der Hümus sei."*
Frau Lamm: *„Wind oder Sturm, den ich gemalt hab. Ich kanns nicht erklären."*

Wie wird das Kritzelexperiment empfunden? (Videoband 1:35:58)

Auf meine Frage, wie die Probanden das Kritzelexperiment empfunden haben, bekomme ich die Antworten: *„Schlecht. Was ist denn da gut dran? Nur Striche"*, Frau Blaul. *„Das ist relativ gestümpert"* , Herr Riem. *„Da ist das Geschlungene. Das ist da drin"*, Frau Lamm.

Die Probanden wirken wie von einer tiefen Anspannung befreit. Die beiden Männer unterhalten sich über ihre Bilder und lachen: *„Ein zahnloser Hund!"*, Herr Heiz. *„Wie der Mann die Erde hält."*, Herr Riem.
Frau Lamm, verwundert: *„Ohne zu denken. Das ist schön. ... Ich wusste nicht, wie das aussieht, was da rauskommt. Mir war der Stift zu leicht. Ich hätt' mehr draufdrücke solle."*

Frau Blaul, angeregt: *„Das sollte ein Pferd werden, dann ist der Hund dazu gekommen, dann war halt Feierabend, für mich wenigstens."*
Frau Blaul fühlt kommentarlos ihr Bild mit den Händen. Dann wiederholt sie, was sie darauf gestaltet hat.

Zwei Kritzelexperimente in B

Die Videoaufzeichnungen der Altentherapeutin werden jeweils in Form eines Gesamteindruckes der Interaktionen während der Einführungsphase, der Interaktionen der 1. und der 2. Kritzelphase und der Interaktionen in der Ausklangphase wiedergegeben. Nach dem jeweiligen Gesamteindruck einer Phase betrachte ich einzelne Szenen, die einen Aufschluss Verhalten, Mimik und Gestik der Probanden geben.[130]

Anleitung durch die Altentherapeutin

Im Vorfeld wurde von der Therapeutin die Auswahl getroffen, wer in der Lage ist, an diesem Experiment teilzunehmen. Es zeigte sich, dass dies nur noch sehr wenigen und ausschließlich weiblichen Patienten möglich war. „Sie müssen einesteils den Auftrag verstehen können und andererseits bereit sein, sich auf etwas Neues einzulassen. Malen sollte ihnen zudem ein vertrautes Medium sein" (GMBAT5). Ausgewählt wurden die Teilnehmerinnen: Frau Vond, Frau Ried, Frau Lager, Frau Ginski.

---

130 vgl. Anhang Verhalten der Probanden beim Kritzelexperiment in B

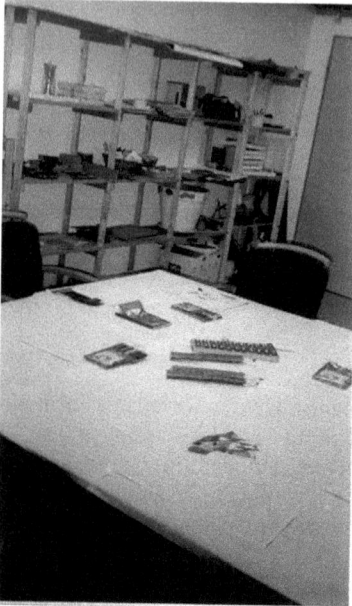
Abbildung 17: Setting in B

Das Setting wird in der ersten Szene des Films sichtbar. Gezeigt wird ein Schwenk über einen vorbereiteten Tisch, der weiße DIN-A3 Zeichenblätter, die mit Holzleisten fixiert sind, zeigt. Auf den Zeichenblättern liegen überdimensional große Holzbleistifte, die verhindern sollen, dass der Stift abbricht, während der Proband blind den Stift anpackt. Durch Mäppchen mit Filzstiften in verschiedenen Farben wird das Sortiment ergänzt. Die Farben dienen dem zweiten Teil des Experiments. Zudem liegen Holzarbeiten (bemalte Dreiekke) auf dem Tisch, die die Kranken an frühere Arbeiten erinnern sollen. In der Mitte des Tisches liegt ein Xylophon. Über das Medium des gemeinsamen Musikmachens muss ein Zugang zu dem Kranken gefunden werden. Der Raum ist den Kranken als Kreativraum bekannt. Der Film lenkt zu Beginn den Fokus auf die markanten grünen, blauen und roten Übergardinen an den Fenstern. Farben sollen den Kranken anregen.

Die Sitzordnung ist in einem Viereck festgelegt. Es bleibt jeweils ein Platz zwischen den Patienten frei. Es wird der gewohnten Sitzordnung bei den Malstunden Rechnung getragen. Im Hintergrund ist gedämpfte klassische Musik von Mozart zu hören.

Gesamtüberblick der Interaktion in der Einführungsphase

Die Altentherapeutin erklärt, dass die heutige Stunde mit Musik begonnen wird: „Wir beginnen mit Musik zum Einklang."
Daraufhin wird gefragt, was mit dem Malen sei, denn die Patienten haben registriert, dass etwas anders ist als sonst.
Die Therapeutin fordert jeden Einzelnen auf, nacheinander auf dem Xylophon ein Lied zu spielen. Das Lied sollte ausgedacht sein. Sie selbst macht es vor und wird von ihrer Nachbarin zur linken (Frau Lager) gelobt, woraufhin sie das Xylophon nach links weitergibt. Es herrscht eine gewisse Unruhe im Raum, weil Frau Ried ununterbrochen redet.
Die Altentherapeutin fordert sie mit: "PST." zur Ruhe auf.
Dann herrscht erst mal Stille.
Frau Lager bleibt dem Betrachter im Gedächtnis haften. Nicht zuletzt dadurch, dass sie ein leuchtend rotes Hemd trägt, das zu ihren schneeweißen Haaren einen Kontrast bildet. Trotz Zweifel, ob sie das kann, „Ich weiß nicht, ob ich das kann?", fängt sie an zu spielen und ist

sehr konzentriert. Sie wird jedoch durch Frau Rieds Kommentare (unverständlich) abgelenkt.

Das Xylophon wird nach links weitergegeben und auch die zweite Patientin, Frau Vond, spielt ein frei erfundenes Lied.

Die Altentherapeutin muss immer wieder zum Zuhören aufrufen.

Frau Ried kann sich nicht konzentrieren, redet von Kaffee und Essen, worauf die Therapeutin sie erneut zum Schweigen anhält (Finger auf die Lippe).

Die dritte Patientin, Frau Ginski, bekommt von der Altentherapeutin erklärt, wie ein Xylophon funktioniert, und auch sie spielt eine Melodie. I

Frau Ried spricht über eine „Feuertür", man kann aber nicht erkennen, ob sie jemanden direkt anspricht oder ob sie mit sich selbst redet. Nun ist sie jedoch an der Reihe mit dem Spielen. Sie sagt: „Na ja, irgendwie wird es gehen." Woraufhin die Altentherapeutin sie zum Spielen auffordert und ihr sagt, sie solle einfach drauflos spielen. Selbst beim Spielen redet sie über eine gewisse „Bettina."

Die Altentherapeutin lobt alle und beendet die Einführung und holt eine Eieruhr.[131]

Die vier Teilnehmerinnen werden aufgefordert die Stifte in die Hand zu nehmen und mit geschlossenen Augen über das Papier zu fahren.

Die Altentherapeutin lässt Musik vom Band laufen. Sie führt in die Aufgabenstellung mit kurzen Sätzen ein: „Wir haben besondere Stifte, groß wie Baumstämme. Nehmen Sie den Stift in die Hand, schließen Sie die Augen und fahren einfach mit dem Stift hin und her, bis die Eieruhr abgelaufen ist. Mit geschlossenen Augen, nach der Musik, auf die Melodie hören."

Gesamtüberblick über die Interaktionen in der 1. Kritzelphase

Die Probanden malen einige Sekunden mit geschlossenen Augen. Es fällt ihnen aber sichtlich schwer, die Augen geschlossen zu halten. Man sieht, dass alle vier im Rhythmus der Musik malen, mal schneller, mal langsamer. Die Augen werden immer wieder geöffnet. Immer wieder schauen sie auf ihr Blatt und müssen mehrfach aufgefordert werden, die Augen zu schließen. Sie wirken sehr verunsichert.

Frau Ried: „Da hab' ich was verkehrt gemacht. Bettina kommt wieder. Ich kann nichts verstehen."

Die Altentherapeutin: „Lassen Sie sich von der Musik tragen."

Frau Ried kann sich nicht konzentrieren und spricht in die Runde: „Hast Du das schon mal gemacht? Bin ja nicht auf die Knie gefallen."

Die Altentherapeutin fordert erneut dazu auf, mit geschlossenen Augen zu malen.

Frau Ried beschließt in der Zwischenzeit, dass später Kaffee getrunken wird. Sie lädt jemanden ein, spricht denjenigen aber nicht mit Namen an: „Wir machen später einen schönen Kaffee, da bist Du dabei."

Niemand der anderen reagiert auf ihr Gerede.

Die Altentherapeutin fordert erneut auf, auf die Melodie zu hören.

Frau Ried fängt jedoch wieder an: „Was sucht denn die? Bei mir ist das nicht in Ordnung. Hat sie was verkehrt gemacht."

Die Altentherapeutin fordert erneut alle auf, die Augen zu schließen.

---

131 Den Klienten ist die Uhr von den Malstunden her bekannt. Solange sie läuft wird gezeichnet. Da Alzheimer-Kranke kein Zeitgefühl mehr besitzen, muss ihnen quasi eine 'Brücke' angeboten werden. Wenn sie durchgelaufen ist, ist eine bestimmte Zeit abgelaufen.

Frau Ried fängt an zu schimpfen: „Ich habe doch gesagt, ich geh' hier nicht rein, die will doch immer alles selber machen." Sie erzählt den anderen: „Die Bettina kommt jetzt auch wieder."

Worauf Frau Lager fragt: „Ach, ist sie jetzt etwas größer?"

Die Altentherapeutin sagt in den Raum: „Ein bisschen auf die Musik hören."

Der Kommentar von Frau Ried: „Ach Gott, jetzt hat die das schon wieder gemacht!" Während sie das sagt, schlägt sie die linke Hand vors Gesicht, behält aber rechts ihren Bleistift in der Hand.

Die Altentherapeutin dreht die Musik lauter.

Frau Ried fängt wieder an zu schimpfen: „Du hast gar nichts gesagt. Sonst wäre ich ja gar nicht hier rein gegangen."

Die Altentherapeutin beruhigt sie: „Es ist doch nicht schlimm." Offensichtlich stört sie die Filmkamera.

Die anderen fühlen sich jedoch nicht gestört oder lassen es sich nicht anmerken. Sie malen einfach weiter ohne auf Kommentare von Frau Ried zu reagieren.

Frau Ried schimpft weiter, jedoch kann man auf Grund der Musiklautstärke nicht genau verstehen, was sie sagt. Sie scheint jedoch sichtlich aufgebracht.

Frau Vond beschwert sich: „Jetzt langts aber!" Es scheint, als ob ihre Konzentration nachlässt. Die Augen können jetzt nicht mehr konsequent geschlossen gehalten werden.

Die Altentherapeutin beruhigt alle, dass die Zeit gleich um sei, und blickt auf die Eieruhr. Es wird jedoch erneut gefragt, ob es jetzt nicht langt.

Frau Ried hat wieder das Thema gewechselt und fängt erneut an von einer „Bettina" zu erzählen, mit der sie fortfahren will. Sie fragt in den Raum: „Hast Du schon einmal ein Kind gehauen?"

Frau Lager sagt fragend in Richtung der Altentherapeutin: „Sieht gar nicht schlecht aus?" Wobei sie ihr Bild betrachtet.

Frau Ried bestätigt, das Bild sähe gar nicht schlecht aus, fährt aber dann direkt fort mit den Worten: „Aber die Kinder müssen ja nicht geprügelt werden."

Die Altentherapeutin gibt an, dass „es jetzt nur noch 30 Sekunden" sind, woraufhin Frau Ried sagt, sie sei in 30 Sekunden fort, was ihr Gelächter von Frau Vond einbringt.

Die Therapeutin sagt in Richtung Frau Lager, die wiederholt die Augen zu Schlitzen öffnet: „Zu!"

Frau Lager lächelt.

Im Hintergrund ist Frau Ried zu hören: „Nicht mogeln!"

Woraufhin sich fast ein Streitgespräch ergibt.

Frau Lager wehrt sich: „Ich hab' nicht geguckt." Sie habe zwar die Augen offen, aber nicht aufs Blatt geschaut.

Frau Ried entgegnet: „Ich habe nicht geschwindelt, Du hast geschwindelt."

Die Altentherapeutin unterstützt Frau Lagers Aussage, sie habe nicht geschaut.

Doch Frau Ried beharrt drauf, die andere habe „geguckt". Sie redet jedoch recht unzusammenhängend: „Auf das, was war, wo warst Du denn hier. Ich war hier noch nicht einmal im Café Creme?" Den Rest kann man nicht verstehen, aber sie scheint sich über etwas zu ärgern oder aufzuregen. Kurze Redepause, dann spricht Frau Ried weiter: „Gleich ist die Bettina da. Die wollt' auch einmal kommen."

In der Zwischenzeit ist die Zeit um, weil die Eieruhr abgelaufen ist, und alle können den Stift hinlegen.

Frau Ried beschwert sich jedoch weiter, dass sie nicht mal einen Kaffee bekommen hat. Es scheint jetzt aus ihrer Sicht erst einmal geklärt werden zu müssen, wie das jetzt mit dem Kaffee weitergeht: „Da müssen wir mal sehen, wann wir den kochen, oder kochst Du einen?"

330

Die Altentherapeutin fragt in die Runde: „Und wie war es?"
Woraufhin Frau Ried antwortet : „Gut."

Gesamtüberblick der Interaktionen in der 2. Kritzelphase

Die Probanden können sich nun ihr Bild betrachten und nach eigenem Gutdünken gestalten. Sie sind sichtlich angetan davon.
Frau Ginski geht es um ein Begrenzen ihrer Farbflächen mit anderen Farben.
Frau Vond teilt ihr Blatt in verschiedene Drei- und Vierecke, die sie ausmalt. Sie benutzt dazu immer eine andere Farbe, nie nebeneinander die gleiche.
Frau Lager malt Blumen und Herzen in einer Reihung auf Ihr Bild.
Frau Ried fährt die vorgezeichneten Konturen farbig nach und erzählt: „Der Dieter ist jetzt gekommen, hast ihn ja gesehen, gelle? Mit wehenden Fahnen." Es ist nicht erkennbar, mit wem sie sich unterhält.
Frau Lager 'schielt' immer auf das Blatt von Frau Vond.
Frau Ginski schweigt und malt intensiv an Ihrem Bild.
Frau Lager macht eine künstlerische Pause und gestaltet dann weiter Herzen oder Blumen auf ihrem Bild.
Frau Vond bearbeitet ihr Bild intensiv mit verschiedenen Farben.
Frau Ried fängt erneut an von „Bettina" zu sprechen. Man habe Bettina irgendwohin mitgenommen. Bettina habe gesagt, sie könne nicht mehr laufen, aber die kann laufen, und wie die laufen kann! Auf Nachfrage habe Bettina gesagt, das gehe sie nichts an. Frau Ried regt sich sichtlich über diese Bettina auf. Sie sei doch nicht ihr „Depp."
Sie fragt die Altentherapeutin nach einer Tasse Kaffe und als diese ihr sagt, sie bekommt jetzt gleich ihren Kaffee, lacht sie laut und freut sich, dass es dann „gut riecht." Dann fängt sie wieder an: „Mein Vater ist doch so. Mein Vater sagt, kommt rein, ihr könnt alles machen, nur nicht die Kinder verhauen. Hat er dann gehabt und dann hat er gesagt, eben kommen die Kinder. Meine Kinder sind gar nicht da, die hat der Vater doch mitgenommen. Dann wollte er von mir eine Tasse Kaffee haben, aber ich habe gesagt: Eine Tasse Kaffee? Von mir? Vielen Dank. Brauch ich nicht, ich habe genug Kaffee."
Nach einer ganz kurzen Pause fragt sie in die Runde: „Hast Du schon mal geguckt, oder hast Du einfach aufs Geradewohl?" Offen bleibt, wen sie was wie damit meint.
Die Altentherapeutin flüstert etwas, was man nicht versteht, und schon fängt Frau Ried wieder an: „Es gibt aber keinen Kaffee mehr dazu und da ist die Bettina hin und hat gesagt: Hier ihr Arschlöcher, ihr blöden." Es folgt eine kurze Pause und dann spricht sie mit einem Lächeln direkt die Altentherapeutin an: „Dich habe ich nicht gemeint. Aber die hat es sich schon hinter die Ohren geschrieben. Die hat gemeint: Wo wart ihr denn? Kaffee trinken?" Es ist nicht erkennbar, wen sie meint. „Bettina hat gleich gesagt: Komm rein, sonst kriegst du gar nichts mehr. ... Ach so, mit der Bettina war das, da haben wir einen Disput gehabt. Ich habe keinen Kaffee bekommen und die andere hat gesagt, ich habe auch nichts gekriegt. Da habe ich ihr aber gesagt, sie sollt einfach drauflos heuern. ... Und dann hat sie gesagt, sie hat aber keinen Kaffee mehr. Ich habe aber gesagt, da ist doch Kaffee en Masse." (Kurze Pause) „Weißt Du noch, wie lang die dagesessen hat? Dreizehn Stunden!! Für eine Tasse Kaffee. Ich glaub', ich bekäme ohne die Bettina überhaupt nichts ab. Gar keinen Kaffee mehr. Wie sie zurückkam, hat sie gesagt, ich brauch einen Kaffee, unbedingt. Die Bettina ist doch, meine ich, etwas jünger. Die Bettina ist auch noch etwas jünger und da hat sie gesagt, ich brauch kein Kaffee mehr. Aber Essen wollte sie noch. Da hat er gesagt, da drüben ist noch ein Dings. Da hab ich gesagt, das kannste doch nicht machen. Ach so, ich bin ja noch nicht fertig. Der Dieter ... ". Nach einer kurzen Pause geht es wei-

ter, jedoch ohne Zusammenhang, wie vorher auch: „ Hast Du sie oder hast Du sie schon wieder weggenommen? Ich habe dem Dieter gesagt, dass er nicht kommt. Wir haben ja gar keinen Kaffee gekocht. ... Was machst du jetzt, hast du was erfunden? Es gibt manche, die machen das, da wird einem schwindelig. ... Was ist mit drei, geht nicht? Das hat sie gehabt. ... Bettina ist ja mit mir gegangen. Komm, wir haben keine Gönner. Die Eine hat geweint: ‚Wo ist denn meine Tochter, wo ist denn meine Tochter?' hat die als gebrüllt. ... Schnäuzelchen ...!“

Daraufhin lacht die Altentherapeutin und Frau Lager, die auf diesen Ausruf hin aufschaut, wird von Frau Ried angesprochen: „Du sitzt da wie eine Eins, haha.“ Frau Ried hat zwischenzeitlich für sich beschlossen, dass es reicht mit dem Malen, während alle anderen eifrig weiter malen. Sie fängt wieder an zu erzählen: „Ich war vorhin im Café Creme, weißt du, was die da wollen? Wenn da ein Kind krank wird und das Kind ist schwer krank, dann fliegen sie weg. ... Ich habe doch gesagt, dass die Bettina nicht kommt, die kann sich ja nicht zerteilen. Ne ne habe ich gesagt, das geht nicht. Dann lieber die Kinder weg. Da hat sie gesagt, ich habe keinen Kaffee mehr.“ (Lachen ist zu hören, wahrscheinlich von der Altentherapeutin) ... „Warte mal, die Bettina kriegt noch was.“

Die Probanden werden nun aufgefordert zum Ende zu kommen und die Stifte niederzulegen und die Stifte wieder in die Hüllen zu sortieren.

Gesamtüberblick der Interaktionen in der Ausklangphase

Zum Abschluss der Stunde spielt jeder nochmals ein Lied auf dem Xylophon. Die Lieder sind jetzt wesentlich länger als zu Beginn der Stunde.

Frau Lager fängt wieder an.

Nachdem sie fertig ist und das Xylophon weitergegeben hat, erzählt Frau Ried, dass ihr Vater nachher kommt und schon draußen wartet. Er sitzt im Café Creme.

Frau Lager sagt dazu nur „ja.“ Weiter nichts.

Während Frau Vond das Xylophon bekommt, fängt Frau Ried erneut an: „Vielleicht war die Bettina dran schuld. Die hat alles aufgewirbelt. Ach, ach, hat die ... habe ich gesagt, wo denn, wo denn? Kaffee! Brauch ich nicht, wir brauchen auch keine Kinder mehr.“

Dann ist sie selbst an der Reihe und schimpft: „Das Xylophon ist kaputt.“ Sie redet weiter über Bettina, man kann jedoch nicht mehr verstehen, um was es geht.

Zum Schluss der Stunde zieht die Altentherapeutin Resümee und es wird allgemein bestätigt, dass die Stunde sehr schön war und Spaß gemacht hat.

Anleitung durch teilnehmende Beobachterin und Altenpfleger

Die Darstellung des unter meiner Teilnahme entstandenen Videofilms beschreibt den Gesamteindruck in der Einführungsphase, der 1. und 2. Kritzelphase und der Abschlussphase, die vom Altenpfleger in B gestaltet wurde. Die Konzentration auf diese Phasen geben einen Aufschluss darüber, ob das Experiment überhaupt mit einer Fremden durchführbar ist.

Das ca. 20-minütige Kritzelexperiment wird im kleinen Ausweichraum innerhalb der Tagesstätte durchgeführt. Hier finden sich im Viereck aufgestellte Tische und Stühle. Der Altenpfleger hat DIN-A4-Blätter und Bleistifte auf jeden Platz gelegt. Teilnehmer sind Herr Streich, Frau Gabor und Frau Zwilling.

Einführungsphase

Als Initiatorin des Kritzelexperimentes fordere ich die drei Besucher auf, sich zu mir an den Tisch zu setzen und zu malen.
Herr Streich setzt sich ohne weitere Aufforderung.
Frau Zwilling nimmt bereitwillig Platz.
Frau Gabor, die auf dem kleinen Sofa an der Raumwand Platz genommen hat, kämpft mit Schwierigkeiten auf die Füße zu kommen.
Mit sehr viel Hilfe und Überredung gelingt es mir schließlich, auch sie dazu zu bewegen, sich an den Tisch zu setzen.
Auf meine Frage, ob meine Anwesenheit und das Sitzen am Tisch für die Besucher in Ordnung sei, wird zugestimmt.
Ich fordere nun alle auf, den Bleistift in die Hand zu nehmen und zu malen: „Nehmen sie mal den Bleistift in die Hand. Wir wollen probieren, wie sich der Bleistift auf dem Blatt bewegt. Spüren Sie, wie die Hand übers Papier gleitet."
Frau Zwilling fragt nach: „Was sollen wir machen?" Sie hat nicht verstanden, was ich von ihr will.
Frau Gabor weigert sich strikt mit den Worten: „Ich kann nicht. Ich weiß nicht."
Herr Streich beginnt sofort und kommentiert sein Bild: „Das ist eine Oase in der Wüste."
Ich führe Frau Zwillings Hand über dem Papier hin und her. Nun hat sie verstanden, dass sie malen soll und beginnt.
Auch Frau Gabor braucht erst das persönliche Zeigen, um den Auftrag zu verstehen. Abwehr wird deutlich, als ich ihre Hand berühre: „Sie mit ihren kalten Händen!" Sie wirkt unwillig und entrüstet.

Die 1. Kritzelphase

Herr Streich beginnt mit großzügig ausgeführten Schwüngen, stoppt aber plötzlich. In einer heftigen körperlichen Schaukelbewegung auf seinem Stuhl gibt er sich sehr forsch und sagt herausfordernd: „Ich hab doch schon. Ich bin schon fertig." Nun scheint seine Hand wie ein Seismograph nach links auszuschlagen, um heftige Strichbündel zu produzieren. Er fragt beinahe aggressiv nach: „Was denn?"
Frau Zwilling produziert ein Strichbündel in der Mitte. Danach legt sie den Stift nieder. Ich gehe zu ihr hin und gebe ihr den Stift erneut in die Hand. Ihre und meine Hand vollführen eine Hin- und Herbewegung in der Luft, die ich mit den Worten kommentiere: „Wenn der Stift über das Papier gleitet. Einfach spüren." Sie setzt erneut den Bleistift auf dem Blatt an und malt in sekundenschnelle ein Strichbündel. Während in ihrem ersten Versuch der Druck des Stiftes mal stärker und mal schwächer durchgeführt wird, weist ihr zweiter Versuch eine gleichmäßige Strichführung auf. In einem erneuten Ansetzen gestaltet sie eine Figur, die in ihr Strichbündel in der Bildmitte hineinreicht.
Dies trägt ihr den Kommentar von Herrn Streich ein, der sie genau beobachtet: „Das ist ein Hut!"
Frau Gabor malt einen beinahe geschlossenen Kreis. Er bedeckt einen breiten Raum der oberen Blatthälfte und weist einen gleichmäßigen Druck auf. Nun kann oder will sie den Stift nicht mehr aus eigener Kraft führen. Sie wirkt abwesend, als sei sie mit ihren Gedanken nicht in diesem Raum. Wiederum nehme ich ihre Hand, und wir führen gemeinsam

eine wellenförmige Geste mit unseren Händen in der Luft aus. Ihr Ton klingt jammernd, als sie zu mir sagt: „Ich weiß nicht, was das sein soll." Sie verfällt nun in unsicher ausgeführte, krakelig und fast verzweifelt auf das Blatt geworfene Lemniskaten,[132] die ihre Unsicherheit und ihren Unwillen deutlich auf dem Zeichenblatt dokumentieren. Das Malen geschieht nicht aus eigener Lust, sondern nur durch Aufforderung und mit Hilfestellung.

Die 2. Kritzelphase

Nach einer kurzen Pause fordere ich die drei Besucher auf, sich ihr Blatt anzusehen und zu schauen, was bei ihrem Malen entstanden ist.
Frau Gabor wirkt überfordert und unglücklich: „Ach, das kann ich nicht behalten. Tun Sie mich nicht quälen!" Sie erkennt nichts auf ihrem Bild.
Herr Streich erkennt ein „Männchen" auf dem Bild von Frau Zwilling.
Ich biete nun den Besuchern ein Päckchen mit Filzstiften an, öffne es und bitte sie, sich eine oder mehrere Farben auszuwählen.
Frau Zwilling wählt die Farbe grün und fährt zunächst die untere Linie ihres als zweite Figur entstandenen Kritzelgebildes nach. Danach umfährt sie zwei Kreise, die in Brusthöhe ihres „Männchens" gezeichnet sind mit einem grünen Muster.
Frau Gabor fährt mit der orangen Farbe heftig in ihrem Kritzelhalbkreis hin und her. Sie legt den Stift aber nach einigen Sekunden fort und sagt in den Raum: „Ich weiß nicht, was das sein soll. Ich habe keine Lust dazu!" Sie wirkt missmutig und verärgert darüber, dass sie etwas zeichnen soll. Sie schimpft weiter: „Ich weiß nicht, was das ist und wie und was. Ich weiß nicht, was ich machen soll! Ich will auf meinen Platz. Glauben Sie, ich geh' jetzt auf die Hundert. Ich kann das nicht. Ich will auf meinen alten Platz. Ich sag' Ihnen offen und ehrlich, mir gefällt das nicht. Ich will auf meinen alten Platz!"
Herr Streich kommentiert sein Bild, das er durch eine grüne Sonne und ein grünes 'N' am Wort 'OASE' vervollständigt hat: „Oasen und die Sonne scheint, könnte man Urlaub machen."
Er betrachtet sich auch die Bilder der beiden Besucherinnen. Er erkennt in Frau Gabors Halbkreis wiederum einen Hut, unter den man ein Gesicht malen könne. Bei Frau Zwilling erkennt er, dass sie eine Brust gemalt hätte. Er ergänzt seine Betrachtungen mit den Worten: „Es ist nichts Halbes und nichts Ganzes."
Frau Zwilling sagt sehr leise über ihr Bild: „Es ist gut. Kann man so lassen."
Ich bedanke mich bei den Besuchern.
Der Altenpfleger beginnt nun sich mit den Besuchern über ihre Bilder zu unterhalten, während ich weiter filme.

Abschlussphase

Sichtlich wie von einer Last befreit wirken die alten Menschen, als sie nun nicht mehr malen müssen, sondern sich mit dem Altenpfleger unterhalten können. Dieser betrachtet als erstes das Bild von Frau Zwilling und berichtet aus seiner eigenen Vergangenheit, dass er sich als Kind geschämt habe, als ihn seine Mutter gefragt habe, was eine weibliche Brust sei.
Frau Zwilling beginnt aufzutauen und zugänglicher zu werden. Sie reagiert mit einem

---

132 Lemniskate (griech. Lemniskos = wollenes Band): algebraische Kurve in Form einer liegenden Acht; Endlosschleife

Lächeln.
Der Altenpfleger kündigt jetzt an, dass er ein Buch mit Bildern aus den 50er Jahren holen wird, über das man sich unterhalten werde.
Frau Zwilling wird gesprächig. Sie erzählt, dass sie in Asien, Indien, Thailand und Amerika war. Sie sei früher viel gereist, erzählt sie, und dass sie als junges Mädchen viel genäht habe. Ihre Lebensgeister erwachen sichtlich. Sie wirkt nun freudig und aufgeschlossen.
Der Altenpfleger versucht nun Gleiches mit Frau Gabor. Er wendet sich ihrem Bild zu und fragt sie, ob sie Lust habe zu malen.
Frau Gabor ist nach wie vor unwillig und betont, dass sie nur den Raum verlassen möchte.
Herrn Streich gefällt sein Bild, wie er betont. Er erklärt, dass auch er viel gereist sei: „Ans Nordkap." Er stellt gemeinsam mit dem Altenpfleger fest, dass es „in Island keine Oasen gibt, dafür aber Geysire." Die Frage des Altenpflegers, ob er auch in Afrika gewesen sei, verneint er.
Frau Gabor darf endlich den Raum verlassen, als der Altenpfleger die geschlossene Tür öffnet, um den versprochenen Bildband zu holen. Obwohl die alte Dame schon die ganze Zeit den Raum verlassen wollte, hat sie dennoch bis zu diesem Augenblick ihren Platz nicht verlassen. Wieder wurde deutlich, dass die Besucher den institutionellen Anforderungen allenfalls verbalen Widerstand entgegensetzen.
Frau Zwilling erzählt mir inzwischen, dass sie früher viel unterwegs zum Tanzen war. Sie und ihre Schwester seien immer „als die Zwillings-Schwestern unterwegs gewesen." Auch Herr Streich beteiligt sich an dem Gespräch über Erlebnisse in früheren Zeiten.
Frau Zwilling wirkt nun sehr beschwingt und fängt an zu singen.
Herr Streich erzählt, wie er mit dem Auto nach Schweden gefahren sei und wie gut es ihm gefallen habe und „dann ging's weiter ans Nordkap." Herr Streich bleibt ruhig und entspannt auf seinem Platz sitzen, schaukelt nicht mehr hin und her und erzählt von Tunesien. Dies sei auch der Grund gewesen, warum er OASE auf sein Blatt geschrieben habe. „Ich habe die Wüste gesehen." Sie verbindet er mit Wasser und Palmen und Sonne. Findet aber: „Die Zeichnung könnte besser sein."
Er übt Kritik an seinem eigenen Malstil, freut sich aber sehr darüber, dass der Altenpfleger die Zeichnung als „sachlich" bezeichnet.

Farbtafeln Kritzelbilder

In A entstandene Kritzelbilder

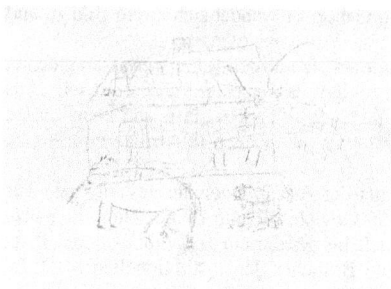

Abbildung 18: Frau Blaul

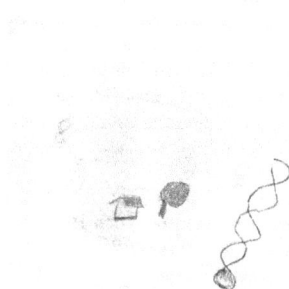

Abbildung 19: Frau Lamm

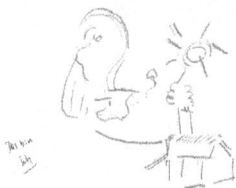

Abbildung 20: Herr Riem

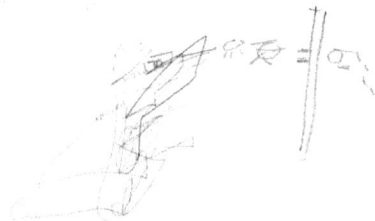

Abbildung 21: Herr Heiz

In B entstandene Kritzelbilder

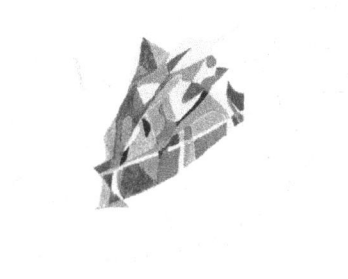

Abbildung 22: Frau Vond

Abbildung 23: Frau Lager

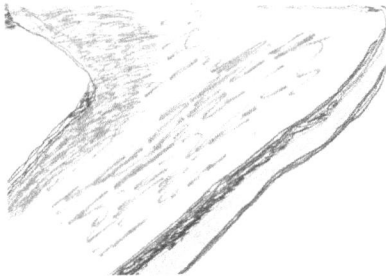

Abbildung 24: Frau Ginski

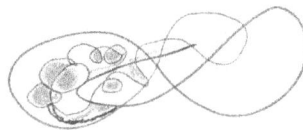

Abbildung 25: Frau Ried

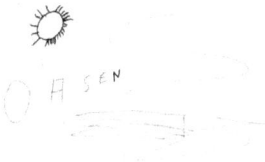

Abbildung 26: Herr Streich

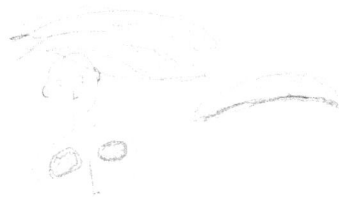

Abbildung 27: Frau Zwilling

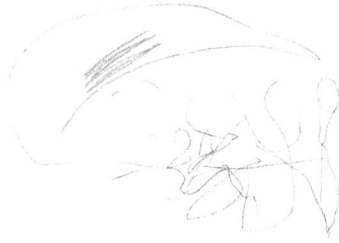

Abbildung 28: Frau Gabor

Analyse: Kritzeln und Ich-Selbst-Beziehung

Bei der Durchführung des „Kritzelexperiments" stieß ich in beiden Tagespflegeheimen auf unerwartete Schwierigkeiten. Abstraktes zu malen sei mit den Kranken kaum möglich, wenn sie dies nicht selbst initiierten, ist die Quintessenz meiner Anfragen und Erläuterungen bezüglich des Experiments, das in beiden Einrichtungen nicht angeboten wird. Die alten Menschen seien aufgrund ihrer Erziehung nicht daran interessiert zu 'kritzeln', weil sie dies nicht als Kunst ansehen würden, sondern im Gegenteil das Gefühl hätten, sich mit dieser Art der Darstellung lächerlich zu machen. Deutlich wird dabei, dass der Begriff des Kritzelns eine negative Konnotation hat. Malen hat in A den Sinn Traumata im Erleben der Kranken durch Symbole zu verdeutlichen und zu besprechen. In B geht es darum, gemeinsame Bilder herzustellen, auf die die Kranken „stolz sind" (Mandalas) oder die ihnen das Gefühl geben, „etwas Schönes" (Altentherapeutin) gestaltet zu haben, das ergaben die Interviews mit den Maltherapeutinnen.

Aber warum sehen viele alte Menschen im Kritzeln nur „Kappes" (Frau Blaul)? Die alten Menschen sind allesamt in der nationalsozialistischen Diktatur großgeworden, deren Ziele mehr als ein Jahrzehnt lang Unterdrückung und Leugnung waren. Kunst, das war vor allem darstellende Kunst, alles andere galt als 'entartet'. Die miterlebte Diktatur setzte dem eigenen Tun Grenzen, verhinderte den Freiraum zur Entwicklung dessen, was mit der Erziehung zu 'schöne Bilder malen' nicht in Einklang zu bringen war. Eine temperamentvoll impulsive Kunst Picassos, die besonnen planende Kandinskys oder die poetisch, geheimnisvolle von Paul Klee waren verboten und auch heute noch ist die abstrakte Kunst der Moderne vielen alten Menschen suspekt. Es ist die Unversöhnlichkeit zwischen Gegenständlichkeit und Abstraktion, die eine Front gegen das Ausdrucksmittel 'Kritzeln' entstehen lässt. Fast klingt es da wie eine Kampfparole, wenn Paul Klee (1956) sagt, dass Kunst nicht Sichtbares wiedergibt, sondern sichtbar macht (vgl. Harlan 2000, 119).

Interaktion beim Kritzelexperiment in A

Die Funktion des Kritzelns besteht darin, eine Spur auf dem Papier zu hinterlassen, die ein Ausdruck dessen ist, wie ein Mensch die eigene Existenz empfindet. Gleichzeitig ist da die Lust, sich den anderen mitzuteilen. Mitteilung ist Interaktion. Sie wird bei der Auswertung des Kritzelexperimentes in einem doppelten Sinne verstanden: als Auseinandersetzung zwischen Werk und Autor und als verbaler oder nonverbaler Dialog zwischen den Teilnehmern. Welche besonderen Merkmale lassen sich bei der Auswertung des Kritzelexperimentes in A identifizieren?

Auswertung des Kritzelexperimentes in A

Auf das Kritzelexperiment mit laufender Kamera wird zunächst ablehnend reagiert. Vor allem Frau Lamm zeigt sich beunruhigt und äußert Missfallen („Also wenn ich eins nicht mag, dann ist es das Videofotografieren."). Dass sie nicht als Einzige ein unangenehmes Gefühl bei einem 'erzwungenen' Experiment hat, zeigt das einverständliche Lächeln ihrer weiblichen Mitprobandin. Die Besonderheit der Situation wird noch verdeutlicht, als seitens des Altenpflegers die Anweisung erteilt wird, die Probanden sollen die Augen schließen.

Das nächste Problem stellt sich für die Probanden, weil sie nicht wissen, was sie eigentlich zeichnen sollen. Die Nachfrage „Kreise oder Ähnliches?" (Frau Lamm) zeigt aber, dass die alten Menschen verstanden haben, dass es im Moment nicht darum geht, ein 'schönes Bild' zu erstellen, sondern etwas Ungegenständliches zu produzieren.

Erst nach der erneuten Aufforderung das Blatt zu befühlen und drauflos zu malen ist es den Teilnehmern möglich, sich auf die neue Situation einzulassen.

Die männlichen Probanden reagieren mit Unsicherheit: „Ich habs nicht mehr gekricht" (Herr Riem) und dem Hinweis, dass dies ein ganz besonderes „Vertrauen" (Herr Heiz) braucht, das sie in diesem Kontext (ungewohnte Konstellation: AltenpflegerIn statt Kunsttherapeutin, die das Experiment durchführt, dazu das Filmen) nur schwer aufbringen. Es verweigert sich aber letztlich niemand, weil sie sich zu einem Experiment im Vorfeld bereit erklärt haben.

Während des Zeichnens sind alle vier Probanden sehr konzentriert. Es erfolgen keine verbalen Äußerungen. Sie beobachten auch nicht das Tun der anderen. Schon im Grundkritzel will Herr Riem eine bestimmte Situation seines Lebens zum Ausdruck bringen. Frau Blaul überlässt es dem Stift für kurze Zeit gedankenlos übers Papier zu gleiten. Dann gewinnt der Verstand wieder Oberhand. Die Linienverläufe verbindet sie mit realen Erinnerungen. Herr Heiz und Frau Lamm konzentrieren sich mit geschlossenen Augen auf sich selbst.

Nach dem Öffnen der Augen erklären Herr Riem und Frau Blaul ihre 'Bildidee' den anderen. Frau Blaul ist mit dem Kritzeln nicht einverstanden: „Was ein Kappes." Frau Lamm und Herr Heiz, die wirklich spontan kritzelten, fühlen sich den anderen unterlegen. Sie reagieren mit einem Außenseitergefühl. Frau Lamm entschuldigt sich, weil sie ihr Bild nicht deuten kann. Herr Heiz schweigt.

Erst jetzt erklären die Altenpfleger das Experiment. Es ging gerade um ein Sich-fallen-Lassen und ein Spüren von Papier und Stift. Solchermaßen pragmatisch entlastet von der Tatsache, auch mit geschlossenen Augen 'etwas Gelungenes' zeichnen zu können, finden nun auch Herr Heiz und Frau Lamm Erklärungen für ihre Bilder. Sie erkennen etwas in dem von ihnen Gestalteten, das zwar ungewöhnlich in ihrem Empfinden ist, aber doch irgendwie auch wieder einen 'Sinn ergibt'. Frau Lamm sieht eine immer wieder auftauchende „8", als etwas an, das aus ihr spontan herausgekommen ist, ohne dass es ihrer Willensbildung unterlag. Dieses Neue ersetzt sie in Erstaunen und gibt dem Experiment eine andere Gewichtung. Auch Herr Heiz sieht nun wie in einem Vexierbild einen „Kopf" aus seinem Bild hervortreten. Geübt in der Kunsttherapie, eine Zeichnung mit einer Ich-Situation in Beziehung zu setzen, ergibt auch für ihn nun das Kritzeln mit geschlossenen Augen einen Sinn.

Durch die entstandenen Werke wird dem Betrachter klar, dass das Bild von Herrn Riem nur durch 'Hin-und-wieder-aufs-Papier-Sehen' entstehen konnte. Entweder ist es ihm nicht mehr möglich, den Sinn des Experimentes zu verstehen oder er kann sich nicht auf ein Kritzeln einlassen, bei dem ein 'sinnloses' Bild entsteht. Kritzeln geschieht bei ihm nicht absichtslos, sondern enthält bereits eine Mitteilung über sich an andere.

Kritzelbilder und ihre Wirkung auf die Betrachter
(Betrachtender Malender/Betrachter der Werke)

Jeder der Probanden in A findet in seinem Bild eine Mitteilung. Sie gibt Anlass zu Überraschung („Das Geschlungene" , Frau Lamm), zu Erinnerungen aus der Vergangenheit („Pferd, Hund", Frau Blaul), zu Aussagen über die eigene Person („Das bin ich", Herr Riem) oder zur Reflexion der eigenen Situation („Hund bellt den anderen Hund an. Da ist der Zaun. Man(n) ist in position défens", Herr Heiz). Es sind Werke entstanden, die beim Malenden selbst und beim Betrachter Wirkung erzielen und zu Assoziationen führen.

„Das Geschlungene" (Frau Lamm)

1. Kritzelphase: Frau Lamm beginnt in der Mitte des oberen Blattbereichs, schwingt nach rechts und links. Ihre schwingenden, drehenden Ausdrucksgesten erinnern an die Spuren einer Eiskunstläuferin. Ihre 'Pirouetten' gleichen Drehbewegungen um die eigene Achse. Der Stift gleitet sanft und gleichmäßig im Blattzentrum. Es gibt keine Widerstände in Form von Kreuzen, die den sorglosen Tanz aufhalten. Wie zur Musik eines Wiener Walzers entstehen geschwungene 'Achten', leicht nach rechts geneigt, als ob sie zur nächsten Drehung ansetzen würden. Gleich mehrfach vervielfältigt sich die Spur einer Lemniskate (auch Cassinische Kurve genannt) wie eine sanfte, nie enden wollende Herz-Kreislaufbewegung (Beuys und Klee definieren die Lemniskate in diesem Sinne). Noch einmal setzt Frau Lamm zu ihrer schwungvollen Strichführung an, um mit einer Endlosschleife mehrere Drehungen zu vollführen. Als ob sie nun mutig geworden sei, führt sie diese Figur in einer fünffach Drehung, leicht nach links geneigt, fort.

2. Kritzelphase: Frau Lamm sieht in ihrem Kritzelgrund Vexierbilder, die sie ausgestaltet: ein perspektivisch gezeichnetes Haus mit rotem Dach, entstanden aus einer sich verbindenden Geraden und einer schrägen Grundlinie des Kritzelgrundes, ein gelber Giebel, dessen linke Schräge ebenfalls im Kritzelgrund für sie erkennbar wurde. Die Seitenteile ihres Hauses, bereits im Grundkritzel erkennbar, werden mit Orange verstärkt, die ebenfalls bereits erkennbare Grundlinie wird mit Orange verstärkt und mit Grün (wie ein gedachter Rasen) verziert. Die Hausfläche bekommt die gleiche Farbe wie der Giebel. Aus einer anderen Grundform liest Frau Lamm einen 'Baum' heraus. Seine kreisförmige Krone entnimmt sie einer Kreisfigur des Kritzelgrundes und gestaltet sie grün, auch der Baumstamm ist für sie als zwei Linien bereits im Grund vorgezeichnet gewesen. Er wird mit der Farbe Lila (weil sie kein „Braun" hat) ausgemalt. Verwundert zeigt sie sich über die Endlosschleifen, die sich als verstecktes Motiv im Kritzelgrund immer wiederholen, außerhalb des Gesamtkritzelbildes gleich zweimal in unterschiedlichen Ausprägungen sichtbar werden: einmal in klein, in Form einer acht, die sich mehrmals ineinander verschlingend wiederholt. Und dann zu ihrem Erstaunen in groß: fünf Bögen, die sich beinahe wieder zusammenfügen, zeigen eine ca. 20 cm große Lemniskate, die sie erstaunt mit der Farbe blau nachfährt und deren unteres Ende (an der Blattgrenze) mehrfach umfahren und ausgestrichelt wird. Frau Lamm stellt als einzige Versuchsteilnehmerin in A keinen Zusammenhang zwischen ihrer Lebenssituation oder zu einer Erinnerung her, sondern wundert sich über die entstehenden Zeichen und deren wie durch „Wind oder Sturm" (Frau Lamm) gepeitschte Schrägstellungen.

„Pferd, Hund" (Frau Blaul)

1. Kritzelphase: Frau Blaul beginnt auf der Mitte der linken Blatthälfte mit sehr zartem Druck, doppelt ansetzend einen zunächst nach unten und dann wieder nach oben verlaufenden Bogen zu ziehen. Ihr Stift schwingt nach unten, sie zieht ihn quer über das Blatt bis hin zur rechten Blatthälfte. Sie setzt erneut kräftiger an. Sie nutzt nun den ganzen Blattraum, um Bögen, Schwünge, Spitzen und Linienverläufe sich abwechseln zu lassen. Es entstehen Konturen. Das Meer ihrer Linien erinnert mich als Beobachter an Phantasiegestalten aus dem Tierreich. Ihre zeichnerische Ausführung entspricht im metaphorischen Sinne und in Bezug zu ihrer Tierherde gesetzt einem 'galoppierenden Wettlauf einer unkoordinierten Herde'. Frau Blaul allerdings sperrt ihre Herde in einen gedanklichen Kasten. Ihre fließenden Bewegungen stoppt sie, als sie einen kurzen Blick auf ihr Bild wirft. Jetzt kritzelt sie nicht mehr, sondern versucht eine Bildidee auszuführen. Das Grundkritzel enthält bereits gedanklich vorgefertigte Formen, die ihrem Erinnerungsbereich entnommen sind (Stall).

2. Kritzelphase: Frau Blaul bekräftigt und akzentuiert durch das Nachfahren der Linien ihre Absicht, etwas aus ihrer Lebenswelt zeichnerisch darzustellen. Ihre Bildidee korrespondiert mit Erinnerungen aus einer vergangenen Lebensform. Immer wieder betont sie: „Ich bin geboren, wo der Mist gefahren wurde." Der von ihr gezeichnete Stall und die Tiere zeigen dies dem Betrachter. Die Farbe Rot wird bei Frau Blaul einheitlich verwendet. Mit der Signalfarbe Rot stellt sie einen Zusammenhang zwischen der Übermalung des Kritzelgrundes und dem Dazugestalteten (weitere Tiere) her.

„Das bin ich" (Herr Riem)

1. Kritzelphase: Auf der linken Blatthälfte mittig beginnend zeichnet Herr Riem fließend und in einem Zug gemalt ein abgerundetes längliches Gebilde, das schon in groben Umrissen Körperformen aufweist und an eine menschliche- oder tierische Figur erinnert. Es nimmt einen entscheidenden Raum ein. Er setzt ab, seine Bewegungen stauen. Er malt ein Haus, einen Schornstein, eine Wellenlinie, als Zeichen dafür, dass der Schornstein raucht. Darüber zeichnet er einen Kreis mit Strahlen, ein Symbol für die Sonne. Bei Herrn Riems Zeichnung wechselt die Bewegung des Stiftes vom Strömen zum Stauen. Seine Gesten grenzen ein und brechen aus. Raumergreifung zeigt sich in der Ausbruchsgeste einer 'strahlenden Sonne', Raumbegrenzung äußert sich in einem gemalten Kasten (Haus). Herr Riem nutzt bereits in der 1. Kritzelphase Symbole für ein Selbstportrait und eine reale Situation seines Lebens. Er schreibt deutlich daneben: „Das bin Ich" und erläutert sein Bild: „Da sitz ich im Garten ..."

2. Kritzelphase: Herrn Riem geht es nunmehr sowohl um ein Kontrollieren als auch um ein nochmaliges Akzentuieren der in der 1. Phase entstandenen Ausdrucksgesten. Er betont durch das Akzentuieren des Kritzelgrundes und in verbaler Form, dass es ihm darum geht, eine Aussage über sich selbst zu machen. Dabei werden wieder die auch in seinen anderen Werken zu beobachteten und von ihm artikulierten Themen wie Freiheit und Kontrolle bzw. Eingrenzung und Ausbruch zum Ausdruck gebracht.[133] In seinen Kritzeleien zeigt sich metaphorisch gesehen die Bedeutung des Sicheingeschlossen-Fühlens und der Versuch des Ausbruchs aus einem kranken Körper (einer Situation). Seine Bildidee zeigt ein Ich, das sich aus einer Krise befreit.

„Hund bellt den anderen Hund an. Da ist der Zaun. Man(n) ist in position défens" (Herr Heiz)

1. Kritzelphase: Herr Heiz beginnt genau in der Blattmitte eine senkrechte Linie nach unten zu ziehen. Nach ca. 10 cm Länge gibt er der Linie nach rechts ansteigend eine andere Richtung. Auffällig ist sein sich im Laufe der sich rollenden, streckenden, überschneidenden Linienverläufe verstärkender zeichnerischer Duktus. Im Ganzen erinnert seine Ausführung an ein 'undurchdringliches Wirrwarr', das aber auf die Blattmitte begrenzt bleibt und so den Eindruck des Kompakten vermittelt. Die entstehenden Linienströme, die sich nach rechts und links fortspinnen, werden in der wissenschaftlichen Diskussion als „Rhizome" (Mollenhauer 1996, 219) geführt. Das Rhizom hat kein Zentrum und verhält sich koordinationslos und unberechenbar.

2. Kritzelphase: Herr Heiz liebt abstrakte Formen, deren Deutung nur ihm selber möglich ist. Dieses Verfahren wählt er auch jetzt, indem er im oberen Bereich des Kritzelgrundes zu einem neuen signalroten Kritzelgebilde ansetzt. Mit einem grünen Farbstift zeichnet er Kritzelfiguren, die, so scheint es mir als Betrachterin, aus dem Grundkritzel herausspringen. Er zeichnet ein =(ist gleich)-Zeichen und direkt angeschlossen eine durch zwei Längsstriche dargestellte Begrenzung, die wie eine Mauer erscheint. Jenseits der Mauer entstehen neue Kritzelfiguren, die mich an 'Strichmännchen' erinnern. Herr Heiz kommentiert seine Zeichnung und setzt sie in den Kontext seiner Lebenssituation als „position défens". Damit knüpft er an seine Vergangenheit als Kriegsteilnehmer an, indem er auf eine militärische Abwehr- oder Verteidigungssituation Rückgriff nimmt. Er gibt aber auch gleichzeitig einen Hinweis auf seine jetzige Lebenssituation, indem der französische Begriff 'position défens' auch als Ort der Schonung oder des Rückzugs vor einer unerträglichen Situation verstanden werden kann. Die Aussage von Herrn Heiz „Man(n) ist in position défens" kann sowohl verallgemeinernd gemeint als auch speziell auf eine männliche Person bezogen sein. Es erscheint so, als sei das Kritzeln für Herrn Heiz ein grafisches Sprachmittel, um sein eigenes

---

133 Herr Riem stellte bei seiner Bildinterpretation den Gefangenen im geschlossenen Haus dem „dummen Hund" gegenüber, der ausbrechen kann.

gedankliches 'Durcheinander' zu Papier zu bringen. Es geht um eine analoge Bedeutung und Funktion, bei dem das Sprachmittel 'Kritzeln' Kontur gewinnt, so wie der Ausdruck einer bestimmten Art eines (künstlerischen) Denkens. Dass Herr Heiz künstlerisches Verständnis hat, zeigte sich schon bei seinen eigenen Erläuterungen seiner Bilder in der Kunsttherapie. Es ging ihm darum, der Kunsttherapeutin klar zu machen, dass seine Bilder so wie die der Expressionisten nur durch den Künstler selber gedeutet werden können. Herrn Heiz' Linienführung, die an Kritzelzeichnungen von Klee oder Beuys erinnern, bleiben vieldeutig und genau wie bei Letzterem „ambivalent" (Wedewer 2000, 42).

Auswertung der Kritzelexperimente in B

Bei der Auswertung in B wird über das Thema der Interaktion hinaus der Versuch unternommen, die Theorien Crottis und Magnis auf die Persönlichkeit der Teilnehmer anzuwenden.

Das Kritzelexperiment wird mit der Altentherapeutin in B durchgeführt

Voraussetzung für das Kritzelexperiment ist es, die Alzheimer-Kranken in Antrieb und eine bestimmte Stimmung[134] zu versetzen. Dies wird durch das Spielen des Xylophons erreicht. Die ausgedachte Melodie enthält zudem Improvisationsmomente.[135] Das musikalische Vorspiel ist, genau wie später das Kritzeln, von Momenten der Unsicherheit seitens der Patienten geprägt. Vor allem Frau Ried versucht diese Unsicherheit durch vertraute und bekannte Dinge ihres Lebens – wie das Kaffeetrinken im „Café Creme" – zu kompensieren. Sie wirkt streitbar, greift Frau Lager an, die sich ihrer Meinung nach nicht an die Anweisungen hält, die Augen geschlossen zu halten, und lenkt dabei ein Stück weit von ihrem eigenen Missempfinden ab. Sie fragt, ob die anderen dies schon einmal gemacht hätten, was ihre Unsicherheit zeigt und betont gleichzeitig, dass sie dies könne, weil sie nicht „auf die

---

134 Antrieb und Stimung sind Erfahrungsformen. Antrieb ist eher auf die Motorik des Leibes bezogen, Stimmung mehr auf mental Zuständliches. Von Antriebsthematik spricht Mollenhauer, wenn das ästhetische Objekt den Energiehaushalt des Organismus mobilisiert, in Bewegung versetzt, und wenn dies auch an der Charakterisitik des ästhetischen Objekts gezeigt werden kann. Stimmungsthematik in einem ästhetischen Produkt bedeutet, dass das Subjekt in einem bestimmten Zustand gehalten oder an einen solchen Zustand erinnert wird (vgl. Mollenhauer 1996, 192).

135 Es gibt eine zeitliche Distanz zwischen Erlebtem und Dargestelltem. Gleiches gilt für den Beobachter. Diese zeitliche Distanz, wenn etwas ausgedrückt werden soll, kann nur durch Erinnerung überbrückt werden. Erinnerung ist eine wesentliche Komponente von Ausdrucks-Phänomenen, die in den ästhetischen Darstellungsformen zugleich aktuell und distanziert sind (vgl. Mollenhauer 1996, 193).

Knie gefallen" sei. Damit wandelt sie entweder die Metapher, „ich bin doch nicht auf den Kopf gefallen", die bedeutet, dass man klug ist und eine Sache durchschaut, im entsprechenden Kontext ab oder ihr fehlt einfach das richtige Wort.

Für die Alzheimer-Kranken ist es zunächst wichtig, überhaupt wieder an Handlungen herangeführt zu werden. Sie haben vergessen, wie man auf dem Glockenspiel spielt, wie man einen Stift beim Malen hält. Durch das gemeinsame Festhalten des Stiftes mit der Therapeutin, durch die ersten gehörten Töne auf dem Glockenspiel, durch das gestische Zeigen in der Luft von ausgeführten Malbewegungen wird die Erinnerung wieder angeregt und der Kranke in Schwung versetzt.

Der Stift, der zunächst fest umkrampft gehalten wird, beginnt mit zunehmendem Nachlassen der inneren Anspannung – ob der unvertrauten Situation – im Rhythmus der Musik, je nach empfundenem Takt, zu kreisen. Die innerlich empfundene Schwingung wird in der Bewegung des Zeichnens fortgesetzt.

Das Auge vom Blatt zu lösen ist eines der schwierigsten Unterfangen. Innerlich loszulassen und nur den Körper und sein Selbst zu spüren ist nur kurze Phasen weit möglich. Immer wieder gewinnt der Wunsch nach Kontrolle durch das Beobachten dessen, was man auf dem Papier gestaltet, die Oberhand.

Konzentration, mit sich im Einklang sein und wieder 'sicheren Boden unter den Füßen haben' sind metaphorisch gesehen, die Komponenten der zweiten Malphase. Die Probanden beginnen sich nun gegenseitig auf der Ebene der Werke, nicht mehr nur auf der Ebene der Verhaltensweisen, wahrzunehmen. Trotzdem gestaltet jeder sein Blatt nach seinem Empfinden auf eine ganz besondere Art und Weise, die mit den Bildern der anderen nichts gemeinsam hat. Jetzt kommentieren die alten Menschen ihre Bilder verbal und nonverbal durch Blicke, durch nachdenkliche Gesten, wie das Aufstützen des Kopfes oder das Halten der Finger vor dem Mund. Nur Frau Ried kommentiert ihre eigene Erlebenswelt. Auch sie findet zum Ende des Zeichnens ihren Frieden, indem sie betont, dass sie weder Kinder noch Kaffee brauche. Beim Ausklang mit dem Glockenspiel zeigt sich, dass die Teilnehmer nun den Mut gefunden haben, frei zu improvisieren. Die Spielphasen werden länger und müssen auch nicht mehr von der Therapeutin angeleitet werden.

Deutung nonverbaler Kommunikation

Menschen in einem Film zu beobachten gestaltet sich different zur teilnehmenden Beobachtung. Die Szenen im Film können im Einzelnen betrachtet werden, dabei wird der Fokus der Aufmerksamkeit immer wieder auf etwas Neues gelenkt. Ich bin nicht gezwungen, Ad-hoc-Entscheidungen und Selektionen vorzunehmen. Beim Anschauen der Videoszenen wird meine Aufmerksamkeit besonders auf Frau Lager gelenkt. Erstens ist sie mir, im Gegensatz zu den anderen Teilnehmern, im Alltag nicht aufgefallen, worüber ich mich wundere. Zweitens trägt sie eine rote Bluse, die im Kontrast zu ihren weißen Haaren eine Signalwirkung auf mich hat. Frau Lagers Mimik und Gestik zeigt eine besondere Wirkung auf mich, die ich anhand ausgewählter Szenen deute.

Einführungsphase (Videoband 00.02-05.58)

Mimik und Gestik Frau Lagers	Deutung
1. – 3. Szene:	
Kinn mit der Hand abstützen	Nachdenklichkeit
Lächeln	Anerkennung, Zufriedenheit, Wohlbefinden
Zuwendung zu Holzdreiecken auf dem Tisch	Interesse, Aufmerksamkeit, Aufgeschlossenheit
Falten der Hände, Haar glatt streichen	Abwarten, sich bereit machen
Blick zur Therapeutin; dann geradeaus	Kontaktaufnahme; sich auf sich selbst besinnen
Bewegung mit der rechten Hand nach links	Innerer Dialog
Daumen drehen	In Bewegung kommen, einen Beginn von etwas erwarten
Kopf vorstrecken, um das Xylophon zu betrachten	Interesse, Teilnahme: Verstehen, dass eine neue Handlung eingeleitet wird
Mit den Augen die Therapeutin verfolgen	Kontakt zur Therapeutin halten
Herbeigeholten Stift betrachten	Anschauen eines neuen Materials, um es in den vorhandenen Wissensvorrat einzuordnen (wozu dient das?)
Stift gemeinsam halten	Verbundenheit, Sicherheit erlangen
Gemeinsamer Blick auf den Stift	Gemeinsamer Fokus der Aufmerksamkeit auf ein Objekt; Übereinstimmung erlangen
Kurz hochschauen	Blickkontakt lösen, sich auf sich selbst konzentrieren
Stift alleine halten	Bereitschaft zum eigenständigen Handeln
Blick folgt dem Zeichnen eines Halbkreises	Beobachtung von Bewegungsabläufen
Kopf zur Therapeutin wenden	Aufmerksamkeit, Zuhören, etwas verstehen wollen
Stift aufs Blatt setzen	Handlung einleiten

Freundlich auf Frau Ried blicken	Mitprobandin wohlwollende Aufmerksamkeit geben
Gemeinsames (sich wiederholendes) Packen des Stiftes (mit Therapeutin)	Sicherheit suchen, Gemeinsamkeit mit Versuchsleiterin wieder herstellen
Blick auf Hände, die gemeinsam Stift halten	Fokussierung auf Hand und Stift
Wiederum Stiftspitze aufs Blatt setzen, diesmal verbunden mit Blick aufs Papier	Auge, Hand, Papier haben eine Verbindung gefunden

1. Kritzelphase (Videoband 05.58-10.00)

Mimik und Gestik Frau Lagers	Deutung
4. Szene:	
Augen nach unten schlagen	Sich sammeln, innere Aufmerksamkeit erlangen, sich von der Außenwelt lösen
Stift mit Zeigefinger und Daumen halten	Unverkrampfter Fingergriff
Malen auf der Blattmitte	Das Zentrum eines Blattes finden, sich selbst in der Mitte positionieren
Rechte Hand malt, linke ruht auf dem Zeichenblatt	Das Blatt mit beiden Händen entspannt vereinnahmen
Kreise ziehen	In Schwung kommen, den Blattraum nutzen, den Stift strömen lassen
Gerade Kopfhaltung, geschlossene Augen	Konzentration auf sich selbst
8. Szene:	
Kritzelbild betrachten	Dem eigenen Werk Aufmerksamkeit schenken
Der Stift bleibt erhoben	Sich auf den Fortgang der Handlung konzentrieren
13. Szene: Hände halten Stift ohne Blattberührung	Pause einlegen, sich wieder sammeln
14. Szene: Stift aufsetzen, hochheben, verharren	Handlungen beginnen, unterbrechen, abwarten, sich sammeln
16. Szene:	
Kopf erheben, Augen geschlossen halten, lächeln	Spannung des Körpers, Konzentration, Freude
Punkt mit dem Stift setzen	Akzentuieren, abschließen, bekräftigen
18. Szene: Mit geöffneten Augen in Kamera lächeln	Kontakt zur Außenwelt aufnehmen, sich in Positur bringen

19. Szene:	
Lächeln in Kamera, Augen schließen, in Raum blicken	Fokussierte Außenorientierung, Versuch der Konzentration auf sich selbst, Blicke schweifen lassen
21. Szene:	
Blick in Kamera	Erneute Außenorientierung
22. Szene:	
Lächeln zu einem imaginären Gegenüber	Sich erneut sammeln, Freude nach außen zeigen, mit sich selbst einig sein
Augen schließen, Stift aufs Blatt setzen, auf Blattmitte kreisen	Im Zentrum des Blattes sich selbst spüren
Hand fährt über Blattmitte, Blick in die Kamera, Malen fortsetzen	Das Papier spüren, Konzentration auf sich selbst bei geöffneten Augen und Blick in Richtung Kamera
Die linke Hand fährt mit den Fingerspitzen übers Blatt, die rechte von der Blattmitte zur rechten Seite	In einer Ich-Selbst-Beziehung ins eigene Tun vertieft sein, von der Mitte aus sich über das Blatt verströmen
Der Mund ist leicht geöffnet	Genuss empfinden, mit sich selbst in Einklang und entspannt sein

2. Kritzelphase (Videoband 10.01-16.24)

Mimik und Gestik Frau Lagers	*Deutung*
33. Szene:	
Wählen eines blauen, dann eines roten Farbstiftes. Malt verschiedene Formen	Aktive Entscheidung. Zweifarbige Wahl als Abwechslung. Farbe Blau steht für den Himmel, die Weite. Rot steht für Feuer, Glut, hat Signalwirkung. Formen Herz oder Blume wirken wie Verzierung
Kopf im Nacken abstützen, dann wieder übers Blatt beugen	Blick in die Luft als Geste der Entspannung oder Sammlung. Danach erneute Kommunikation mit dem eigenen Werk
38. Szene:	
Eigenes Werk betrachten, blauen Stift (nicht malend) in der Hand halten, roten Stift ansetzen, Kopf mit Malhand abstützen, Werk betrachten	Sich mit dem eigenen Werk auseinandersetzen, Gestaltungsüberlegungen anstellen, sich konzentrieren, Blickkontakt nur mit dem eigenen Werk
Ein weiteres rotes Herz malen	Eine bestimmte Komposition durch Farb- und Formwahl anstreben
41. Szene:	
Frau Vond beobachten, sich am Kinn kratzen, auf die eigene Zeichnung blicken	Die anderen beim Gestalten wahrnehmen, nachdenklich werden, sich vergleichend auseinander setzen

44. Szene:	
Mit verschränkten Armen Frau Vond beobachten	Sich intensiv mit dem Gestalten der anderen auseinandersetzen. Verschränkte Arme als Abgrenzungsgesten heißt: die anderen wahrnehmen, sich aber gegen sie abzugrenzen
Den eigenen Stift wieder aufnehmen und neu gestalten, Lücken lassen, Herz versetzt nach unten ausmalen	Durch das Werk der anderen zum eigenen Gestalten wieder angeregt werden. Variieren des eigenen Gestaltens

Ausklang (Videoband 16.25-17.30)

Mimik und Gestik Frau Lager	*Deutung*
47. Szene: Zwischen Frau Vond und Frau Ried hin- und herschauen	Die anderen wahrnehmen und beobachten

Verbale Äußerungen von Frau Lager

Situation	*Deutung*
Reaktion auf das Gespräch von Frau Ried über „Bettina". Frau Lager: „Ach, ist sie jetzt etwas größer?"	Aufmerksamkeit für den anderen, Interesse bekunden, ihn ernst nehmen, Nachfragen und damit Bezug zu dessen verbalen Inhalten nehmen. Bettina erscheint nicht als imaginäre Person, sondern als Kind, das heranwächst
Kommentar zum eigenen Bild, zur Therapeutin gewandt: „Sieht gar nicht schlecht aus?"	Gefallen. Erste Auseinandersetzung mit dem eigenen Werk, keine Kritik, Anerkennung
Kommentar auf die Anweisung der Therapeutin, die Augen geschlossen zu halten, und auf Frau Rieds „Nicht mogeln!" Frau Lager: „Ich hab nicht geguckt." (Sie habe zwar die Augen offen, aber nicht aufs Blatt geschaut.)	Widerspruch bzw. Rechtfertigung gegenüber anderen. Reflexion des eigenen Verhaltens

Kritzelbilder und ihre Wirkung auf einen sie betrachtenden Fremden

Bei der Betrachtung der Bilder zeigt sich bei mir eine andere Wirkung als beim Betrachten der Videoszenen. Die gestalteten Linien wecken einerseits Phantasien und laden zur hermeneutischen Bildbetrachtung ein, wobei das Werk unabhängig vom Autor gedeutet werden kann. Andererseits stehen

Bilder auch mit ihrem Autor in einem Zusammenhang und verraten etwas über dessen Persönlichkeit.

Kontrolliertes Bemühen bei Frau Vond

1. Kritzelphase: Frau Vonds dominante Ausdrucksgeste liegt in einer zunächst spitz zulaufenden alternierenden Bewegung, die sich in der linken Blatthälfte zuweilen zur Spiralform[136] verstärkt. Die kräftigen roten Linien sind mit viel Druck ausgeführt worden, was sich schon durch die Stifthaltung in der geschlossenen Faust bedingt. Der Fingergriff ist bei Frau Vond sehr verkrampft und kann als Ausdruck einer angespannten Motorik gedeutet werden. Frau Vond vereinnahmt den Blattraum nicht über die Grenzen des Blattes hinaus, zeigt aber auch nicht das Gegenteil dieser Geste, kritzelt nach oben oder am unteren Blattbereich. Durch die Einnahme des gesamten Blattraums und durch die ausladende Linienführung vermittelt sich der Eindruck, dass Frau Vond ihren Freiraum bis zu den vorgegebenen Blattgrenzen vollends ausschöpft. Es erscheint so, als ob sie an die Grenze des für sie Vorstellbaren geht ohne dabei die Kontrolle zu verlieren. Frau Vond dauert die unkontrollierte Aktion des Kritzelns mit geschlossenen Augen zu lange. Sie äußert dies mit: „Nun ist es aber genug." Als Einzige hält sie zwar die Augen weitgehend geschlossen, dies erfordert von ihr aber sehr viel Konzentration und Mühe. Es erscheint so, als wolle sie etwas nach außen hin darstellen. Dies entspricht nicht dem Gefühl des 'in sich Spürens' im Sinne Jackson Pollocks. Die Malerei ist, so wie es Jackson Pollock definiert, unmittelbar und Ausdruck eines Bedürfnisses. Ein Bedürfnis, das Gefühle nicht abbildet, sondern ihnen Ausdruck verleiht.

2. Kritzelphase: Frau Vond gestaltet, in der Bildmitte beginnend, ihr Bild farbenfroh und abwechslungsreich. Jede von ihr erkannte Fläche wird sehr sorgfältig durch jeweils unterschiedliche Farben hervorgehoben. Sie hält dabei die bei der Kritzelvorlage entstandenen Linien genau ein. Es finden sich beim Ausmalen niemals zwei gleiche Farbfelder nebeneinander. Vielmehr achtet sie darauf, dass die von ihr sorgfältig ausgewählten Farben völlig gleichmäßig den Kritzelgrund bedecken. Es dominieren Rot, Blau und Gelb als Primärfarben. Es finden sich aber auch Orange-, Grau-, Lila- und Grüntöne als Sekundärfarben sowie zwei kleinere schwarze Farbflächen. Durch den akkuraten und langsamen Farbauftrag entsteht eine harmonische Gesamtwirkung. Frau Vonds Gestaltung vermittelt Detailgenauigkeit. Eine realitätsbezogene Stimmung und ein ruhiges, besonnenes Temperament werden zum Ausdruck gebracht. Farben und Formen erhalten einen Selbstwert und ge-

---

136 Bereits seit der Steinzeit symbolisieren Wirbel- und Spiralzeichen die Erneuerung des Lebens sowie vegetatible und organische Fruchtbarkeit. Sie verweisen im Sinne mythischer Weltzusammenhänge auf die Unendlichkeit und die in ihr wirkenden konvulsiven sowie geheimnisvollen Kräfte (vgl. Hocke 1957, 98).

winnen gleichzeitig eine raumgestalterische Aufgabe. Die gewählte Form des Ausmalens vermittelt Überschaubarkeit und einen klaren Aufbau. Das im Gesamteindruck entstandene 'Dreieck' als kompositionelle Grundidee bestimmt das Bild und macht die Bilderscheinung kompakt. Die von ihr hergestellte Ordnung stellt den Anspruch, dem Betrachter ein schönes, farbenfrohes Werk zu vermitteln.

Dynamisches Spielen bei Frau Lager

1. Kritzelphase: Frau Lager beginnt links oben mit Zickzackbewegungen. Nach Crotti und Magni zeigen *Spitzen und Ecken* die innerliche Unruhe oder den innerlichen Kampf, dem sich ein Subjekt ausgesetzt fühlt, es will Autonomie erlangen. Es spürt die Loslösung von einer sicheren und angenehmen Welt (beispielsweise der der vertrauten Familie und der Verlässlichkeit des eigenen Körpers) und weiß, dass eine Veränderung auch Schmerz bedeuten kann. Mit nachlassender Anspannung zeichnet Frau Lager Wellen und Lemniskaten, gestaltet mit Einkreis- und Rotationsbewegungen. Schwungvolle Bewegungen, so Crotti und Magni, zeigen Kraft und Führung, vermitteln Energie, die durch Dynamik stabilisiert wird (vgl. Crotti, Magni 1999, 33). Sie schließt quasi als Unterschrift mit einer weit ausholenden Lemniskate in der Mitte ihres Blattes. Ihre Gestik signalisiert, nach Crotti und Magni interpretiert, ein offenes und begeisterungsfähiges Wesen mit dem Wunsch nach Kommunikation. Ihre kreisförmige Linienführung wirkt harmonisch, elastisch und spannungsarm und geht mit einer unverkrampften Motorik einher. In der runden Gestik zeigt sich ein extrovertiertes Temperament, ein raumübergreifendes Wesen, ein dynamisches Spiel, in dem die umliegenden Dinge ergründet werden (vgl. ebd.). In Äußerungen wie „Gar nicht so schlecht" zeigt sich, dass Frau Lager mit ihrem Gestalten zufrieden ist.

2. Kritzelphase: Frau Lager gestaltet gereihte orange, blaue und grüne, ovale oder herzförmige Muster. Durch die beim Ausmalen erzeugten weißen Zwischenräume, durch die sich das blaue Band der Spuren des Kritzelgrundes zieht, wirken die leuchtenden fleckenartigen Ovale bzw. Herzen wie eine bunte Lichterkette.

Eigenwilliges Zusammenfassen bei Frau Ginski

1. Kritzelphase: Frau Ginski beginnt ihre Zeichnungen stets am linken oberen Bildrand. Ein Ausgangspunkt in der Blattmitte würde bedeuten, dass sie ihrem natürlichem Egozentrismus folgt und dadurch ihr Wohlbehagen ausdrückt. Frau Ginski nutzt die Bündelungsgeste zum Gestalten ganzer Teilflächen, die mit zügigen Gesten ausgeführt werden, und variiert den hohen Auflagedruck im Mittelfeld ihres Blattes hin zu einem zarten 'Streicheln'. Eine ausgeprägte Linienführung lässt auf Energie, Vitalität und das Bedürfnis nach Bewegungsspielraum schließen. Sichtbarer Druck, so Crotti und

Magni, zeigt Widerstandsfähigkeit und den Wunsch, seine Vitalität auch ausleben zu können. Eine zarte Linie verrät eine sensible Natur (vgl. Crotti, Magni 1999, 27). Die vielen Strichbündel von Frau Ginski verraten ein Drängeln und Anklopfen an die „Tür der Kommunikation" (vgl. ebd., 43). Angst motiviert dabei das Klopfen. Frau Ginskis Kritzeln verrät, nach Crotti und Magni interpretiert, dass sie nicht genug Selbstvertrauen hat und positive Bestärkung braucht, um mit den eigenen Gefühlen ins Reine zu kommen, um ihre Selbstachtung und innere Ruhe wiederzufinden. Dies gelingt, wenn sie nach eigenem Gutdünken gestaltet. Sie findet ihren eigenem Rhythmus und folgt ihrem eigenen Erleben. Dabei teilt sie das Blatt in drei Bereiche auf: einmal kurz und knapp gebündelt, dann eine ausladende Geste mit Kurve, danach zwei parallel zueinander verlaufende Striche. Markant ist, dass sie nicht den gesamten Blattraum nutzt, vielmehr beschränkt sie sich auf die obere Hälfte des Blattes und die Mitte. Sie beendet ihre zeichnerische Darstellung so exakt, dass eine (gedachte) Diagonale zum oberen linken Bildrand gezogen werden kann. Mir erscheint die Darstellung wie ein (Lebens-)Weg, der einer bestimmten Richtung folgt und immer enger wird. Das Erfahren ihrer kreativen Impulse treibt sie dazu, den Stift auf informelle Art und Weise auf dem Papier hin und her zu bewegen. Es zeigen sich ihr Temperament und ihre Vitalität. Crotti und Magni sprechen von der „Intensität des Lebensimpulses" (ebd., 31), der sich im zeichnerischen Akt niederschlägt und einer freien, lebendigen und universellen Geste gleichkommt.

2. Kritzelphase: Frau Ginski verbindet Kritzelgrund und weitergehende Gestaltung fließend miteinander. Es zeigen sich gebogene und diagonale Linien, die durch das mehrmalige Nachfahren und Ausfüllen Dynamik vermitteln. Dieser Eindruck wird durch die Linien, die durch die Hin- und Herbewegung des Stiftes entstanden sind, noch verstärkt. Eine Signalwirkung entsteht durch die längsgezogene Gelbfläche im rechten Bildfeld und deren blau-lila Einfassung. In der Bildmitte wird eine nach oben ausladende Grünfläche sehr zart angedeutet. Sie wird linkerhand durch ein oranges Strichbündel begrenzt und auf der linken Seite mit Strichen in blauer und lila Farbe abgeschlossen. Der linke obere Bildrand wird durch ein blaues Strichbündel begrenzt. Durch die Einteilung in drei voneinander abgegrenzte Flächen entsteht einesteils eine klare Strukturierung, andererseits wird durch den hastigen und schnellen Farbauftrag eine Imagination erzeugt, bei der vor dem inneren Auge des Betrachters ein Bild entsteht, das an einen dahintreibenden Fluss oder metaphorisch gesehen an 'mögliche begehbare Wege' erinnert.

Schwungvolles Kreisen bei Frau Ried

1. Kritzelphase: Frau Ried beginnt in der Mitte des Blattes mit einem kurzen geraden Strich, der sich dann in strömende Wellen ergibt und in Spiralen endet. Ein Beginn auf der Mitte eines Zeichenblattes bedeutet, so Magni und

Crotti, im Mittelpunkt des Interesses zu stehen.[137] Ihre Figur ist in einer Bewegung durchgeführt. Es dominieren die variierten Motive des Kreises, der Bögen und eines vollständigen Rundes. Dies suggeriert beim Betrachter den Eindruck einer fließenden Endlosbewegung. Im Rhythmus der Linien vermitteln sich Schwung und Energie. Die Strichführung, so Crotti und Magni, signalisiert die Befindlichkeit des Subjektes. Fühlt es sich frei, zeigt es eine zielsichere Strichführung, hat es Angst, zeigt sich dies auch in seiner unsicheren Strichführung (vgl. ebd., 38). Frau Ried zeichnet zielsicher. Gleichzeitig gibt sie zu verstehen, dass sie sich von der Kamera gestört fühlt, dass sie gar nicht erst gekommen wäre, wenn sie gewusst hätte, dass sie heute nicht in den Genuss einer gemütlichen Kaffeestunde kommt. Das schwungvolle, harmonische Malen Frau Rieds scheint zunächst im Widerspruch zu ihren Äußerungen zu stehen, die auf emotionale Missstimmungen hindeuten. Diese stehen in Verbindung mit der Vergangenheit, die durch das Kritzeln 'angestoßen' wird. Sie offenbart Konflikte mit dem Vater, ärgert sich über das Schlagen der Kinder. Es geht um Auseinandersetzungen und Streits, die sie tief bewegt haben.

2. Kritzelphase: In der zweiten Phase verzichtet Frau Ried auf ein akkurates Ausfüllen der Flächen, unterstreicht in einer durchbrochenen Linie eine Horizontale des Kritzelgrundes und betont einen innenliegenden Bogen durch ein blaues Wellenmotiv. Die in den Farben grün und orange gestalteten Spiralen wirken auf den Betrachter wie Steine, die im Rund einer Insel (die linke Seite ihrer Acht) empor leuchten.

Durchführung mit teilnehmender Beobachterin und Altenpfleger in B

Deutlich wird bei dieser Konstellation des Experimentes die entscheidende Rolle, die die Altentherapeutin für die alten Menschen spielt, ohne sie ist es beinahe unmöglich, die Alzheimer-Kranken zum Zeichnen zu bewegen. Dies beginnt bereits bei den Materialien: Alzheimer-Kranke brauchen bestimmte Stifte, die sie fest umschließen können und die nicht so leicht abbrechen. Das fehlende Setting, das sich auch in dem nicht als Malatelier bekannten Raum manifestiert, führt zudem zu einer starken Irritation. Was schon im Vorangegangenen deutlich wurde, zeigt sich nun potenziert: Alzheimer-Kranken ist es beinahe unmöglich, die Augen während der ersten Phase geschlossen zu halten, damit erschwert sich die Möglichkeit, im erzwungenen Experiment auf körpernahe Ausdrucksformen zurückzugreifen. Deutlich wird zudem, dass ohne das Medium der Musik der Alzheimer-Kranke nicht in Antrieb und Stimmung versetzt wird und es ihm deswegen zusätzlich erschwert wird, auf Darstellungsgewohnheiten zu verzichten.

---

137 Analog zu seiner Selbstwahrnehmung setzt ein Kind normalerweise im Blattzentrum an. Es empfindet sich selbst als Mittelpunkt der Welt.

Kraftvolles Rotieren bei Herrn Streich

1. Kritzelphase: Herr Streich beginnt in der rechten oberen Hälfte des Blattes drei erst nach links, dann nach rechts und wieder nach links ausholende Schwungbögen zu zeichnen. Der vierte von ihm angesetzte Bogen verläuft sich zu einer Spitze, die dann wieder in einem nach links verlaufenden runden Bogen übergeht, der nach rechts zurückgeführt wird und in einer Linksbewegung wie eine 'Schleife' den unteren Bogen schneidet. Er setzt erneut in der Mitte des vierten Bogens an. Seine Hand schlägt nun wie ein ‚'Seismograph' aus und hinterlässt nach links verlaufende, ca. 10 cm lange, spitzwinklige Bögen, die er auf der rechten Seite mit einem Längsstrich begrenzt. Es entsteht ein 'Zwischenfeld' im vierten Ausgangsbogen in Form eines Strichbündels, das mich an ‚'liniertes Papier', auf das etwas eingetragen werden könnte, erinnert. Er setzt erneut in der linken Blatthälfte an und schreibt nach rechts oben schräg verlaufend, in immer kleiner erscheinenden Buchstaben das Wort OASE. Durch die schräge Verlaufsform der Buchstaben wird ein Eindruck von 'Tiefe' erzeugt, der bei mir zu einer Raumillusion beiträgt, weil der Buchstabe O links näher, das E rechts weiter entfernt von mir als Betrachter erscheint.

2. Kritzelphase: Herr Streich ergänzt und gestaltet neu mit der Farbe grün. Das Wort OASE, das nun in der Mehrzahl erscheint, OASEN, bezeichnet nicht nur ein fruchtbares Gebiet in einer Wüste, sondern vermittelt im übertragenen Sinne auch die Sehnsucht nach einem ruhigen Ort, an dem sich der während des erzwungenen Experimentes unruhig gewordene Proband wieder entspannen kann. Seine grün gestaltete Sonne stellt einen Bruch in der zeichnerischen Konvention dar, weil die Sonne in meiner Normalerwartung darstellerisch gelb gestaltet und in der Regel von den Probanden auf der rechten Bildseite platziert wird (Abb. 19). Auffällig ist die Korrespondenz des Kreises der Sonne mit dem Anfangsbuchstaben O aus dem Wort OASEN. Der Proband selbst verbindet mit beidem seine früheren Urlaubsreisen.

Beschwingtes Doppeln bei Frau Zwilling

1. Kritzelphase: Frau Zwilling beginnt von der Mitte des Blattes ausgehend zuerst nach links, dann nach rechts mit dem Stift eilig hin- und herzufahren. Ihr Druck wechselt von stark zu mittel. Es entsteht ein Kritzelbündel in der oberen linken Hälfte ihres Blattes. Sie gestaltet ein zweites Kritzelbündel, indem sie wiederum etwas tiefer in der Blattmitte ansetzt und mit eng begrenzten Linien einen Halbbogen in der rechten Blatthälfte erzeugt. Mit beschwingter Leichtigkeit fährt der weiche Bleistift über das Blatt. Die Motorik wirkt im Ganzen einheitlich und beherrscht, ohne Störungen der Spitze des Stiftes und des Zeichenblattes. Es scheint so, als würde der Blattraum spontan abgetastet und erfahren. Unter ihr zuerst entstandenen Kritzelbündel malt sie eine menschliche Figur. Diese Gestik scheint eher einer Absicht zu entsprechen. Sie verwendet Punkte als Augen, Bögen als Augenbrauen (die Kombination Punkt und Bogen wirkt wie ein Fragezeichen). Sie endet mit einem Haken als Nase, bildet einen Kreis um ihr 'Gesicht' und setzt 'Ohren' an. Es scheint, als folge sie den darstellerischen Konventionen eines alten Kinderreimes: Punkt-Punkt-Komma-Strich – fertig ist das Mondgesicht. Ihre zeichnerische 'Nase' folgt den Richtlinien der semantischen Symbolik (sie wählt den Buchstaben L). Ihr Kopf enthält zwei besondere Merkmale: der Strich für den Mund fehlt, ein Komma im oberen Stirnbereich wirkt wie eine Haarlocke. Es folgen zwei Längsstriche, die den Hals darstellen, darunter zwei Bögen, die die Schultern kennzeichnen. Im Gesamteindruck entsteht ein Torso, ohne Arme, aber mit Kopf. Frau Zwilling gestaltet nun zwei Kreise, die sie in Höhe der menschlichen Brust platziert. Darunter erfolgt mittig wieder der Buchstabe L, der mit der 'Nase' des Kopfes korrespondiert. Die Kreise und das 'L' bewirken den Eindruck eines zweiten Gesichtes ohne Mund, im geschlossenen Raum eines Frauenoberkörpers.

2. Kritzelphase: Frau Zwilling betont die Kreise im Oberkörper ihrer menschlichen Figur. Sie hebt sie durch ein gestaltendes Muster hervor. Schon in der ersten Phase stellte sich beim Betrachter die Assoziation zur weiblichen Brust her, nicht zuletzt dadurch, dass ihre 'Kreise' an der Stelle platziert wurden, wo sich die weibliche Brust darstellerisch befindet. Die Bedeutung dieses Körperteils wird nun noch betont. Gleichzeitig weist nun ihr 'Gesicht ohne Mund' im Oberkörper des Torsos ein markantes Unterscheidungsmerkmal zum korrespondierenden Gesicht im Kopf auf – die hervorgehobene Brust. Sie ist einerseits die Brust eines Menschen, gleichzeitig sind es die Augen eines zweiten. Sie kreiert eine 'Schwester' im Oberkörper einer Arm- und mundlosen Figur, die sowohl einen Bezug zu ihrer vergangenen Lebenssituation (ihre Erzählungen über die Zwillings-Schwestern) als auch zur heutigen (Sprach- und Armlähmung nach Schlaganfall) herstellt. Dem Betrachter vermittelt sich ein 'geschlossenes Territorium' als Grenzziehung zwischen Innen- und Außen. Zum einen wird die Ich-Abgrenzung als Akt der Selbstbildung durch das (vermutliche) Selbstportrait deutlich. Zudem zeigt sich ein doppeltes Selbst, das in der Kompaktheit des Oberkörpers im Bereich der Brust gefangen ist.

Eiliges Sich-Widersetzen bei Frau Gabor

1. Kritzelphase: Frau Gabors Kritzelbild weist zwei voneinander getrennt erscheinende dominante Gesten auf: Einer mit Druck und Schwung ausgeführten strömenden Gestik wird eine verschlungene, sich widersetzende entgegengestellt. Frau Gabor beginnt von der Bildmitte aus betrachtet leicht nach links versetzt einen Halbbogen nach rechts zu ziehen. Der Bogen geht in einen spitzen Winkel über, der Stift gleitet zur linken Blatthälfte zurück, der Bogen weitet sich nach oben hin aus, schwenkt in einem Rund und wird in einen geraden Strich zur Bildmitte hin überführt. Der Stift gleitet weiter nach rechts, wo die Probandin Endlosschleifen gestaltet. Sie setzt den Stift erneut in einer eckig ausgefallenen Schleife im unteren Blattbereich an. Nun macht sich ein Bruch in der zunächst selbstbewussten Gestik bemerkbar. Die sich überschneidenden Linien wirken nun 'krakelig', 'eilig'. Während die weit ausholende Gestik des oberen Blattraums wie ein 'Vogelkopf mit spitzem Schnabel' anmutet, setzt der untere rechte Bildraum 'Begrenztes', 'Verschlungenes' und 'Krakel' entgegen. Sie wirken wie Zeichen der Ermüdung, Unsicherheit, Unwilligkeit.

2. Kritzelphase: Frau Gabor liegt an einer schnellen Beendigung einer Situation, der sie sich nicht gewachsen fühlt: „Ich weiß gar nicht was ich tun soll ... hier soll ... was das eigentlich soll." Dies bringt sie zeichnerisch in ihrer raschen, in der Signalfarbe Orange hingeworfenen 'Abschlussgeste' ihres Strichbündels zum Ausdruck.

Die Gesamtauswertung

Kritzeleien können sowohl als Abdruck eines physiologischen oder kulturell induzierten Reflexes gesehen werden, als auch als Symbole, die zwar leibgebunden, aber dennoch frei innere Empfindungen darstellen. Das Ausdrucksniveau von Kritzeleien ist in diesem Sinne kein bewusstloser Rückfall auf motorische Stereotype, sondern ein vergangenes, verschüttetes, aber zugängliches Repertoire von elementaren Zeichenelementen. Es sind ästhetische Symbole, die als Ergebnis eines freien Spiels von Kognition und Leibimpulsen den Empfindungskomponenten der frühesten Bewegungsspuren zur sichtbaren Gestalt verhelfen (vgl. Mollenhauer 1996, 214). Ästhetische Symbole sind metaphorisch. Gerade dies begründet die bildungstheoretische Besonderheit dieser Ausdrucksform. Kritzellinien können vergleichend mit viel Einbildungskraft gedeutet werden. Die Linien zeigen durch ihre jeweilige Verlaufsform unterschiedliche Wirkung. Die Wirkungsbeschreibungen entspringen dabei keiner zufälligen Stimmung oder privaten Empfindungswelt, sondern einem gemeinsam geteilten Kernbestand von Vokabeln. Linienform, Verlaufsrichtung, Strichbreite, Konturenschärfe rufen jeweils für sich genommene charakteristische Wirkungen hervor, die durch wissenschaftliche, poetische, historische Formulierungen beschreibbar werden.

In der vorliegenden Untersuchung zeigt sich, dass es für Menschen mit primären Demenzen unmöglich ist passende verbale Metaphern für die Gesamtwirkung ihrer Kritzeleien zu finden. Eine metaphorische Eingebung oder Erfindung von passenden Metaphern gelingt bei Menschen mit sekundären Demenzen.

Kritzelbilder als spontane Metaphern des „Ich"

In den Kritzelbildern in A (Abb. 18, 19, 20, 21) und in zwei der Kritzelbilder in B (Abb. 26, 27) scheint das 'Ich' oder die Situation der Person zu einem ständig gegenwärtigen Anlass metaphorischer Kommunikation zu werden. Es geht dabei um implizite oder explizite Aussagen „so bin ich" oder „so ist meine Situation", mit denen bildhafte Anteile des menschlichen Denkens, so wie sie sich auch in Traum und Tagtraum manifestieren, eine Kommunikation mit der Umwelt aufnehmen (vgl. Schuster/Woschek 1989, 65). In diesem Sinne liefern diese Kritzelzeichnungen einen „Zustandsbericht" (ebd.) bzw. eine metaphorische Selbstaussage über das, was den Kranken bewegt, berührt, erinnert.

In den Kritzelbildern in B (Abb. 22, 23, 24, 25) zeigen sich „symptomatische Metaphern" (ebd.). Es handelt sich bei den Merkmalen der Zeichnungen weniger um das bildhafte Umsetzen von Erkenntnissen über das Ich und seine Person, als um ein Verhalten dem Zeichenblatt gegenüber, wobei die psychische Grundkonstellation Analogien zur Situation dem Leben gegenüber aufweist. So zeigt sich das weit ausholende 'Geplapper' von Frau Ried in schwungvollen, den mittleren Raum einnehmenden, in einem Zug durchgeführten Gesten. Frau Vonds Bedürfnis, keine 'Halbheiten' sich und den anderen gegenüber zuzulassen, zeigt sich in dem Bedürfnis, keine Leerräume entstehen zu lassen. Frau Lagers lächelnde Verbindlichkeit setzt sich in einer an Schriftzeichen erinnernden (Kritzel-)Botschaft fort. Ihre Lemniskate als Unterschrift wirkt wie ein Mit-sich-in-Einklang-Sein. Die Werke der Kranken sind „Selbstbeschreibungen" (Schuster/Woschek 1989, 65), die in der nonverbalen Kommunikation der Körpersprache vergleichbar sind. Körperhaltung, Bewegungsduktus und Gesten geben Auskunft über Gefühle und Einstellungen zur sozialen Umwelt, darüber hinaus über ein Sicher- und Unsicherheitsgefühl. Sie unterliegen dabei keiner bewussten Kontrolle und werden von den Sozialpartnern nicht bewusst verarbeitet.

Metapherninterpretation von spontanen Bildproduktionen

Bei der Deutung der Metaphernsprache der spontanen Bildkommunikation in den Kritzelzeichnungen stellt sich die Frage, ob sie eher Wunschphantasien sind oder der Realität entsprechen. Die Kommunikationspsychologen Schuster und Woschek weisen darauf hin, dass neben der definierten Beziehung zwischen Zeichenmerkmal und psychischer Situation eines Menschen eine Vielzahl anderer Gründe für die Produktion eines Zeichenmerkmals in Frage kommen (Schuster/Woschek 1989, 67). Sie begründen dies damit, dass die Verarbeitung der Bildkommunikation nicht den gleichen Mechanismen rationaler Kontrolle unterliegt wie die Verarbeitung verbaler Informationen. Insofern lassen sich die Bildbotschaften nicht bewusst dekodieren, vielmehr bedarf es eines Zuordnungskataloges der das Nicht-sehbare sichtbar macht.

In der vorliegenden Untersuchung deuten die Menschen in A ihre Bilder selber, verweisen auf den Ich-Zustand oder während des Zeichnens erlebte Erinnerungen. Diese Erinnerungen werden auch in B bei den Alzheimer-Kranken wach, wenn sie beim Betrachten ihrer Kritzelbilder mit dem Altentherapeuten in ein Gespräch kommen. Ob es sich dabei um tatsächlich erlebte Erinnerungen handelt, kann nicht eindeutig gesagt werden. Es zeigt sich aber, vor allem bei den Alzheimer-Kranken, dass sich eine Beziehung zwischen der Persönlichkeit des Kranken und seiner bildnerischen Darstellung herstellen lässt. Zaghaftes Gestalten weist beispielsweise auf zu wenig Selbstbewusstsein hin, kontrolliertes Gestalten auf eine Persönlichkeit, die Angst vor Kontrollverlust hat.

Auswertung der Kritzelexperimente

Bei der Auswertung, die in zwei Schritten erfolgte, zeigten sich die Wirkung jedes einzelnen Bildes und die malerische Reaktion darauf. Deutlich wurde, dass es Ausdrucksgesten gibt, die Mollenhauers konstruierten Bedeutungsfeldern zugeordnet werden können. Es gibt 'Grenzfälle' bei denen mehrere Kategorien in einem Bild auftauchen, hier wurde die dominierende Ausdrucksgeste gewählt. Einzelnen Probanden ist das Kritzeln in der 1. Kritzelphase nur eingeschränkt möglich. Ihre Zeichenbewegungen sind zwar strömend oder stauend (Abb. 20, Abb. 27) ihre Bilder stellen nur bedingt reine Kritzelbilder dar, weil sie ins Darstellende verfallen. Es zeigte sich zudem, dass die Versuchsteilnehmer die Augen nicht geschlossen halten können, und dass dadurch Spontaneität und Kontrolle in sehr kurzem Wechsel auftreten. Ergänzt wurden die Bedeutungsfelder durch das 'Dazukritzeln', das keines der Kinder in Mollenhauers Untersuchung nutzte. Es geht dabei um eine Reaktion auf das Ausgangskritzel, die außerhalb des Kritzelgrundes zeichnerisch verortet wird, sich aber unmittelbar auf die Kritzelvorlage bezieht. Mit dem Dazukritzeln werden Aussagen akzentuiert oder auf das Grundkritzel geantwortet.

Überblick über das Kritzelexperiment in A

Teilnehmer	Bedeutungsfeld (1. Phase)	Ausführung durch Probanden	Bedeutungsfeld (2. Phase)	Ausführung durch Probanden: 1. Farbwahl, 2. Gestaltungsabsicht 3. Deutung
Abb. 18 Frau Blaul	Strömen Stauen	Rundbögen Schwünge Spiralbögen Spitzbögen Quadrat	Figürliches Ausmalen	1. einfarbig (rot) 2. hervorheben, weiter ausgestalten 3. Linien als bekannte Figuren erkennen („Hümus"):
Abb. 19 Frau Lamm	Strömen Stauen	Drehbewegungen Pirouetten Endlosschleifen	Figürliches Ausmalen	1. rot, gelb, orange, blau 2. herausarbeiten, betonen 3. Formen beschreiben: „Das Geschlungene"
Abb. 20 Herr Riem	Einkreisen Kastenbildung	Figur Kasten Wellen Kreis Strahlenstriche	Lineares Nachfahren	1. einfarbig (rot) 2. akzentuieren 3. Linien in den Lebenskontext stellen: „Das bin ich"
Abb. 21 Herr Heiz	Strömen Stauen	Rhizome Zickzacklinien Spitzbögen Kreuzfiguren Endlosschleifen	Erneutes Darüberkritzeln Dazukritzeln	1. zweifarbig (rot, grün) 2. Kritzelkommunikation erfinden 3. Linien in den Lebenskontext stellen: „Ich befinde mich in position défens"

Überblick über die beiden Kritzelexperimente in B

Teilnehmer	Bedeutungsfeld (1. Phase)	Ausführung durch Probanden	Bedeutungsfeld (2. Phase)	Ausführung durch Probanden: 1. Farbwahl, 2. Gestaltungsabsicht 3. Deutung
Abb. 22 Frau Vond	Strömen Stauen	spitzwinklig alternierende Bewegungen Spiralformen	Flächiges Ausfüllen	1. bunt 2. Leerflächen ausfüllen, Dreieck farbig gestalten 3. Durch geometrische Formgebung eingrenzen
Abb. 23 Frau Lager	Strömen Stauen	Zickzackbewegungen Rotationsbewegungen Endlosschleife	Flächiges Ausfüllen	1. dreifarbig (blau, grün, rot) 2. Formen herausarbeiten, durch Farben akzentuieren 3. Durcheinander durch Reihung (Ketten) ordnen
Abb. 24 Frau Ginski	Bündeln	parallele und gebogene Strichführung, Strichbündel	Erneutes Darüberkritzeln	1. mehrfarbig (gelb, blau, lila, orange, grün) 2. mit Strichbündeln auf Strichbündel antworten 3. Strukturierung durch starke/schwache Hervorhebung
Abb. 25 Frau Ried	Einkreisen	Endlosschleife Spirale	Flächiges Ausfüllen	1. dreifarbig (blau, orange grün) 2. Linien nachfahren, Flächen ausfüllen 3. Emotionen durch Muster glätten

Teilneh-mer	Bedeu-tungsfeld (1. Phase)	Ausführung durch Probanden	Bedeutungsfeld (2. Phase)	Ausführung durch Probanden: 1. Farbwahl, 2. Gestaltungsabsicht 3. Deutung
Abb. 26 Herr Streich	Strömen Bündeln	Schwungbögen Spitzbögen Abschluss-bogen Schriftzeichen	Dazukritzeln	1. einfarbig (grün) 2. Neues dazugestalten 3. Aussagen verstärken und verdeutlichen
Abb. 27 Frau Zwilling	Bündeln Einkreisen	Kritzelbündel Striche Punkte Halbbögen Kreise	Lineares Nach-fahren	1. einfarbig (grün) 2. Linien nachfahren und Muster gestalten 3. Teilbereichen Auf-merksamkeit schenken
Abb. 28 Frau Gabor	Strömen Stauen	Bögen Lemniskaten überschneidende Linien Krakel	Flächiges Ausfüllen (als Strichbündel angedeutet)	1. einfarbig (orange) 2. ein Strichbündel in die Vorlage malen 3. Situation abschließen oder ungeschehen machen (durchstreichen)

Insgesamt wurden elf Zeichnungen ausgewertet. Siebenmal dominiert die Geste des Strömens. Sie bedeutet „Orientierung im Raum" (Mollenhauer 1996, 219). Es finden sich fast immer Rhizome mit unterschiedlichen Ausdrucksqualitäten, die diszipliniert, sorglos oder spielerisch sich im Blattraum zu orientieren suchen, aber nie die Blattgrenzen überschreiten. Strömen ist mit der Komplementärgeste Stauen verbunden. Das bedeutet, dass den strömenden Suchbewegungen senkrechte und waagerechte bremsende, ordnende Bewegungen entgegengesetzt werden (Ausnahmen: Abb. 24, 27). Ein Strömen und Stauen kann in einzelnen Fällen nur im metaphorischen Sinn und im Kontext des Wissens um die Lebenssituation des Kranken Anwendung finden (Abb. 20).

Es finden sich bei fünf Bildern Endlosschleifen oder Lemniskaten, bei denen das geschlossene Kreislaufsystem bedeutend ist. Sie sind bei den meisten Probanden erst beim genaueren Betrachten der Werke im Gewirr des Strömens und Stauens zu erkennen. Bei einer Probandin nehmen sie einen entscheidenden eigenen Raum innerhalb und außerhalb des eigentlichen Kritzelbildes ein (Abb. 18).

Bei zwei Werken finden sich Gesten des Bündelns, die sich mit anderen Bedeutungsfeldern verbinden (Abb. 26: Strömen und Bündeln, Abb. 27: Bündeln und Einkreisen). Die Geste des Bündeln wird sowohl als Hin- und Herbewegung zu Beginn des Experimentes genutzt, als auch als spontane Bewegung, mit der der Zeichenfluss unterbrochen wird. Ein Bündeln zu Beginn des Experimentes (Frau Zwilling in B) erwies sich als Reaktion auf meine Aufforderung, den Stift auf dem Papier hin und her zu bewegen. Ein Bündeln innerhalb der strömenden Bewegung (Herr Streich in B) weist auf eine plötzliche Irritation hin, auf die der Proband mit Ausschlagen bzw. Austeilen des Stiftes auf dem Blatt wie bei einem Angriff reagierte.

Die signifikanten Gesten von den Teilnehmern in A und B unterscheiden sich in der 2. Kritzelphase. In A wählen zwei Probanden das Bedeutungsfeld des figürlichen Ausmalens (Abb. 18, 19), das in B nicht vertreten ist. Aus den Elementarformen der Ausgangskritzel wurden einem Vexierbild gleich Formen herausgelöst und farblich gestaltet. Beim produktiven Vorgang der Entdeckung figürlicher Motive hielten sich die Teilnehmer zwar an ihre vorgegebenen Linien, setzten sich aber in einem spielerisch freien Verhältnis mit den eigenen Ausdrucksbewegungen auseinander. Sie beschränkten sich nicht auf ein Ausmalen, sondern entdeckten etwas Neues für sich. Sie bewiesen Einbildungskraft, indem sie an den für sie entscheidenden Stellen die Farbstifte ansetzten und absichtlich etwas darstellten. Auf ihrer Entdeckungsfahrt erfanden sie (analog zur bildenden Kunst) Figuren und malten sie heraus.

Ein Werk in B weist ausschließlich die Gestik des Bündelns auf (Abb. 24). Die Probandin nutzt es zum erneuten Darüberkritzeln, zur Zusammenfassung, um zu streicheln, auszuteilen, zurückzunehmen, abzuschließen.

Das erneute Darüberkritzeln nutzten jeweils ein Teilnehmer der Versuchsgruppen in A und B auf unterschiedliche Art und Weise. In A antwortete der Teilnehmer spontan und direkt auf seine Vorlage, indem er ein signalrotes Kritzel auf den Kritzelgrund setzte (Abb. 20). Das Kritzel dominiert über den Kritzelgrund und antwortet ihm in der gleichen Sprache. Es gibt damit eine absichtliche Mitteilung an seine elementare Ausdrucksschicht. In B ist das erneute Darüberkritzeln (Abb. 24) sowohl als organischer Reflex als auch als nachweisbarer Intentionsrest zu verstehen, indem er als bekräftigende und akzentuierende Absicht gedeutet wird.

Was sich in den Kinder-Kritzelbildern Mollenhauers nicht zeigt, nutzen jeweils ein Teilnehmer in A und B: Das Dazukritzeln. Aber auch hier gibt es Unterschiede. In A nutzt der Teilnehmer graphische Bildmotive um seinem Kritzeln eine Grenze entgegenzusetzen und zu antworten (Abb. 21). Der Teilnehmer verfügt über einen Bestand bildnerischer Figurationen, die er als Gestaltungselemente nutzt. So wie in der bildenden Kunst Twomblys oder

Klees verbindet er das 'Frühere' mit dem Gegenwärtigen bzw. greift auf frühe Spuren zurück, um einen Moment biographischer Erinnerung zum aktuellen Produkt in Beziehung zu setzen. Er beweist Erfahrung im Umgang mit 'Früherem' und negiert spätere kulturelle Zumutungen. Mit dem absichtlichen Rückgriff auf ein früheres Kompetenz-Niveau zeigt er sich frei, in seine eigene Entwicklung zurückzugreifen und wendet sich gegen eine Kultur, in der sich ästhetische Bestände in subjektiv authentischen Ausdrucksformen (Realismus, der für andere erkennbar sein muss) einfädelt. Genau dies ist beim Dazukritzeln in B der Fall. Dem Zeichnenden (Abb. 26) steht kein 'eindrucksvolles' Repertoire graphischer Zeichen zur Verfügung. Seine Erkrankung führt ihn in ein früheres Entwicklungsstadium zurück. Seine ästhetischen Bildungsbewegungen führen aber nicht zu graphischen Spuren zurück, bei denen er sich an das 'Frühe' erinnern würde. Krankheit, pädagogische und umweltliche Lebenskontexte haben seine Gestaltungsproduktivität fast völlig eliminiert.

Auch bei den anderen Werken der Teilnehmer in B gelingt die bildnerische Inszenierung der Welt nicht. Ihre Erinnerungsfähigkeit hat auch im Rahmen des bildnerischen Ausdrucks eine Abnahme erfahren. Ihnen gelingt kein Sich-Erinnern an frühere Stadien der (zeichnerischen) Entwicklung. Sie reagieren durchweg mit linearem Nachfahren und flächigem Ausfüllen (Abb. 22, 23, 25, 27, 28). Dabei respektieren sie Grenzen und Linien, disziplinieren die Wildheit des leibnahen Ausdrucks, bremsen ihre sensomotorischen Bewegungen. Alle Teilnehmer in B glätten und ordnen sichtbar gewordene Emotionen. Sie verhalten sich dem Zeichenblatt gegenüber so wie es im Alltag, aber auch im Mandala-Zeichnen innerhalb der Maltherapie von ihnen gefordert wird: gefällig, ruhig, Grenzen beachtend und einhaltend.

Gesamtaussage

Als Gesamtaussage lässt sich festhalten, dass die im Kritzelexperiment entstandenen Werke ein Medium der Individuation darstellen, das keiner erfüllten sozialen Erwartung bedarf und somit im Gegensatz zur alltäglich erlebten Situation von Demenzkranken steht. Als besonderes Merkmal der dementiell veränderten alten Menschen zeigte sich in beiden Einrichtungen, dass es von Bedeutung ist, ob ein Werk gelungen ist oder nicht. Insofern fällt es den Probanden schwer, ein pures Kritzeln als 'ästhetisches Objekt' zu betrachten. Es wurde durchaus realisiert, dass es in der 1. Phase darum ging eine ebene Fläche mit 'Kritzeleien' zu bedecken, ohne einen Anspruch auf irgendwelche Ästhetik zu erheben. Anders beim Übermalen des Kritzelgrundes: hier wurde deutlich, dass bei jedem Einzelnen Phantasie, Stimmungen und Gefühle Relevanz gewannen. Es zeigten sich drei ästhetische Erfahrungsweisen in Bezug auf das Kritzeln mit dementiell Veränderten:

- Es wird unabhängig vom Krankheitsbild während des Kritzelns etwas zum Ausdruck gebracht, das einen Bezug zu einer 'innenweltlichen' Bewegung hat.
- Das, was in Bewegung kommt, kann als 'Stimmung' bezeichnet werden.[138]
- Das ästhetische Produkt hat mit dem zu tun, was das 'Selbst' des Betrachters empfindet. Es werden äußere Reize nicht nur registriert, sondern in innere Wahrnehmungen verwandelt, bzw. äußere Sinneseindrücke nach Maßgabe innerer Selbstwahrnehmungen gedeutet. Dabei, so zeigte das Experiment in beiden Einrichtungen, sind Stimmungen nicht vorgegeben, sondern variieren je nach eigenen Erlebnissen, Empfindungen, Tagesform.

Die Bilder werden von den Menschen mit sekundären Demenzen nicht als real erlebt, vielmehr ist ihnen klar, dass sie etwas Unwahrscheinliches, das es eigentlich gar nicht geben kann wahrnehmen und zu sich selbst in Beziehung setzen.

Es zeigt sich sowohl bei Alzheimer-Kranken als auch bei Menschen mit sekundären Demenzen, dass man sich von den eigenen, aber auch von den Bildern der anderen angesprochen fühlt. Über die Stimmungen hinaus sind Bilder mit der tätigen Auseinandersetzung der alten Menschen mit sich selbst verbunden, indem sie Erinnerungen in Gang setzen. Frau Ried in B denkt an das „Café Creme", Herr Streich an den Urlaub in vergangenen Zeiten, Frau Zwilling an die Aufmerksamkeit, die ihrer Schwester und ihr zuteil wurde, Herr Riem in A erinnert sich an sein krankes Bein und die heilende Wirkung der Sonne, Frau Blaul an die vertraute Erfahrung der Tiere und des Stalles der Heimat, Herr Heiz an die Kampfsituationen des Krieges, denen er durch die Krankheit erneut im von ihm selbst erkannten „Kopf" (Grundkritzel) ausgesetzt ist, Frau Lamm führt ein Selbstgespräch über den Sturm und Wind, der ihre „Achten" in Bewegung setzt. Jeder reflektiert in diesem Sinne über die reine 'Stimmung' hinaus über eine Thematik, die mit dem Lebenskontext verbunden ist.

Deutlich wird, dass Bilder sowohl einen Bezug zur Außenwelt als auch zur Innenwelt der Probanden haben. Außenweltliches zeigen Herr Riem und Frau Blaul durch ihre Figuren. Gegenständliches spielt dabei eine konstituierende Rolle. Es geht aber nicht um ein Abbilden der Wirklichkeit mit wirklichkeitsgetreuen Farben und Konturen. Zum Kritikpunkt wird es dennoch dann, wenn der Verdacht besteht, dass es sich wie bei den Grundkritzeln nur

---

138 Als Beispiel dient die Äußerung von Frau Lamm in A, als Reaktion auf das Bild von Frau Blaul: „Das ist süß!" Etwas, das durch sein äußeres Erscheinen hübsch oder niedlich wirkt, bewirkt eine innere Bewegung, die verbal zum Ausdruck gebracht wird. Oder, anders gesagt: Von dem Bild von Frau Blaul geht eine gewinnende Ausstrahlung aus, die beim Betrachter etwas (positives) bewirkt. Mit dem Wort „süß" wird etwas Unschuldiges, Niedliches assoziiert.

um Striche oder Krakel handelt. Dann kommen Äußerungen wie „das ist noch relativ gestümpert" (Herr Riem) oder „das ist doch Kappes" (Frau Blaul). Der Bezug zur Innenwelt zeigt sich beispielsweise bei Frau Lamm und Herrn Heiz (Letzterer betont sogar, dass sein Bild sein Inneres wiedergibt), aber auch bei den abstrakten Bildern der Alzheimer-Kranken. Es werden „Innenwelt-Topoi" (Mollenhauer 1996, 44) zur Sprache gebracht, die kognitiv oder emotiv sein können. Kognitiv im Sinne von Herrn Heiz bedeutet ein Vorstellen und Denken, emotiv im Sinne der Probanden, die sich nicht in dieser Form verbalisieren können, ist Phantasie, Gefühl, Empfindung.

Merkmal der Werke aller Probanden ist, dass sich ihre ästhetische Erfahrung aus innen- und außenweltlichen Komponenten konstituiert. Zum weiteren Merkmal wird, besonders bei Alzheimer-Kranken erstaunlich, dass die alten Menschen, die sich ihre Bilder anschauen, wissen, dass sie sie selbst gemalt haben. Sie können zwar keine Aussage über ihre Motorik während des Malprozesses machen, spüren aber, dass ihr Organismus in Bewegung gekommen ist. Dies wird deutlich dadurch, dass sie Phantasien und Vorstellungen zum Ausdruck bringen, die durch das experimentelle Malen angeregt wurden. Es zeigt sich darüber hinaus, dass die Menschen in beiden Einrichtungen durch die Deutung der Bilder Innenweltliches zur Sprache bringen, das mit ihnen selbst etwas zu tun hat. Auf die Bilder der anderen reagieren sie sowohl mit 'Außenweltlichem' (das ist ein „Stall, Dach, Viech", Herr Riem über das Bild von Frau Blaul), als auch mit 'Innenweltlichem' (Lächeln, anerkennendes Nicken, Bewunderung, Aufmerksamkeit).

Validierung eines idealtypisch konstruierten Ich-Selbst-Zirkels

Mollenhauer konstruiert einen idealtypischen Ich-Selbst-Zirkel und stellt die Frage: „Ob das im Zirkel behauptete empirisch halbwegs zuverlässig zugänglich ist oder ob er nicht vielmehr als Konstrukt eines *inneren* Geschehens jeder Außenbeobachtung gegenüber verschlossen bleibt. Die einzige Form einer empirisch befriedigenden Beschreibung des Zirkel-Konstrukts (seine Validierung) bestünde darin, alle Schritte innerhalb des Zirkels (1-6) durch verbale Kommentare von Probanden zugänglich und prüfbar zu machen" (vgl. Mollenhauer 1996, 30). Da auch mich ein Evaluationsinteresse leitet, wird der Versuch unternommen, die Zirkelkonstruktion Mollenhauers auf die produktive Tätigkeit des Kritzelns der vorgestellten Probanden anzuwenden.[139]

1. Schritt: Ich schickt sich an ...

Einstimmung, Setting, besonderes Arrangement: Verbal in A, nonverbal in B: Musik, dicke Stifte, begleitende Gestik der Therapeutin. Besonderes Kennzeichen: Keine verbundenen Augen
Unsicherheitsäußerungen: „Was soll'n mir da male ... Kreise oder Ähnliches?" (Frau

---

139 Die Zirkelschritte Mollenhauers sind kursiv gedruckt.

Lamm in A). „Da braucht man Vertrauen" (Herr Heiz in A), „Hast Du das schon mal gemacht?" (Frau Ried in B)

2. Schritt ... sich einer ästhetischen Tätigkeit zuzuwenden

Beginn der darstellenden Tätigkeit: Die Hand mit dem Stift fährt über das Papierblatt. Ein Kritzelbild entsteht (keine verbalen Äußerungen während des Malens).

3. Schritt: Fiktives Spiel mit Bedeutsamkeiten (weitere Ausarbeitung).

Situation erfordert seelische Gestimmtheit, in die auch Kenntnisse, Wissensbestände, Fertigkeiten hineinreichen, um sich auf ein fiktives Spiel einzulassen.

Übermalen des Kritzelgrundes (keine verbalen Äußerungen während des Malens).

4. Schritt (Thematisch-Werden der Wahrnehmung und des fiktiven Spiels).

Reflexionsbewegung im Sinne der Konturierung einer ästhetischen Empfindung. Ich-Selbst-Bezuges kommt in Gang).

Einlassen auf das fiktive Spiel durch Auseinandersetzung mit dem eigenen Kritzel.

5. Schritt: Ästhetische Empfindung (Spüren der Wahrnehmung)

Empfindungen stellen sich ein: staunen, genießen, Freude über Erkennen von Gegenständen.
In A: „Ohne zu denken. Das ist schön." (Frau Lamm); „Das sollte ein Pferd werden ... " (Frau Blaul).
In B: Spontane Äußerungen zum Lebenskontext: „Café-Creme ... Gleich ist die Bettina da." (Frau Ried)

6. Schritt: Vergewisserung im reflexiven Ich-Selbst-Bezug

Über die Empfindungen, Erfahrungen wird reflektiert. Das Erleben wird einer Bewertung unterzogen,
die sowohl das Gestalten an sich, („Ich hätt' mehr draufdrücke solle", Frau Lamm in A), als auch die erlebte Erfahrung beschreibt, („Schlecht. ... Was ein Kappes", Frau Blaul in A)
und zu sich selbst in Beziehung setzt, („Ich habe doch gesagt, dass die Bettina nicht kommt ...", Frau Ried in B – Aussöhnen mit der Lebenssituation, Rückkehr in die Realität) bis hin zur Ablehnung der Situation. („... ich geh' jetzt auf die Hundert. ... mir gefällt das nicht.", Frau Gabor in B – keine Bereitschaft mehr zu Experimenten im Sinne von 'Ich habe im Leben genug gearbeitet')

Reflexion: Ästhetisches Verstehen als Teilhabe an der Tradition

Beim „Kritzelexperiment", das hat die Untersuchung gezeigt, stellt sich sowohl eine Wirkung (Rückwirkung) auf den Organismus des Individuums als auch auf das Individuum selbst ein. Es wurden ästhetische 'innere Empfindungen' deutlich, die sich in Freude, Angeregtheit, Beklommenheit manifestierten. Reaktionen zeigten sich als sprachliche oder nichtsprachliche Antworten auf Figurationen. Es kam über eine Rezeption der Werke hinaus zu Lebensäußerungen bei der eigenen Produktion. Sie erfolgten betrachtend im Zusammenhang mit der 'Außenwelt', hervorbringend im engen Kontext mit der 'Innenwelt'. Kritzeln und anschließendes Bemalen bewirkt einesteils eine Assimilation durch die Angleichung neuer Wahrnehmungs- und Bewusstseinsinhalte an bereits vorhandene auf Grund der Spuren, die diese im Gedächtnis hinterlassen. Andererseits eine Akkomodation im Sinne einer Angleichung bzw. Anpassung von Werten und Ideen, die auch bei Menschen mit primären und sekundären Demenzen eine „Teilhabe an der Tradition" zum Bewusstsein bringt und ästhetisches Verstehen als „Einrücken in ein Überlieferungsgeschehen" (Bätschmann 1984, zit. nach Mollenhauer 1996, 42) kennzeichnet.

Als Merkmal für Menschen mit sekundären Demenzen gilt, dass die Sinnentätigkeit in die Welt der Wörter eingebunden ist (vgl. Mollenhauer 1996, 39). Der Bildungssinn ästhetischer Erfahrungen begründet sich sowohl über den spontanen ästhetischen Antrieb als auch die in der Sprache vorgetragenen Erläuterungen. Einfacher gesagt: die alten Menschen in A kommentieren ihre Maltätigkeit als Bekräftigung oder Kritik über sich selbst und die Produkte der anderen Probanden. Es zeigte sich analog zu Mollenhauers Untersuchung ein kleiner Ausschnitt des „Vokabulariums ästhetischer Rede" (ebd., 39). Deutlich wurde, dass eine Relation zwischen verschiedenen Dimensionen ästhetisch relevanter Vorgänge hergestellt wurde.

Auf die Frage, wann ein Bild eigentlich ein Bild ist, wurden zwei Bedeutungseinheiten erkennbar, die mit den von Mollenhauer gefundenen Erfahrungsweisen korrespondieren: 1. Wenn eine Ordnungsabsicht des Produzenten erkennbar wird; 2. Wenn Phantasie und Vorstellungsfähigkeit des Betrachters aktiviert werden

Über die soziale Situation, in der ästhetische Tätigkeit eingebunden ist, lassen sich wiederum folgende Merkmale finden:

• Malen ist eine Auseinandersetzung mit sich selbst, die an andere Situationen als das Alltagsleben gebunden ist. Malräume sind Orte, an denen Alltagsaktivitäten stören würden. Um zu malen, und dies gilt auch für das Kritzelexperiment, bedarf es der Abgeschiedenheit (geschlossene Türen). Es 'dudelte' kein Radio im Hintergrund (wohl wurde Musik als Einstimmung in B benötigt), im eigentlichen Malprozess bedarf es der Unabgelenktheit. Es wurde nicht miteinander oder über andere Alltagsthemen gesprochen. Dies deutet auf eine Gleichgültigkeit gegenüber anderen, um sich selbst Aufmerksamkeit zu geben. Bei der Selbstaufmerksamkeit geht es darum, sich selbst (speziell den eigenen Kritzelgebärden), später (vorwiegend in A) den Bezug zur gegenwärtigen Situation des alten Menschen zu entdecken. Diese Eigenleistung steht sozialen Erwartungen entgegen.

- Die Mitteilungsfunktion unterscheidet sich von der Kommunikation im Alltag durch ein Sich-selbst-zur-Darstellung-Bringen, das auf einem Fühlen ohne normative Orientierung beruht. Mitteilungen anderer dürfen zwar eine innerliche Berührung hervorrufen, dies muss aber sehr respektvoll geschehen, um die ästhetische Erfahrung des einzelnen nicht zu gefährden.

In meiner Untersuchung zeigt sich:

- Die Kritzelbilder der Alzheimer-Kranken können genau wie die verbalen Äußerungen dieser Teilnehmergruppe nicht wie eine alltäglich verwendete Sprache (so wie es bei den Kranken in A der Fall ist) verstanden werden, bei der der Produzent und der Rezipient über denselben Zeichensatz verfügen.
- Die Kritzelbilder von dementiell veränderten Menschen enthalten zwar Botschaften im Sinne eines Kommunikationsmittels, die aber nicht mit Absicht erstellt wurden. Insofern stellen sie eine besondere Artikulationsform dar, bei der die Objektmitteilung absichtslos geschieht. Als 'Existenzmitteilung' ist jedes Kritzelbild als ein Signal zu verstehen, das in den kommunikativen Gebrauch überführt werden kann (vgl. Wichelhaus 1989, 200).

Zusammenfassende Ergebnisse Teil III

Der Teil III der vorliegenden Untersuchung gleicht einer Collage, bei der (literarische) Texte, bildliche Darstellungen und Musikwerke zusammengestellt wurden. Daraus entstand eine Vielfalt von Analysen und Reflexionen, die nicht auf eine Schlussformel gebracht werden können. Dennoch gibt es Ergebnisse der Einzeldeutungen, die sich zusammenfassen lassen. Menschen bringen metaphorisch über Worte (Texte, Gespräche), Körpersprache, Bilder oder Töne ihre Gefühle zum Ausdruck. Diese rufen wiederum beim Beobachter Empfindungen hervor. Es geht um eine Resonanz im Beobachteten als auch im Beobachter. Wie und in welcher Weise sich Erfahrung, Wirkung und Reflexion einstellt, kommt in einer dichten Beschreibung über Vermittlung, Aneignung und Interaktion ästhetischer Erfahrungen in Tagespflegeheimen zum Ausdruck.

Vermittlung, Aneignung und Interaktion in Tagespflegeheimen

1) Das Lesen und Interpretieren eines literarischen Textes, wie es in der vorliegenden Untersuchung dargeboten wird, dient der Gewinnung eines metareflexiven Standpunktes. Es geht darum, wie Verstehen verstanden werden kann, welche Operationen der Verstehende vornehmen muss, welchen Risiken und Beschränkungen ein Verstehensprozess unterliegt. Dabei werden Erfahrungen über Problematisierung und Verfremdung empathischen Verstehens gewonnen, die für eine Untersuchung von dementiell veränderten Menschen in Tagespflegeheimen besondere Relevanz gewinnen. Über das Verstehensproblem hinaus wird ein Zugang zur ästhetischen Erfahrung und Bildung eröffnet. Bildungsprozesse erlangen nicht nur bei ästhetischen Erfahrungen dementiell veränderter Menschen Relevanz, sondern führen darüber hinaus über in den Bereich pädagogischen Handelns, der wiederum einen Bezug „zur Struktur der Unbestimmtheit, kognitionstheoretisch gesprochen zur sogenannten ‚negative capability‘, identitätstheoretisch zur sogenannten Ambiguitätstoleranz" (Overbeck 1999, 3) aufweist. Der in der Untersuchung vorgestellte Text hat für mich als Leser einen fiktionalen Charakter. Er weist „Leerstellen" (Iser 1990) auf, die durch die Textmerkmale der Lücken und Negationen gebildet werden. Aufgrund des Kohärenz- und Konsistenzbedürfnisses für die projektive Besetzung durch den Leser ziehen Leerstellen mich als Leser in den Text hinein. Das nicht Gesagte oder unerwartet Dementierte des Textes erzeugt Ambiguität und Unbestimmtheit. Die erzeugte Ambiguität ist auf das interpersonelle Geschehen in zwischenmenschlicher Interaktion übertragbar. Aus der Konzentration auf Hör- und Sichtbares in der Interaktion zwischen MitarbeiterInnen und Besuchern ergibt sich die sogenannte „Negativität der Erfahrung" (ebd.), die Ambiguität und Unbestimmtheit erzeugt und Einstellungsveränderungen und Perspektivenwechsel notwendig werden lässt.

2) Bei Interaktionen in den Bewegungstherapien spielen Körperwahrnehmung, Körperhaltung, Körperberührung, Bewegungsgestaltung und Atemfokussierung eine bedeutende Rolle. Der eigene Körper wird befragt und zum Ratgeber, wie Impulse zwischen Innen und Außen reguliert werden können. Impulse werden dabei intuitiv geregelt und erst danach 'überprüft'. Der alte Mensch macht eine Grenzerfahrung seiner körperlichen Fähigkeiten. Bewegung führt zum Erlernen des Umgangs mit flexiblen Grenzen, die spielerisch erfahren werden. Sich bewegen heißt dabei lebendig sein, ungezähmten Impulsen folgen, 'neu-gierig', wild und zart, ernsthaft und heiter zu sein. Bewegung bedeutet auszuprobieren und Grenzen auszuloten. Bei der Aneignung der körpereigenen Grenzerfahrungen zeigen die alten Menschen in A ihre Gefühle verbal und nonverbal als Appelle, die an die Therapeutin und die Mitspieler gerichtet sind. Verbale Kommunikation teilt den anderen etwas mit und gibt etwas über sich preis. Nonverbal zeigt sich das Kriterium

des direkten (Körper-)Kontaktes, der als angenehmer oder unangenehmer Grenzüberschritt empfunden wird. In B agieren die alten Menschen auf einer nonverbalen Ebene. Ihre Empfindungen zeigen sich in Mimik, Gestik und Körperhaltung. Wohlfühlen (als Kriterium für Identität) zeigt sich in schnelleren Reaktionen, Konzentration auf die Ballübungen (fangen und wiedergeben), über das Ballspielen werden auch die Mitspieler wahrgenommen. Unwohlfühlen zeigt sich in dem Körperausdruck des 'Sich-hängen-Lassens', mit dem ein sorgenvoller, angespannter Gesichtsausdruck einhergeht.

3) Interaktionen im Spiel knüpfen an die Symbolfähigkeit des Menschen an. Sie kann über gemeinsame Symbole (Liedtexte) zum Ausdruck gebracht werden. Innerhalb des Spielens nehmen sich die Menschen wahr, erinnern sich, teilen etwas mit. Ausgangspunkt aller Bildung ist, dass sich Menschen durch Selbstwahrnehmung und Mitteilungen an andere ihrer Welt vergewissern und die Zugehörigkeit zu einer Gruppe bekunden. In B herrscht beim gemeinsamen Spielen Einigkeit und Übereinstimmung. Dabei wird die Erfahrung von Sicherheit und Kontinuität bedeutsam. Mitteilungen, die keiner Wertung oder Kritik unterliegen, rufen Verwunderung über das Erkennen des Momentes eines Verlustes (Mann, Beruf, Gesundheit) hervor. Es ist der Moment, an dem identitätssichernde Grundlagen verloren gingen. Die Erinnerung der individuellen Erfahrung und die Zugehörigkeit zur Gruppe tragen zur Bildung der (wiedergefundenen) Identität bei. In A vermittelt sich eine Grenzziehung der Territorialität durch sich rivalisierende Gruppen (Gruppeninitiatorin und Schutzbedürftiger gegen die Gruppe der eigenbestimmt spielenden Frauen). Territorium meint dabei keinen vorgegebenen Raum, sondern einen Lern- und Erfahrungsraum. Kritik und Auslachen durch eine 'gegnerische' Gruppe führt einesteils zu schmerzhaften Prozessen der Verunsicherung, verstärkt aber gleichzeitig das Gefühl von Identifikation, Aktion und Schutz durch die eigene Gruppe.

4) Interaktionen beim Gedächtnistraining belegen, dass Menschen mit sekundären Demenzen Erwartungen an andragogische Maßnahmen stellen. Die Menschen in A machen metaphorische Aussagen über ihre Innenwelt. Sie sprechen über ihre seelische Befindlichkeit, bringen ihr Selbst zur Sprache und wünschen, dass das verschlüsselte Ausdrücken ihrer Gefühle vom Therapeuten verstanden wird. Die Therapie birgt dann keine (ästhetischen) Erfahrungen, wenn sie vom alten Menschen nicht als 'interessant' klassifiziert werden kann. Das Üben des Gedächtnisses anhand vorgedruckter Tabellen hat für sie keine Relevanz. (Ästhetische) Erfahrungen machen Menschen, wenn sie eigene Phantasien und Vorstellungen entwickeln können, sie spielerisch einbringen dürfen, Empfindungen und Gefühle 'rauslassen' dürfen, aus eigenem Antrieb und selbstbestimmt handeln können. Seine Identität erhalten bedeutet für Menschen mit Demenzen als Mensch anerkannt und nicht nur als 'Problemfall' wahrgenommen zu werden, menschlichen Kontakt zu ge-

winnen und für einen anderen von Nutzen zu sein. Bei Interaktionen in B steht nicht das Training, sondern die (Essens-)Wahl im Vordergrund. Dies gibt den Alzheimer-Kranken das Gefühl der eigenen Entscheidung, des Wählens zwischen Möglichkeiten, des Weitergebens von Erfahrung und des Austausches mit anderen. 'Essen' wird zum ästhetischen Symbol, das für die alten Menschen die Erfahrung der Differenz erlaubt: zwischen eigenen und fremden Geschmacksvorlieben, zwischen früheren und heutigen Gebräuchen und Gewohnheiten.

5) Bei der musikalischen Interaktion werden Freude, Staunen, Genuss auch nonverbal vermittelt, wenn es gelingt, Instrumenten Töne zu entlocken und damit eine andere Art der Kommunikation zu inszenieren. Ästhetische Ausdrucksformen lassen sich nicht durch Erklärungen und Interpretationen vermitteln, sondern bilden ihre eigenen Ausdrucksformen, die durch Kultur geprägt und in soziale Kontexte eingebettet sind. Neues Erleben bereitet im Sinne Dunckers „den Genuss einer erfüllten Gegenwart" (Duncker 1999, 15).

6) Interaktionen im Rahmen der Ergotherapie in A und des Gemeinschaftsmalens in B zeigen, dass zur sozialen Funktion ästhetischer Tätigkeiten die Mitteilbarkeit ästhetischer Erfahrung und ein bestimmtes soziales Setting gehören. Das Malen bietet darüber hinaus Raum für selbstmimetische Bewegungen. Deutlich wird, dass Bilder Imaginationen erregen. Flächen, Farben und Linien stellen ein ästhetisches Ereignis dar: sie sind mit Vorstellungen von außerbildlichen Figurationen verbunden, regen Empfindungen und Erfahrungen an. Sie werden als Sache akzeptiert, die es zu verstehen gilt. In A wird deutlich, dass die Besucher die Ergotherapie als Leistungsangebot der Einrichtung verstehen, bei der die Therapeutin dem Verbraucher ein Angebot unterbreitet, das den Konsumenten zufrieden stellen soll. In diesem Kontext ist der Wunsch, seine ästhetischen Erfahrungen zu erläutern und Gefühle den MitbesucherInnen mitzuteilen, nicht zwangsläufig gegeben. Stattdessen gibt es den Wunsch nach unmittelbarer Bedürfnisbefriedigung, die sich nicht an bestimmte Regeln hält (wie das Malen der von der Therapeutin vorgegebenen Motive). In der Therapie in B führt die erzwungene Teilung des eigenen Territoriums beim Gemeinschaftsmalen zur Erfahrung der Irritation. Das unerwartete, störende Verhalten des zugewiesenen Partners beim Gestalten stellt eine Herausforderung dar, die verbal oder nonverbal zur Sprache gebracht wird: sowohl dem gemeinsamen Partner als auch dem Bild gegenüber gelten Korrekturen als angebracht. Die innere Selbstwahrnehmung (Wut, Ärger) der Teilnehmer erfolgt aufgrund äußerer Reize (übermalen) und führt zu Stimmungen. Die Stimmungen fängt die Therapeutin auf und überführt sie in allgemeingültige, alltägliche Erklärungsmuster, die alle Teilnehmer kennen und erfahren haben. Der dabei für den Besucher entstehende Bildungsprozess knüpft an die 'Akzeptanz des unvermeidlichen Anderen' an. Mit der Akzeptanz des Anderen ändert sich das eigene Wahrnehmungsverhalten:

ästhetische Empfindungen werden anders empfunden als Alltagsempfindungen. Mit der Wahl von Formen, Farben und Mustern wird der Malende zum aktiven Macher seiner eigenen Empfindungen.

7) Selbstgestaltete, spontane Bilder vermitteln (ästhetische) Erfahrungen. In A finden symbolische Phänomene ihre Ausgestaltung und erfahren ihre Deutung durch metaphorische Erklärungen der Klienten. Über ästhetische Symbole werden unbewältigte Lebenssituationen von den alten Menschen dargestellt und anschließend verbalisiert. Die Symbole werden zu Metaphern von Lebenssituationen, die den MitarbeiterInnen ein Verstehen der Persönlichkeit und der Krisensituationen im Lebenslauf ermöglichen. Die alten Menschen erzählen etwas über und durch ihre Bilder. Was sie erzählen, wird durch die MitarbeiterInnen gedeutet und in einen lebensweltlichen Kontext überführt. Die Alzheimer-Kranken in B interpretieren weder ihre Krisen noch ihre Erfahrungen beim Zeichnen von Bildern. Dennoch machen sie kunstförmige Erfahrungen, die „einer natürlichen Künstlichkeit der menschlichen Existenz und dem Konstruktionscharakter von Kultur" (Mollenhauer 1996, 27 ff.) entsprechen. Damit unterscheiden sich diese Erfahrungen von Kontexten eines gesellschaftlichen Alltagslebens, weil das, was mit den Sinnen vorgeht, entscheidend wird.

8) Spontaneität, (scheinbare) Zufälligkeit, Selbstausdruck, Fragmentierung des Wahrnehmbaren, Energie, Zufallsspuren, Beliebigkeit, Absichtslosigkeit, Irregularität, Individualität sind Parameter des Kritzelexperimentes. Ihnen wird in Tagespflegeheimen wenig Beachtung geschenkt. „Wahrgebungsbilder" (Wedewer), die nicht planend sind und nur der Freude am Spurenlegen dienen, finden bislang wenig Anklang. Ästhetische Bildungsbewegungen, die nicht der Zeichenkompetenz dienen, sondern Rückgriff auf sensomotorische Erfahrungen der Innenwelt nehmen, machen den alten Menschen aber durchaus Freude und zeigen Wirkung: Spontaneität und Rezeptivität, Aktion und Reaktion, Freiheit und Kontrolle. Verbale Äußerungen und künstlerische Werke unterliegen einer Mehrdeutigkeit. Menschen in A deuten ihre Werke und teilen ihre Empfindungen mit. Die Menschen in B reagieren nonverbal. Die Deutung ihrer individuellen Kritzelbilder gleicht einem „ethnologischen Abenteuer" (Rump). Das Deuten von Bildern ist nicht gleichzusetzen „mit einem Kommunikationsprozess mit geringen Übertragungsverlusten" (Höge 1987, 114).

Vermittlungsleistungs- und Aneignungsprozesse im Vergleich

In Einrichtungen der Erwachsenenbildung werden Vermittlungsprozesse und Aneignungsprozesse im konkreten Interaktionsgeschehen ausbalanciert. Sigrid Nolda (1996a, 334 ff.) untersuchte Bildungsveranstaltungen, die mir als vergleichende Grundlage zu andragogischen Maßnahmen in Einrichtungen der Tagespflege dienen.

Im Unterschied zur Erwachsenenbildung mit 'gesunden' Menschen werden Aktivitäten in beiden von mir untersuchten Einrichtungen vornehmlich von den MitarbeiterInnen initiiert. Unterschiede zeigen sich auch in der Annahme durch die Teilnehmer, die sich wiederum auch durch unterschiedliche Krankheitsbilder bedingen.

Vermittlungsleistungen der Therapeuten

In der Bewegungs-, Musik- und Kunsttherapie kündigen die MitarbeiterInnen vor der Stunde an, was die Teilnehmer erwartet. Sie ermuntern oder übergehen nach eigenem Gutdünken die Reaktionen der Kranken, bestimmen dadurch ihre Position und Stellung, nicht zuletzt dadurch erkennbar, dass sie laut und deutlich sprechen.

Um Handlungen zu initiieren knüpfen die Therapeuten in B entweder an erworbenes Wissen aus vorangegangenen Therapiestunden an oder greifen die Biographie des einzelnen Kranken auf. Damit beugen die MitarbeiterInnen Gefühlen der Angst vor Prüfungssituationen, der Überrumpelung, der Überforderung vor. Für die MitarbeiterInnen ist entscheidend, dass alles, was sie anregen und hervorrufen, auch von ihnen gesteuert werden muss. Das setzt eine permanente Reflexion des Mitarbeiters voraus, um den Kranken auch 'auffangen' zu können, wenn er sich überfordert fühlt oder von seiner Angst überflutet wird.

Da es in den Gruppen ein großes „Niveaugefälle" (Altentherapeutin in B), bedingt durch den Verlauf der Krankheit, aber auch durch Bildung und Milieu der Kranken gibt, werden die Inhalte der Stunden in alltagssprachlicher Form vermittelt. Fremd- und Fachwörter werden möglichst vermieden. Wenn sie auftauchen, wie zum Beispiel bei den „indischen Mandalas", wird nur erklärt, welchen Nutzen sie für die Gruppe haben: „Es sind Bilder, die wir gemeinsam malen wollen" (ebd.). Bei der Vermittlung vom Umgang mit Farben, Materialien und Darstellungsweisen liefern die Therapeuten beider Einrichtungen ungefragt Erklärungen, bemühen sich Zeit und besprochene Themen genau einzuhalten. Sie haben, genau wie die Kursleiter der Erwachsenenbildung, das Ziel, den durch ihre vorangegangenen Erläuterungen gesetzten Erwartungen gerecht zu werden. Entscheidendes Unterschiedsmerkmal aber ist bei Alzheimer-Patienten, dass jedem gedachten Widerstand präventiv begegnet wird. Von vorneherein wird beim Malen eine Eieruhr aufgestellt, um die Dauer der Phase des Malens beim Kritzelexperiment oder beim gemeinsamen Gestalten eines Mandalas weder zu verkürzen noch zu verlängern. Einwände dagegen werden, wenn irgend möglich, nicht zugelassen. (Frau Vond hat keine Lust mehr zum Kritzeln. Sie sagt: „Nun ist es aber genug!" Die Altentherapeutin entgegnet ihr: „Die Eieruhr ist aber noch nicht abgelaufen.""). Die Therapeutin verweist implizit darauf, dass es eine Vereinbarung zwischen den Patienten und ihr gibt: Zeit muss eingehalten werden.

Unerwünschte Einwände werden, wenn irgend möglich, übergangen, indem die MitarbeiterInnen in den von ihnen gewählten Gesprächen oder Instruktionen fortfahren. Eine 'Idee' des Kranken wird dann aufgegriffen, wenn sie sich mit dem von den Therapeuten Intendierten bzw. Gewünschten vereinbaren lässt. Darin gehen sie konform mit Kursleitern einer 'normalen' Erwachsenenbildung. Auffällig ist, dass es in B zu keiner Zeit zu einer verbalen Zurechtweisung oder Kritik an den Teilnehmern kommt, sehr wohl aber zu einem Verstärken oder Vermindern von Reaktionen durch Beachtung bzw. Missachtung. Wenn Frau Ried in B beispielsweise während des Kritzelexperimentes vom Kaffeetrinken mit einer bestimmten Person erzählt und auch den Dialog mit dieser Person wiedergibt und kommentiert, übergeht die Altentherapeutin ihre Erzählungen völlig und fordert alle Anwesenden dazu auf, die Augen während des Kritzelexperimentes geschlossen zu halten und nicht zu mogeln. Damit gewährleistet sie die Fortsetzung des Experimentes und verhindert, dass sich alle Aufmerksamkeit auf Frau Ried konzentriert. In A kritisiert die Ergotherapeutin das Verhalten beim Spiel ganz offen: „Hören Sie doch bitte zu. Mir gefällt nicht, dass Sie so schnell weitergehen. Wir wollen uns doch etwas erzählen." Sie äußert damit verbal ihr Nichteinverständnis mit dem Verhalten der Gruppe.

Die Bemerkungen der Kranken werden 'pädagogisch' reguliert. Dies geschieht in B, indem freundlich verallgemeinernd geantwortet wird. In A wird auf die angebotene Leistung als Gewinn für den Teilnehmer verwiesen. Herr Ül beklagt sich darüber, dass er seine „Denkfähigkeit" verloren habe. Die Ergotherapeutin versucht Herrn Ül zum Gedächtnistraining zu motivieren: „Das Gedächtnistraining wird Sie weiterbringen."

Die Vermittlungsarbeit der Therapeuten in B unterscheidet sich von der Wissensvermittlung in Kursen für Erwachsenenbildung und der der Therapeuten in A, indem einzelne Teilnehmer explizit aufgerufen bzw. zum Handeln aufgefordert werden. Zum besonderen Merkmal der Wissensvermittlung bei Alzheimer-Kranken gehört, dass durch Gestik Erklärungen verstärkt werden, um die Besucher zum gegenwärtigen Handeln zu motivieren (Kreise in die Lust malen). Um ein Wissen an die Gruppe übermitteln zu können, muss sowohl eine Beziehung zu den Teilnehmern als Gruppe als auch zu den Einzelpersonen aufgebaut werden, was in der Form der Äußerung von allgemeinen Lebensweisheiten geschieht: „Man muss sich auch mit dem Auseinandersetzen, was man nicht mag" (Altentherapeutin als Reaktion auf die Ablehnung durch den harten Gummiball bei Frau Vond).

Ein Handlungsschema wird bei den Therapeuten in B, im Gegensatz zu Erwachsenenbildungskursleitern, nicht nur initiiert, sondern auch dafür Sorge getragen, dass es befolgt und eingehalten wird. Deutlich gestalten sich Anfang und Ende von Handlungen als separate Einschnitte. Vorab Geplantes soll dabei nicht als spontan und zufällig, sondern als genau überlegt erscheinen. Die Wünsche an die Teilnehmer werden zwar höflich formuliert, signalisieren aber, und dies unterscheidet sie von Erwachsenenkurs-Teilnehmern und den Teilnehmern in A, bei Alzheimer-Patienten keine Aushandlungsbereitschaft.

In A sind Gruppenanforderungen in der Regel an die ganze Gruppe gerichtet. Die von den Therapeuten artikulierten Wünsche an die Teilnehmer ermöglichen Handlungsspielräume. Ein Spielverlauf kann sich ganz anders entwickeln, als er ursprünglich intendiert war.

Gemeinsam ist allen MitarbeiterInnen im Bereich der Erwachsenenbildung, dass sie den Bezug zur eigenen Person herstellen. Der Zweck ist die Selbstdarstellung. Dem Therapeuten dient sie zum „Aufbau eines Vertrauensverhältnisses" (Altentherapeutin in B). Es zeigt sich, dass vor allem Alzheimer-Kranke feine Sensoren für Stimmigkeit entwickeln. „Es schwingt ein Gefühl in den Raum, das der Verbalisierung bedarf" (ebd.). Selbstdarstellerische Tendenzen legitimieren den Kompetenzanspruch, sind funktional und rollengebunden: Aufgabe des Therapeuten ist ein empathisches Einfühlen in die Kranken, ein Nachfühlen seiner Stimmung, ein 'Antreiben' aus der Lethargie in eine Interaktion, die den Kranken auf andere Gedanken bringt bzw. ihn in einer andere Stimmung versetzt.

Die Erwachsenenkurs-Leiter und die MitarbeiterInnen pädagogisch-therapeutischer Einrichtungen nutzen ihr pädagogisches Wissen, um korrigieren oder intervenieren zu können. Hier werden Unterschiede besonders beim fortgeschrittenen Krankheitsverlauf von Alzheimer-Patienten deutlich. Die MitarbeiterInnen intervenieren gemeinsam, indem sie sich nonverbal durch Blickkontakte verständigen, verbal den Kranken 'ablenken', ihn durch Validation oder durch klare Anweisungen zu Handlungen ermutigen oder entmächtigen. Aktivitäten der Kranken werden so gesteuert, dass Folgeaktivitäten den Unterrichts- oder Tagesablauf nicht nachhaltig stören. Reaktionen der MitarbeiterInnen auf Kritik oder Handlungsweisen der Kranken erfolgen nicht spontan, sondern immer aus der Prämisse heraus, die Kontrolle zu bewahren.

Beobachtbare Aneignungsleistungen der Teilnehmer

Die Kranken reden oder handeln in der Regel, um Aufmerksamkeit zu erlangen. Auch dann, wenn Kranke nicht reagieren und MitarbeiterInnen sie bewusst überhören oder übersehen, findet ein nonverbaler Austausch von Mitteilungen statt. In diesem Sinne ist es nicht möglich, „nicht miteinander zu kommunizieren" wie Watzlawick (1969) es definiert. Die Teilnehmer in A und B zeigen verbal, dass sie am Geschehen interessiert sind. Nonverbal reagieren die Kranken durch Gesten, wie das Zeigen mit dem Finger, um anzudeuten, wohin der Ball fliegen soll oder das Vorstrecken der Arme, um zu zeigen, dass sie bereit sind, den Ball aufzufangen. Desinteresse, Langeweile oder Überforderung zeigen sich im Ignorieren (der Ball wird nicht mit den Augen verfolgt), in Übersprungshandlungen (gähnen, sich am Kopf kratzen), in zunehmender Inaktivität. Dabei kann Letzteres aber auch als ein Zeichen des Abwartens gedeutet werden, weil der Patient nicht sofort versteht, was auf ihn zukommt bzw. welche Anforderungen an ihn gestellt werden.

Grundsätzlich zeigt sich die Responsivität der Teilnehmer – und da gibt es keinen Unterschied zu den von Nolda beobachteten Erwachsenenkursen – durch die Bereitschaft, auf die Initiativen des Kursleiters einzugehen, aber auch in der Bereitschaft, den Interaktionsmodalitäten bzw. -wechseln der MitarbeiterInnen zu folgen (vgl. Nolda 1996a, 337). Diese Bereitschaft ist abhängig von der individuellen Einstellung des Einzelnen, neue Erfahrungen auch noch zuzulassen. Darüber hinaus auch von der physischen und psychischen Verfassung. Die Erwartung an die Stunde liegt einesteils in der Hoffnung auf Abwechslung aus dem Alltag, oder in der Erfahrung etwas zu tun, was Freude bereitet.

Interaktionsleistungen

Erfahrungen und Erinnerungen werden sowohl während der Therapien als auch im Aufenthaltsraum spontan beigetragen. Es scheint eine Gewissheit darüber zu geben, dass diese Erinnerungen von allen verstanden werden.

Es gibt in A persönliche Erinnerungen, die der Selbsterinnerung und -darstellung dienen, die innerhalb der Gruppe auf Langeweile stoßen (Gesellschaftsspiele in A). Die Vermittlung der Spielidee, Wissen und Erinnerung auszutauschen, wird nicht aufgegriffen, weil die TeilnehmerInnen nicht an biographischen Erlebnissen der MitbesucherInnen, sondern an einem Spielgewinn interessiert sind. Damit kommt es zu einem 'Machtspiel' der TeilnehmerInnen untereinander, um den ersten Platz, aber auch um die Eigengestaltung der Stunde nach den Regeln der Kranken.

Distanz zu Belehrungsangeboten zeigt sich vor allem in A in einer Form der Ironisierung, in der die Kranken ihre Unterlegenheitsposition gegenüber den Therapeuten in das Gegenteil verkehren wollen. Herr Ül verweist sowohl auf sein Wissen über Afghanistan, als auch auf sein Wissen darüber, dass es eine Welt gibt, in der Fehler erlaubt sind. Er äußert, dass die Menschen in Afghanistan mit Absicht Fehler in die Teppiche weben würden, um zu zeigen, dass sie nicht „gottgleich" seien. Darin zeigt sich ein Wissen, das sich aus dem früheren Beruf bzw. der früheren Position des Kranken ergeben hat. Es ist ein 'Expertenwissen' über fremde Kulturen, womit der Patient die MitarbeiterInnen 'belehren' kann, das eine Reziprozität zwischen Menschen mit sekundären Demenzen und Therapeuten herstellen soll.

Explizite Kritik an den MitarbeiterInnen wird dann erkennbar, wenn das Angebot als 'kindisch' erscheint: „Sie haben wohl im Kindergarten gearbeitet" (Herr Ül zur Ergotherapeutin). In B äußert sich die Ablehnung in der

Verweigerung des Malens, wenn mit Malkästen gearbeitet werden soll. Sie erinnern an den Schulunterricht. Wichtigste Grundlage der Interaktion zwischen Kranken und MitarbeiterInnen ist das Gefühl, wie ein Erwachsener und nicht wie ein 'unmündiges Kind' behandelt zu werden. Dieses Gefühl wendet sich im letzten Krankheitsstadium bei Alzheimer-Patienten, wenn der Kranke wieder die Sehnsucht nach dem Teddybären und der tröstenden Hand der Mutter spürt, so wie Herr F. sie durch seine Klagelaute zum Ausdruck brachte.

Die Kompetenz und Allgemeinbildung der MitarbeiterInnen in B wird von den Kranken unhinterfragt anerkannt. Dementsprechend wird auch das vermittelte Wissen bei den Alzheimer-Patienten nicht hinterfragt. Dies ist ein entscheidender Unterschied zur Erwachsenenbildung in Kursen, der aber auch in A deutlich wird. Sowohl Herr Heiz als auch Herr Ül widersprechen oder argumentieren, wo es um Fragen der Gestaltung einer Stunde oder Interpretation eines Bildes geht. Versteht man die internen Auseinandersetzungen als 'Machtkampf', siegt letztlich aber immer der Therapeut, weil er Argumente findet, die an die institutionelle Überlegenheit der MitarbeiterInnen und an das durch die Krankheit bedingte Manko der Teilnehmer anknüpfen („Das haben Sie nur vergessen", Maltherapeutin in A). Trotzdem reflektieren die Kranken in A darüber, dass die Vermittlungsaneignung auch dem Therapeuten einen Gewinn bringt („Sie brauchen mich und meine Mitarbeit, um Erfolge zu erzielen", Herr Ül).

Reflexion: Ästhetische Bildung in Tagespflegeheimen

Ein wesentlicher Aspekt der vorliegenden Untersuchung galt der ästhetischen Bildung. Die Einrichtungen der Tagespflege haben zwar den Anspruch Menschen mit Demenzen sowohl im Alltag als auch durch die Kunst ein 'sinnliches Erleben' zu bieten, das Wort 'ästhetisch' wurde aber vor allem von den AltenpflegerInnen mehr in einem alltagssprachlichen Sinne von 'harmonisch' und 'schön' verwendet. Auf diese begriffliche Ungenauigkeit weist auch Thomas Lehnerer hin, dessen Ausführungen noch einmal zur Begriffsklärung beitragen sollen. Lehnerer definiert, dass ein ästhetisches Bild zwar ein schönes Bild sei, dass eine ästhetische Theorie dagegen nicht deren Schönheit, sondern deren Thema meine: „sie ist Theorie über das Ästhetische" (Lehnerer 1994, 39). Im Sinne dieser Unterscheidung meint ästhetische Bildung nicht 'schöne Bildung', sondern eine Bildung im ästhetischen Bereich. Dies bedeute allerdings nicht, dass „nicht der Sinn von Bildung durch seinen Gegenstand (das Ästhetische) auch verändert werden könnte und müsste" (ebd.).

Eine weitere Differenzierung im Hinblick auf eine historisch-ästhetische besondere Kulturproduktion definiert Mollenhauer: Wahrnehmungen und

Erfahrungen, die sich angesichts kunstförmiger Ereignisse einstellen, sind zwar auf Aisthesis angewiesen, haben aber darüber hinaus die besondere Charakteristik einer inneren und äußeren Funktion. Ihre äußere Funktion bedingt sich dadurch, dass sie in den Kontexten gesellschaftlich-kultureller Funktionen lokalisiert sind (beispielsweise in einem kulturell eingespielten Habitus). Das bedeutet, dass das Subjekt an den Kultursachverhalten der Bildung orientiert ist. Die innere Funktion begründet sich dadurch, dass bei ästhetischen Tätigkeiten der Organismus immer neu aktiviert wird. Ästhetische Erfahrungen ermöglichen solche Aktivierungen. Das Subjekt konzentriert seine Aufmerksamkeit auf sein Inneres oder anders gesagt auf sein Selbst. Das Thematisch-Werden von Erfahrungsmöglichkeiten zeigt sich durch Nachfragen, Zweifel, Revisionen, die infolge einer Aufmerksamkeit eintreten und Reflexion genannt werden. Sie betrifft sowohl die Wahrnehmung und Erfahrung (ästhetischer) Tätigkeiten und Objekte innerhalb gegebener kultureller Kontexte als auch die Wahrnehmung und Erfahrung in Bezug auf die inneren Empfindungen, ist somit selbst-reflexiv (vgl. Mollenhauer 1996, 28).[140]

Ästhetische Erfahrungen

Um ästhetische Erfahrungen aufzuspüren, wurde beim Kritzelexperiment gefragt: Was geschieht, wenn ein dementiell veränderter Mensch malt? Ausgegangen wurde von einer sich einstellenden Wirkung. Eine Wirkung bei Menschen mit dementiellen Veränderungen zeigte sich sowohl in den beobachtbaren Reaktionen des Organismus, des wacher, aktiver, angeregter Werdens, als auch durch sich einstellende innere Empfindungen, die durch Metaphern verbalisiert oder durch nonverbale Varianten wie Töne oder Bildzeichen wiedergegeben wurden. In A zeigte sich ein intensiveres Wahrnehmen in Form von *Verwunderung* („Warum habe ich diese 8 gemalt?"). Der Prozess des Malens lieferte *Assoziationen* zu bestimmten früher erlebten Situationen (Bootfahren, Kriegserlebnisse) und Situationen, die an 'Schuldrill' erinnerten (ich mag nicht fotografiert, geprüft, vorgeführt werden). Beim individuellen Gestalten in B zeigten sich Bildideen (Landschaft und Insel, Sonne und Oasen), die Assoziationen zu positiv bewerteten früheren Freizeiterlebnissen lieferten.

Beim Ausführen der malerischen Tätigkeiten in der Gruppe wurden in B *Ängste* gezeigt, die auf ein Überschreiten des Territorialraums verwiesen („Warum malt die mir rein?"). Eine Klärung der Situation zeigte sich dadurch, dass die Alzheimer-Kranken sich immer mehr (zu)trauten, mehr zulassen konnten. Farben durften ineinander laufen, eigene Grenzbereiche durften übermalt werden. Durch die Erfahrungen des Gestaltens gelang es Selbstvertrauen zu erlangen, das sich im 'Ausharren' im Malraum, im Zu-

---

140 Ein Überblick über dieBegriffe Ästhetik und Bildung siehe Anhang.

trauen der eigenen Fähigkeiten zeigte und zu einem erhöhten Gruppenstatus führte. Ängste wurden in A verbalisiert. Es entstanden intensive Gespräche über die Bilder.

Analog zu Mollenhauer war für die vorliegende Untersuchung besonders das Thematisch-Werden bei kunstförmigen Ereignissen von Belang. Es ging bei der Gestaltung von Bildern sowohl beim Produzenten als auch beim Rezipienten um ein Reflektieren zwischen Wahrnehmung und Erfahrung, zwischen Zweifel und Selbstvergewisserung. Ästhetische Erfahrung hat Bedeutung für Prozesse der Individuierung. Diese Individuierung ist gegenüber den pragmatischen Lebensproblemen und den sozial-situativen Kontexten distanziert. Sie ist auch der eigenen Individualität gegenüber distanziert, indem der Mensch sich Stimmungen selber aussuchen kann. Diese Form der ästhetischen Ereignisse oder Hervorbringung von Ereignissen als Auseinandersetzung mit den Produkten anderer ist, wie es Mollenhauer nach Pothast und Plessner zitiert, *Lebendigsein auf Versuch* oder *exzentrische Positionalität* (vgl. Mollenhauer 1996, 67). Gemeinsam ist den dementiell veränderten Menschen in A und B, sie sich mit sich selbst (malend) auseinander setzen. Gleichzeitig nehmen sie auch ihre Mitmenschen wacher und differenzierter wahr.

Ästhetisches Verhalten lernen

Für die vorliegende Untersuchung zeigt sich, dass ästhetische Erfahrung im Alltag im Rahmen von Gruppenspielen und Unterhaltung gemacht wird. Darüber hinaus verhilft die besondere Art der musischen und künstlerischen Therapie bei der Erlangung besonderer ästhetischer Erfahrungswerte. Musische Bildung und Kunstunterricht wird nicht in Bezug auf 'Kunst lernen', sondern als Maßnahme verstanden, die eine Erziehung zum ästhetischen Verhalten beinhaltet. Dies bedeutet die Förderung von Wahrnehmung und sinnlich-geistiger Produktivität. Dabei stellt sich die Konstitutionsfrage, ob Ästhetisches überhaupt bildbar bzw. bildungsfähig ist, und wie sich ästhetische Bildung in den nonverbalen Varianten (Kunst- und Musiktherapie) zu den Lebenskontexten gesellschaftlicher Praxis verhalten, auf die sie hinführen.

Im Unterschied zur Studie Mollenhauers gab es keine Versuchsanordnungen, die sich an der historisch-ästhetischen Maßgabe gelungener Kulturprodukte ausrichteten, an denen sich die Probanden 'bilden' konnten. Die Vorstellungen und Inhalte der Werke der Besucher von Tagespflegeheimen führen zurück auf eine frühere schulische Bildung bzw. individuelle Erfahrungen früherer Jahre, sowie Erfahrungen und Anregungen aufgrund andragogisch-therapeutischer Intentionen der MitarbeiterInnen. Diese MitarbeiterInnen sind allerdings ihrerseits Mitglieder einer Kultur, die sich an ästhetisch gelungenen Objekten orientiert, im Sinne der von Mollenhauer definierten „aktuellen Kriterien unserer Kulturlage" (Mollenhauer, 1996, 19).

Der Rückgriff der Therapeuten auf die gelungenen ästhetischen Produktionen unserer Kultur (bekannte Volkslieder, Aquarellmalerei) bedingt die ästhetischen Erfahrungen mit, die in den Produktionen der alten Menschen hervortreten. Therapeuten bringen ihre je eigenen Optionen ins Spiel. Aus diesen kulturellen Voreingenommenheiten ziehen die alten Menschen Urteile. Im Gegensatz zu den von Mollenhauern beobachteten Kindern subsumieren sie Suggestion und Einbildungskraft unter die Verstandesbegriffe der Tradition. Dies wurde besonders deutlich, wenn sie während der ästhetischen Tätigkeit redeten. Im Gegensatz zu den beobachteten Kindern sind sie dann nicht ganz bei ihrem Selbst, bei ihrer Sinnentätigkeit, sondern „exzentrisch bei den argumentativen Umwegen der Sozietät und ihrer Geschichte" (Mollenhauer 1996, 68). Sie sind normativ nicht unbelastet und halten vieles nicht mehr für möglich.

Trotzdem gibt es einen wesentlichen Unterschied zwischen Alltagshandeln und spielerischer Tätigkeit. Mollenhauer erklärt dies sinngemäß: „Im Spiel ist der Erwachsene dem entworfenen Begriff des 'Mensch-Seins' am nächsten, weil Episteme und Praxis, Erkenntnis und Handeln in die Schwebe geraten. Erziehung und Bildung schafft eine soziale Realität, die dem Irgend- oder Nirgendwo des Spiels entgegensteht" (ebd.).

Ein vergleichender Überblick ergibt:

Erleben eines zweckfreien Tuns	Alltagserleben
zweckfreies Malen geschieht nicht für andere, sondern nur für sich selbst	Alltagshandeln richtet sich nach institutionellen Vorgaben
es erfolgt durch eigene Intuition	Interaktionen sind von außen vorgegeben
darf durchaus auch chaotisch sein	verlangt nach logischen Erklärungen, muss dem folgen, was als korrekt gilt
folgt nicht vorgeschriebenen Regeln	richtet sich nach einer festgeschriebenen Ordnung
das Blatt wird nach eigenem Gutdünken gestaltet	Alltagsgestaltung erfolgt nicht individuell

Das, was im Alltag des Tagespflegeheims mit den Sinnen passiert, ist nicht frei von dem, was für 'wahr' oder 'gut' gehalten werden darf. Die besonderen kulturellen Werte und Normen jedes Tagespflegeheims sind das Ergebnis eines gemeinsam eingespielten Repertoires zwischen MitarbeiterInnen und Gästen. Besondere Aufmerksamkeit bei den Gästen erlangt nicht nur das, was ihren sinnhaften Zugang zur Welt bedingt, sondern das, was als andragogisch-therapeutische Maßnahme angeboten wird. Das erstreckt sich auch im Weiteren auf die Therapien (gespielt wird weitgehend, was bekannt ist, bekannt ist, was gespielt wird). Bildung im Sinne von Entwicklung und Veränderung wird durch pädagogisch-therapeutische Intervention und Reflexion dementiell veränderter Menschen unterstützt. Diese wiederum nutzen Bildung (vor allem in A) als Distinktionsmerkmal: Besondere Fähigkeiten und Fertigkeiten, die im Tagespflegeheim erlernt wurden (beispielsweise malen und darüber reflektieren können) werden genutzt, um sich selbst aufzuwerten.

Auch bei der freien Produktion und der frei wählbaren Reproduktion verlassen sich die alten Menschen auf die Anregung des Therapeuten und malen oder musizieren selten (nur in Form des Singens) aus eigenem Antrieb und nach eigenen Vorstellungen. Trotzdem haben improvisierte Töne eine Wirkung, führt das freie Malen von Bildern zu synästhetischen Resonanzen, die über die Maßgabe der Therapeuten „Ressourcen zu erhalten" (Altenpfleger in B) hinausgehen und ästhetische Wahrnehmungen und Erfahrungen zeigen, die kunstförmig erzeugt und frei von pragmatischem Druck sind. Es geht um ein Thematisch-Werden der Ich-Selbst-Beziehung, die sich besonders beim Kritzelexperiment zeigt.

Ästhetische Erfahrungen beim Kritzelexperiment

Die dementiell Veränderten konnten ästhetische Erfahrungen machen, die ihr Interesse weckten und ihren Gefallen oder ihr Missfallen hervorriefen: Erfahrungen der Diskontinuität, der Differenz zu bisher Erlebten, der Überraschung und des Genusses. Im Überwinden der Widerstände vor der unbekannten Situation trat Unerwartetes ein, die alten Menschen wurden sich ihrer Sinne gewahr.

In B wurde das Phänomen deutlich, dass Bildmerkmale als symptomatische Metaphern weniger Aussagen von Erkenntnissen über das Ich, sondern Erkenntnisse, wie sich die alten Menschen dem Zeichenblatt gegenüber verhalten, lieferten. Malen als individuelle Ausdrucksform gab durch Bildkomposition, Zeichenduktus oder Stil Hinweise auf den spezifischen Ausdruck jeder Persönlichkeit. Die Erklärungsmuster des Verhaltens ließen sich auch auf andere Bereiche übertragen (beispielsweise die besondere Weise des Umgangs mit dem Ball). In diesem Kontext interpretiert verwiesen die Kritzelbilder auf psychische Grundkonstellationen, die Parallelen zum Alltagsverhalten der beobachteten Personen zeigten. Wer 'Raum' für sich beansprucht, gerne im Mittelpunkt steht, durch ausladende Gesten auf sich aufmerksam macht, der verhält sich dem Zeichenblatt gegenüber entsprechend. Wer eher ängstlich und zurückhaltend ist, der kommt auch beim Kritzeln schnell ins Stocken.

In A wurde das Phänomen deutlich, dass Bildmerkmale als metaphorische Selbstaussagen einen Zustandsbericht über das unbewusste Ich geben können. Bei der Betrachtung der eigenen in der ersten Kritzelphase entstandenen Bilder durch die Kranken führten sie zu weitergehenden Reflexionen. Es konnte beobachtet werden, dass ästhetische Erfahrung Emotionen freisetzt. Das bedeutet, dass sensomotorische Erfahrungen das Identitätsgefühl 'lockern'. Herr Heiz beispielsweise antwortete auf seine Grundkritzel mit erneutem Kritzeln und brachte sie durch ein Ist-Gleich-Zeichen in Zusammenhang. Darüber hinaus brachte er sie mit der eigenen Person in Verbindung und verglich sie mit der Darstellung der anderen. Ästhetische Bildung bedeutet also einerseits, etwas von seiner Identität preiszugeben („Ich befinde mich in position défens."), andererseits sich mit der Darstellung der anderen vergleichend auseinander zu setzen (Herr Heiz im Vergleich zu Herrn Riems Bild: „Er hat das besser dargestellt"). Ästhetische Bildung ist das Gefühl, das den Kommentar erzeugt, mit dem sich das Subjekt einer Differenzerfahrung bewusst wird. Diese Differenzerfahrung begründet sich aus den anthropologischen Vorgaben, die das Subjekt in seinem Organismus vorfindet. Es gibt sich selbst Interpretationen dazu und stellt sie in den Kontext der Bildbetrachtung anderer Objekte von Mitprobanden.

Ästhetische Erfahrungen sind mit spontanen Äußerungen verbunden. Sie können sowohl Wunschphantasien als auch vom Kranken erlebte 'Realitäten' ins Bild setzen. Die Beziehung zwischen Zeichenmerkmal und seelischer Bedingung kann unter bestimmten Randbedingungen gelten, ist aber nicht zwangsläufig gegeben, weil ein Merkmal viele Ursachen haben kann. Dem menschlichen Geist, dem es auf „handlungsrelevante Isolierungen ankommt" (Schuster, Woschek 1989) mag es plausibel vorkommen, aber eine ausgewählte Beziehung gilt nur unter ganz bestimmten Randbedingungen. Es kann verschiedene Gründe für die Produktion eines Bildmerkmales geben. Der Rückgriff auf die von Mollenhauer verwandten Merkmalslisten hatte für mich das Ziel, die subjektive Interpretation von bildlichen Gestaltungen auf eine 'objektivere' Basis zu stellen.

Kritzeln – Ästhetische Tätigkeit ohne pragmatische Bedeutung

Das Kritzelexperiment hat bislang wenig Anklang in den untersuchten Einrichtungen gefunden. In Tagespflegeheimen wird vorwiegend naturalistisch-realistischen Darstellungsweisen bzw. therapeutisch wirksamen pragmatischen Momenten Rechnung getragen. Dies hat wiederum Auswirkungen auf die Kreativität und Spontaneität der alten Menschen. Es stellte sich heraus, dass alte Menschen mit Demenzen so tief in einer Kultur der Erklärungen und Interpretationen verwurzelt und verwachsen sind, dass die Erinnerungen an vorbegriffliche leibgebundene Anteile des Selbst verdrängt wurden. Damit ist auch ein wesentlicher Bereich der sensomotorischen Erfahrung durch ästhetische Gestaltung verlorengegangen.

Das Kritzeln bietet Raum für ästhetische Bildungsprozesse, weil regressive Verfahren es ermöglichen, spezifische Erfahrungen im emotionalen und sinnlichen Bereich zu machen. Im Sinne der Erkenntnistheorie Piagets (1974) dienen sie als Basisfunktion für den Aufbau höher strukturierter Wahrnehmungs- und Erkenntnisprozesse. Wahrnehmungsverhalten bildet sich mitgängig, wird es nicht thematisiert und geschult, geht es genau wie die kognitiven Fähigkeiten langsam verloren.

Musikalische Interaktion

Musikalische Erfahrungen als historisch-kulturelle Erfahrungen verstanden beinhalten die Komponenten der *alltäglichen* Erfahrungen mit Tönen und Geräuschen und der Schall-Sensationen des Organismus, wie sie sich im Herzschlagrhythmus zeigen. Grundlage zur Deutung der musikalischen Interaktionen im Sinne einer modernen anthropologischen Perspektive ist die Diskontinuität zwischen den pragmatischen Kontexten gesellschaftsförmigen Alltagslebens und ästhetischen auf Kunst hin orientierten 'kunstförmigen' Erfahrungen, Das Ästhetische hat unter der Perspektive 'Kunst' ein gebrochenes Verhältnis zu den alltagsweltlichen pragmatischen Kontexten. Mollenhauer definiert: „Die Erfahrung dieses Bruchs scheint uns, anders als Kontinuitätserfahrungen, dichter an dem zu liegen, was ästhetische Bildung ist" (1996, 21).

Besonders bei den musikalischen Interaktionen zeigte sich, dass Menschen sich kritischer und selbstkritischer mit ihren Empfindungen, Gefühlen auseinandersetzen, dass sie selbstbestimmte ästhetische Entscheidungen treffen. Dies ist nur durch ästhetische Erfahrungen möglich, die Gegenerfahrungen, Vergleichsmöglichkeiten und Irritationen voraussetzen. Im musikalischen Zusammenspiel entstehen Situationen, die Anlass zu Korrekturen der bisherigen Annahmen von Wirklichkeit geben. Dieses Erkennen ist mit Staunen und Genuss verbunden.

Reflexionen einer Forscherin

Meine Reise in eine mir fremde Welt ist beendet. Über drei Jahre sind vergangen, seitdem ich das erste Mal in meinem Leben die Tagespflegeheime für Menschen mit Demenzen betrat. Über lange Zeit hinweg ergriff das Thema von mir Besitz, bestimmte meine Interessen, bestimmte durch die langen Tage am Computer meinen Alltag. Ich setzte mich mit dem eigenen Älterwerden, mit Krankheit und Tod auseinander, stellte fest, dass das von mir zu erforschende Gebiet in seinen zahllosen Aspekten oft 'auszuufern' drohte. Es kam zu einer Projektion der eigenen Erfahrungen auf die zu beschreibenden Ethnien. Ich stand meiner eigenen Gefühlswelt oft hilflos gegenüber. Ich blieb in der von mir besuchten Welt eine Fremde, deren Versuche zu verstehen oft an die Grenze der Belastbarkeit führten. Ich bewunderte die MitarbeiterInnen, die sich Tag für Tag der Trauer, der Angst, dem Gefühl der Sinnlosigkeit der alten Menschen entgegensetzten. Aber es gab auch viele frohe Momente, immer dann, wenn ich spüren konnte, mit welcher Intensität die

MitarbeiterInnen die Beziehung zu den alten Menschen aufnahmen, ihre Persönlichkeiten würdigten und sich über ihre kleinen Erfolge freuten.

Die Besucher der Einrichtungen habe ich traurig und verzweifelt, aber auch froh und heiter gestimmt erlebt. Ich denke an ihre Freude über die kleinen Erfolgserlebnisse beim Malen, an ihre Verzweiflung, wenn es einfach nicht klappen wollte, an die fast andächtige Stille, die sich nach dem Erlebnis der gemeinsamen Musikstunden einstellte, aber auch an den verzweifelten Versuch, inneren Frieden zu finden. Im ruhelosen Umherirren zeigte sich der oft unausgesprochene Wunsch nach Hilfe, um ihre verbleibende Zeit irgendwie doch noch meistern zu können.

Während meiner Beobachtungszeit wechselte ich von der Rolle des Teilnehmers als Beobachter zur Rolle des Beobachters als Teilnehmer. Der entscheidende Unterschied liegt darin, dass der Teilnehmer als Beobachter primär an der Feldsituation teilnimmt und nur sekundär beobachtet, während der Beobachter als Teilnehmer zwar in das soziale Geschehen integriert ist, primär aber seine Rolle als Beobachter wahrnimmt. Während ich Interaktionen zwischen den MitarbeiterInnen und den Besuchern bei Toilettengängen und Gemeinschaftsaktivitäten weitgehend beobachtete und das Deuten des Verhaltens aus der Sicht der MitarbeiterInnen beschrieb, wurde ich bei den Gesprächen mit den alten Menschen in beiden Einrichtungen und bei den Interaktionen im Umgang mit verzweifelten Gefühlen der Alzheimer-Patienten unmittelbar ins Geschehen involviert. Dies barg einesteils die Gefahr „Selbstverständlichkeiten" (Lamnek 1989, 265) zu übersehen, indem ich durch den Prozess der Sozialisation in das zu untersuchende Feld der Gefahr des „going native" (ebd.) ausgesetzt war, andererseits lief ich als Teilnehmer, der beobachtet, Gefahr, die mir von den MitarbeiterInnen gegebenen Informationen 'misszuverstehen'. Zudem bestand das Problem, dass meine Rolle innerhalb der Gruppe den Charakter eines 'Voyeurs' annahm. Deutlich wurden für mich die Rollenkonflikte, die daraus entstanden, 'objektiv' zu beobachten, also eine gewisse Neutralität zu wahren, und gleichzeitig als Teilnehmer 'subjektiv' in einer spezifischen Rolle eine bestimmte Persönlichkeit darzustellen, also meine Meinungen und Gefühle zum Ausdruck zu bringen. Es zeigte sich zudem der Konflikt, dass meine Wünsche und Vorstellungen sich mit meinen Beobachtungen vermischten. Dies hatte übereilte Wertungen und zu rasche Abstraktionen zur Folge.

Jeder Feldforschung, so Greverus, ist inhärent, dass sie eine Erfahrungsebene eröffnet, in der sich Distanzen zwischen Forscher und Erforschten aufbauen oder auflösen, die Gefühle der Bedrohung oder des Glücks auslösen. Das gänzlich andere, die „fremde Nähe" (Greverus) der erfassten fremden Lebenswelt bedeutet ein Auf-sich-selbst-geworfen-Sein, wenn Erinnerungsbilder auftauchen und Fragen nach verschütteten Dimensionen der eigenen Wahrnehmung auftauchen. Der Versuch, sich einer zunächst fremden Wirklichkeit verstehend zu nähern, offenbart Faszinierendes und Bedrohliches. Mit der zunehmenden Transparenz des Forschungsfeldes werden auch Erfahrungen und Gefühle über das Fremde transparenter. Es tauchen Ängste und Gegenfragen auf, die es gilt abzubauen, um den Versuch des Verstehens nicht abzubrechen und sich dem Fremden zu stellen, ohne sich vereinnahmen zu lassen und es zu ertragen, mit den eigenen Gefühlen konfrontiert zu werden (vgl. Greverus 1988, 27-48).

Alle Untersuchungen, die Interaktionen von Menschen zum Thema haben, gelangen früher oder später zu Identitätsfragen, die auch für mich und meine Untersuchung relevant sind. Können dementiell veränderte Menschen die Fragen 'wer bin ich', 'wohin werde ich gehen', 'wo ist meine Heimat', 'wo kann ich mich zu Hause fühlen' für sich beantworten bzw. in sich 'spüren'? 'Heimat', das ist für mich meine Familie, mein Partner, der Raum, in dem ich Geborgenheit, Zugehörigkeit, Hingehörigkeit fühle. Wenn Heimat der Ort ist, wo es den Menschen gut geht, dann kann die Tagesstätte für den Einzelnen so etwas wie eine Heimat bedeuten. Wenn Heimat der Ort ist, an dem er aufgewachsen ist, wo er sterben kann, wo er nicht mehr alleine ist, dann kann dieses Gefühl nur begrenzt und in bestimmten Stunden auftreten. Dann, wenn im Spiel, in der Musik, in Malstunden Erinnerungen ausgetauscht werden, zeigt sich ein Gefühl des 'Angekommen Seins' in der Verbindung mit dem impliziten Wissen des alten Menschen eines 'Bald-nicht-mehr-Daseins'. In einem Tagespflegeheim Grenzen zu überschreiten bedeutet für mich, nachempfinden zu können, was es heißt, krank zu sein und seine Erinnerungen zu verlieren, Verlust zu erfahren, im übertragenen Sinne 'heimatlos' zu werden.

'Ich verstehe meine eigene Welt nicht mehr' bedeutet für mich, dass das unbefragt Vorhandene, das den Kern des Alltags ausmacht, nicht mehr unbefragt zur Disposition steht. Das Tagespflegeheim, so wie ich es in vielen Stunden erlebt habe, schafft für die Besucher eine ihnen vertraute 'neue' Alltagswelt. Sie basiert auf fraglos (vor)gegebenen Kommunikations- und Handlungsstrukturen. Dieser Alltagsort wird zum Ort, wo Kultur auf der intersubjektiven Ebene vermittelt, ausgetauscht und dynamisiert werden kann. Fremd fühlt sich ein Mensch, wenn er fremd unter Fremden bleibt, das bedeutet weit weg von einem 'Daheim'. Es entstehen Gefühle der Desorientierung und der Hilflosigkeit, die einem „Kulturschock" (Greverus 1987) vergleichbar sind. Diese Gefühle habe auch ich empfunden, weil ich meine 'Heimat' kurzfristig verlassen habe und in ein 'unbekanntes Land' mit anderen Regeln, Werten und Normen eingetaucht bin. Der von mir dabei zuweilen empfundene Sinn- oder Territoriumsverlust erscheint mir auf die Gefühle der dementiell veränderten Menschen übertragbar: Heimatlos sein bedeutet Zugehörigkeit und Zusammengehörigkeit als Symbole für Gemeinschaft verloren zu haben und die Bedeutung von Sprache, Zeichen und Symbolen nicht mehr zu verstehen. Das bedeutet einen 'Vertrauensverlust' und bedingt langfristig einen Identitätsverlust. Bei mir erweckt es die Angst, eines Tages auch keinen Raum mehr zu haben, mit dem ich mich identifizieren kann.

Als Forscherin eigne ich mir den Raum einer Tagespflegestätte nicht an. Dies unterscheidet mich von den Mitgliedern der beobachteten Ethnien, die ihren Lebensraum mit Gefühlen besetzen müssen, wenn sie heimisch werden und nicht distanzlos bleiben wollen. Heimisch zu werden bedeutet einen Handlungsspielraum im Alltag zu haben und an einer Vereinbarung mit anderen über den Sinn von Handlungen beteiligt zu sein. Damit wird der Handlungsraum auch zum Identifikationsraum.

Aber auch ich bleibe nicht distanzlos zu dem Erlebten. Es ist mir gelungen eine Analyse zu liefern und doch bleibt eine Grenze des Verstehens. Im Untersuchungsprozess trat sie immer dann auf, wenn das „Eigentliche" (Rohe/Sauter 1990, 241) der von mir beobachteten Menschen und Interaktionen nicht mein Eigentliches war. Dann wurde das Beobachtete oder die Sichtweise meines Gegenübers von mir nicht akzeptiert, weil ich Situationen mit meinen eigenen Augen sah, die fremde Perspektive nicht annehmen konnte. Deutlich wird dies in meinen Feldtagebüchern, bei denen ich eigene Empfindungen, Beschreibungen von Begegnungen, Ideen und Hypothesen wiedergebe. Es sind spontane Wertungen und Deutungen einzelner erlebter Szenen, die ein Ausdruck meiner Irritation, Wut, Ohnmacht oder Fasziniertheit sind. Mein Text deutet nur an, gibt häufig uninterpretiert wieder oder erläutert mittels mir geläufiger wissenschaftlicher Theorienkonzepte. Vieles wird nicht gesagt oder bleibt uninterpretiert. Aber gerade durch das nicht Gesagte oder nicht Interpretierte entstehen Leerstellen, die etwas über mich selbst und meine Beziehung zu den Menschen im Untersuchungsfeld zum Ausdruck bringen. In der Reflexion wird meine Subjektivität sichtbar. In vielen Situationen war ich mein eigener Informant und habe zu wenig bedacht, in welcher Rolle ich für mein Gegenüber gerade agiere: „als Augenzeuge, Insider, Analytiker, Kommentator" (Honer 1989, 301).

Hierin zeigt sich das Problem des auf sich allein gestellten Forschers im Gegensatz zum Forscher in einer Gruppe. Die Kulturanthropologen Sven Sauter und Cornelia Rohe beschreiben das Gespräch in einer Projektgruppe als geprägt von einer spielerischen Distanz. „In dem Maße, wie wir uns gegenseitig anhören und austauschen konnten, wuchs ein Infragestellen unserer unbewussten Werte und Identitätsstützen. Bei einer solchen Annäherung, einem geglückten Verstehen gehen beide Interaktionspartner um die Erfahrung des Andersseins aus der Szene, andersseiend, aber sich gegenseitig darin anerkennend" (ebd. 243).

Anhang

Forschungstableau zu II Lebenswelt Tagespflegeheim

	Die Einrichtungen	Besucherinteraktionen
Fragestell- ungen	Wie äußert sich der Leiter? Wie wirkt der gestaltete Raum auf eine Fremde?	Was sagen die Besucher in A über sich selbst? Wie kommunizieren sie in B verbal / nonverbal miteinander?
Erhebungsme- thoden	Experteninterview (Ton- bandaufzeichnung) Nicht-teilnehmende Beob- achtung (sinnlich- wahrnehmbares Erfassen)	Gesprächsprotokolle (Mitschriften) Beobachtungsprotokolle (Texte über das Beobachtete) Feldtagebuch (Texte über persönli- che Ideen und Empfindungen)
Auswer- tungsmetho- den	Vergleichende Analyse der Konzeptionen Vergleichende Analyse zwischen eigenem Erfah- rungsraum und dem sinnli- chen Erfahren fremder Lebenswelten	Interpretationen von verschriftlich- ten Aussagen Psychoanalytische Textinterpretation der verbalen Kommunikation. Aus- wertung der nonverbalen Kommuni- kation (Mimik, Gestik, Körperspra- che)
Besondere Ergebnisse	Erwartungen des Leiters an die Darstellung der Unter- suchung und an die For- scherin Grenzerfahrungen, Irrita- tionen (Gerüche, Geräu- sche, Atmosphäre)	Spezifische Lebensweltcharakteristi- ken (Sonderwelten) Gruppenspezifische Integrations- und Isolationsformen, individuelle Separierungsbestrebungen Verbale und nonverbale Abstim- mung (gemeinsamer Aufmerksam- keitsfokus, gemeinsame Intentionen, Interaffektivität)
Reflexion (Theorien)	Modell des Fremden, der Fragen aufwirft (Simmel) Theorie der Kompatibilität des Verstehens (Schütz)	Theorie der subkulturellen Gruppie- rungen als integrative oder segrega- tive Identitätsangebote (Greverus) Theorie der „Interpunktionen" (Watzlawick: Verhalten als Ursache und Wirkung)

Besucher-Mitarbeiter-Interaktionen	Interaktionen in den Teams	Zirkuläre Interaktions-prozesse
Wie gestaltet sich das Alltagsleben? Wie verhalten sich die Besucher? Wie wird das Verhalten von den Mitarbeitern gedeutet?	Wie definieren die Mitarbeiter ihre Aufgaben, die Teamarbeit, ihr Berufsverständnis (Interviewleitfaden fragt nach dem „wie" und „wozu" von Handlungen)	Wie erlebt ein Besucher in B die Einrichtung? Wie nutzen die Teilnehmer die Anwesenheit einer Beobachterin?
Teilnehmende Beobachtung Feldtagebuch Beobachtungsprotokolle Gesprächsmitschriften	Mehrphasige problemzentrierte Interviews (der Mitarbeiter kann subjektive Perspektiven und Deutungen offen legen und selbst Zusammenhänge und kognitive Strukturen entwickeln)	Gespräch mit einem Besucher (Mitschrift und Beobachtungsprotokoll) Beobachtende Teilnahme Feldtagebuch
Vergleichende Analyse von Pflegemaßnahmen, Gruppenaktivitäten, Teamsitzungen Analyse des beobachteten Verhaltens Analyse der biographischen Anamnese der Besucher und der daraus resultierenden andragogisch-therapeutischen Maßnahmen	Vergleichende Analyse der organisatorischen Aufgabenbereiche der Einrichtungen, von Selbst – und Fremdbildern, Rollenverständnissen	Interpretation des Gesprächs Analyse spontan entstandener Situationen
Routinen und Rituale als Organisationsanforderungen und als Verbundensein durch gemeinsame Symbole (Singen) Anpassungszwang versus individuelles Verhalten Der Kranke als Typus (Charakter, Mentalität, Habitus)	Definition von Problemen (Status und Anerkennung, inferiore und superiore Stellungen, burn-out-Syndrom) Der Mitarbeiter als Typus (Charakteristische Merkmale, Vorlieben, Eigenschaften)	Reaktionen auf die Rolle Beobachterin Rollenzuweisung durch die Teilnehmer und die Bereitschaft zur Rollenübernahme als Teilnehmerin

Theorie, die besagt, dass Rituale, Sozialität und Individualität auf die Frage der Struktur der Individuen in ihrer Um- welt- und Mitweltabhängigkeit verweist (Greverus) Theorie des Geschmacks (Klei- dung, Möbel, Essen) als Di- stinktionsmerkmal zwischen verschiedenen Klassen (Bour- dieu)	Ethnomethodologisches Modell, dass nach der Struktur von Handlungen und Arbeitsvollzügen fragt (Garfinkel) Theorie der identitäts- sichernden Lebenswelt, deren Merkmale Sich- Erkennen, Erkanntwerden und Annerkanntwerden sind (Mead, Greverus)	Theorie des Nähe- Distanz Problems des Forschers (Lamnek) Theorie der Über- tragung- Gegenübertragung und Selbstbeobach- tung (Nadig)

Forschungstableau zu III Ästhetische Erfahrungen

	Frage-stellungen	Erhebungs methoden	Auswer-tungs-methoden	Besondere Ergebnisse	Reflexion (Theorien nach Mollenhauer)
Leser-Text-Inter-aktion	Wie kann ich eigene ästhetische Erfahrungen machen?	Lesen eines Textes, der Interaktionen zwischen Musikthe-rapeutin und Besu-cherin beschreibt	Hermeneu-tische, psychoana-lytische Textinter-pretation	Texte enthalten Symbole, Appelle, Irritationen, Negationen. Sie zwingen zum Wiederlesen, verhindern vor-schnelle Ent-scheidungen, Ergebnisse	Eigene ästhe-tische Erfah-rungen tragen dazu bei, wie Verstehen verstanden werden kann
Bewe-gungs-thera-pie	Was bewirkt die Be-wegung?	Beobachter als Teil-nehmer	Verglei-chende Analyse der unterschied-lichen Vermitt-lung, An-eignung und Interaktion in A und B	Der Körper wird spielerisch wahr-genommen. Grenzerfahrun-gen der körperli-chen Fähigkeiten der Körper folgt ungezähmten Impulsen, pro-biert Neues aus Gefühle, die sich verbal/nonverbal als Appelle an die Therapeutin richten, werden ausgelöst	Bei sinnlich-symbolischen Interaktions-formen wan-deln sich Gefühle des Ausgeliefert-seins in die Fähigkeit zur Selbstbe-stimmung

	Frage-stellungen	Erhebungs methoden	Auswertungs-methoden	Besondere Ergebnisse	Reflexion (Theorien nach Mollenhauer)
Gemeinsames Spielen	Worin liegt der Sinn des gemeinsamen Spielens?	Teilnehmende Beobachtung	Vergleichende Analyse der unterschiedlichen Vermittlung, Aneignung und Interaktion in A und B	Spiele knüpfen an die Symbolfähigkeit an diese wird über Liedtexte/Spiele zum Ausdruck gebracht als Selbstwahrnehmung/ Mitteilung an die Gruppe	Ästhetische Erfahrungen (Sicherheit, Kontinuität, Identifikation, Aktion, Schutz) tragen bei zur Identitätsstabilisierung
Gedächtnis-training	Was bewirkt ein Sich-Erinnern?	Teilnehmende Beobachtung	Vergleichende Analyse der Interaktionen bei Einzeltherapie in A und Gruppentherapie in B	Metaphorische Aussagen durch ein Sich-Erinnern. In A: Verlust von Eigeninitiative. In B: Erfahrungen der eigenen Entscheidung (Menüwahl), Distinktion (Geschmacksvorlieben), Differenz (früher-heute)	Identität wird durch das Unterdrücken von Gefühlen destabilisiert Vertraute Sachthemen können als autobiographische Identifikationsangebote dienen
Musikalische Interaktion	Wie reagieren die Besucher musikalisch aufeinander?	Beobachtende Teilnahme	Analyse der Wirkungsweisen von Musik auf die Besucher in B	Das musikalisch-therapeutische Setting bietet Raum für Antrieb und Stimmungen; schafft (musikalische) Sozialität	Musik regt Selbst- und Fremderfahrungen an

	Frage-stellungen	Erhebungs methoden	Auswer-tungs-methoden	Besondere Er-gebnisse	Reflexion (Theorien nach Mollenhauer)
Ergo-thera-peuti-sches Malen (in A) Medi-tatives Malen (in B)	Was geschieht beim Malen in der Grup-pe/ Ge-mein-schafts-bildern?	Teilneh-mende Beobach-tung	Verglei-chende Analyse der unterschied-lichen Vermitt-lung, An-eignung und Interaktion in A und B	In A: Setting bietet Raum für Erfahrungsaus-tausch und Ver-balisierung von Empfindungen In B: Erfahrung der Irritation durch Gestaltung mit einem Partner führt zur Tole-ranz des gemein-samen Gestaltens	Ästhetisches Gestalten regt zum Ver-gleich an Die Gruppen-position läuft parallel zur Ausdrucks-entwicklung
Kunst-thera-pie (in A) Freies Malen (in B)	Was wird durch Bilder zum Ausdruck gebracht?	Teilneh-mende Beobach-tung	Verglei-chende Analyse der Interaktio-nen bei der Krisenauf-arbeitung in A, der gestalteri-schen Um-setzung von Bildideen in B	In A: Zeichneri-sche Gestaltung mittels Symbo-len. Verbale Metaphorisierung mit Bezug zur Lebenssituation In B: Antrieb und Stimmungen durch die Wahl von Formen, Farben, Mustern zum Ausdruck bringen	Ästhetisches Gestalten ermöglicht ein Wechsel-spiel von „Ich" (innere Stellungnah-me) und „Selbst" (erworbenen Beständen)

	Fragestellungen	Erhebungsmethoden	Auswertungsmethoden	Besondere Ergebnisse	Reflexion (Theorien nach Mollenhauer)
Das Kritzelexperiment	Wie reagieren die Besucher auf das erzwungene Experiment?	Videobandaufzeichnungen	Analyse einzelner Szenen Hermeneutische Bildanalyse	In A: Verbalisierung von Verwunderung, Irritation Besucher stellen Bezug zur Lebenssituation her In B: Verbalisierung von Erinnerungen. Gestalterische Auseinandersetzung mit den eigenen Kritzelgebärden	Kritzelbilder präsentieren signifikante Bildzeichen und Ausdrucksgesten, die sich vom Betrachter deuten lassen

Abkürzungen

GML	Gesprächsmitschrift Leiter
GMAA	Gesprächsmitschrift A AltenpflegerIn
GMABT	Gesprächsmitschrift A Bewegungstherapeutin
GMAET	Gesprächsmitschrift A Ergotherapeutin
GMAKT	Gesprächsmitschrift A Kunsttherapeutin
GMAST	Gesprächsmitschrift A Sprachtherapeutin
GMAPT	Gesprächsmitschrift A Physiotherapeutin
GMATeam	Gesprächsmitschrift A Team
PA	Protokoll A
GMBA	Gesprächsmitschrift B AltenpflegerIn
GMBAT	Gesprächsmitschrift B Altentherapeutin
GMBMT	Gesprächsmitschrift B Musiktherapeutin
GMBTeam	Gesprächsmitschrift B Team
PB	Protokoll B

Zwei Einrichtungen im Überblick[141]

	Tagespflegeheim A	*Alzheimer Tageszentrum B*
Zahl der Tagesgäste	Bis zu 30 Personen	Bis zu 30 Personen
Altersstruktur der Gäste	Zwischen 35 und 86 Jahren	Zwischen 60 und 80 Jahren
Geschlechterverteilung	Der Anteil der Frauen um ca. 1/3 höher	Der Frauenanteil ist geringfügig höher
Einzugsbereich	Vorwiegend aus der Stadt A	Aus der Umgebung von B
MitarbeiterInnen	Leiter (Sozialpädagoge, Psychotherapeut), 1 Ergotherapeutin, 1 Maltherapeutin, 3 AltenpflegerInnen, 1 Altenpflegerin als Aushilfe, 2 Personen Küchenpersonal, 2 externe Mitarbeiterinnen (Krankengymnastin, Logopädin)	Leiter (derselbe wie in A), 1 Altentherapeutin, 1 Musiktherapeutin, 3 AltenpflegerInnen, 2 externe Altenpflegerinnen als Aushilfen
Alterstruktur der MitarbeiterInnen	Zwischen 35 und 55 Jahren	Zwischen 25 und 60 Jahren
Pädagogisch-therapeutische Maßnahmen	Bewegungstherapie, Ergotherapie, Maltherapie	Konzentrationsorientierte Bewegungstherapie, meditatives und freies Malen, kompetenzzentriertes Arbeiten, Gesprächsrunden
Arbeitsweisen im Ergebnis	Rehabilitativ (ergebnisorientiertes Arbeiten)	Prozessorientiertes Arbeiten (Freude am Tun erhalten, keine Leistungserbringung)
Tagesablauf Mo – Fr wiederkehrend 08.00 Uhr bis 10.00 Uhr	Bringen der Gäste durch Zivildienstleistende, Angehörige oder selbständiges Kommen. Frühstücken (jeder so wie er eintrifft). Behandlungspflege (Medikamente geben, Toilettengänge etc.)	08 Uhr bis 8.30 Uhr: Bringen der Gäste vorwiegend durch Fahrdienst. Gemeinsames Frühstücken. Behandlungspflege

---

141 Stand Dezember 2001/ Januar 2002

10.00 Uhr bis 11.30 Uhr	Therapien (außer Di)	Vorbesprechung der Therapeuten, wer zu welcher Therapie gehen kann, Therapien (Mo. Vormittag Gottesdienst, Mo. Nachmittag Ausflug)
11.30 Uhr bis 13.00 Uhr	AltenpflegerInnen holen Essen aus Großküche, Küchenhilfen decken den Tisch, MitarbeiterInnen verteilen das Essen direkt aus den Tendern, geben bei Bedarf Hilfe beim Essen, Küchenhilfen räumen ab und wischen den Boden	AltenpflegerInnen oder Therapeuten holen Essen aus Großküche, jeweils ein Mitarbeiter verteilt das Essen auf Schüsseln und wärmt es im Herd nochmals auf, Tischdecken, Hilfe beim Essen geben, Tischabräumen, Teller vorspülen, Geschirrspüler füllen
Mittagspause der MitarbeiterInnen	Therapeuten im Wechsel eine halbe Stunde, AltenpflegerInnen nach interner Absprache	Nach Absprache wie es die aktuelle (Personal-)Situation erlaubt
13.00 Uhr bis 14.00 Uhr	Toilettengänge, Mittagsruhe der Gäste	Toilettengänge, Mittagsruhe der Gäste
14.00 Uhr bis 15.30 Uhr	Therapien (das Kaffeetrinken erfolgt für die Teilnehmer während der Therapien), wer nicht zur Therapie geht, kann im Aufenthaltsraum mit einer AltenpflegerIn spielen	Vorbesprechung der Therapeuten, Therapien, wer keine Therapie hat spielt im Aufenthaltsraum mit den AltenpflegerInnen
15.30 Uhr bis 16.15 Uhr	Küchenhilfe deckt den Kaffeetisch, AltenpflegerInnen holen Kaffee und Stückchen aus der Großküche, verteilen sie an die Gäste, helfen beim Essen bei Bedarf, Küchenhilfe räumt den Tisch ab	MitarbeiterInnen decken Tisch, räumen die Geschirrspülmaschine aus, es erfolgt ein gemeinsames Kaffeetrinken, eine MitarbeiterIn räumt den Tisch wieder ab, füllt die Geschirrspülmaschine
16.15 Uhr bis 17.00 Uhr	Verabschieden und abholen der Gäste durch den Fahrdienst	Verabschieden, anziehen und abholen der Gäste durch den Fahrdienst
Besonderheiten	Teamsitzung jeden Dienstag von 10 Uhr bis 12 Uhr. Eine Altenpflegerin übernimmt als Aushilfe das 'Notprogramm'	Teamsitzung jeden Donnerstag. Zwei AltenpflegerInnen übernehmen als Aushilfen das 'Notprogramm'
Pflege- und	Besprechung individuell und	Besprechung der Therapeuten

Therapiepla-nung	nach Bedarf	am Freitag Nachmittag von 14 Uhr bis 16 Uhr, Altenpflege-rInnen gestalten Gruppenspiele mit allen Gästen. Besprechung der Pflegenden am Di. Vormit-tag von 10 Uhr bis 12 Uhr. Die Therapeuten gestalten ein gemeinsames Programm mit allen Gästen im Aufenthalts-raum.
Externe MitarbeiterIn-nen	Die Friseuse kommt einmal wöchentlich (Mi) von 09 Uhr bis 12 Uhr. Die externen The-rapeuten treffen individuelle Absprachen mit den Gästen.	Externe Behandlungen erfolgen in der Regel nicht in der Ein-richtung, sondern werden mit den Angehörigen vereinbart.

Besonders vorgestellte Besucher

In A	*beobachtete Verhaltensmerkmale / Klas-sen nach Bourdieu*
Herr Heiz (beobachtet bei Interaktionen der Besucher untereinander, bei Malthe-rapie, Kritzelexperiment)	der Introvertierte (Bourgeoise)
Herr Riem (beobachtet bei Interaktionen der Besucher untereinander, bei Ergo- und Maltherapie, Kritzelexperiment)	Der Kreative (exekutive Kleinbürger)
Herr Ül (Ergoeinzeltherapie, Gruppen-therapien Kunst und Ergo)	Der Querulant (exekutive Kleinbürger)
Frau Blaul (beobachtet bei Bewegungs-therapie, beim Kritzelexperiment)	Die Fröhliche (Arbeiterin)
Frau Lamm (beobachtet beim Kritzelex-periment)	Die Erstaunte (neues Kleinbürgertum)
Herr Horst (beobachtet bei ergothera-peutischem Malen)	Der Romantische (neues Kleinbürger-tum)
Herr Degel (beobachtet bei Kunstthera-pie)	Der Unauffällige (Arbeiter)

In B	*beobachtete Verhaltensmerkmale / Klassen nach Bourdieu*
Frau May (beobachtet im Alltag und beim Tischkarten gestalten)	Die Unsichere (Arbeiterin)
Frau Vond (beobachtet im Alltag, Gesprächsrunde, bei meditativem und freien Malen, bei Bewegungstherapie, Kritzelexperiment)	Die Bestimmende (Bourgeoise)
Frau Ried (beobachtet im Alltag, Gesprächsrunde, Kritzelexperiment)	Die Unbeherrschte (absteigendes Kleinbürgertum)
Frau Ginski (beobachtet bei Tischkarten gestalten, meditativem Malen, Bewegungstherapie, Kritzelexperiment)	Die Aktive (Bourgeoise)
Frau Lager (beobachtet beim Kritzelexperiment)	Die Verbindliche (neues Kleinbürgertum)
Frau Gabor (beobachtet beim Tischkarten gestalten, Kritzelexperiment und bei Musiktherapie)	Die Selbstbewusste (Arbeiterin)
Frau Zwilling (beobachtet beim Kritzelexperiment und bei Musikgruppentherapie)	Die Aufgeschlossene (neues Kleinbürgertum)
Herr Streich (beobachtet beim Kritzelexperiment)	Der Nervöse (absteigendes Kleinbürgertum)
Herr Albatros (beobachtet bei Musikeinzeltherapie, Einzelinterview)	Der Charmeur (Bourgeoise)
Herr Bartok (beobachtet im Alltag und bei Musikgruppentherapie)	Der Introvertierte (Bourgeoise)
Herr Babbel (beobachtet im Alltag und bei Musikgruppentherapie)	Der Eifrige (absteigendes Kleinbürgertum)
Herr Arnd (beobachtet bei Musikgruppentherapie)	Der Gefällige (neues Kleinbürgertum)
Herr Kade (beobachtet bei Musikgruppentherapie)	Der Bemühte (Arbeiter)
Herr Dien (beobachtet bei Musikgruppentherapie)	Der Kooperationswillige (neues Kleinbürgertum)

Beobachtungsprotokolle

Die folgenden Beobachtungsprotokolle wurden in diese Arbeit mit aufgenommen, weil sie Besonderheiten aufweisen, die zu einem umfassenden Bild der Interaktionen in Tagespflegeheimen beitragen sollen. Feste stellen immer ein außergewöhnliches Ereignis im Alltag von alten Menschen dar. Das hier vorgestellte Herbstfest in A stellt für mich zudem noch eine Besonderheit dar, weil es das erste Mal in meinem Leben war, dass ich an einem Fest für alte, dementiell veränderte Menschen teilnahm. Das Raucherzimmer in A ist insofern etwas Besonderes, weil es nichts Vergleichbares für Alzheimer-Kranke gibt. Wenn ein Patient in B das Rauchen nicht lassen kann oder will, ist er darauf angewiesen, dass eine MitarbeiterIn mit ihm gemeinsam nach draußen geht. Hier gilt das Motto Sicherheit vor individuellen Bedürfnissen. Nur in A gibt es auch die Sprachtherapie, die eng mit der Ergotherapie verbunden ist und die Physiotherapie, die mit der Bewegungstherapie korrespondiert.

Das Herbstfest in A

Alljährlich findet um die Weihnachtszeit im Tageszentrum in A ein Weihnachtsfest mit Basar statt. Ziel ist es, den Angehörigen die Handarbeiten, die in der Ergotherapie entstanden sind, vorzustellen und zu verkaufen, den Honoratioren aus Stadt und Kreis das Zentrum möglichst positiv vorzustellen, den Angehörigen das Zentrum von innen zu zeigen. In diesem Jahr findet erstmalig ein Herbstfest statt, um das Ritual des alljährlichen Weihnachtsfestes zu durchbrechen und den MitarbeiterInnen die Möglichkeit zu geben, in der Vorweihnachtszeit Urlaub zu nehmen. Zum ersten Mal sind auch die Honoratioren nicht eingeladen worden, außer dem Leiter des Dachträgerverbandes, dem Deutschen Roten Kreuz. Ich beobachte:

Anstelle der Sessel an der Flurwand ist eine lange Tafel bereitet worden. Sie ist mit Kuchen und Würstchen, Kartoffelsalat und Fleischkäse sehr liebevoll und geschmackvoll gestaltet worden. Radieschen und Rettiche, Kürbisse und Herbstblumen dienen als Dekoration. Es fällt die Reichhaltigkeit des gedeckten Tisches auf. Der große Speisesaal ist mit Sonnenblumenpapierservietten gedeckt. Darauf stehen Porzellanfiguren, z. B. Kühe, als Dekoration. An den langen Tischen ist jeweils Platz für mindestens 8-10 Leute. Der Leiter dankt dem Personal, freut sich über die gelungene Zusammenarbeit, weist auf den geplanten Neubau im nächsten Jahr hin. Weitere Tische stehen im Flur auf der rechten Wandseite. Hier sitzen die, die im Speisesaal keinen Platz mehr gefunden haben. Eine Altenpflegerin trägt Mundartgedichte vor. Die Kranken unterhalten sich mit Angehörigen oder dösen vor sich hin, einige bemühen sich um Aufmerksamkeit, indem sie laute Zwischenbemerkungen machen. Die Betreuer streicheln über hängende Köpfe, helfen beim Essen, fahren im Rollstuhl sitzende Menschen hinaus, die dringend zur Toilette müssen. Es ist sehr warm im Raum. Die im Flur Sitzenden können leider nicht verstehen, was drinnen im Speisesaal vor sich geht und führen ihre Unterhaltung fort. Auf der rechten Flurseite zeigt ein Raum die zum Verkauf stehenden Handarbeiten der Besucher. Es wird wenig gekauft, höre ich, die Angehörigen sind von den zahlreichen Weihnachtsbasars 'gesättigt'. Es gibt selbstgestrickte Babyschuhe, gehäkelte und gestickte Decken, Batikschals, Keramikvasen, Holzperlenketten. Die Atmosphäre wirkt entspannt und gelöst, die Besucher scheinen glücklich darüber zu sein, ihren Bereich den Angehörigen zeigen zu können. Ein Leierkastenmann erscheint. Es ist ein Besucher, der sein Instrument von zu Hause mitgebracht hat. Er steht im Flur und ruft allgemeine Bewunderung hervor. Zum Abschluss singt ein Altenpfleger und begleitet sich dazu selbst am Klavier: „Bunt sind schon die Wälder." Alle Betreuer singen mit, die Besucher fallen zaghaft ein. Um halb sechs werden die Besucher von ihren Angehörigen nach Hause gebracht oder von Rot-Kreuz-Krankenwagen abgeholt (PA3).

Das Raucherzimmer als Ort des Rückzugs in A

Einer alten Gewohnheit, nämlich der des Rauchens, bleibt eine kleine, eindeutig männlich dominierte Gruppe in A treu. Gemeinsam ist ihnen, dass sie die Gefährdung der Gesundheit durch Rauchen als nicht so relevant einschätzt, dass sie auf den sinnlichen Genuss verzichten möchten. Als Fremde trete ich in das Refugium der Raucher ein und rauche nicht. Das stellt einen Bruch in der alltäglichen Erwartungshaltung dar.

An einem Gruppentisch sitzen zwei ältere Herren und rauchen. „Ist das hier das Raucherzimmer?" frage ich. „Hier dürfen sie", antwortet mir der eine, über seinen Brillenrand hinweg mich musternd. Der Tisch ist mit einer rosa Plastikdecke zugedeckt. Darauf stehen mehrere gefüllte Aschenbecher und es liegen Illustrierte darauf. Im Hintergrund tönt laute deutsche Schlagermusik. Die beiden Herren sprechen weder mit mir noch miteinander. Ich betrachte die selbst gemalten Bilder der Besucher an den Wänden. Die Bilder drücken Stimmungslage aus, zeigen vom Wind gepeitschte Bäume, graue Nebellandschaften, aber auch Ungegenständliches wie Wellen und Kreuze, die scheinbar wahllos das Papier in Felder zerteilen oder ineinander übergehen.
Ein dritter Herr betritt den Raum. Schweigend, ohne Begrüßung, mustert er mich. Alle drei schauen auf mich, sprechen mich aber nicht an. Es herrscht eine Atmosphäre wie in einem Wartezimmer beim Zahnarzt. Blättern in Illustrierten, angespanntes Schweigen. Der Letztgekommene stützt sorgenvoll, wie es mir scheint, seinen Kopf auf seinen Arm. Ich verlasse den Raum und spüre die Blicke in meinem Rücken. Ich sitze im Flur vor der Tür, so dass ich zwar hören kann, aber von innen nicht gesehen werde. Das Schweigen im Raum dauert an (PA9).

Die Sprachtherapie

Die Sprachtherapeutin bzw. Logopädin hat eine eigene Praxis und kommt als externe Mitarbeiterin zweimal in der Woche in die Tagespflege in A. Sie erzählt mir:

„Ich habe zuerst ein Germanistikstudium absolviert und als freie Journalistin gearbeitet. Meine Magisterarbeit beschäftigt sich mit dem Thema Demenzkranker und dem Zugang zu den Patienten mittels Sprachtherapie. Ich habe dann in einer Klinik für Psychotherapie als Linguistin gearbeitet. Die Kindertherapie ist ein Ausgleich zur schwierigen Arbeit mit den Erwachsenen. Kindertherapie beschränkt sich auf eine kurze Zeit. Die Erwachsenentherapie dauert vier bis fünf Jahre. Bei Erwachsenen ist es eine Reha-Maßnahme, die das Ziel der Krankheitsbewältigung hat. Entscheidend ist dabei die Frage, wie geht die Familie mit der Krankheit um. Mit Alten zu arbeiten bedeutet für mich auch hinterher zu rennen, bis der Patient sich öffnet" (GMAST1).

Dies ist wörtlich zu verstehen, sie verfolgt einen weinenden älteren Herrn, der ihr schließlich erzählt, dass er Angst um seine Frau hat, die heute operiert wird. Sie erzählt weiter:

„Der Therapeut ist Freundesersatz. Ich muss mich manchmal abgrenzen, eine Therapiepause einlegen oder den Patienten an einen Kollegen abgeben, weil mir die Beziehung zu eng wird. Ich fühle mich oft überfordert, weil ich zu viele Sachen auf einmal mache, aber ich mache es gerne, auch wenn ich mehr mache, wofür ich eigentlich gar nicht bezahlt werde. Meine Freunde sagen dann, das kannst du so nicht machen. Aber die alten Menschen warten auf mich und ich arbeite meistens länger, weil ich mir Zeit für sie nehme. Die Einrichtung hier sehe ich als Luxus, weil die Patienten hier nicht fahren müssen und ich mit ihnen in einer vertrauten Umgebung arbeiten kann. Die einzige Voraussetzung, die sie erfüllen müssen, damit ich zu ihnen kommen kann, ist, dass sie nicht bettlägerig sind. Die Pflegenden und die Angehörigen initiieren die Sprachtherapie. Aber wenn ich merke, dass der Patient nur kommt, weil es die Angehörigen wollen, breche ich die Behandlung ab. Der Patient muss es auch wollen. Ich arbeite auch drüben im Altersheim. Dort sind die Menschen frustrierter, vegetieren vor sich hin, sind weniger motiviert und verbringen den Tag mit Warten. Trotzdem glaube ich, dass die Institution sekundär für die Behandlung ist. Es kommt auf die Persönlichkeit des Einzelnen an, ob er bereit ist, zur Therapie oder nicht. Die Institution hilft in erster Linie den Angehörigen, damit die Belastung mit dem Kranken nicht zu hoch wird. Die Leute im Altersheim bekommen nur deshalb keine Sprachtherapie, weil keiner davon weiß. Wenn einer mit der Therapie anfängt, dann greifen das die Pflegenden auf. Es herrscht Bedarf. Einen Therapieplatz zu bekommen dauert normalerweise 6 Monate. Hier in der Tagespflege kommen die Patienten sofort dran" (GMAST1).

Heute arbeitet die Sprachtherapeutin mit Herrn Sch. Er leidet seit einem Schlaganfall unter Gedächtnisstörungen und hat Probleme mit der Wortfindung.

„Das Positive", so erfahre ich durch die Sprachtherapeutin", ist, dass gerade bei Menschen mit Multimorbidität interdisziplinär gearbeitet wird. Ich spreche mich mit den Pflegern ab, ob Herr Sch. genug Bewegung bekommt, dementsprechend hole ich ihn im Rollstuhl ab, weil die Pfleger heute schon mit ihm gelaufen sind. Ich stelle fest, dass sein Arm heute sehr herunterhängt und teile dies der Bewegungstherapeutin mit und so weiter. Herr Sch. kommt gerne her, diese Resonanz habe ich von den Angehörigen, mit denen ich regelmäßig telefoniere, damit sie auch darauf achten, dass er seine Hausaufgaben macht. Der Nachteil als externe Mitarbeiterin ist, ich gehöre zwar dazu, aber nicht richtig. Ich bin nicht bei Teambesprechungen dabei und werde nicht bezahlt, wenn ich länger arbeite. Es gibt Rückspracheprobleme, ich bekomme keine Information darüber, dass neue Patienten kommen. Zur Zeit habe ich 5 bis 6 Patienten. Seit der neuen Heilmittelverordnung verschreibt der Arzt, wer in welchem Umfang Therapien braucht. Es erfolgt aber kein Austausch mit dem Arzt, ob die Therapie angenommen wird, ob sie sinnvoll ist usw." (GMAST1).

Herr Sch. bekommt Spielkärtchen, die für Kinder ab vier Jahren vorgesehen sind. Die Therapeutin fragt ihn, was ihm dazu einfällt. Es geht dabei um Wortfindung und Assoziationstraining. Ich protokolliere:

„Sonnenhut – muss man aufsetzen bei Sonnenschein." Die Sprachtherapeutin korrigiert seine Wortendungen, die kaum verständlich sind. Er wendet sich an mich „Mein Chef." Ich interpretiere dies, dass er die Therapeutin als seine Vorgesetzte ist, die ihm sagt, was er falsch macht.
Es geht weiter: „Ball – Ich war Trainer von der jüdischen Gemeinde in ... . Baseball hat mir Spaß gemacht. Die waren gut."
„Sack – Lachsack, hab' ich im Keller, wenn ich traurig bin."
„Esel – hab' ich in Spanien gesehen." Er versucht, das spanische Wort für Esel zu finden: „Ano?". Die Therapeutin verspricht, zu Hause im Wörterbuch nachzuschlagen.
„Sonne – (mühsam, unter Tränen) mein Junge". Die Therapeutin versucht Hilfe zu leisten.
„Laterne? Lichter?" Herr Sch.: „Halloween" (winkt ab, weil er die dazugehörige Geschichte nicht erzählen kann).
Die nächste Übung gilt dem Gedächtnistraining. Die Therapeutin nennt einen Buchstaben des Alphabets, Herr Sch. soll das Tier mit dem passenden Anfangsbuchstaben finden: Therapeutin: „A." Herr Sch.: „Das ist leicht. Esel." (Meint Herr Sch. vielleicht wieder den spanischen Begriff für Esel – „Ano?".)
Die Therapeutin korrigiert ihn: „Ein kleines Tier, dass im Wald lebt, schwarz ist und krabbelt." „Ameise", antwortet Herr Sch.. Bei dem Buchstaben B findet Herr Sch. kein Tier. Die Therapeutin erklärt ihm ein Tier, das Honig sammelt. Herr Sch. findet richtig den Begriff „Biene." Beim Buchstaben C erklärt die Therapeutin, dass sie ein Tier sucht, das die Hautfarbe wechselt und im Wasser lebt. „Frosch", antwortet Herr Sch. und wird aufgeklärt, dass das Chamäleon gemeint sei (PA35).

Die Physiotherapeutin

Zweimal pro Woche für fünf Stunden kommt die Physiotherapeutin. Sie ist freie Mitarbeiterin und für die Krankengymnastik zuständig. Auf dem Behandlungsbett liegt Frau S., die über das ganze Gesicht strahlt. Frau S. kann nur einzelne Worte sprechen, aber ihre Gestik sagt viel über ihre Befindlichkeit aus. Auf meine Frage, ob es ihr heute gut gehe, strahlt sie über das ganze Gesicht und streckt nacheinander die Beine in die Luft, um zu zeigen, dass sie noch beweglich ist und dies auch genießt. Die Physiotherapeutin wirkt dynamisch, sportlich, aktiv. In Schwarz gekleidet verbreitet sie auf mich, anscheinend auch auf ihre Patienten, den Eindruck, jetzt passiert etwa Außergewöhnliches, das gut tut. Während sie die verkrampften Finger von Frau S. vorsichtig auseinanderbiegt, ihre Füße massiert, sich über sie auf das Bett kniet, um ihr beim Beckenkreisen zu helfen, was äußerst anstrengend aussieht, bietet sie mir an, etwas über sich zu erzählen:

„Ich bin selbständig und komme zweimal die Woche hierher. Die Patienten kriege ich zugewiesen. Bin bei Teambesprechungen dabei, wenn es um meine Patienten geht. Hier bin ich seit einem Jahr. Ich habe feste Patienten, kann aber auch wechseln, falls es erforderlich ist. Teilweise kenne ich die Patienten, unabhängig von der Einrichtung hier. Vorwiegend bin ich für Krankengymnastik da, mache aber auch Massagen als begleitende Maßnahme. Frau S. kam in die Praxis nach A und fragte, ob ich hierher kommen kann. Jetzt habe ich hier 13 Patienten, manche einmal, andere zweimal pro Woche. Ich muss mir die Arbeit so einteilen, dass ich in der Mittagspause niemanden behandeln kann. Ich habe eine Praxis, und das ist auch gut so, denn ich könnte das hier nicht nur machen. Es gibt Patienten, da gibt es keine Motivation. Es ist für die Katz. Hier behandle ich Patienten mit Schlaganfall, Parkinson, Schulterluxation. In der Praxis habe ich mehr Abwechslung. Zum Beispiel Herr O., der will nicht mehr, ich kann nichts erreichen. Da stellt sich die Gewissensfrage. Ich habe das Rezept, das ich fertig machen will, aber ich habe das Gefühl, dass es nichts mehr bringt. Was toll ist an dieser Einrichtung, dass was gemacht wird. Aber die Patienten haben keine Eigeninitiative. Sie warten, bis die Therapie kommt. Sie bekommen alles angeboten. Von sich aus passiert nichts. Das liegt einerseits in der Person selber, wie viel Kampfgeist eine Person hat und dann, weil man alles angeboten bekommt. Allerdings, wenn man weniger bieten würde, käme auch nichts. Ich denke an einen Patienten. Der sitzt nur, könnte sich Bewegung verschaffen, tut er aber nicht. Für die Kranken ist das hier mehr als nur Gymnastik: Ansprache, Zuhören. Aber ich kann eine Lebensberatung nicht leisten. Meine Aufgabe ist es, körperlich fit zu machen. Man muss sich abgrenzen, sonst würden mich die Leute runterziehen. Das hängt auch vom Krankheitsbild ab, wie Menschen mit Krankheit umgehen. Ich ziehe meinen Hut vor diesem täglichen Kampf. Aber für manche wird Krankheit zum beherrschenden Thema generell. Andere arrangieren sich. Wenn ich da bin, wird Krankheit zum beherrschenden Thema. Manche reden ständig darüber. Der Umgang mit der Krankheit ist eine Charaktereigenschaft. Da steckt viel Egoismus dahinter. Wenn Krankheit im Alter auftritt, geht man anders damit um, weil die Lebensperspektive nicht mehr so groß ist. Ich mache diesen Beruf gerne und bekomme viel zurück. Beruf kommt bei mir von Berufung, das bedeutet Mitleiden, Gefühl zeigen. Nach vier Wochen merkt man, ob man das kann. In der Praxis sind es die Kinder mit ihrer Energie, hier ist es das Sich-verantwortlich-Fühlen. Die Patienten sind abhängig von mir. Wenn ich in den

Urlaub gehe, sagen die zu mir, ‚Das können sie doch nicht tun!' Der Patient erwartet, dass ich immer für ihn da bin. Bei vielen Patienten ist es Egoismus. Für mich ist es ein gutes Gefühl, wenn ich helfen kann, wenn sich die Situation verbessert. Das ist für mich ein Erfolgserlebnis. Bei Misserfolgen muss ich mir meine eigenen Versagensängste eingestehen. ‚Du warst nicht gut genug!' Burn out kenne ich auch, aber ich kämpfe dagegen an, weil ich meinen Beruf liebe. Manchmal taucht das bei besonders schwierigen Patienten auf. Bei Frau K., da sitzt alles fest, da bewegt sich nichts. Was hat sich der Arzt dabei gedacht? Da mache ich doch mehr kaputt. Ich kann dann einen Bericht schreiben, ob das prognostisch sinnvoll ist. Aber bei chronischen Krankheiten geht die Behandlung über Jahre weiter, ohne dass nachgefragt wird, ob es sinnvoll ist. Ich kann das zwar im Bericht schreiben, aber ich tue das nicht. Das wäre ein Ablegen, da hätte ich moralische Bedenken" (GMAPT1).

Frau S. lächelt oder guckt sorgenvoll oder verzieht das Gesicht. Die Physiotherapeutin reagiert sofort, fragt nach. Die Patientin dankt es ihr durch liebevolles Armdrücken. Die Therapeutin sagt:

„Die Patienten lassen es mit sich geschehen. Sie haben Wünsche, die ich ihnen aber nur bedingt berücksichtigen kann. Der Patient will liegen und sich bewegen lassen, weil er im Stehen unsicher ist und Angst hat umzufallen. Laut Krankenkasse stehen dem Patienten 20 Minuten zu, es werden aber meisten 30 oder 45. Das bezahlt mir niemand, aber ich kann die Patienten nicht einfach so abfertigen. Die warten hier doch wirklich auf mich" (GMAPT1).

Erläuternder Überblick zu den Begriffen Ästhetik und Bildung

Ästhetik (abgeleitet vom griech. aisthesis = sinnliche Wahrnehmung, Begründer Baumgartner 1750)	ist die Lehre von der Wahrnehmung, der Sinnlichkeit, der Rezeptivität. Sie bildet eine Dichotomie zur Logik, als Lehre vom schlüssigen, folgerichtigen Denken und Argumentieren.
Der Ästhetikbegriff enthält eine (durch Kant aufgeklärte) Differenz.	Als ästhetisch gilt die sinnliche Beziehung zu Gegenständen: objektiv die Wahrnehmung; subjektiv das Gefühl (unsere sinnliche Beziehung zu uns selbst). Zum Bereich des Ästhetischen zählt im weitesten Sinne die gesamte Welt der Kunst, der Medien, des Designs, der Umweltgestaltung etc..
Bildung (ursprünglich Gottesebenbildlichkeit mit der Zielvorstellung: wieder eingebildet werden in Gott) differenziert sich durch unterschiedliche Bedeutungen	im Sinne von Bilden, als eine Tätigkeit, Produktivität, die zielgerichtet und organisch etwas von einem unvollkommenen, rohen, unentwickelten in einen entwickelten Zustand überführt; im Sinne von körperlicher, geistiger und kultureller Entwicklung des menschlichen Subjekts, eine Bildung, die über Erziehung hinaus, Reflexivität und lebenslanges Lernen impliziert. Als soziokultureller Wert ist Bildung ein Distinktionsmerkmal (seit dem Bürgertum gilt Bildung als Unterscheidungsmerkmal der jeweiligen sozialen Selektion).
Bildung als (programmierbarer) Vorgang gedacht, bedeutet Erziehung.	Erziehung unterstützt die Entwicklung eines Menschen durch pädagogische Reflexion und Intervention.
Der moderne Erziehungsbegriff umfasst	nicht nur musische Bildung, Kunstunterricht, sondern Erziehung zum ästhetischen Wahrnehmen und Verhalten.
Ästhetische Erfahrungen macht der Mensch durch	alltägliche Verhaltensweisen, bei denen 'außerschulische' Interventionen (Unterhaltung, Werbung, Internet) zum Tragen kommen, besondere Arbeitsformen (Kunstwerkstätten, Musikschulen etc.), bei denen Künstlerisches besonders gefördert wird.
Ästhetische Wirkung (was geschieht, wenn ...) kann sich erklären durch	Reaktionen des Organismus auf ein ästhetisches Zeichen/Symbol, eine sich einstellende innere Empfindung führt zu einer ästhetischen Erfahrung.

Wie lässt sich diese Erfahrung beschreiben?	Die Beschreibung der Wirkung einer inneren Resonanz erfolgt durch sprachliche Metaphern, nonverbal durch Töne und Bildzeichen (Was bewirkt die ästhetische Erfahrung?).
Wie unterscheidet sich ästhetische Bildung von anderen Bildungsvorgängen?	Thematisch-Werden von Sinnesereignissen mit Bezug auf Ich und Selbst (ermöglicht durch die artifizielle und darin enthaltene fiktive Distanzierung von Aisthesis-Phänomenen überhaupt und durch das Mittel der Kunst-Form).

Verhalten der Probanden beim Kritzelexperiment in B

Verhalten der Probanden in der Einführungsphase

Nr.	Band	Szenen 1 bis 3
1	1. 2.00-4.12	Frau Lager stützt ihr Kinn mit der Hand ab. Sie blickt aufs Xylophon und beginnt zu spielen. Die Augen blicken auf die Therapeutin, dann auf das Instrument. Sie lächelt. Sie gibt das Instrument weiter und beschäftigt sich sofort mit den Holzdreiecken auf dem Tisch. Ihr Blick wandert zu Frau Vond. Die Hände sind gefaltet, eine Hand streicht das Haar glatt, der Blick wandert zur Therapeutin, dann blickt sie geradeaus. Die Therapeutin steht auf, Frau Lager folgt ihr mit den Augen. Sie faltet die Fingerspitzen aneinander, verschränkt die Hände, blickt geradeaus. Ihre Mimik wirkt ruhig entspannt, abwartend. Sie vollführt eine kurze Bewegung mit der rechten Hand nach links und dreht dann ihre Daumen. Als die Therapeutin das Xylophon ergreift, sieht Frau Lager auf das Instrument, streckt den Kopf vor, um es betrachten zu können. Die Therapeutin legt das Instrument auf dem Tisch ab, um etwas zu holen (sie ist nicht im Bild). Die Augen von Frau Lager folgen der Therapeutin. Es wird sichtbar, dass die Therapeutin einen Stift geholt hat, den Frau Lager nun betrachtet. Die Therapeutin malt in die Luft, gibt Frau Lager den Stift in die Hand, hält ihn mit ihr zusammen fest. Beider Blick ist fest auf den Stift gerichtet. Frau Lager schaut kurz hoch. Sie hält den Stift nun alleine. Sie wirkt konzentriert, abwartend.

2	5.16-5.34	Die Therapeutin gibt den Stift an Frau Ried. Im Bild erscheint Frau Rieds rechte Hand, die den Stift locker entspannt zwischen Daumen und Mittel- und Zeigefinger festhält. Die Altentherapeutin malt einen Halbkreis in die Luft. Frau Lagers Blick folgt der Bewegung in der Luft. Im Bild erscheint die Hand von Frau Vond. Sie umschließt den Stift mit vier Fingern und dem Daumen. Die Bleistiftspitze zeigt in Richtung Blatt.
3	5.35-5.58	Frau Ried beugt sich vor. Die Therapeutin verschwindet im Hintergrund und kehrt an den Tisch zurück. Der Blick von Frau Ried folgt der Therapeutin. Frau Lager wendet den Kopf zur Therapeutin, die hinter ihr steht, um ihre Worte zu verstehen. Sie setzt den Stift kurz aufs Blatt, hebt ihn sofort wieder an und blickt freundlich auf Frau Ried. Die Therapeutin eilt, um Frau Lagers Stift mit zu umpacken. Frau Lager blickt auf die Hände, die nun gemeinsam den Stift halten. Frau Ried hält ihren Stift unverändert locker in der Hand, Frau Vonds Stift berührt immer noch mit der Spitze das Blatt. Frau Lager setzt nun ebenfalls die Stiftspitze aufs Papier und blickt auf das Blatt.

Verhalten der Probanden in der 1. Kritzelphase

Nr.	Band	Szenen 4 bis 27
4	5.58-6.23	Die Kamera schwenkt auf die Zimmerdecke und zurück zu Frau Lager, die nach unten blickt. Sie hält den Stift mit Zeigefinger und Daumen und malt auf der Blattmitte mit der rechten Hand. Die linke Hand ruht, leicht geschlossen, auf ihrem Blatt. Ein kurzer Kameraschwenk zu Frau Vond führt sofort zurück zu Frau Lager, deren Hand auf dem Blatt einen Kreis zieht, während sie den Kopf gerade und die Augen geschlossen hält. Es wirkt wie eine Demonstration, dass sie nicht auf das Blatt schaut und die Augen geschlossen halten kann, so wie es die Therapeutin von ihr verlangt.
5	6.24-6.30	Frau Vond hält den Stift noch immer in der Faust. Ihr Kopf ist gesenkt. Sie zieht am linken Ende des Blattes Kreise, setzt den Stift auf der unteren Blattseite neu an und folgt mit dem Kopf der Bewegung des Stiftes.
6	6.31-6.36	Frau Ginski hält den Stift mit Daumen und Zeigefinger. Die Spitze des Stiftes fährt auf der Blattmitte hin und her. Sie setzt ab. Ihr Blick ist nach unten auf das Blatt gerichtet.
7	6.37-6.39	Frau Vond bewegt den fest umschlossenen Stift auf der Blattmitte. Ihre Körperhaltung wirkt konzentriert und angespannt.
8	6.40-6.53	Frau Lager betrachtet ihr Kritzelbild. Der Stift bleibt dabei vom Blatt hochgehoben.

9	6.52-6.57	Frau Ginski fährt mit dem Stift auf der rechten Blatthälfte hin und her. Es entsteht ein Strichbündel mit dem der weiße Untergrund übermalt wird.
10	6.58-7.01	Frau Vonds linker Arm liegt entspannt neben dem Blatt. Sie holt schwungvoll mit der rechten Hand, die den Stift fest umschlossen hält, aus und kreist von der Blattmitte zur linken Seite.
11	7.02-7.12	Frau Ginski schraffiert sanft mit der Spitze aufsetzend die obere rechte Blatthälfte. Sie blickt konzentriert auf das, was ihre zeichnende Hand tut.
12	7.13-7.19	Frau Ried hat die Augen mit der Hand bedeckt. Frau Vonds Gesicht wirkt konzentriert, die Augen sind entspannt geschlossen. Sie wirkt ernst und vertieft. Frau Ginskis Hand mit Stift zeigt, dass sie am äußersten oberen Blattrand, da wo das Blatt durch das Holz befestigt ist, mit dem Stift hin und her fährt. Ihr Blick folgt dem, was sie tut. Beide Teilnehmerinnen sind in ihre Arbeit vertieft und wirken tief versunken in ihr Tun.
13	7.20-7.25	Frau Lager und Frau Ried halten jeweils ihre Stifte entspannt in der Hand, ohne dass diese das Blatt berühren.
14	7.26-7.47	Frau Lager setzt den Stift aufs Blatt und hebt ihn gleich wieder hoch und verharrt.
15	7.48-8.03	Frau Vond, mit geschlossenen Augen, ist auf ihr Tun konzentriert. Frau Lager lächelt in die Kamera. Sie setzt den Stift erneut an. Frau Vond hat den Kopf gesenkt und konzentriert sich auf die obere Hälfte ihres Blattes.
16	8.04-8.09	Frau Lager hat den Kopf erhoben. Die Augen sind geschlossen. Sie lächelt. Der Stift wird auf der Blattmitte akzentuiert (als wenn sie einen Punkt setzen wollte).
17	8.10-8.20	Frau Vond rahmt ihr Bild auf der linken Seite, blickt kurz hoch; sie konzentriert sich darauf, nicht über den Blattrand hinaus zu malen.
18	8.21-8.24	Frau Lager lächelt kurz in die Kamera mit geöffneten Augen. Frau Vond hält den Kopf dicht über ihr Bild gesenkt und malt einen Rahmen am rechten Bildrand.
19	8.25-8.33	Frau Lager lächelt kurz in die Kamera. Ihre Augen sind wieder geschlossen, werden aber sofort wieder geöffnet, um in den Raum zu sehen.
20	8.34-8.42	Frau Vond rahmt ihr Bild am oberen Ende. Sie blickt nach unten.
21	8.43-8.48	Frau Lager blickt lächelnd in die Kamera. Frau Vond zieht weiterhin konzentriert mit gesenktem Blick den Stift übers Papier.

22	8.49-9.18	Frau Lager lächelt ein Gegenüber an (nicht im Bild). Sie schließt die Augen und lässt den Stift über die Blattmitte fahren. Frau Vond sitzt leicht vorgebeugt, wirkt dynamisch, aktiv beim Kreiseziehen am rechten oberen Bildrand, wechselt nach links, quer übers Blatt. Frau Lagers nun geschlossene Augen und das sanfte Lächeln weisen auf Entspannung. Ihre Hand fährt über die Blattmitte, es folgt ein kurzer Blick in die Kamera, sie schaut nicht aufs Blatt, fährt aber mit dem Malen fort. Die linke Hand fährt mit den Fingerspitzen über das Blatt, während ihre rechte mit dem Stift von der Blattmitte zur rechten Seite fährt. Ihr Mund ist leicht geöffnet. Das Gesicht wirkt entspannt und vermittelt Freude am Tun.
23	9.19-9.23	Frau Vond zeichnet konzentriert, es wirkt auf den Betrachter wie harte Arbeit. Ihre Augen blicken nur nach unten, ob sie geschlossen sind, ist nicht erkennbar. Ihr linker Arm liegt angespannt neben dem Blatt. Sie zieht in der Blattmitte sehr bemüht den Stift in einer Auf- und Abbewegung hin und her.
24	9.24-9.26	Frau Ginskis linker Arm liegt auf dem Schoß. Mit der rechten Hand schraffiert sie ein Feld auf dem Papier. Ihr Blick folgt dem Bleistift, der zwischen der Blattmitte und dem Bildrand hin und her fährt.
25	9.27-9.42	Frau Ried lächelt mit roten Apfelbäckchen in die Kamera. Sie zieht Kreise in der Mitte des Papiers, wirkt freudig und entspannt. Ihr Blick ist auf das Papier gerichtet. Als sie bemerkt, dass sich die Kamera auf sie konzentriert, blickt sie kurz hoch.
26	9.43-9.49	Frau Vonds Stift kreist am unteren Bildrand. Ihr Kopf ist gesenkt in Richtung des Stiftes. Die Stiftspitze ist senkrecht auf das Blatt gerichtet. Der Stift wird fest umschlossen.
27	9.50-10.00	Frau Ginskis Stift liegt fast waagerecht auf dem Papier. Er wird von ihrem Daumen und Zeigefinger gehalten. Sie stützt sich mit dem linken Arm an der Stuhllehne ab. Sie führt klare, konzentrierte Bewegungen mit viel Druck aus, führt den Stift übers Papier und verfolgt ihn mit den Augen.

Verhalten der Probanden in der 2. Kritzelphase

Nr.	Band	Szenen 28 bis 45
28	10.01- 10.05	Frau Vond schaut auf das Bild von Frau Ginski. Sie wischt sich den Mund. Der Stift bleibt mit der Spitze auf dem Papier, wird nun aber leicht schräg gehalten. Sie wirkt erschöpft.
29	10.06 - 10.11	Frau Ginski betrachtet ihren Stift genau. Sie schaut kurz hoch und setzt wieder zu malen an.
30	10.12- 10.38	Frau Vond malt mit einem blauen Filzstift aus. Sie hat sich über ihr Blatt gebeugt. Der Stift wird nun zwischen Daumen und Zeigefinger entspannt gehalten. Auf ihrem Blatt liegt ein Päckchen mit Farben, aus dem sie Stifte entnimmt. Die linke Hand liegt auf dem Papier und hält die Stiftkappe fest.
31	10.39- 11.46	Schwenk über alle Teilnehmer. Frau Ginski zieht einen blauen Farbstift aus dem Filzstiftmäppchen. Sie legt die linke Hand auf ihr Zeichenblatt und beginnt mit der Rechten um ein braun schraffiertes Farbfeld eine Begrenzung zu ziehen. Sie setzt in der Mitte der linken, von ihr vorgestalteten Farbfläche an und fährt mit dem Stift bis ans untere Ende der Farbfläche. Sie wirkt voll auf ihr Tun konzentriert.
32	11.47- 11.55	Frau Vond beugt sich über ihr Blatt, hält in der linken Hand die Stiftkappe und zeichnet mit der rechten Hand ein Farbfeld sorgfältig aus.
33	11.56- 12.24	Frau Lager wählt einen blauen Farbstift. Sie malt zwischen vier rote Formen eine blaue Form, die wie eine Blume oder ein Herz aussieht. Sie stützt den Kopf im Nacken ab und ist nur auf ihr Blatt konzentriert.
34	12.25- 12.45	Frau Ried hält ihre linke Hand auf die Mitte ihrer gezeichneten Linien und umfährt mit der rechten den äußeren Rand ihrer oberen Wellenlinie mit blauer Farbe. Dann blickt sie in die Kamera.
35	12.46- 12.52	Frau Lager setzt die Reihung ihrer Herzen oder Blumen mit der Farbe Blau fort. Frau Vond hat zur Farbe Gelb gewechselt und malt zwischen ihren Linien aus.
36	12.53- 13.13	Frau Ginski setzt in der Mitte der braun schraffierten Farbfläche an, um sie nunmehr, von links nach rechts den Stift führend, blau zu begrenzen. Sie fährt mit dem Stift in einem schwungvollen Bogen nach oben, entlang der braunen Fläche, bis dahin, wo am oberen Rande des Bildes eine blaue Farbfläche beginnt. Diese Fläche begrenzt sie bis zum linken Blattende mit einer blauen Unterstreichung.

37	13.14-13.20	Frau Vond betrachtet intensiv ihr Blatt. Sorgfältig bemalt sie die Fläche zwischen den vorgezeichneten Bleistiftlinien mit einer braunen Farbe.
38	13.21-13.46	Frau Lager betrachtet ihr Werk. Sie hält den geschlossenen blauen Farbstift in der linken Hand. Mit der rechten setzt sie zum Malen mit einem roten Farbstift an, überlegt es sich aber anders und stützt den Kopf mit der rechten Hand ab, nachdenklich ihr Bild betrachtend. Dann setzt sie an und malt ein weiteres rotes Herz bzw. Blume in ihrer Reihe.
39	13.47-14.07	Frau Ried schwingt mit dem orangefarbenen Stift hin und her, um zwei ihrer beim Kritzeln entstandenen Flächen auszumalen. Sie setzt neu an, beginnt an einer blauen Farblinie entlang zu malen und gestaltet eine weiße Fläche mit einer orangenfarbenen Wellenlinie.
40	14.08-14.21	Frau Ginski malt einen breiten gelben Rand von der oberen rechten Blattgrenze angefangen. Sie fährt mit dem Stift eine blaue Linie entlang, bis hin zur Blattmitte.
41	14.22-14.31	Frau Vond wählt gelb, um ein weiteres anschließendes Farbfeld zu gestalten. Frau Lager beobachtet sie, den Kopf aufs Kinn abgestützt. Sie kratzt sich am Kinn und betrachtet ihre eigene Zeichnung.
42	14.32-14.39	Frau Ried schwingt mit einem leuchtenden Grün innerhalb ihrer blauen, beim Kritzeln entstandenen, Kreise.
43	14.40-15.31	Frau Ginski begrenzt einen blauen Farbstreifen mit einem gelben. Sie wird dabei von Frau Ried beobachtet, die ihren Stift vor ihren Mund hält. Frau Ginski beachtet Frau Ried aber nicht, sondern betrachtet ihr eigenes Blatt, um dann den gelben Farbstift sorgfältig im Etui zu verpacken. Sie wählt nun die Farbe Blau und setzt am rechten Bildrand an, um ihr gelbes Farbfeld mit Blau zu begrenzen. Sie führt einen sehr schwungvollen, zielsicheren Strich von der rechten Blattgrenze bis zur Bildmitte aus.
44	15.32-16.23	Frau Vond gestaltet, tief über ihr Blatt gebeugt, ein weiteres blaues Farbfeld. Frau Lager hat die Arme verschränkt und beobachtet sie aufmerksam. Dann beugt sie sich vor, um das Werk Frau Vonds genauer betrachten zu können. Sie nimmt ihren roten Stift wieder auf, lässt eine Lücke in ihrer Reihung entstehen und malt ein weiteres rotes Herz, leicht nach unten hin versetzt.
45	16.24-16.24	Kameraschwenk über die Damen. Nur Frau Vond malt noch. Sie folgt der Aufforderung der Therapeutin, ihre Arbeit zu beenden.

Verhalten der Probanden in der Ausklangphase

Nr.	Band	Szenen 46 bis 47
46	16.25-17.04	Frau Ginski schaut in die Kamera. Die Arme liegen auf dem Schoß. Sie ruht sich aus.
47	17.05-17.30	Die Therapeutin legt den Bleistift auf Frau Rieds Blatt. Diese hebt ihn sofort hoch. Die Therapeutin nimmt das Glockenspiel. Frau Ried legt den Stift wieder hin. Er liegt nun auf ihrem Blatt, auf dem auch ihre Kaffeetasse steht. Frau Lager spielt auf dem Xylophon. Frau Vond schaut sie an. Dann blickt sie geradeaus. Sie hat die Hände auf den Knien abgestützt. Frau Lager schaut zwischen Frau Ried und Frau Vond hin und her. Frau Vond und Frau Ginski erscheinen im Bild. Sie beachten sich nicht. Beide wirken so, als warten sie darauf das Signal zu bekommen, aufstehen zu dürfen.

Verzeichnis der Bilder

Abbildung	Titel	Entstehung der Bilder	Seite
1	Gemeinschaftsbilder	Gemeinsam gestaltete Mandalabilder sind im Rahmen eines Projektes beim meditativen Malen innerhalb der Kreativgruppe in B entstanden.	259
2	Mandala-Teller gestalten	Im Rahmen des meditativen Malens entstehen in B Mandalabilder, die beim kompetenzzentrierten Arbeiten in B mit Styroporrahmen versehen werden.	261
3	Bild anlegen	Technik des Gestaltens in B. Ein Klient bekommt ein fertiges Bild vorlegt. Aus diesem Bild schneidet die Altentherapeutin in der Mitte ein Stück aus und fügt ein neues kleines, von ihr selbst gefertigtes, Bild mit einem von ihr bestimmten Motiv (Beispiel Meer) hinein.	262
4	„Adam und Eva" von Herrn Ül	Besucherbild aus A (ergotherapeutisches Malen). Beispiel für ein immer wiederkehrendes Verführungsmotiv (als Zweier- oder Dreierkonstellation).	269
5	„Ruhe im Wald" von Herrn Horst	Besucherbild aus A (ergotherapeutisches Malen). Beispiel für immer wiederkehrende Tiermotive („Rehlein").	270
6	Schriftmotive von Herrn Albatros	Besucherbild aus B (freies Malen). Klienten wählen Schriftmotive statt zu zeichnen	284
7	Zacken und Gitter von Frau Ginski	Besucherbilder aus B zeigt die Entwicklung des ästhetischen Ausdrucks nach ca. einem halben Jahr in der Einrichtung der Tagespflege.	286
8	Kreuz und Punkte von Frau Ginski	Bild der gleichen Besucherin nach ca. 1 Jahr in der Einrichtung in B.	286
9	Farbbänder von Frau Ginski	Bild der gleichen Besucherin nach ca. 2 Jahren in der Einrichtung in B.	286
10	Bildidee Altentherapeutin	Altentherapeutin in B (freies Malen) gestaltet ein Landschaftsaquarell (Berg und See).	287
11	Vorbild Altentherapeutin	Altentherapeutin in B (freies Malen) gestaltet die Bildidee einer Klientin (Berg und See).	287

12	Nachbild von Frau Vond	1. Besucherbild. Umsetzung der eigenen Bildidee nach der Vorlage der Therapeutin in B (Berg und See).	288
13	Nachbild Berg und See von Frau Ginski	2. Besucherbild. Umsetzung der eigenen Bildidee nach der Vorlage des 1. Besucherbildes. Eigene Gestaltung (Formen, Farben, Bildaufteilung) in B (Berg und See).	288
14	Abstraktes und Symbolik von Herrn Heiz	Besucherbild in A. In der Kunsttherapie bearbeitet der Besucher mittels Symbolen unbewältigte Krisensituationen	309
15	Figürlich-Gegenständliches von Herrn Riem	Besucherbild in A. In der Kunsttherapie setzt der Besucher seine Phantasien bildnerisch um.	311
16	Kreisförmige Gebilde von Herrn Degel	Besucherbild in A. In der Kunsttherapie setzt der Besucher seine Bildidee einer „Quelle" um	313
	Kritzelbilder		
17	Setting in B	Fotografie, die den Malraum in B nach dem Kritzelexperiment zeigt.	328
18	Kritzelbild von Frau Blaul	Besucherbild. Kritzelexperiment in A (Durchführung mit AltenpflegerIn und teiln. Beobachterin).	336
19	Kritzelbild von Frau Lamm	Besucherbild. Kritzelexperiment in A (Durchführung mit AltenpflegerIn und teiln. Beobachterin).	336
20	Kritzelbild von Herrn Riem	Besucherbild. Kritzelexperiment in A (Durchführung mit AltenpflegerIn und teiln. Beobachterin).	336
21	Kritzelbild von Herrn Heiz	Besucherbild. Kritzelexperiment in A (Durchführung mit AltenpflegerIn und teiln. Beobachterin).	336
22	Kritzelbild von Frau Vond	Besucherbild. Beim Kritzelexperiment in B (mit der Altentherapeutin) entstanden	337
23	Kritzelbild von Frau Lager	Besucherbild. Beim Kritzelexperiment in B (mit der Altentherapeutin) entstanden	337
24	Kritzelbild von Frau Ginski	Besucherbild. Beim Kritzelexperiment in B (mit der Altentherapeutin) entstanden	337
25	Kritzelbild von Frau Ried	Besucherbild. Beim Kritzelexperiment in B (mit der Altentherapeutin) entstanden	337
26	Kritzelbild von Herrn Streich	Besucherbild. Beim Kritzelexperiment in B (mit Altenpfleger und der Beobachterin) entstanden	337

27	Kritzelbild von Frau Zwilling	Besucherbild. Beim Kritzelexperiment in B (mit dem Altenpfleger und der Beobachterin) entstanden	337
28	Kritzelbild von Frau Gabor	Besucherbild. Beim Kritzelexperiment in B (mit dem Altenpfleger und der Beobachterin) entstanden	338

Literaturverzeichnis

Alzheimer Gesellschaft Mittelhessen e. V. (1997): Mensch sein. Mensch bleiben. Das Tageszentrum für Alzheimer Kranke in Wetzlar. Ein Erfahrungsbericht. Wetzlar, Köln

Ariès, P. (1982): Geschichte des Todes. München

Arnheim, R. (1978): Kunst und Sehen. Berlin

Bachmann, H. I. (1993): Malen als Lebensspur. Die Entwicklung kreativer bildlicher Darstellung. Ein Vergleich mit den frühkindlichen Loslösungs- und Individuationsprozessen. Donauwörth

Bäcker, G./Bispinck, R./Hofemann, K./Naegle, G. (2000): Sozialpolitik und soziale Lage in Deutschland. Band 2: Gesundheit und Gesundheitssystem, Familie, Alter, Soziale Dienste. Wiesbaden

Baltes, P. B./Baltes M. (1989): Erfolgreiches Altern: Mehr Jahre und mehr Leben. In: Baltes, M./Kohli, M./Sames K. (Hg.) (1989): Erfolgreiches Altern. Bedingungen und Variationen. Bern, Stuttgart, Toronto

Bätschmann, O. (1984): Einführung in die kunstgeschichtliche Hermeneutik. Darmstadt

Beck, U./Giddens, A./Lash, S. (1996): Reflexive Modernisierung. Frankfurt am Main

Behr, R. (1991): Fremdsein und Vertrautwerden. Anmerkungen zum Aspekt der Beziehungsarbeit in der qualitativen Sozialforschung. Werkstattbericht zur teilnehmenden Beobachtung bei der Schutzpolizei in Thüringen 1991 (unveröffentlichtes Manuskript) zu Behr, R. (1993): Polizei und sozialer Wandel. Ergebnisse einer teilnehmenden Beobachtung bei der Schutzpolizei in Thüringen. Holzkirchen

Berger, N./Haugg, F./Migner, K. (1987): Deutsch. Vorbereitung auf das Abitur. Für Grund- und Leistungskurse. Textanalysen u. Interpretationen. Landsberg am Lech

Berger, P. L./Luckmann, Th. (1990): Die gesellschaftliche Konstruktion der Wirklichkeit. Frankfurt am Main ([1]1969)

Bohleber, W. (1997): Zur Bedeutung der neueren Säuglingsforschung für die psychoanalytische Theorie der Identität. In: Keupp, H./Höfer, R. (Hg.) (1997): Identitätsarbeit heute. Klassische und aktuelle Perspektiven der Identitätsforschung. Frankfurt am Main

Borgwart, J. (1993): Krebs – Krankheit als Realität und Metapher der anderen Seite einer Gesellschaft des machbaren Glücks – Inauguraldissertation im Fachbereich IX. Frankfurt am Main

Bourdieu, P. (1987): Die feinen Unterschiede. Frankfurt am Main

Bradford Dementia Group (1997): Demenzpflege evaluieren. Die DCM Methode. Siebte Auflage. University of Bradford

Brose, H.-G./Hildenbrand, B. (1988): Vom Ende des Individuums zur Individualität ohne Ende. Opladen

Cohn, R. C. (1975): Von der Psychoanalyse zur Themenzentrierten Interaktion. Stuttgart

Cooper, D. (1978): Die Sprache der Verrücktheit. Erkundungen ins Hinterland der Revolution. Berlin

Crotti, E./Magni, A. (1999): Die geheime Sprache der Kinder. München

Dahlke, R. (1992): Krankheit als Sprache der Seele. München

Dehm, B. (1997): Übergänge. Tod und Sterben in der Musiktherapie mit Dementen. In: Musiktherapeutische Umschau. Forschung und Praxis der Musiktherapie. Themenheft: Musiktherapie in der Altenarbeit. Band 18. Göttingen, S. 103-113

Deutsche Alzheimer Gesellschaft e. V. (2001): Alzheimer Info 3/01. Berlin

Dilthey, W. (1957): Die geistige Welt. Einleitung in die Philosophie des Lebens. Band I. Stuttgart

Dörner, K. (2001): Für eine Auflösung der Heime. Aufforderung an den Deutschen Bundestag, eine Kommission zur „Enquête der Heime" einzusetzen. In: Dr. med. Mabuse 133, September/Oktober 2001

Dornheim, J. (1983): Kranksein im dörflichen Alltag. Soziokulturelle Aspekte des Umgangs mit Krebs. Tübinger Vereinigung für Volkskunde e. V. Tübingen

Douglas, M. (1986): Ritual, Tabu und Körpersymbolik. Sozialanthropologische Studien in Industriegesellschaft und Stammeskultur. Frankfurt am Main

Duhm, D. (1972): Angst im Kapitalismus. Lampertheim

Duncker, L. (1999): Begriff und Struktur ästhetischer Erfahrung. In: Neuß, N. (Hg.) (1999): Ästhetik der Kinder. Frankfurt am Main

Düx, H. (1997): Lebenswelten von Menschen in einem Alten- und Pflegeheim eine qualitative Untersuchung mit heuristischen Methoden. Kuratorium Deutsche Altershilfe. Köln

Erikson, E. (1966): Wachstum und Krisen der gesunden Persönlichkeit. Stuttgart

Erikson, E. (1973): Identität und Lebenszyklus. Frankfurt am Main

Erikson, E. (1970): Jugend und Krise. Die Psychodynamik im sozialen Wandel. Stuttgart

Eucker, J. (Hg.) (1998): Kunstlexikon. Daten, Fakten und Zusammenhänge. Berlin

Feil, N. (1990): Validation. Wien

Flick, U./von Kardoff, E./Keupp, H./Rosenstiel, L./Wolff, S. (1991): Handbuch Qualitative Sozialforschung. München

Freud, S. (1905): Drei Abhandlungen zur Sexualtheorie. In: GW Bd. V, Frankfurt am Main, S. 27-145

Freud, S. (1920): Jenseits des Lustprinzips. In: GW Bd XIII, Frankfurt am Main, S. 1-69

Garfinkel, H. (1986): Ethnomethodological studies of work. London

Geertz, C. (1983): Dichte Beschreibung. Beiträge zum Verstehen kultureller Systeme. Frankfurt am Main

Girtler, R. (1988): Methoden der qualitativen Sozialforschung. Anleitung zur Feldarbeit. Wien

Goffman, E. (1977): Rahmen-Analyse. Frankfurt am Main

Goleman, D. (1997): Emotionale Intelligenz. München

Gombrich, E. H. (1967): Kunst und Illusion: Zur Psychologie der bildlichen Darstellung. Köln

Goodman, N. (1976): Sprachen der Kunst. Frankfurt am Main

Greverus, I.-M. (1990): Spirituelle Wege und Orte. Institut für Kulturanthropologie und Europäische Ethnologie. Universität Frankfurt am Main, Notizenband Nr. 33

Greverus, I.-M. (1988): Kulturdilemma. Die nahe Fremde und die fremde Nähe. In: Greverus, I.-M./Köstlin K./Schilling H. (Hg.): Kulturkontakt-Kulturkonflikt. Institut für Kulturanthropologie und Europäische Ethnologie. Universität Frankfurt am Main, Notizenband Nr. 28, Bd. 1, S. 27-48

Greverus, I.-M. (1987): Kultur und Alltagswelt. Institut für Kulturanthropologie und Europäische Ethnologie. Universität Frankfurt am Main, Notizenband Nr. 26

Greverus, I.-M. (1969): Grenzen und Kontakte. Zur Territorialität des Menschen. In: Kontakte und Grenzen. Festschrift für Gerhard Heilfurth. Hg. von seinen Mitarbeitern. Göttingen, S. 11-26

Habermas, J. (1985): Theorie des kommunikativen Handelns. Frankfurt am Main

Hall, E. (1976): Die Sprache des Raumes. Düsseldorf

Harlan, V. (2000): Die Dynamik der „Urpflanze", wie Goethe, Klee und Beuys sie sahen. In: Paul Klee trifft Joseph Beuys. Ein Fetzen Gemeinschaft. Konzipiert von Tilman Osterwold. Herausgegeben von der Stiftung Museum Schloss Moyland, Sammlung van der Grinten, Joseph Beuys Archiv des Landes Nordrhein-Westfalen

Heinze, S. (2002): „Wenn eine Melodie verklingt ..."- Musiktherapie in der Sterbebegleitung. „When a tune fades away ..." – Music Therapy Accompanies the Dying. In: Musiktherapeutische Umschau. Forschung und Praxis der Musiktherapie. Band 23. Göttingen, S. 23-36

Heller, E. (1989): Wie Farben wirken. Farbpsychologie, Farbsymbolik. Kreative Farbgestaltung. Reinbek

Hocke, G. R. (1957): Die Welt als Labyrinth. Manier und Manie in der europäischen Kunst. Hamburg

Höge, H. (1987): Bildwahrnehmung und ästhetisches Erleben. In: Schuster, M. /Woschek, B. P. (Hg.) (1989): Nonverbale Kommunikation durch Bilder. Göttingen

Honer, A. (1989): Einige Probleme lebensweltlicher Ethnographie. In: Zeitschrift für Soziologie, Jg. 18, Heft 4, August 1989, S. 297-312

Iser, W. (1990): Der Akt des Lesens. Theorie ästhetischer Wirkung. München

Illien, A./Jeggle, U. (1978): Leben auf dem Dorf. Zur Sozialgeschichte des Dorfes und zur Sozialpsychologie seiner Bewohner. Opladen

John-Winde, H./Roth-Bojadzhiev, G. (1993): Kinder, Jugendliche, Erwachsene zeichnen. Baltmannsweiler

Jung, C. G. (1971): Die Beziehungen zwischen dem Ich und dem Unbewussten. Studienausgabe. Olten. ([1]1928)

Kade, J./Seitter, W. (1998): Erwachsenenbildung und Biographieforschung. Metamorphosen einer Beziehung. In: Bohnsack, R./Marotzki, W. (Hg.): Biographieforschung und Kulturanalyse. Transdisziplinäre Zugänge qualitativer Forschung. Opladen, S. 167-182

Kade, J./Seitter, W. (1999): Wissensgesellschaft. Umgang mit Wissen im Kontext zweier sozialer Welten vor dem Hintergrund der universellen Institutionalisierung des Pädagogischen. Antrag auf Gewährung einer Sachbeihilfe an die Deutsche Forschungsgemeinschaft. Frankfurt am Main

Kaden, C. (1993): Des Lebens wilder Kreis. Musik im Zivilisationsprozeß. Kassel

Kaden, C. (1984): Sozialstrukturen als Bewegungsmomente des Musikhörens. In: IRASM 1984/II, S. 175-202

Kafka, F. (1992): Sämtliche Erzählungen. Frankfurt am Main

Kast, V. (1996): Vom Sinn der Angst. Wie Ängste sich festsetzen und wie sie sich verwandeln lassen. Freiburg, Basel, Wien

Kayser, T./Körner, C. (1997): Abiturwissen Malerei. Stuttgart, München, Düsseldorf, Leipzig

Kegan, R. (1991): Entwicklungsstufen des Selbst. Fortschritte und Krisen im menschlichen Leben. München

Kemmesis, U. E. (1995): Kompulsive Drogenverbraucher in den Niederlanden und Deutschland: die offene Drogenszene in Amsterdam und Frankfurt a. M – eine lebensweltnahe, systematische Vergleichsstudie – . Berlin

Keupp, H. (1997): Diskursarena Identität: Lernprozesse in der Identitätsforschung. In: Keupp, H./Höfer, R. (Hg.) (1997): Identitätsarbeit heute. Klassische und aktuelle Perspektiven der Identitätsforschung. Frankfurt am Main

Klee, P. (1956): Form- und Gestaltungslehre, Bd. 1: Das bildnerische Denken, hrsg. von Jürg Spiller. Basel

Kleeberg, A. (1995): Aufbau eines psychosozialen Verbundes im ländlichen Raum. Magisterarbeit im Fachbereich Klassische Philologie und Kunstwissenschaften. Institut für Kulturanthropologie und Europäische Ethnologie. Frankfurt am Main

Klein, M./Riviere, J. (1989): Seelische Urkonflikte. Liebe, Haß und Schuldgefühl. Frankfurt am Main

Koch-Straube, U. (1997): Fremde Welt Pflegeheim. Eine ethnologische Studie. Bern, Göttingen, Toronto, Seattle

Kohli, M. (1988): Das Alter als Herausforderung für die Theorie sozialer Ungerechtigkeit. In: Berger/Hradil (Hg.): Lebenslagen, Lebensläufe, Lebensstile. Soziale Welt, Sonderband 7, S. 387-408

Kohut, H. (1973): Narzißmus. Eine Theorie der psychoanalytischen Behandlung narzißtischer Persönlichkeitsstörungen. Frankfurt am Main

Krappmann, L. (1997): Die Identitätsproblematik nach Erikson aus interaktionistischer Sicht. In: Keupp, H./Höfer, R. (Hg.): Identitätsarbeit heute. Klassische und aktuelle Perspektiven der Identitätsforschung. Frankfurt am Main

Krappmann, L. (1973): Soziologische Dimension der Identität. Strukturelle Bedingungen für die Teilnahme an Interaktionsprozessen. Stuttgart

Kuratorium Deutsche Altershilfe (2001): pro ALTER. Magazin des Kuratoriums Deutsche Altershilfe, Heft 2, 2001

Künzel, D. (2000): BDA-Manual „Case-Management Demenz", 1. Auflage 2000, hrsg. vom Berufsverband der Allgemeinärzte Deutschlands – Hausärzteverband – e. V. (BDA). Köln

Lamnek, S. (1989): Qualitative Sozialforschung, Bd. 2: Methoden und Techniken. München

Lehnerer, T. (1994): Ästhetische Bildung. In: Lehnerer, T. (1994): Methode der Kunst. Würzburg, S. 38-43

Lindner, R. (1990): Die Entdeckung der Stadtkultur. Soziologie aus der Erfahrung der Reportage. Frankfurt am Main

Loer, T. (1994): Werkgehalt und Erfahrungskonstitution. In: Garz, D. u. a. (Hg): Die Welt als Text. Frankfurt am Main

Loos, G. K. (1997): Abschieds-Musik. Farewell-Music. In: Musiktherapeutische Umschau. Forschung und Praxis der Musiktherapie. Themenheft: Musiktherapie in der Altenarbeit. Band 18. Göttingen, S. 74-78

Lorenzer, A. (1972): Zur Begründung einer materialistischen Sozialisationstheorie. Frankfurt am Main

Lorenzer, A. (1995): Sprachzerstörung und Rekonstruktion. Frankfurt am Main ([1]1973)

Malinowski, B. (1979): Argonauts of the Western Pacific. An account of native enterprise and adventure in the archipelagoes of Melanesian New Guinea. (dt. Argonauten des westlichen Pazifiks). Frankfurt am Main ([1]1922)

Maurer, K. (1997): Klinische Aspekte der Demenz. Clinical Aspects of Dementia. In: Musiktherapeutische Umschau. Forschung und Praxis der Musiktherapie. Themenheft: Musiktherapie in der Altenarbeit. Band 18. Göttingen, S. 121-131

Maurer, K./Maurer, U. (2001): Alzheimer und Kunst. „Wie aus Wolken Spiegeleier werden". Ausstellung Carolus Horn (1921-1992). Nürnberg

Marr, D. (1995): Kunsttherapie bei altersverwirrten Menschen. Weinheim

Mayring, P. (1990): Einführung in die qualitative Sozialforschung. München

Mead, G. H. (1975): Geist, Identität und Gesellschaft aus der Sicht des Sozialbehaviorismus. Frankfurt (Mind, self and society. From the standpoint of a social behaviourist, [1]1934)

Meyer-Drawe, K. (1996): Tod des Subjekts – Ende der Erziehung? Zur Bedeutung postmoderner Kritik für Theorien der Erziehung. In: Pädagogik (1996) Heft 7, S. 48-57

Meyers großes Taschenlexikon (1992): in 24 Bänden/hrsg. und bearb. von Meyers Lexikonredaktion. Mannheim, Leipzig, Wien, Zürich

Mollenhauer, K. (1996): Grundfragen ästhetischer Bildung. Theoretische und empirische Befunde zur ästhetischen Erfahrung von Kindern. Weinheim, München

Mollenhauer, K. (1993): Einführung in die Sozialpädagogik. Weinheim

Mönter, U. (2002): Das Gespräch in der Musiktherapie. Dialogue in Music Therapy. In: Musiktherapeutische Umschau. Forschung und Praxis der Musiktherapie. Band 23. Göttingen, S. 5-21

Muthesius, D. (1997): Musiktherapeutische Beiträge zu einem veränderten psychosozialen Versorgungsbedarf alter, erkrankter Menschen. Aktueller Stand und Entwicklungsperspektiven. Music Therapy Contributions to Changing Psychosocial Care Needs of Sick Elderly People. In: Musiktherapeutische Umschau. Forschung und Praxis der Musiktherapie. Themenheft: Musiktherapie in der Altenarbeit. Band 18. Göttingen, S. 79-93.

Nadig, M. (1986): Die verborgene Kultur der Frau. Ethnopsychoanalytische Gespräche mit Bäuerinnen in Mexiko. Frankfurt am Main

Nakielski, H./Jonas, I./Raabe, H. (2001): Geriatrische Rehabilitation in Deutschland: Grundsätze, Organisation, Finanzierung und Effektivität. Das Prinzip „Reha vor Pflege" ist nicht verwirklicht. In: pro ALTER. Magazin des Kuratoriums Deutsche Altershilfe, Heft 1, 2001

Neidhard, A. (1997): Biographisch orientierte Fallarbeit. In: Mensch sein. Mensch bleiben. Das Alzheimer Tageszentrum in Wetzlar. Ein Erfahrungsbericht. Alzheimer Gesellschaft Mittelhessen e. V. Wetzlar

Neumann, K. (1997): Mit sich selbst identische Subjekte? Welche Identität soll und kann die Schule heute vermitteln? In: Neue Sammlung (1997), Heft 3, S. 419-435.

Niedecken, D. (1988): Einsätze. Hamburg

Nolda, S. (1996a): Interaktion und Wissen: eine qualitative Studie zum Lehr-, Lern-verhalten in Veranstaltungen der allgemeinen Erwachsenenbildung. Deutsches Institut für Erwachsenenbildung. Frankfurt am Main

Nolda, S. (1996b): Erwachsenenbildung in der Wissensgesellschaft. Bad Heilbrunn

Otto, G. (1994): Das Ästhetische ist „Das Andere der Vernunft". Der Lernbereich Ästhetische Erfahrung. In: Friedrich Jahresheft (1994), S. 56-58

Otto, G./Otto M. (1987): Auslegen. Ästhetische Erziehung als Praxis des Auslegens in Bildern und des Auslegens von Bildern. Seelze

Overbeck, A. (1999): Schrift – Mündlichkeit – Bebilderung. Überlegungen zur Popu-larisierung von Textverstehen zwischen Hermeneutik, Pädagogik und Psycho-analyse. Frau Prof. Dr. Helga Deppe gewidmet zum 60. Geburtstag (unveröffent-lichtes Manuskript)

Overbeck, A. (1994): Psychoanalyse und Erziehung IV. Adoleszenz und Identität. Unveröffentlichtes Vorlesungsskript Sommersemester 1994

Parson, T. (1968): Einige theoretische Betrachtungen zum Bereich der Medizinsozio-logie. In: Parson, T. (1968): Sozialstruktur und Persönlichkeit. Frankfurt am Main, S. 408-449

Peez, G. (1997): Bildung und Bilder: „Mythologic turn" im Zeichen virtueller Kom-plexität? In: Zacharias, W. (Hg.): Interaktiv. Im Labyrinth der Möglichkeiten. Remscheid. S. 139-150

Perls, F. (1974): Gestalttherapie in Aktion. Stuttgart

Piaget, J. (1974): Theorien und Methoden der modernen Erziehung. Frankfurt am Main

Pochat, G. (1983): Der Symbolbegriff in der Ästhetik und der Kunstwissenschaft. Köln

Reichertz, J./Schröer, N. (1994): Erheben, Auswerten, Darstellen. Konturen einer hermeneutischen Wissenssoziologie. In: Schröer, N. (Hg.): Interpretative Sozial-forschung. Opladen

Richter, H. E. (1974): Lernziel Solidarität. Reinbek bei Hamburg

Richter, H.-G. (1987): Die Kinderzeichnung. Düsseldorf

Rohde-Dachser, C. (1996a): Einführung in die Psychoanalyse. Skript zum Proseminar „Grundlagen der Psychoanalyse", 3. Fassung. Institut für Psychoanalyse Frank-furt am Main

Rohde-Dachser, C. (1996b): Über den Umgang mit Wünschen und Aggression in männlichen und weiblichen Lebensentwürfen. Vortrag am Sigmund-Freud-Institut am 12. Juni 1996 in Frankfurt am Main (unveröffentlichtes Manuskript)

Rogers, C. (1979): Entwicklung der Persönlichkeit. Stuttgart

Rohe, C./Sauter, S. (1990): Von Gurus, Schülern und Klienten. Ein Beitrag zur Ver-stehensproblematik, oder: warum es manchmal sowohl an Verstehen als auch an Verständnis mangelt. In: Spirituelle Wege und Orte. Institut für Kulturanthropo-logie und Europäische Ethnologie. Universität Frankfurt am Main. Notizenband Nr. 33, S. 201-248

Rösing, I./ Petzold, H. G. (1992): Die Begleitung Sterbender: Theorie und Praxis der Phanatotherapie. Paderborn

Rottmann K. (1990): In der Betrachtung – Was Bilder erzählen. Schulbegleitbuch über Gemälde, Zeichnungen und Druckgraphik des Städelschen Kunstinstituts und der Städtischen Galerie in Frankfurt am Main

Rump, C. (1989): Ethologische Wurzeln der Bildwahrnehmung. In: Schuster, M./ Woschek, P. (Hg.) (1989): Nonverbale Kommunikation durch Bilder. Göttingen, S. 82-84

Sandler, J. (1976): Gegenübertragung und Bereitschaft zur Rollenübernahme. In: PSYCHE, 30, S. 297-305

Schilling, H. (1998): Grenzen des Verstehens. Verstehen an der Grenze. In: Das Dorf im Fernsehen und andere verstreute Texte. Privatdruck

Schilling, H. (1999): Vorlesungsskript "Kleinbürger als Kulturtypus". Sommersemester 1999. Universität Frankfurt am Main

Schilling, H. (1996): Vorlesungsskript "Öffentlichkeit und Privatheit". Sommersemester 1996, Universität Frankfurt am Main

Schmidbauer, W. (1977): Die hilflosen Helfer. Reinbek bei Hamburg

Schulze, G. (1997): Die Erlebnisgesellschaft. Kultursoziologie der Gegenwart. Frankfurt am Main

Schulz von Thun, F. (1999): Miteinander Reden 1 + 2. Störungen und Klärungen. Stile, Werte und Persönlichkeitsentwicklung. Reinbek bei Hamburg (Sonderausgabe)

Schuster, M./Woschek, B. P. (Hg.) (1989): Nonverbale Kommunikation durch Bilder. Göttingen

Schuster, M. (1994): Kinderzeichnungen. Berlin

Schütz, A. (1981): Der sinnhafte Aufbau der sozialen Welt. Eine Einleitung in die verstehende Soziologie. Frankfurt am Main

Schütz, A. (1972): Der Fremde – ein sozialpsychologischer Versuch. In: Schütz, A.: Gesammelte Aufsätze. Den Haag, S. 53-69

Schütz, A./Luckmann, T. (1979): Strukturen der Lebenswelt. Frankfurt am Main

Seidel, W. (1976): Rhythmus. Eine Begriffsbestimmung. Darmstadt

Sievert-Staudte, A. (1998): Ästhetisches Lernen. In: Haarmann, D. (Hg.): Wörterbuch Neue Schule. Weinheim, S. 22-27

Sontag, S. (1981): Krankheit als Metapher. Frankfurt am Main

Stern, A. (1998): Der Malort. Einsiedeln (Schweiz)

Stern, D. (1985): Die Lebenserfahrung des Säuglings. Stuttgart

Strauss, A. L. (1968): Spiegel und Masken. Die Suche nach Identität. Frankfurt am Main

Thomä, H./Kächele, H. (1988): Lehrbuch der psychoanalytischen Therapie. Berlin

Tinnappel, F. (2001): Mit Musik und Theater gegen das Tabu einer erschreckenden Krankheit. In: Frankfurter Rundschau. Extra: Alzheimer in Frankfurt. 25. November 2001, Nr. 275 S/R, S. 19

van Gennep, A. (1986): Übergangsriten. Frankfurt am Main

Watzlawick, P. u. a.(1969): Menschliche Kommunikation. Formen, Störungen, Paradoxien. Bern

Wedekind, F. (1971): Frühlings Erwachen. Stuttgart (^{1}1891)

Wedewer, R. (2000): Joseph Beuys – Gekritzel – Paul Klee – ? In: Paul Klee trifft Joseph Beuys. Ein Fetzen Gemeinschaft. Konzipiert von Tilman Osterwold. Herausgegeben von der Stiftung Museum Schloss Moyland, Sammlung van der Grinten, Joseph Beuys Archiv des Landes Nordrhein-Westfalen

Wehrs, E. (1997): Ein ehrenwertes Haus. Schlager zwischen Realität und Illusion. In: Heinz Schilling (Hg.): Nebenan und Gegenüber. Nachbarn und Nachbarschaften

422

heute. Institut für Kulturanthropologie und Europäische Ethnologie. Universität Frankfurt am Main. Notizenband Nr. 59, S. 47-79

Weidenmann, B. (1988): Psychische Prozesse beim Verstehen von Bildern. Bern

Welz, G. (1991): Street life: Alltag in einem New Yorker Slum. Institut für Kulturanthropologie und Europäische Ethnologie. Universität Frankfurt am Main. Notizenband Nr. 36

Wichelhaus, B. (1989): Die Kinderzeichnung, eine nonverbale Artikulationsform – Ursprung und Genese. In: Schuster, M./Woschek, P. (Hg.) (1989): Nonverbale Kommunikation durch Bilder. Göttingen

Internetrecherche am 05. 01. 2003:

Legewie, H.: Vorlesungen zur Lebensweltanalyse
http://www.tu-berlin.de/fak8/ifg/psychologie/legewie

Internetrecherche am 30. 12. 2001:

Georg Peez / Institut für Kunstpädagogik: Kinderzeichnung im biographischen Rückblick
http://www.rz.uni-frankfurt.de

Frankfurter Beiträge zur Erziehungswissenschaft
Fachbereich Erziehungswissenschaften der
Johann Wolfgang Goethe-Universität

Reihe Kolloquien:

Frank-Olaf Radtke (Hg.)
Die Organisation von Homogenität – Jahrgangsklassen in der Grundschule
Kolloquium anläßlich der 60. Geburtstage von Gertrud Beck und Richard
Meier, Frankfurt am Main 1998

Frank-Olaf Radtke (Hg.)
Lehrerbildung an der Universität – Zur Wissensbasis pädagogischer Professionalität
Dokumentation des Tages der Lehrerbildung an der Johann Wolfgang Goethe-Universität, Frankfurt am Main 1999

Heiner Barz (Hg.)
Pädagogische Dramatisierungsgewinne – Jugendgewalt
Analphabetismus. Sektengefahr
Frankfurt am Main 2000

Gertrud Beck, Marcus Rauterberg, Gerold Scholz, Kristin Westphal (Hg.)
Sachen des Sachunterrichts
Dokumentation einer Tagungsreihe 1997 – 2000
Frankfurt am Main 2001
Korrigierte Neuauflage 2002

Brita Rang und Anja May (Hg.)
Das Geschlecht der Jugend – Dokumentation der Vorlesungsreihe Adoleszenz: weiblich/männlich? im Wintersemester 1999 / 2000
Frankfurt am Main 2001

Dagmar Beinzger und Isabell Diehm (Hg.)
Frühe Kindheit und Geschlechterverhältnisse. Konjunkturen in der Sozialpädagogik
Frankfurt am Main 2003

Vera Moser (Hg.)
Behinderung – Selektionsmechanismen und Integrationsaspirationen
Frankfurt am Main 2003

Gisela Zenz (Hg.)
**Traumatische Kindheiten – Beiträge zum Kinderschutz und zur Kindes-
schutzpolitik aus erziehungswissenschaftlicher und rechtswissenschaftli-
cher Perspektive**
Frankfurt am Main 2004

Tanja Wieners (Hg.)
**Familienbilder und Kinderwelten – Kinderliteratur als Medium der
Familien- und Kindheitsforschung**
Frankfurt am Main 2005

Micha Brumlik und Benjamin Ortmeyer (Hg.)
**Erziehungswissenschaft und Pädagogik in Frankfurt – eine Geschichte
in Portraits**
Frankfurt am Main 2006

Reihe Forschungsberichte:

Thomas Höhne/Thomas Kunz/Frank-Olaf Radtke
**Bilder von Fremden – Formen der Migrantendarstellung als der „ande-
ren Kultur" in deutschen Schulbüchern von 1981-1997**
Frankfurt am Main 1999

Uwe E. Kemmesies
**Umgang mit illegalen Drogen im ‚bürgerlichen' Milieu (UMID).
Bericht zur Pilotphase**
Frankfurt am Main 2000

Oliver Hollstein/Wolfgang Meseth/Christine Müller-Mahnkopp/Matthias
Proske/Frank-Olaf Radtke
**Nationalsozialismus im Geschichtsunterricht. Beobachtungen unter-
richtlicher Kommunikation**
Bericht zu einer Pilotstudie
Frankfurt am Main 2002

426

Andreas Gruschka/Martin Heinrich/Nicole Köck/Ellen Martin/
Marion Pollmanns/Michael Tiedtke
Innere Schulreform durch Kriseninduktion?
Fallrekonstruktion und Strukturanalysen zu den Wirkungen administe-
riell verordneter Schulprogrammarbeit
Frankfurt am Main 2003

Andreas Gruschka
Auf dem Weg zu einer Theorie des Unterrichtens – Die widersprüchliche
Einheit von Erziehung, Didaktik und Bildung in der allgemeinbildenden
Schule
Vorstudie
Frankfurt am Main 2005

Frank-Olaf Radtke/Maren Hullen/Kerstin Rathgeb
Lokales Bildungs- und Integrationsmanagement. Bericht der wissen-
schaftlichen Begleitforschung im Rahmen der Hessischen Gemein-
schaftsinitiative Soziale Stadt (HEGISS)
Frankfurt am Main 2005

Reihe Monographien:

Matthias Proske
Pädagogik und Dritte Welt – Eine Fallstudie zur Pädagogisierung sozia-
ler Probleme
Frankfurt am Main 2001

Thomas Höhne
Schulbuchwissen – Umrisse einer Wissens- und Medientheorie des
Schulbuchs
Frankfurt am Main 2003

Wolfgang Meseth
Aus der Geschichte lernen. Über die Rolle der Erziehung in der bundes-
deutschen Erinnerungskultur
Frankfurt am Main 2005

Thomas Höhne/Thomas Kunz/Frank-Olaf Radtke
Bilder von Fremden. Was unsere Kinder aus Schulbüchern über Migranten lernen sollen
Frankfurt am Main 2006

Elke Wehrs
Verstehen an der Grenze: Erinnerungsverlust und Selbsterhaltung von Menschen mit dementiellen Veränderungen
Frankfurt am Main 2006

www.ingramcontent.com/pod-product-compliance
Lightning Source LLC
Chambersburg PA
CBHW052010230326
41598CB00078B/2351